U0245777

"十四五"时期国家重点出版物出版专项规划项目

"儿科疾病诊疗规范"丛书

儿科急诊与危重症诊疗规范

第2版

中华医学会儿科学分会 组织编写

人民卫生出版社

·北京·

图书在版编目（CIP）数据

儿科急诊与危重症诊疗规范 / 刘春峰，宋国维主编
. —2 版 . —北京：人民卫生出版社，2023.9
ISBN 978–7–117–35221–5

Ⅰ. ①儿… Ⅱ. ①刘… ②宋… Ⅲ. ①小儿疾病 – 急
性病 – 诊疗②小儿疾病 – 险症 – 诊疗 Ⅳ. ①R720.597

中国国家版本馆 CIP 数据核字（2023）第 170718 号

人卫智网	www.ipmph.com	医学教育、学术、考试、健康，购书智慧智能综合服务平台
人卫官网	www.pmph.com	人卫官方资讯发布平台

儿科急诊与危重症诊疗规范
Erke Jizhen yu Weizhongzheng Zhenliao Guifan
第 2 版

主　　编：刘春峰　宋国维
组织编写：中华医学会儿科学分会
出版发行：人民卫生出版社（中继线 010-59780011）
地　　址：北京市朝阳区潘家园南里 19 号
邮　　编：100021
E - mail：pmph @ pmph.com
购书热线：010-59787592　010-59787584　010-65264830
印　　刷：北京瑞禾彩色印刷有限公司
经　　销：新华书店
开　　本：889 × 1194　1/32　　印张：16.5
字　　数：459 千字
版　　次：2016 年 6 月第 1 版　　2023 年 9 月第 2 版
印　　次：2023 年 10 月第 1 次印刷
标准书号：ISBN 978-7-117-35221-5
定　　价：99.00 元
打击盗版举报电话：010-59787491　E-mail：WQ @ pmph.com
质量问题联系电话：010-59787234　E-mail：zhiliang @ pmph.com
数字融合服务电话：4001118166　E-mail：zengzhi @ pmph.com

编写委员会

总 主 编　桂永浩　王天有

副总主编　孙　锟　黄国英　罗小平　母得志　姜玉武

主　　编　刘春峰　宋国维

副 主 编　钱素云　祝益民　陆国平　许　峰　任晓旭　王　荃

编　　者（按姓氏笔画排序）

王　荃　首都医科大学附属北京儿童医院

王　莹　上海交通大学医学院附属上海儿童医学中心

王晓敏　天津儿童医院

戈海延　首都儿科研究所附属儿童医院

方伯梁　首都医科大学附属北京儿童医院

卢秀兰　湖南省儿童医院

史婧奕　上海交通大学医学院附属儿童医院

曲　东　首都儿科研究所附属儿童医院

朱晓东　上海交通大学医学院附属新华医院

乔莉娜　四川大学华西第二医院

任　宏　上海交通大学医学院附属上海儿童医学中心

任晓旭　首都儿科研究所附属儿童医院

刘　霜　首都儿科研究所附属儿童医院

刘春峰　中国医科大学附属盛京医院

刘萍萍　湖南省儿童医院

许　峰　重庆医科大学附属儿童医院

许　巍　中国医科大学附属盛京医院

许雅雅　上海交通大学医学院附属新华医院

杨　妮　中国医科大学附属盛京医院

何颜霞　深圳市儿童医院

张　慧　天津市儿童医院

张育才　上海交通大学医学院附属儿童医院

张海洋　四川大学华西第二医院

陆国平　复旦大学附属儿科医院

陈　扬　复旦大学附属儿科医院

陈伟明　复旦大学附属儿科医院

胡　兰　重庆医科大学附属儿童医院

祝益民　湖南省急救研究所

钱素云　首都医科大学附属北京儿童医院

高恒妙　首都医科大学附属北京儿童医院

曾健生　首都医科大学附属北京儿童医院

曾赛珍　湖南省人民医院

缪红军　南京医科大学附属儿童医院

编写秘书　许　巍　王玉静　胡　杨

序 言

　　第 2 版"儿科疾病诊疗规范"丛书是在深受欢迎的 2016 版基础上,本着高质量、高水平、同质化服务儿科人群的宗旨,由中华医学会儿科学分会率领全国儿科资深专家共同编写。

　　儿童保健和儿科医疗技术的发展日新月异,新理念、新技术、新方法不断涌现,尖端技术和设备不断更新。与此同时,我国有待进一步完善的儿科医疗资源和同质化的医疗质量需要与时俱进、相对统一的行业诊疗规范,并由此规范诊疗行为,缩小和消除不同地域、不同机构和不同医师之间存在的儿科医疗水平和服务效率的差距,提升临床诊治效果和降低诊疗费用。该诊疗规范同时可以作为卫生和健康管理机构培训和评价儿科医师岗位胜任力的宝贵资源。

　　在第 1 版所涉及的儿科临床领域基础上,该版的修订新增了儿童消化系统疾病、神经系统疾病、皮肤病、眼科疾病、罕见病、康复和儿科临床营养支持治疗这 7 个领域的诊疗规范,以及分别扩充了儿童保健和发育行为这两个领域。旨在有利于儿科医师跟踪和应对儿科世界的变化发展、疾病谱的变迁与医疗模式的调整、多维度医疗保健服务模式的建立以及慢性病与慢性病管理等。充分体现了儿科服务对象在行为习惯、社会条件以及环境状况等方面的因素将通过多维度复杂的相互作用对疾病产生影响。该版的修订突出了专业核心能力,并使之与主要实践环节相结合,加入相对成熟的新技术、新方法。在内容丰富的基础上,努力提升系统性、实用性和可读性。为了体现诊治思路且便于快速领会,特别更新突出了诊疗流程图。

使用该套丛书的儿科专业人员,在规范儿科临床服务的同时,可以借此学习儿科以及相关学科国内外新理念、新理论和新技术等新进展。可在一定程度上有助于儿科医疗工作者确定符合客观条件、符合社会需要的日常服务标准及研究方向,有助于选定具有学术意义、学术创新的研究课题,且与国家对儿科临床医学人才的专业素质要求相一致。期待本套丛书成为各级儿科从业人员日常学习和参考的案头工具书,为儿科学科发展起到积极的促进作用!

桂永浩　王天有

2023 年 9 月

前　言

　　《儿科急诊与危重症诊疗规范》是中华医学会儿科学分会组织编写的"儿科疾病诊疗规范"丛书中的一个分册,中华医学会儿科分会急救学组的部分专家参加了本分册的编写,于2016年第一次出版,即受到中青年医师的普遍欢迎,很快售罄,可见广大儿科急诊及从事儿科重症医师对这本书的肯定。

　　儿科急诊、危重症医学发展日新月异,临床诊治技术不断更新,为适应学科发展,我们在原书基础上重新编写了此书,增加了部分内容。本书的特点是针对儿科急诊危重症领域的常见病及危重病,以疾病的诊治流程为思路,对于疾病的临床表现、诊断及鉴别诊断要点、治疗原则等予以介绍,各个编者对其所擅长的疾病进行综合梳理并归纳总结,参照国内外诊治进展,形成该书,每部分都有诊治流程,具有很强的实用性和可操作性。有利于从事儿科急诊及儿科重症工作的实习医师、住院医师以及基层社区医师快速了解和掌握急诊临床思维方法,诊疗路径和规范,提高临床思辨能力,以便患儿在最短时间内得到专业、科学的救治。

　　在本书编写过程中,参考了大量的国内外著作和资料,在此向这些作者表示衷心的感谢。本书出版之际,恳切希望广大读者在阅读过程中不吝赐教,欢迎发送邮件至邮箱 *renweifuer@pmph.com*,或扫描封底二维码,关注"人卫儿科学",对我们的工作予以批评指正,以期再版修订时进一步完善,更好地为大家服务。

刘春峰　宋国维

2023 年 9 月

获取图书配套增值内容步骤说明

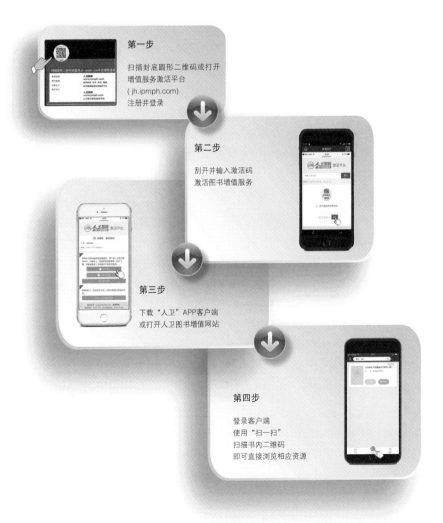

第一步

扫描封底圆形二维码或打开
增值服务激活平台
（jh.ipmph.com）
注册并登录

第二步

刮开并输入激活码
激活图书增值服务

第三步

下载"人卫"APP客户端
或打开人卫图书增值网站

第四步

登录客户端
使用"扫一扫"
扫描书内二维码
即可直接浏览相应资源

目 录

第一章 小儿常见急、危重症及鉴别诊断

第一节 发 热

【概述】

发热(fever)是指机体在致热源作用下或体温调节中枢发生障碍时,产热增加和/或散热减少,体温超过正常范围。发热是儿童最常见症状之一,是多种疾病的临床表现,也是最常见的急诊与住院原因。目前国内及多国的指南将发热定义如下:体温升高超过一天中正常体温波动的上限,健康人的体温波动范围一般 <1℃,肛温≥38℃或腋温≥37.5℃为发热。高热是指肛温 39.1~40.0℃,超高热则为 41℃以上。<14 天为急性发热,≥14 天为长期发热。对高热的及时诊断和处理非常重要。推荐使用无创的测量方法。<4 周的婴儿建议使用电子体温计测腋温。≥4 周以上的儿童也推荐测腋温,建议使用电子体温计或者红外线测量仪。测腋温方便简单,不易引起交叉感染及意外。对于组织灌注不良的患儿推荐测量鼓膜或直肠温度。直肠温度不推荐在肿瘤性疾病、新生儿和有腹泻、中性粒细胞减少或免疫紊乱的患儿中使用。

1. **发热机制** 各种病原微生物病原体(如细菌、真菌、病毒及各种细菌毒素等)、炎性渗出物及无菌性坏死组织、抗原抗体复合物、某些类固醇物质、多糖体成分及多核苷酸、淋巴细胞激活因子等作用下,刺激机体单核巨噬细胞产生和释放内源性致热细胞因子(pyrogenic cytokines)包括白细胞介素(IL-1、IL-6)、肿瘤坏死因子

（TNF-α）、干扰素（INF）及成纤维生长因子等，在 EP 刺激下丘脑前区产生前列腺素（prostaglandin E_2，PGE_2），大脑中的 PGE_2 的诱导生成会使下丘脑的体温调定点升高，使机体产热增加，散热减少而发热。在达到调定点升高后的新的平衡前，体温会一直升高，一般上限体温为 42℃。致热性细胞因子还会增加肝脏合成的急性期蛋白、降低血清铁和锌的水平、引起白细胞增多，并会加速骨骼肌蛋白水解。IL-1 还诱导慢波睡眠，引起发热性疾病常伴发嗜睡的原因。外周 PGE_2 的增加可能是常伴随发热出现的肌痛和关节痛的原因。心率增加是对发热的正常生理反应。

2. 发热原因

（1）根据热度分类：通常以腋温为准。

1）低热（37.5~38℃）：常见于夏季热等。

2）中度热（38.1~39℃）：常见于结核、肿瘤等。

3）高热（39.1~40.4℃）：常见于感染、川崎病、结缔组织病等。

4）超高热（≥40.5℃）：常见于中枢调节障碍、热射病、甲状腺功能亢进危象等。

（2）根据热型分类：小儿热型不如成人典型，常见热型有稽留热、弛张热、间歇热、波状热、回归热和不规则热等 6 种。各种热型对于疾病的诊断有一定的参考价值，但目前随着抗生素及糖皮质激素的使用各种热型呈现不典型。

1）稽留热（continuous fever）：常见于大叶性肺炎、斑疹伤寒、伤寒高热期、川崎病、重症手足口病、药物热等。

2）弛张热（remittent fever）：常见于血流感染、风湿热、感染性心内膜炎、幼年特发性关节炎、重症肺结核及局灶性化脓性炎症、药物热等。

3）间歇热（intermittent fever）：见于急性肾盂肾炎、疟疾（间日疟、三日疟）、药物热等。

4）波状热（undulant fever）：常见于布鲁菌病、恶性淋巴瘤、周期性发热综合征等。

5）回归热（recurrent fever）：见于回归热、霍奇金病、鼠咬热等。

6）不规则热（irregular fever）：见于结核、风湿热、渗出性胸膜炎、感染性心内膜炎、脓毒症、恶性疟疾等。

（3）根据热程分类：

1）短期发热：发热持续时间在2周以内。在儿科常见，大多数属于感染性疾病导致，是由某种自限性病毒感染引起，预后良好，但部分发热是严重的细菌感染或者病毒感染引起，可导致死亡。感染性病因多伴有局部症状及体征，结合实验室指标及影像学检查诊断不难。常见感染有病毒、细菌、支原体等。非感染性疾病常见于川崎病、热射病、甲状腺功能亢进（甲状腺功能亢进危象）等。

2）长期发热：持续时间≥2周。主要由特殊病原菌感染、非感染性因素导致，感染性疾病，如结核病（包括肺外结核）、真菌感染、链球菌感染后综合征和感染后低热、慢性感染性病灶等。非感染性疾病有免疫性疾病（川崎病、系统性红斑狼疮、药物热、药物超敏反应综合征、皮肌炎、结节性多动脉炎、血清病和炎症性肠病等）、恶性肿瘤（白血病、淋巴瘤等）、风湿性疾病、尿崩症及夏季热等。

3）慢性发热：发热时间超过≥1个月，原因与长期发热相似。

（4）根据病因分类：发热常见病因阐述如下：

1）感染性疾病：病毒、细菌、支原体、结核、立克次体、螺旋体、真菌、原虫等病原引起的全身或局部性感染，如肺炎、脓毒症、颅内感染、泌尿系统感染、胃肠炎等。

2）非感染性疾病：

A. 血液病、肿瘤性疾病：白血病、噬血细胞性淋巴组织细胞增生症、淋巴瘤、肾母细胞瘤、神经母细胞瘤等。

B. 变态反应疾病、风湿性疾病、自身免疫性疾病和自身炎症反应性疾病：血清病、输液反应、风湿热、系统性红斑狼疮、川崎病、幼年特发性关节炎等。

C. 环境温度过高或散热障碍：高温天气、衣着过厚或烈日下户外运动过度所致热射病、捂热综合征、暑热症、先天性外胚层发育不良、家族性无汗无痛症、广泛性皮炎、鱼鳞病等。

D. 急性中毒：阿托品、阿司匹林、苯丙胺、安眠药、咖啡因等。

E. 其他:甲状腺功能亢进、脑发育不良、颅脑外伤后体温调节异常、脑炎后遗症、慢性间脑综合征、感染后低热综合征、疫苗接种后不良反应等。

【诊断思路】

发热可见于多种疾病,鉴别主要依靠病史采集、全面的体格检查及实验室辅助检查。

1. 病史采集

(1) 重视流行病学资料:注意年龄、患病季节、居住地及环境、传染病流行史及接触史、预防接种史、感染史。不同年龄感染性疾病发生率不同,年龄越小,发生细菌感染的危险性越大,新生儿 12%~32% 为严重感染所致。儿童感染发热性疾病中,大多数为病毒感染(占60%),而病毒感染常呈自限性过程,患儿一般情况良好,病毒性肺炎、脑膜炎则病情严重。对发热患者应询问周围有无传染病发病及与感染原接触史,如栗粒性肺结核、结核性脑膜炎患者有开放性肺结核患者密切接触史。冬春季节、伴皮疹,警惕麻疹、流脑。近十几年发生的各种病毒感染如严重急性呼吸综合征(SARS)、中东呼吸综合征、埃博拉病毒感染、禽流感、肠道病毒 EV71 型感染(手足口病)、甲型流感H1N1 感染及新型冠状病毒(COVID-19)均有较强的传染性,且部分患者可发生严重后果,流行疫区生活史或旅行史、传染源及其接触史很重要,须高度警惕,及时作病原学检查。

(2) 机体免疫状态:机体免疫状态低下,如营养不良、患慢性消耗性疾病、免疫缺陷病、长期服用免疫抑制剂、化疗后骨髓抑制、移植后患者易发生细菌感染,发生严重条件致病菌感染,如真菌、耶氏肺孢子虫等,及各种传染病感染风险更大。

(3) 发热时机体的状况:发热时体温的高低与病情轻重不一定相关,如高热惊厥,患儿通常一般情况良好,预后好;但机体状况差,生命体征异常提示病情严重,如脓毒症时,即使体温不很高,但一般情况差,中毒症状明显,预后可能不良。有经验的临床医师常用中毒症状或中毒面容来描述病情危重,指一般状况差、面色苍白或青灰、反应迟钝、精神萎靡,此现象提示病情严重,且严重细菌感染可能性大,无明显感染原的此类儿童存在脓毒症的风险很高,需要提高脓毒症及脓毒性休克的早期识别。

2. 关注发热过程特点　发热的临床过程一般有 3 个阶段。

(1) 体温上升期:

1) 骤升型:体温在几小时内达 39~40℃或以上,常伴有寒战,儿童易发生惊厥。常见于流行性感冒、急性病毒性肺炎(腺病毒、流感病毒等感染)、细菌性肺炎(肺炎链球菌、金黄色葡萄球菌、化脓性链球菌、流感嗜血杆菌等感染)、传染性单核细胞增多症、急性肾盂肾炎、输液或某些药物过敏反应、疟疾等。

2) 缓升型:体温逐渐在数日内达高峰,多不伴寒战。如伤寒、结核和布氏杆菌病等。

(2) 高热期:此期体温已达到或略高于上移的体温调定点水平,不再发生寒战,皮肤血管由收缩转为舒张,皮肤发红并灼热,呼吸加深变快,开始出汗。

(3) 体温下降期:此期表现为出汗多、皮肤潮湿。

1) 骤降型:体温在数小时内下降如大叶性肺炎、输液反应、急性肾盂肾炎、疟疾等。

2) 渐降型:在数天内恢复正常。如伤寒及风湿热等。

3. 注意伴随症状

(1) 呼吸系统症状:呼吸系统感染是小儿发热最常见疾病,常有流涕、咽痛、声音嘶哑、咳嗽、喘息和咳痰等。

(2) 消化系统症状:发热伴有恶心、呕吐、腹泻、腹痛等消化系统症状者需注意根据腹部及全身表现鉴别外科急腹症(如急性阑尾炎、急性腹膜炎、急性化脓性胆管炎和急性胰腺炎等)。注意鉴别是否为全身性疾病(免疫缺陷病和恶性肿瘤等)或肠外感染(呼吸系统感染、其他感染抗生素使用后菌群失调及神经系统疾病等)在消化系统的表现。大便常规、轮状病毒抗原、大便培养、腹部彩超、腹部 X 线片、淀粉酶和脂肪酶等有助于进一步鉴别诊断。

(3) 神经系统症状:发热伴抽搐、呕吐、头痛、昏迷、意识障碍等常提示中枢神经系统疾病(如病毒性脑炎、细菌性脑膜炎、重症手足口病脑炎、脓毒症性脑病、自身免疫性脑炎等)。需要注意的是先发热后昏迷常见于流行性脑炎、脑膜炎、流行性乙型脑炎、自身免疫性脑炎及暑热症等。先昏迷后发热则多见于巴比妥类药物中毒或颅内出血、颅脑外伤等。发热伴硬瘫见于中枢神经系统感染,发热伴软瘫或周围性瘫痪见于脊髓灰质炎和急性感染性多发性神经根炎。神经系统CT/MRI、腰椎穿刺、脑电图、格拉斯哥评分等有助于临床诊断。

(4) 泌尿系统症状:发热伴尿频、尿急、尿痛或脓尿多为尿路感染;发热伴血尿、肾区叩痛应考虑尿路结石合并感染;发热伴剧烈腰痛、大量脓尿或急性肾损伤需高度怀疑肾乳头坏死。肾功能、尿常规、尿培养、泌尿系统彩超、泌尿系统造影及 CT 等检查有助于诊断。

(5) 血液系统症状:发热伴出血、贫血、肝脾大、淋巴结肿大常见于传染性单核细胞增多症、噬血细胞性淋巴组织细胞增生症、白血病、淋巴瘤及重症肝炎等。血常规、肝功能、血脂全套、血清铁蛋白、EB 病毒抗原/抗体、骨髓细胞学检查、骨髓培养和血培养等检查有助于鉴别诊断。

(6) 其他症状:发热伴皮疹见于手足口病、麻疹、幼儿急疹和川崎病等。关节红、肿、热、痛者见于骨髓炎、幼年特发性关节炎和脓毒症等。

4. 辅助检查

(1) 常规检查:

1) 血常规:白细胞增高或降低提示感染;三系改变可提示重症感染和血液系统疾病如白血病、淋巴瘤、噬血细胞性淋巴组织细胞增生症等。尤其是细胞形态学检查中幼稚细胞的出现,对儿童急性白血病诊断很重要。异型淋巴细胞增高对诊断传染性单核细胞增多症十分重要。

2) 大便常规及大便病原学、大便培养检查(有助于肠炎、炎症性肠病和伤寒等诊断)。

3) 尿常规及中段尿培养(尿路感染和泌尿系统肿瘤鉴别诊断)。

(2) 病原学:血培养、各种病毒抗原、抗体及 DNA 检查(如麻疹、手足口病、EBV、CMV 和疱疹病毒等)。

(3) 感染标志物:血沉(感染性疾病中血沉多为轻、中度增快,而风湿性疾病、川崎病、结核感染等则为重度增快);CRP(感染、炎症反应、结缔组织病和肿瘤等);PCT(超过 2.0ng/ml 常提示细菌感染,在某些应激状态如捂热综合征、多器官功能衰竭患儿可明显升高)。

(4)明确感染部位:肺炎(呼吸道病毒抗原抗体检查、胸部 X 线检查、痰培养、血气分析及纤维支气管镜检查);结核病诊断(结核 T 细胞斑点试验、结核菌素实验、X-Spert、痰涂片、痰培养、胸部 X 线片、胸部 CT 及纤维支气管镜检查、宏基因检测等);结缔组织疾病(抗核抗体、类风湿因子、狼疮全套、各关节部位 X 线片及彩超);血液系统疾病〔骨髓细胞学检查(活检):长期发热且血象异常伴有淋巴结肿大者需骨髓穿刺,必要时需行淋巴结活检,甚至多次活检。淋巴结肿大临床情况较好,外周血有一过性白细胞减少者尽早进行淋巴结活检,对亚急性坏死性淋巴结炎的诊断十分重要〕。

➢ 附:儿童发热诊断流程图

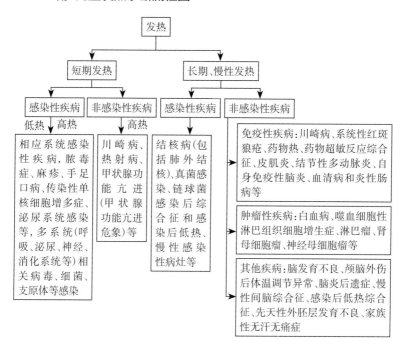

(祝益民　卢秀兰)

参考文献

1. National Institute for Heahh and Clinical Excellence(NICE). Feverish illness in children. assessment and management in children younger than 5 years. NICE Clinical Guideline 47.London.UK:NICE,2013.

2. WARD MA,HANNEMANN NL. Fever:Pathogenesis and treatment//Fcigin and Cherry's Textbook of Pediatric Infectious Diseases. 8th ed. CHERRY JD, HARRISON G,KAPLAN SL,ct al. Philadelphia:Elsevier,2018:5.

3. EL-RADHI AS,BARRY W. Thermometry in paediatric practice. Arch Dis Child,2006,91:351-356.

4. NIMAH MM,BSHESH K,CALLAHAN JD,JACOBS BR,et al. Infrared tympanic thermometry in comparison with other temperature measurement techniques in febrile children. PediatrCrit Care Med,2006,7:48-55.

5. CHATURVEDI D,VILHEKAR KY,CHATURVEDI P,et al. Comparison of axillary temperature with rectal or oral temperature and determination of optimum placement time in children. Indian Pediatr,2004,41:600-603.

第二节 剧 烈 啼 哭

【概述】

剧烈啼哭是婴幼儿对来自体内外的不良刺激引起不适的一种本能反应。2岁以下由于不能用语言表达或语言表达能力不成熟而以啼哭的方式来表达要求和痛苦,啼哭一般分为:生理性啼哭(physiologic cry)和病理性啼哭(pathologic cry)。如果只为达到某种要求的啼哭,称之为生理性啼哭,如婴儿受到饥饿、困乏、需排尿或排粪便等内在生理刺激;由外界冷、热、湿、痒、疼痛、疾病或精神上的刺激引起哭闹为病理性啼哭,因为疾病引起的啼哭处理不及时,有可能产生严重的后果。啼哭常为家长就医的唯一主诉。临床上因啼哭来就诊的婴幼儿特别是时间长或阵发性剧烈啼哭的患儿,一定要仔细检查,找出病因,及时处理。

1. 啼哭的特点

（1）时间：

1）生理性啼哭的特点：啼哭的时间多较短暂，当要求得到或以玩具分散注意力时，啼哭即停止，活动如常。不同的生理要求有不同的啼哭时间，如在进食4小时或午夜的啼哭多为饥饿所致。于进食时啼哭或一会儿吸乳一会儿啼哭，则可能是鼻塞或口腔炎影响吸乳所致；或可能乳头过短，奶嘴过小不能吸到足够的奶量。若进食后抽出奶头或奶嘴即啼哭，则可能为进食不足或奶嘴过大吸入过多的空气所致。

2）患有某些疾病时，常因无力吸乳而啼哭，如先天性心脏病、肺部疾病或严重贫血等。排便时啼哭要注意肠炎、肛裂、脱肛、尿道口炎、尿道畸形等。疾病所致的啼哭，因致哭原因不能马上去除，常为持续性啼哭或反复发作。

（2）声调：生理性啼哭在声调上较为平和一致。但在2岁以上的幼儿，有时为达到要挟的目的会将声调忽然提高，出现哭声时高时低的特点，这种声调提高的时间不长，要求得到满足即中止；未能满足时，也不会长时间高声啼哭。高调尖叫声或哭声发直的啼哭多为脑部疾病所致，如颅内出血、胆红素脑病、脑膜炎等，称为脑性啼哭或脑性尖叫。哭声嘶哑多为喉部疾病所致，如喉炎、喉头水肿或白喉。哭声嘶哑而低调者，见于声带损伤或甲状腺功能减退患儿。哭声细小提示先天性肌迟缓综合征或疾病严重衰弱无力。猫叫样哭声提示染色体异常（5P综合征）。

（3）强弱：突然啼哭，哭声洪亮，往往是受惊吓或被刺痛等强烈刺激引起；伴有烦躁不安、面色苍白者，多为腹痛引起，如肠套叠、嵌顿疝或肠痉挛等。哭声细弱，或为低钾，或病情严重。哭声由强变弱，全身软弱无力，呈困倦无力状者，多为病情严重的表现。哭声嘶哑，多为发音器官疾病。

2. 病理性啼哭的原因　引起身体不适或疼痛的各种刺激、伤害、疾病等引起的啼哭，主要表现可能腹痛、耳痛、头痛及口腔疼痛。病理性啼哭发生前期，常有烦躁不安，啼哭常较剧烈且持续，处理不及时往往会带来严重后果，其常见原因见表1-1。

表 1-1　病理性哭闹的常见原因

分类	常见疾病
头、面部疾病	颅骨骨折、硬脑膜下血肿、角膜擦伤、中耳炎、外耳道疖肿、口腔炎或口腔溃疡等
神经系统疾病	脑炎、脑膜炎、颅内出血或颅脑外伤等
心血管疾病	心功能不全、心动过速或心律失常等
胃肠道疾病	胃肠道积气、肠道感染或功能紊乱、肠套叠、嵌顿性疝、肛裂等
泌尿系统疾病	泌尿道感染、睾丸扭转或尿路结石等
骨骼、关节损伤	骨折、关节脱位等
肠寄生虫病	蛔虫病、蛲虫病
药物中毒	误服药品或药物过量造成的中毒
其他	眼、咽、喉部、鼻腔、外耳道或阴道异物或炎症刺激性疼痛，新生儿甲状腺功能亢进，婴儿脚气病、低钙血症、恶性肿瘤等

（1）肠道疾病：

1）肠套叠是婴幼儿病理性啼哭常见的疾病，患儿表现为阵发性剧烈啼哭，多伴有面色苍白、屈腿，每次发作数分钟，发作后可入睡或玩耍如常。以后反复发作，发作次数越多，持续时间越长，间歇时间越短，则示病情越重，应积极治疗。疼痛发作后出现呕吐，最初为非胆汁性呕吐，但随着梗阻的进展常变为胆汁性呕吐，可能伴随有果酱样大便甚至血便，腹部可扪及腊肠样包块。肛门检查、腹部 B 超及空气灌肠有助于诊断。

2）嵌顿疝为婴幼儿啼哭的常见原因，对于啼哭常规需要检查腹股沟区，以免延误诊断。啼哭特点为突然发作，既往常有类似病史，具有肠梗阻表现，需检查腹股沟区是否有包块，扪及包块可明确诊断。腹股沟区 B 超有助于诊断。

3）婴幼儿阵发性腹痛多见于 4 个月内小婴儿，起病常在出生后 1~2 周，多在喂奶或傍晚发生。表现为阵发性啼哭、烦躁不安，严重者可产生阵发而规律的剧烈啼哭，持续数分钟至数十分钟而转为安静入睡。排气或排便后可缓解,原因可能为更换饮食或进食糖类过多致肠积气有关。肠痉挛是其常见原因,需与肠套叠鉴别。

4) 肠道感染:各种肠炎、阑尾炎、胰腺炎及腹腔淋巴结肿大引起的腹痛,均可引起啼哭。多伴有腹泻、发热及呕吐等。大便常规、血常规、C 反应蛋白、病原学检查和腹部彩超检查有助于鉴别诊断。

5) 寄生虫感染:蛔虫、蛲虫等寄生虫感染,常发生在农村儿童特别是学爬后的婴幼儿。患蛲虫病时,雌虫常在夜间爬出肛门产卵,肛门瘙痒引起婴幼儿夜啼。

6) 其他肠道疾病:包括各种机械性肠梗阻、腹腔脏器穿孔、腹膜炎等。机械性肠梗阻常伴有呕吐,呕吐物为梗阻部位以上的胃肠内容物,有时可见肠型,扪及包块,肠鸣音早期亢进,有气过水声。腹膜炎者可有腹膜刺激征,但在婴幼儿常不典型。

(2) 神经系统疾病:神经系统疾病如颅内出血、颅内感染、颅内占位性疾病等均可引起颅内压增高,伴有头痛等不适而引起啼哭,往往为高调尖叫性啼哭,伴有呕吐,常为喷射性呕吐。婴儿癫痫亦可以先出现啼哭,继而抽搐。周围神经炎如维生素 B_1 缺乏症,多在夜间啼哭,声音嘶哑,腱反射异常,严重维生素 B_1 缺乏,可导致脑型脚气病,主要表现为烦躁不安、夜啼,同时伴有前囟饱满、头后仰等症状。此外,还有以下几种具有特征性啼哭的神经系统疾病:

1) 新生儿破伤风(newborn tetanus):啼哭具有特征性,且是最早出现的症状。因为咀嚼肌痉挛不能吸乳,患儿啼哭,但哭不成声,同时有找乳头的动作,喂奶患儿又拒食,继续啼哭不止,表现出想吃又不能吃的症状。因此,新生儿破伤风的主诉往往是长时间啼哭、拒乳。患儿拒抱或转换体位时啼哭加剧,并伴有发热、牙关紧闭、苦笑面容。

2) 脊髓灰质炎(poliomyelitis):由脊髓灰质炎病毒引起,主要侵犯中枢神经系统,以脊髓前角运动神经细胞受损明显。在瘫痪前期有感觉过敏的表现,患儿拒抱,一碰即哭,烦躁不安,同时伴发热、出汗等。

(3) 其他疾病:任何引起疼痛的疾病均可导致患儿啼哭,仔细查体可找到炎症或损伤部位,常见的有以下几种疾病:

1) 口腔疾病:患儿口腔疾病时,常因吸乳疼痛而啼哭。患儿可同时有拒食、流涎。检查口腔可见黏膜有溃疡或糜烂,患有鹅口疮时口腔黏膜有不易擦去的白色膜状物。

2)中耳炎(otitis media):婴幼儿耳咽管短且呈水平位,上呼吸道感染时很容易蔓延到中耳。典型的中耳炎有耳流脓,不典型者可无耳流脓的症状。婴幼儿啼哭伴发热而又无明确病因时,应想到中耳炎的可能,及时检查耳鼓膜。

3)低钙血症:低钙血症的小儿神经肌肉兴奋性高,早期可出现兴奋、烦躁、啼哭、易激动、惊跳、睡眠不安。注意询问户外活动情况,有无鱼肝油添加史,有无长期腹泻史,查体有无佝偻病体征,化验血清钙 <2mmol/L 和/或钙剂治疗有效可明确诊断。

4)尿路感染或尿路结石:对于不明原因啼哭患儿需要注意,尿路感染伴有发热,行尿常规、泌尿系统 B 超或 X 线检查协助诊断。

5)维生素 B_6 缺乏症:主要表现为非特异性口腔炎、舌炎、唇干裂、易激惹、意识模糊和抑郁,严重者伴有周围神经病变,确诊需要查血中维生素 B_6 含量。

6)湿疹、荨麻疹:可因痒感引起患儿啼哭。

【诊断思路】

原则为在排除生理性啼哭各种因素基础上,积极查找病因。注意发病情况,如发病年龄、起病缓急、发生啼哭的时间和环境等,注意哭声的高低、强弱及发作特点(持续或反复发作或持续加阵发),了解啼哭前、中和停后的表现及伴随症状。

临床病史询问需注意一些伴随症状。如出现呕吐、腹泻、发热、面色苍白等应考虑腹部疾病,出现流涎、进食过热食物剧烈啼哭、发热、咳嗽应考虑口腔溃疡、化脓性扁桃体炎及咽峡炎等上呼吸道感染。体格检查要注意面色、神态;体表及口腔、耳、鼻和咽喉部等有无炎症、损伤和异物;囟门有无隆起;心肺有无异常。更应仔细检查腹部体征,既要耐心又要细心地等待患儿安静时抓紧检查。若因患儿哭闹一时检查不够满意,必须待患儿安静后再次检查。尤其要注意有无腹部包块、嵌顿疝及明显压痛点,必要时作直肠指检。此外,还应认真检查神经系统体征。实验室及其他检查包括血、尿、粪便常规,腹部或腹股沟区 B 超检查,胸部、腹部 X 线透视肠道造影等检查。必要时进行头颅 B 超、CT 或者 MRI 检查。

➢ 附:剧烈啼哭诊断与鉴别诊断流程图

哭声有力,除哭闹不伴其他症状和体征,食欲、大小便正常,体检无异常

生理性啼哭

饥饿性啼哭——哺乳量不足或方法不对,喂食后可停止

外界刺激,环境刺激——如声、光刺激,着衣不适、尿布潮湿等刺激

要挟性啼哭——哭声洪亮或时高时低,常伴自暴行为,不予理睬自行停止

生理性夜啼——多为 4 个月内婴儿,昼眠夜啼,需排除活动性佝偻病

剧烈啼哭

病理性啼哭

腹痛

婴儿性腹痛——为功能性疾病,生后 1~3 个月多见,多于傍晚发作,表现为肠鸣音亢进,可能系更换食物所致

肠道寄生虫——多为蛔虫所致,哭闹时体态不定,辗转不宁,且反复发作,腹软喜按

胃肠道感染或功能障碍——常伴发热并有消化道症状,大便检查常有异常

肠套叠——突发剧烈而持久哭闹,可呈阵发性发作,伴呕吐、血便,腹部可扪及包块,X 线钡剂灌肠可确诊

嵌顿疝——以腹股沟疝嵌顿最多见

尿路感染或尿路结石——尿常规、中段尿培养、腹部 X 线或尿路造影可确诊

神经系统

颅内出血、胆红素脑病、脑膜炎等——脑性尖叫、颅高压表现

新生儿破伤风——长时间啼哭,拒乳,伴发热、牙关紧闭、苦笑面容

脊髓灰质炎——拒抱、一碰即哭、烦躁不安,伴发热、出汗等

癫痫——先哭后抽搐;周围神经炎——夜啼、声音嘶哑、腱反射减弱

其他:口腔炎、中耳炎、低钙血症、严重维生素 B_1 缺乏;因先天性心脏病、肺部疾病、严重贫血等吸吮无力,声带损伤、甲状腺功能低下、染色体异常;哭声细小提示疾病严重、衰弱无力或先天性肌肉弛缓综合征等

根据哭声特点、伴随症状、体格检查、辅助检查诊断

(祝益民 卢秀兰)

参考文献

GHAVANINI AA, KIMPINSKI K. Revisiting the evidence for neuropathy caused by pyridoxine deficiency and excess. J Clin Neuromuscul Dis, 2014, 16: 25.

第三节　昏　　迷

【概述】

昏迷（coma）是意识的改变，对周围环境不能感知，是最严重的意识障碍，构成意识的两个成分即觉醒和知觉减退。是急性、威胁生命的急症，需要立即干预以挽救生命和脑功能。

1. 发生机制　觉醒是依赖于上行网状激动系统（ascending reticular activating system, ARAS）与位于下丘脑、丘脑和大脑皮层的靶点之间的完好联络。知觉依赖于大脑皮质和皮质下结构之间的网络连接。机体出现上行网状系统、下丘脑、丘脑、大脑皮质及皮质下损伤时可导致意识障碍甚至昏迷。脑干功能障碍、双侧大脑半球受损或全面抑制神经元活性的损伤可使意识减弱或丧失。全面降低神经元活性的损伤包括代谢障碍和紊乱，可耗竭脑新陈代谢的底物、改变神经元细胞的稳定性或干扰神经元兴奋性。如果单侧大脑病变挤压或损害对侧大脑或脑干结构，也可引起昏迷。已经证实，一侧性或局限性、亚急性或慢性大脑半球损害，一般不直接引起意识障碍或昏迷。若病损仅限于脑桥下部、延髓或脊髓，通常也无意识障碍。如果病损累及的是脑桥上端腹侧水平，或者从脑桥上端经中脑、丘脑、间脑与基底核等处的网状结构，及其投向大脑皮质通路中的任何平面，则均可发生昏迷。因此，昏迷是由于广泛的双侧大脑半球功能衰竭，或者脑干的上行激活系统功能障碍，或者两者同时存在而产生的。

2. 原因　昏迷的病因很多，可由颅内病变和全身性疾病引起，如颅内感染、颅内出血、颅内占位性病变、全身性急性感染、内分泌及代谢障碍、心血管疾病、中毒及电击、中暑、缺氧等。一般可分为创伤性和非创伤性疾病。两种病因年发生率大致相当，婴幼儿期非创伤性病因更常见。非创伤性昏迷病因的相对发生率随地理位置和人口统计学的人群组成不同而有差异。大多数研究显示,感染是首要病因,占30%~60%。昏迷的常见非创伤性病因包括:

(1)感染:脑膜炎(细菌性、结核性或真菌性等)、脑炎(病毒性等)、严重脓毒症引起急性脑水肿、脓毒性脑病。

(2)急性意外或中毒:意外包括中暑、日射病、溺水、触电、雷击和异物窒息等。意外和故意的中毒和过量用药,镇静药、解热镇痛药、抗精神病药、阿托品、颠茄类、吗啡及酒精等。过量吸入或误服工业毒物如一氧化碳、氰化物及苯中毒等;杀虫剂如有机磷、有机氯等;植物及其种子如曼陀罗、白果及苦杏仁等中毒;蜂蜇、蛇咬中毒等。

(3)代谢性疾病:低血糖、糖尿病酮症酸中毒、糖尿病高渗性昏迷、甲状腺功能亢进危象、尿毒症、各种原因引起的高氨血症、肝性脑病、肺性脑病、遗传性代谢病引起代谢性急症等。

(4)水电解质紊乱:重度脱水、高钠血症、低钠血症等。

(5)癫痫发作:急性发作期、癫痫持续状态。

(6)颅内出血或颅内占位性病变:全身性或者血液系统相关疾病引起(弥散性血管内凝血、血友病、白血病等)、脑血管病变、颅内良性或恶性肿瘤引起脑卒中。

(7)缺氧缺血性脑损伤:淹溺、心肺骤停(心肺功能衰竭、阿-斯综合征、窒息等)。

(8)其他:如高血压脑病、脑梗死、自身免疫性脑炎等。

不同年龄其昏迷的病因不一,其发病率也不一样。按照发生率高低顺序排列的常见昏迷原因见表1-2。

表1-2 不同年龄其昏迷的原因

婴儿	幼儿	学龄期儿童
颅内感染	脑外伤	脑外伤
遗传代谢性脑病	癫痫发作	急性中毒
急性中毒	颅内感染	颅内感染
脑外伤	急性中毒	代谢性脑病
癫痫发作	代谢性脑病	脑血管病变

【诊断思路】

昏迷是医学急症,需快速、全面、系统地对其评估。早期识别出昏迷的基础病因对患者的治疗和预后至关重要,对于昏迷患儿评估和治疗需要联合开展。

昏迷的病因诊断与鉴别诊断有赖于充分的病史询问、详细的体格检查及结合准确的实验室数据、影像学检查综合分析与判断。通常根据昏迷患儿病史、伴发症状、体征等可作出昏迷程度的评定和原发病诊断,然后根据意识障碍功能定位生理解剖知识按照定位诊断步骤,综合分析可以观察到的体征来确定昏迷患儿的病灶所在,再结合实验室检查明确诊断。

1. 评估生命体征及一般检查 "ABC"对初步稳定病情至关重要,也可提供基础病因的线索,其中 A 代表气道通畅(airway patency)、B 代表呼吸(breathing,通气和氧合)、C 代表循环(circulation),维持生命为第一要务。

(1)呼吸:呼吸过速可见于疼痛、缺氧、代谢性酸中毒和脑桥损伤。缓慢、不规则或周期性呼吸可发生于代谢性碱中毒、糖尿病酮症酸中毒、镇静剂中毒和脑桥外的脑干部分损伤。

(2)心率:心动过速可发生于发热、疼痛、低血容量、心肌病、快速性心律失常,也可见于癫痫持续状态。心动过缓可发生于低氧血症、低体温,也可为颅内压增高时库欣三联症(心动过缓、高血压、不规则呼吸)的表现。

(3)血压:低血压提示低血容量性休克、脓毒性休克、心源性休克、中毒或肾上腺功能减退。意识受损可能是休克患者终末器官灌注较差的早期征象。

高血压可由下列因素所致:疼痛或激动、某些中毒综合征(如拟交感神经药或兴奋药中毒)、颅内压增高(此时出现高血压伴心动过缓和不规则呼吸即为"库欣三联症")。

(4)皮肤外观可提供有用信息:花纹和毛细血管再充盈时间延长提示休克状态;瘀斑提示创伤性损伤(包括虐待性头部创伤);瘀点性和紫癜性皮疹可能提示脑膜炎球菌感染;黄疸可能提示肝性脑病;樱

桃红色皮肤提示一氧化碳中毒。

(5) 体温:高热提示感染,但也可见于炎性疾病、环境性或劳力性热射病、神经阻滞剂恶性综合征、癫痫持续状态、甲状腺功能亢进和抗胆碱能药物中毒。怀疑为感染时,也应考虑到可能的并发症,例如颅内播散、脓毒性休克、癫痫发作、瑞氏综合征和基础代谢紊乱恶化。低体温婴儿感染易出现,但更常由药物中毒、环境暴露或甲状腺功能减退症引起。

(6) 眼底镜检查:视神经乳头水肿提示颅内压增高持续数小时以上。视网膜出血最常与摇晃婴儿综合征有关。

(7) 脑膜刺激征:脑膜刺激或炎症提示脑膜炎,婴幼儿通常无此体征。

2. 病史询问　详细询问患儿家属现病史非常重要,常包括:

(1) 昏迷起始及被发现时的情况。

(2) 昏迷的现场所见状态。

(3) 昏迷发生年龄与季节。

(4) 既往史(有无癫痫及其他慢性病或目前正在治疗的其他疾病)。

(5) 有无药物过敏史或中毒(药物品种、剂量及误服等)。

(6) 有无颅脑外伤。

3. 神经系统检查

(1) 意识水平:通过格拉斯哥昏迷评分(Glasgow Coma Scale,GCS)对昏迷严重程度进行评级,内容包括睁眼、运动和言语反应3个方面(表1-3)。

(2) 瞳孔反应:昏睡和昏迷儿童的瞳孔检查结果常有异常。瞳孔大小不等提示脑干受损或者引起脑干内动眼神经或动眼神经核受压的幕上病变;瞳孔缩小但有反应可见于代谢紊乱和某些中毒;双侧瞳孔固定且处于中间位置或扩大可见于重度传入障碍,但最常见于双眼的交感和副交感控制均被破坏的脑干损伤、拟交感神经药和抗胆碱能药物也可引起瞳孔扩大。

表 1-3 改良的 Glasgow 昏迷评分法

功能测定	<1 岁	≥1 岁	评分
睁眼	自发	自发	4
	声音刺激时	语言刺激时	3
	疼痛刺激时	疼痛刺激时	2
	刺激后无反应	刺激后无反应	1
最佳运动反应	自发服从命令动作	自发服从命令动作	6
	因局部疼痛而动	因局部疼痛而动	5
	因疼痛而屈曲回缩	因疼痛而屈曲回缩	4
	因疼痛而呈屈曲反应(似去皮质强直)	因疼痛而呈屈曲反应(似去皮质强直)	3
	因疼痛而呈伸展反应(似去大脑强直)	因疼痛而呈伸展反应(似去大脑强直)	2
	无运动反应	无运动反应	1

	0~2 岁	2~5 岁	5 岁	评分
最佳语言反应	微笑	发声适当的单词短语	能定向说话	5
	哭闹	可安慰词语不当	不能定向	4
	持续哭闹	尖叫持续哭闹	尖叫语言不当	3
	呻吟	不安呻吟	语言难以理解	2
	无反应	无反应	无反应	1

(3) 脑干反射:瞳孔对光反射、眼外肌运动和角膜反射。眼球持续性共轭偏向一侧可能提示同侧大脑半球损伤或源于对侧大脑半球的持续性癫痫发作。伴有眼球震颤也提示癫痫发作存在完整范围的双侧共轭徘徊样眼球运动(roving eye movement)表明脑干完好无损,无需进一步反射检查。其他情况下,可采用反射方法检测昏迷患者的眼球运动:眼头反射(洋娃娃眼)异常提示脑干或脑神经病变,当昏迷患者可能有颈椎损伤时,不应检查此反射。严重代谢性昏迷或药物中毒也可能损害此反射。前庭眼反射试验(冷热试验)若双侧眼球未能像预期的共同转向刺激侧,提示在脑干内有累及一条或多条脑神经或脑神经核的病变。角膜反射检查双侧角膜反射消失见于脑桥广泛性结构病变,也见于代谢紊乱、中毒、镇静和瘫痪患儿。

（4）运动反应：对于昏迷儿童,运动检查应评估肌张力、观察自发和刺激引出的运动、检查深部腱反射。常使用疼痛刺激(如压迫甲床或眉弓)来引出无意识的儿童的运动反应。动作不对称可能提示大脑半球或脑干内的皮质脊髓束受累。有自发的或有目的的肢体运动(如躲避或推开疼痛刺激),提示昏迷程度较浅。一般情况下,去大脑姿势提示压迫性或破坏性病变累及脑干,而去皮质姿势提示损害更接近吻侧,且程度可能较轻。

4. 昏迷综合征的识别

（1）小脑幕切迹疝：早期识别出小脑幕切迹疝很重要,患儿出现去大脑或去皮质姿势、周期性呼吸、单侧或双侧瞳孔异常和/或高血压伴心动过缓,提示颅内压增高,需要紧急治疗。一般而言,一旦疝进展超过脑桥下部水平,则不会有存活机会。在钩回疝中,朝向外侧的压迫会导致不对称的表现,早期表现为动眼神经麻痹伴单侧瞳孔固定散大,常偏向下、外侧。随后由于中脑皮质脊髓束受压,通常会立即出现偏瘫。然后,这种综合征会遵循中央型疝的顺序进展,此时可观察到颅内压增高的其他表现:视神经乳头水肿和库欣三联症(高血压、心动过缓和不规则呼吸)。一些代谢紊乱、中毒和癫痫发作会类似于中央型疝形成的早期征象,出现颅内压增高的情况应按照即将形成脑疝进行治疗,可避免错失防止不可逆性脑干损伤和死亡的机会。

（2）代谢性脑病：代谢性昏迷通常由谵妄逐渐进展至昏睡,再至昏迷,但也有突然出现昏迷的情况。检查结果常有波动;障碍包括脑干反射异常、肌张力低下,重症病例甚至会出现去大脑/去皮质姿势。在代谢性昏迷中,检查结果和瞳孔受累不对称是非常罕见的。多灶性肌阵挛强烈提示代谢性病因。

（3）中毒综合征：一些毒物摄入可根据特定的临床综合征或中毒综合征加以识别。但是儿童常会出现不典型的临床特征。对于不明原因昏迷的患儿需要高度怀疑此综合征的可能。

5. 诊断性检查　根据病史、体格检查提供的线索,进行必要的检查,大多数病因不明的昏迷患者都需要完成实验室和神经影像学检查。

(1) 基本检查：出现意识改变的所有患者都应接受快速床旁血糖检测和基本实验室检查，包括：血清电解质、钙、镁、葡萄糖；动脉或静脉血气；肝功能、血氨检查；全血细胞计数和分类计数；血尿素氮、肌酐；尿液和血清毒理学筛查；血和尿培养；心电图。

(2) 根据患儿状态需要进一步完善的检查：在特定情况下可能需完善其他检查，包括甲状腺功能检测、皮质醇水平和凝血检查。根据重度代谢紊乱、高氨血症或反复昏迷发作，若怀疑有遗传性代谢病，则需安排其他代谢检查：血、尿串联质谱，气相色谱质谱检查代谢产物。

(3) 神经影像学检查：

1) 头颅 CT 检查：是评估不明原因的昏迷患儿最佳的初始神经影像学检查，能快速检测出需要立即手术干预的病变，包括：脑积水、脑疝和由感染、肿瘤、出血和水肿引起的占位病变。需要紧急完善 CT 检查的情况包括：体格检查提示颅内压增高（视神经乳头水肿、婴儿囟门隆起或心动过缓伴高血压）或小脑幕切迹疝综合征。若需要腰椎穿刺，昏迷患者应先完善 CT 检查排除颅内占位病变，以免由于腰穿而引发小脑幕切迹疝。

2) 头颅 MRI 检查：能提供更好的结构细节，对脑炎、脑梗死、头部损伤引起的弥散性轴索损伤、点状出血、大脑静脉血栓形成和脱髓鞘病变早期征象更敏感。当初步检查（头颅 CT、实验室检查）无法提供明确病因诊断时，MRI 会有所帮助。病史或初步 CT 或 MRI 可能提示需行额外的神经影像学检查，例如疑似血管畸形、血管炎或静脉血栓形成时需接受 MR、CT 或常规血管造影。

(4) 腰椎穿刺：疑似中枢神经系统感染时，需紧急评估脑脊液。意识水平改变的患者在腰椎穿刺前需行神经影像学检查来排除颅内占位病变，以免诱发小脑幕切迹疝。怀疑有凝血障碍时还应获得凝血检查结果。应测量并记录颅内压。当高度疑诊为细菌性脑膜炎或疱疹性脑炎时，推荐给予经验性抗微生物治疗，因为早期治疗可以改善这些疾病的预后，不得因需要头颅影像学检查而延迟抗微生物治疗。治疗可能影响脑脊液培养的诊断敏感性，但不会影响其他检查（白细胞、革兰氏染色、PCR)。应在抗生素治疗前采集血培养标本。

(5)脑电图:病因不明的昏迷患儿应接受脑电图检查。脑电图是识别非惊厥性癫痫持续状态(nonconvulsive status epilepticus, NCSE)的唯一方法,特别是对瘫痪患者。周期性癫痫样放电可发生于NCSE,也可能出现在没有癫痫发作但有脑损伤基础的患者。周期性单侧性癫痫样放电提示疱疹性脑炎或脑梗死。多灶性或广泛性周期性放电可见于代谢性和感染性病因,并且是亚急性硬化性全脑炎的特征性表现。非癫痫样发作的脑电图,如节律变慢或不对称性等,多属于非特异性表现,但有时可为诊断或预后提供信息。对于接受麻醉以控制癫痫持续状态或颅内压增高的患者,可用连续脑电图来评估和调整镇静深度。

➤ 附:昏迷诊断流程图

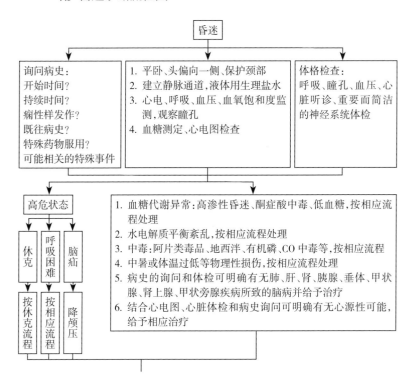

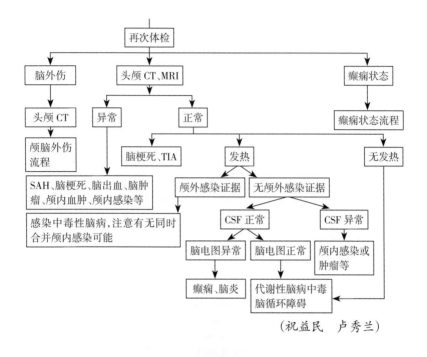

（祝益民　卢秀兰）

参考文献

1. KHODAPANAHANDEH F, NAJARKALAYEE NG. Etiology and outcome of non-traumatic coma in children admitted to pediatric intensive care unit. Iran J Pediatr, 2009, 19:393.

2. FOUAD H, HARON M, HALAWA EF, et al. Nontraumatic coma in a tertiary pediatric emergency department in egypt:etiology and outcome. J Child Neurol, 2011, 26:136.

第四节　惊　厥

【概述】

惊厥(convulsion)是儿童急诊常见的原因之一,也是儿童重症需要生命支持的主要原因,尤以6岁以下儿童多发,发生率约为

4%~6%,较成人高 10~15 倍。其机制主要是位于大脑皮层的神经元异常、过度或同步放电引起的临床表现。这种异常阵发性放电活动呈间歇性,通常具有自限性,持续几秒到几分钟,表现为刻板的、随机的,很少由特定的环境、心理或生理事件诱发。一些患者可表现为几种不同类型的惊厥发作,但大多数患者只有一种发作类型,表现为该类型的部分性或完全性发作。例如,一次完整的癫痫发作的特征可以是一侧视野闪光(枕叶起源的局灶性发作),随后是眼偏斜(扭转,偏离起始侧,是由扩散至相邻的联合皮质所致),接着因扩散至双侧半球的颞叶边缘系统而丧失对外界的意识丧失和出现自动症行为(运动性自动症,如咂嘴和吞咽动作),数秒钟后以双侧惊厥发作达到高潮。但在某些情况下,患者可能只经历了癫痫发作的第一个阶段或前几个阶段,而不出现后面的阶段。有时伴有口吐白沫或嘴角牵动、呼吸暂停、面色青紫等,与受累脑组织的部位和范围有关,发作时间多在 3~5 分钟之内,有时反复发作,甚至呈持续状态,有些惊厥具有潜在危及生命风险。一般短暂的惊厥几乎对大脑没有明显影响。越来越多的证据证明重复、短暂惊厥发作对儿童早期有持续作用效应,任何一种持续很久的惊厥都会损伤脑组织,因此长程惊厥尤其是癫痫持续状态可能导致永久神经系统损害。

1. 发病原因　婴幼儿大脑皮质发育未完善,其发育的早期是易损期,表现为兴奋性活动为主,神经纤维髓鞘还未完全形成,绝缘和保护作用差,受刺激后兴奋冲动易于泛化,故容易发生惊厥,导致癫痫发作的一些病因可见于任何年龄的儿童,而有些病因主要见于某些特定年龄组,例如大多数新生儿的癫痫发作都有症状提示可识别的病因,如新生儿脑病、代谢紊乱或中枢神经系统或全身性感染。在较大婴儿和幼儿,热性惊厥是一种具有年龄依赖性的常见惊厥发作。同样,遗传性惊厥常见于婴幼儿。常见引起惊厥的原因阐述如下:

(1)感染性疾病:感染是引起惊厥最常见的病因,急性惊厥发作可见于感染(如脑膜炎、脑炎和脓毒症)引起的炎症性刺激。

1)颅内感染:见于脑膜炎、脑炎和脑脓肿等,病毒感染所致单纯疱疹病毒性脑炎、流行性乙型脑炎、化脓性脑膜炎、结核性脑膜炎、脑脓肿、新型隐球菌脑炎等;寄生虫感染如脑囊虫病、脑型疟疾、脑型血吸虫病和脑型肺吸虫病等。小婴儿宫内感染(TORCH 感染)引起脑部损伤而导致惊厥。一般表现伴随有发热及急性颅高压的临床表现。

2)颅外感染:脓毒症、重症肺炎、急性胃肠炎、中毒型细菌性痢疾、破伤风、百日咳及中耳炎等急性严重感染由于高热、急性中毒性脑病及脑部微循环障碍引起脑细胞缺血、水肿可导致惊厥。

(2)遗传性疾病:是儿童期发病的常见原因之一,一般表现为无热惊厥,遗传性癫痫包括遗传全面性癫痫中的特征明确的癫痫综合征,例如儿童失神性癫痫、青少年失神性癫痫和青少年肌阵挛性癫痫,以及常常与神经发育障碍和难治性癫痫发作相关的更严重的综合征,例如 Dravet 综合征。常规神经影像学检查通常正常,病因为已知或推测的遗传性离子通道或受体缺陷有关。

1)新生儿癫痫综合征:诊断标准为出生后一分钟的 Apgar 评分>7 分;出生与癫痫发作起病之间存在典型的间隔(4~6 天);发作起病前及发作间期神经系统检查正常;实验室及影像学检查结果正常(如代谢检查、神经影像学检查及脑脊液分析);无新生儿期癫痫发作和新生儿期后癫痫的家族史。该病婴儿的结局通常都较好。

2)儿童癫痫综合征:大部分患儿都在 1 岁以内起病。常见的类型有:良性家族性婴儿癫痫、婴儿期良性局灶性癫痫、遗传性癫痫伴热性惊厥附加症、婴儿肌阵挛性癫痫、Dravet 综合征、婴儿痉挛、Lennox-Gastaut 综合征、Landau-Kleffner 综合征等。均与染色体、基因等相关,有一定遗传倾向性。部分发作类型有典型的脑电图改变,如:婴儿痉挛通常伴有高峰失律的脑电图模式。

3)儿童良性局灶性癫痫:病因不明或遗传因素引起的电-临床综合征,发生于发育和神经系统正常的儿童,其病程为良性,在成年前缓解。常见综合征有:伴中央-颞区棘波的良性(儿童)癫痫(benign childhood epilepsy with centrotemporal spikes,BCECTS)、儿童良性枕叶癫痫(Gastaut 综合征)、Panayiotopoulos 综合征等。

4)儿童失神癫痫:是一种常见的、可能与遗传病因相关的全面性癫痫综合征,其特点是平时体健的学龄期儿童出现典型失神发作

(typical absence seizure,TAS),是儿科最常见的癫痫类型之一。确诊需要进行脑电图检查,并应为睡眠剥夺视频脑电图检查,包括间歇性光刺激(intermittent photic stimulation,IPS)和过度通气(HV)。

5)青少年肌阵挛性癫痫:是最常见的儿童期全面性癫痫综合征之一,通常见于平时体健的青少年,表现为肌阵挛、全面强直-阵挛性癫痫发作(generalized tonic-clonic seizure,GTCS)和失神发作三联症。癫痫发作通常与觉醒时或与睡眠剥夺相关,患者通常在使用标准抗癫痫药物后能迅速且完全缓解。癫痫发作频率常在成年期减少,但许多患者需要长期使用抗癫痫药物治疗。可能存在复杂的遗传缺陷。

(3)免疫性疾病:免疫介导的中枢神经系统炎症可引起惊厥,例如 Rasmussen 脑炎和抗-N-甲基-D-天冬氨酸(N-methyl-D-aspartate,NMDA)受体脑炎,临床表现为发热、不自主运动及意识障碍等。

(4)代谢性相关的疾病:许多代谢性疾病与惊厥发生风险大幅增加相关,例如葡萄糖转运蛋白缺乏症、肌酸缺乏综合征及线粒体脑肌病、半乳糖血症、糖原病和遗传性果糖不耐受症等先天性糖代谢异常;尼曼-皮克病、戈谢病、黏多糖病等先天性脂肪代谢紊乱;苯丙酮尿症、枫糖尿病、组氨酸血症及鸟氨酸血症等先天性氨基酸代谢异常病;铜代谢障碍如肝豆状核变性;肝性脑病、尿毒症等。急性症状性癫痫发作可由暂时性皮质神经元功能障碍引起,例如代谢状态紊乱(如低钙血症、低钠血症、高钠血症、低镁血症、低血糖症等)。

(5)结构性异常相关疾病:任何对大脑皮质的损伤几乎都会导致惊厥发作。急性症状性癫痫发作可由缺血、出血(创伤或脑血管畸形等引起脑实质内或蛛网膜下腔出血)或者轻微头部创伤(震荡)后的暂时性皮质功能紊乱引起。惊厥可由既往远期事件引起的慢性神经元功能紊乱导致,例如围产期窒息或者宫内脑卒中。颅内占位性病变,如肿瘤、血管瘤、脑囊肿等。

(6)其他:

1)中毒:儿童误服毒物或药物(抗抑郁药物、降血压药等)、一氧化碳、有机磷农药、有机氯杀虫剂、灭鼠药、金属铅与汞、毒蕈、曼陀罗和苍耳子、食物(白果、苦杏仁)、药物过量(阿托品、樟脑、氯丙嗪、异烟肼、类固醇、氨茶碱和马钱子等)。

2)心血管疾病:阿-斯综合征、急性心功能性脑缺血综合征、高血压脑病(急性肾炎、肾动脉狭窄等)。

3)撤药综合征、红细胞增多症、维生素 B_1 或 B_6 缺乏症、癔症性惊厥等。

【诊断思路】

惊厥发作的诊断主要是依据临床病史,若临床特征与癫痫发作(而不是其他诊断)最为一致则支持诊断。癫痫发作通常是发作性、短暂的、刻板性、阵发性为特点,伴有意识障碍。

1. 确定确实发生了惊厥　惊厥发作前少数可有先兆。如见到下列临床征象的任何一项,应警惕惊厥的发作:极度烦躁或不时"惊跳"、精神紧张、神情惊恐、四肢肌张力突然增加,呼吸突然急促、暂停或不规律,体温骤升,面色剧变等。惊厥大多数为突然发作。

惊厥发作的典型临床表现是意识突然丧失,同时急骤发生全身性或局限性、强直性或阵挛性面部、四肢肌肉抽搐,多伴有双眼上翻、凝视或斜视。局部以面部(特别是眼睑、口唇)和拇指抽搐为突出表现,双眼球常有凝视、发直或上翻,瞳孔扩大。惊厥发作每次为期数秒至数分钟不等。部分患儿发作后肌肉软弱无力、嗜睡,甚至醒后仍然乏力。

不同部位肌肉的抽搐可导致不同的临床表现:咽喉肌抽搐可致口吐白沫、喉头痰响,甚至窒息;呼吸肌抽搐可致屏气、发绀,导致缺氧;膀胱、直肠肌和腹肌抽搐可致大小便失禁;严重的抽搐可致舌咬伤、肌肉关节损害及跌倒外伤等。

在确定是否为痫性发作时需要关注以下几个问题:

(1)肢体的动作是单侧、双侧、同步性、阵挛性的(节律性屈曲运动或节律间断性强直),还是不规则的和抖动性的?重复一致的刻板行为提示癫痫发作,而不是非痫性事件。双侧运动性发作,特别是四肢和躯干均受累的全面性、相对对称性、强直性或阵挛性运动,通常伴意识改变,提示痫性发作。如患者表现为反应正常的全面运动性活动,尤其是持续时间超过 5 分钟时,应怀疑非痫性发作。在全面运动性发作的过程中,若强直性或阵挛性活动呈长时间的轻重变化或有刺激诱发的强直性或阵挛性活动,则考虑为非痫性发作。

(2)眼和嘴是否闭合:如果患者在发作期间眼睛紧闭,尤其是被动睁眼时出现主动抗拒的情况,应考虑非痫性发作。持续性眼球偏斜或眼球震颤样运动是惊厥发作的轻微表现。真正全面运动性癫痫发作的患者在发作的强直阶段往往保持张嘴状态;在全面运动性非痫性发作中,嘴是部分闭合或紧闭。

(3)患者对语言指令、掐或疼痛刺激的反应:全面运动性癫痫发作不能通过声音或触觉或疼痛刺激中断。相比之下,非痫性发作的患者在疼痛刺激或呼喊其名字后可能突然恢复正常。对于意识的突然恢复患者需要警惕额叶癫痫,不能轻易判定为非痫性发作。

(4)发作的持续时间:大多数癫痫发作是短暂的;对于意识模糊或对外界失去反应持续 5 分钟以上的发作,应怀疑为非痫性事件。

2. 完整的病史是诊断惊厥的重要步骤　发作前的行为,发作时的环境情况,发作时的意识状态及是否有大小便失禁,发作持续时间,发作后的情况等。注意有无发热及与发热的关系,既往有无类似发作、家族惊厥史或癫痫史,详细询问外伤史、围产期病史及生长发育史等,从中寻找病因线索。在年龄方面,新生儿期首先考虑急性缺氧缺血性脑病、颅内感染或代谢紊乱(低血糖、低血钙、低血镁、维生素 B_6 缺乏症或依赖症等);婴儿期多考虑原发性癫痫、脑炎、代谢紊乱或全身性感染;年龄较大的高血压惊厥患儿,应检查尿液以除外急性肾小球性肾炎;低血压者考虑休克;神经系统检查应注意眼底改变、颅透光检查、脑膜刺激征、颅内高压症和脑脊液检查等。

采集病史需要特别注意的几个问题:

(1)应采集生长发育史,特别是否有先天畸形、发育落后、神经系统异常。对于年龄较大的儿童,学习成绩和社会交往史也是发育史非常重要的部分。

（2）应寻找与癫痫发作有关的既往疾病史（如脑炎、脑膜炎、缺氧缺血性脑病、头部创伤等）。

（3）必须询问详细的家族史，对于父母存在近亲关系的患儿，应怀疑遗传性疾病，尤其是隐性遗传的代谢病。癫痫发作的家族史可能提示显性遗传的癫痫性疾病。

（4）对于 10 岁以上的癫痫发作青少年，应询问其药物使用情况。

（5）有无发热、感染、中毒、全身相关疾病、水电解质紊乱及使用药物等。

3. 相关体格检查 细致的体格检查极为重要，有些特征性的体征，如头围、囟门、颅缝、头部叩诊、有无定位症状及局部血管杂音等更不应忽视。是否伴有发热及热度，观察患儿神志状况、意识障碍的深浅程度及持续时间长短，检查呼吸和循环功能。在关注以上情况时还需要特别关注以下问题：

（1）眼科检查：应寻找先天性眼部缺陷、与某种神经皮肤病和神经退行性疾病有关的视网膜改变，以及较早期感染的征象。惊厥患者需要常规请眼科会诊。

（2）神经系统检查内容查找有无癫痫发作相关的证据，如持续头和眼偏斜、偏侧空间忽视、面部或肢体局灶性肌阵挛以及自动症（重复刻板、无目的性运动，包括咂嘴、口面部颤搐以及抓取或摸索等手臂和手部运动）。

（3）如果考虑患者的发作是心源性原因所致，有必要进行心脏检查，包括心电图（ECG）。由心输出量减少（例如，长 QT 综合征或肺高压）导致的神经功能紊乱发作，可能极其类似于局灶性癫痫发作，包括存在先兆。

（4）腹部检查可能发现肝脾大，提示代谢性疾病的可能。

（5）皮肤检查对评估癫痫发作的儿童尤其重要，因为许多神经皮肤疾病与癫痫有关。结节性硬化症的皮肤特征、Sturge-Weber 综合征的面部血管瘤、神经纤维瘤病的咖啡牛奶斑（café-au-lait spots）、线状痣综合征的痣以及伊藤综合征的螺旋状色素沉着减少，均是特征性的体格检查发现。通过 Wood 灯检查识别结节性硬化症的色素减退斑(叶状白斑),是癫痫发作儿童查体的一项基本内容。对于皮肤病变不易辨别的癫痫发作儿童,应考虑请皮肤科会诊。大多数神经皮肤疾病是遗传性的,如果发现此类疾病,应进行家庭咨询,还可能需进行遗传咨询。

(6) 对遗传病的评估很重要。应注意畸形特征和其他先天性畸形(身体不对称以及异常的头颅形状)。例如,在一些被诊断为脑性瘫痪和癫痫的儿童,会有 Angelman 综合征的明显且通常很显著的临床表现和畸形特征,该综合征是一种由染色体 15q12 缺失引起的染色体疾病。

4. 实验室检查

(1) 所有可能为首次惊厥发作的患者,都应接受快速即时葡萄糖检测。其他可能适合的实验室评估包括电解质、葡萄糖、钙、镁、全血细胞计数、肾功能检测、肝功能检测、尿液分析和毒理学筛查。

(2) 如果怀疑药物暴露或撤药是惊厥发作的原因,所有年龄段儿童都需要进行尿液毒理学测试。但目前受到毒物检测方法的限制,目前对于一些毒物无法进行检测,可能需要采取诊断性治疗的方法进行确定。

(3) 脑电图:脑电图、剥夺睡眠脑电图、24 小时脑电图、视频脑电图及不同的诱发试验对诊断癫痫有一定意义。

(4) 神经影像学检查:对于新发癫痫发作的婴儿和儿童,如果是局灶性起源、出现新的局灶性神经系统检查结果或发作后仍有长时间的神志改变,需要立即或紧急行 CT、MRI 平扫和/或增强等神经影像学检查,对于前囟未闭者颅脑超声对发现颅内病变有很大价值。该检查的目的是确定或者排除:肿瘤性疾病、畸形性/遗传性(如脑裂畸形和局灶性皮质发育不良等)、代谢性(即遗传性代谢病)、家族性/神经皮肤性、血管性/缺氧-缺血性、创伤性、感染性/炎症性、海马硬化/变形等。

(5) 心电图:如果考虑患者的发作是心源性原因所致,有必要行心电图检查。

(6) 腰椎穿刺:如果临床表现提示为累及中枢神经系统的急性感

染性疾病,则应行腰椎穿刺。而在其他情况下,该检查不太可能有帮助且可能有误导性,因为长时间的惊厥性发作本身可引起短暂的、轻度脑脊液(cerebrospinal fluid,CSF)细胞增多。腰椎穿刺前必须通过适当的神经影像学检查排除占位性脑部病变。

(7) 如果病史、体格检查、MRI 以及 EEG 不能发现反复惊厥发作的病因,应评估患儿是否可能有基础代谢性、遗传性、免疫介导性或神经退行性疾病的可能,根据不同情况选择性完善以下检查:血清和脑脊液氨基酸分析、尿有机酸定量、血清酰基肉碱谱、氨、乳酸和丙酮酸,以及血清乳酸水平有助于评估疑似线粒体病或其他代谢性疾病、动脉血气、脑脊液乳酸和葡萄糖(结合相应的血糖)、染色体核型、基因检测、血清和脑脊液中的自身抗体如抗 N-甲基-D-天冬氨酸受体(N-methyl-D-aspartate receptor,NMDAR)的抗体。

5. 准确判断需要鉴别的状态

(1) 新生儿震颤:是新生儿运动反射发育不完善的表现,常有全身或局部的快速颤抖,可由突然的触觉刺激诱发,不伴有异常的眼或口、颊运动,一般在生后 4~6 周消失。

(2) 活动睡眠期眼球转动及呼吸不规则:常在入睡开始或将近觉醒时出现,眼球在合拢的眼睑下转动,有节奏的嘴动,面部微笑或怪相,头部和肢体伸展或扭动,清醒后消失,也可出现肌阵挛,早产儿可出现呼吸暂停。

(3) 癔症性抽搐:见于年长儿,女多于男,有情感性诱因,可表现为强直性惊厥,持续时间较长,不会发生跌倒和跌伤,无舌咬伤和大小便失禁,面色无改变,瞳孔不扩大,意识不丧失,无发作后睡眠,脑电图示正常。

(4) 晕厥:神经性暂时性脑血流减少可致晕厥,多在疲倦、紧张受恐吓、突然站立时发生,发作时面色苍白、出汗、手脚发冷、心跳缓慢、血压下降、肢体痉挛及意识短暂丧失。

(5) 屏气发作:多在 6~12 月龄起病,发作前先有啼哭,后有屏气、呼吸暂停、发绀、短暂强直或阵挛,脑电图无异常。

➤ 附:惊厥治疗流程图

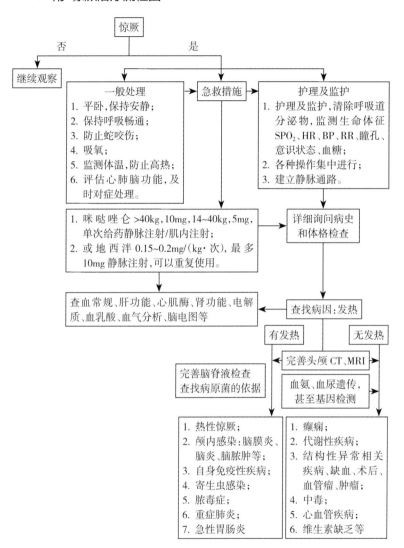

（祝益民 卢秀兰）

参考文献

1. MACCORMICK JM, MCALISTER H, CRAWFORD J, et al. Misdiagnosis of long QT syndrome as epilepsy at first presentation. Ann Emerg Med, 2009, 54: 26.

2. BERG AT, CORYELL J, SANETO RP, et al. Early-Life Epilepsies and the Emerging Role of Genetic Testing. JAMA Pediatr, 2017, 171: 863.

3. SHELLHAAS RA, WUSTHOFF CJ, TSUCHIDA TN, et al. Profile of neonatal epilepsies: Characteristics of a prospective US cohort. Neurology, 2017, 89: 893.

4. BUTLER KM, DA SILVA C, ALEXANDER JJ, et al. Diagnostic Yield From 339 Epilepsy Patients Screened on a Clinical Gene Panel. Pediatr Neurol, 2017, 77: 61.

第五节　瘫　痪

【概述】

瘫痪(paralysis)是指一种以快速发作性无力为特征的临床综合征,主要是指骨骼肌无力,随意运动减弱或消失,病情严重者可进展为呼吸肌无力。若不能早期对急性瘫痪进行定性和定位诊断,可耽误治疗,严重者可导致患者死亡或留下后遗症。

1. 瘫痪机制　瘫痪的发生涉及人体神经肌肉系统的受损。这些部位包括了皮质运动区、皮质脊髓束、皮质脑干束、脊髓前角运动细胞、脊神经、神经肌肉接头和肌纤维等多个部位;大脑皮层及其发出的锥体束,构成锥体系统,经延髓锥体交叉下行至脊髓的神经联系路径,大脑中枢通过此系统,串联上下运动神经元,从而控制人体骨骼肌产生随意运动,任意一环节功能异常均可导致瘫痪发生。

上运动神经元是由位于大脑皮层运动区(中央前回、额上回、额中回的后部和旁中央小叶)的胞体及其发出的锥体细胞,由这类细胞发出轴突,联通顶叶中央后回与顶叶感觉联络区的少量轴突,从皮质向半球作放射冠,形成皮质脊髓束和脑干皮质束两个传导。此传导出现病损形成上运动神经元性瘫痪,又称中枢性瘫痪。

下运动神经元是由脑神经的运动核、脊髓的前角细胞及其发出的神经纤维共同组成。它们主要行使将神经冲动传至随意肌,支配肌肉运动、维持肌肉张力和神经反射的作用。下运动神经元传导路径上出现病损形成下运动神经元性瘫痪,又称周围性瘫痪。

中枢性与周围性瘫痪临床表现各有不同(表1-4)。

表1-4　中枢性瘫痪与周围性瘫痪的区别

	中枢性瘫痪	周围性瘫痪
病变部位	皮质运动区、锥体系	脊髓前角运动神经元,脊神经、脑神经运动核性、核下性
肌力	广泛的不全性瘫痪(硬瘫)	局灶性、节段性、完全性瘫痪(软瘫)
瘫痪特点	上肢重于下肢,远端为重,上肢伸肌瘫痪重(上肢屈曲),下肢屈肌瘫痪重(下肢伸直),呈锥体系分布	非锥体系分布,随意、不随意运动均瘫痪
肌张力	增高,痉挛性,上肢屈肌、内旋肌张力高,近端先恢复,下肢伸肌、外旋肌张力高	降低,松弛性
肌容积	晚期失用性肌萎缩	早期局灶性肌萎缩
肌纤维束震颤	无	有刺激性病损,如肌萎缩性侧束硬化,无破坏性病损,如脊髓灰质炎
腱反射	亢进,但早期可减低,伴顶叶、小脑病损时减低	减低
病理反射	阳性,早期可阴性	阴性
电变性反应	无	有
伴随症状体征	相邻皮质区病损征,其他额叶释放征,皮质性感觉障碍,无脑神经核上性麻痹征(下面肌、颏舌肌除外),减反射消失,可出现脊髓自动反射	脑神经麻痹征,周围性感觉障碍

神经肌肉接头性瘫痪涉及神经递质的传递过程。正常神经冲动电位促使突触前膜向突触间隙释放乙酰胆碱(acetylcholine，ACh)，ACh与突触后膜上的乙酰胆碱受体(ACh-R)结合，引起终板膜上钠离子通道开放、突触后膜除极，产生肌肉终板动作电位，引起肌肉收缩。当上述ACh及ACh-R相互传递联结过程受干预或抑制时，动作电位不能产生效应、骨骼肌不能收缩，造成神经肌肉接头性瘫痪。

肌肉源性瘫痪可以是源于一组或多组肌群因炎性、自身免疫性等因素而发生肌纤维的变形和坏死，肌酸和嘌呤代谢异常，导致骨骼肌功能受损；也可因低钾导致骨骼肌细胞内外钾离子浓度异常，钠离子通路受阻，影响肌肉兴奋-收缩耦联，导致肌肉瘫痪。

2. 发病原因

(1) 根据瘫痪的定位和范围进行病因分类：

1) 神经源性瘫痪：

A. 上运动神经元性瘫痪(中枢性瘫痪)：

a. 皮质型：由大脑皮层运动区病损引起。常引起对侧中枢性瘫痪。多形成单瘫。

b. 内囊型：因锥体束在该部聚集，易全部受损导致对侧偏瘫。

c. 脑干型：一侧脑干病损，损害已交叉的皮质脑干束纤维或脑神经，和未交叉的皮质脊髓束，产生交叉性瘫痪，病灶侧的周围性脑神经麻痹和对侧肢体的中枢性偏瘫。

d. 脊髓型：上颈髓段病变引起中枢性四肢瘫。下颈髓段病变时，因其损害颈膨大的前角细胞及皮质脊髓束，故引起上肢周围性瘫痪及下肢中枢性瘫痪。胸段脊髓病变引起中枢性截瘫。腰髓病变损害腰膨大，因此处已无锥体束，故只引起两下肢周围性截瘫。脊髓病变多伴有损害平面以下感觉障碍及大小便功能障碍。

B. 下运动神经元性瘫痪(周围性瘫痪)：

a. 前角、前根型：出现节段周围性瘫痪，仅引起弛缓性瘫痪，无疼痛及感觉障碍。

b. 神经丛型：受损神经所支配的肌肉发生周围性瘫痪。因周围神经丛包含运动和感觉等纤维，因此出现感觉障碍和疼痛。

c.末梢型:多数周围神经末梢受损时,出现对称性四肢远端的肌肉无力或瘫痪,及肌肉萎缩,伴有手套、袜套样感觉障碍。

2)肌肉源性瘫痪:肌纤维本身受损引起的瘫痪,症状类似于周围性瘫痪,瘫痪部位近端重于远端,渐进性,局限或广泛常伴有肌酶的升高,伴或不伴肌肉疼痛。

3)神经肌肉接头性瘫痪:神经肌肉接头间神经递质传递障碍引起的瘫痪。瘫痪部位以远端为主,具间歇性、易疲劳、局限(眼肌型)或广泛。

(2)根据瘫痪的神经解剖和病理生理进行病因分类(表1-5):

表1-5　瘫痪的神经解剖和病因学分类

神经解剖部位	病理生理学	代表疾病
脊髓平面	压缩性	创伤性脊柱损伤,硬膜外脓肿、血肿、椎间盘炎
	炎性	横贯性脊髓炎
脊髓前角细胞	病毒感染	脊髓灰质炎,肠道病毒脑炎
	血管性	脊髓前动脉梗死
神经根	免疫介导	吉兰-巴雷综合征
	中毒	白喉、卟啉症
	病毒感染	狂犬病
	创伤性	肌内注射相关的坐骨神经炎
神经肌肉接头	免疫介导	重症肌无力
	中毒	有机磷中毒、蛇毒、药物(氨基糖苷类),肉毒杆菌中毒
	电解质紊乱	高镁血症
肌肉源	感染	病毒性肌炎
	炎性	多发性肌炎
	离子通道病	低钾性周期性麻痹
	电解质紊乱	低钾血症

【诊断思路】

瘫痪的诊断,应基于详细的病史采集和规范的神经系统的体格检查,在排除了假性瘫痪以后,进行性系统性的定位、定性诊断。假性瘫痪包块外伤所致的骨骼肌群运动受限、化脓性骨关节炎、功能性瘫痪(癔症性瘫痪)等。

1. 瘫痪的定位诊断 瘫痪的定位需结合病史(包括流行病史、外伤史、疫苗接种史、居家环境史等)、体格检查以及辅助检查尽早区分神经源性、肌源性及神经肌肉接头性,其中神经源性瘫痪又需区分上运动神经元和下运动神经元瘫痪(表 1-6)。其中,需注意急性及严重的上运动神经元瘫痪可有休克期(如脑休克、脊髓休克),易误诊为下运动神经元瘫痪。关于已有肌肉瘫痪者,肌力的评估应从四肢远端向近端逐级进行,以更加精确评定肌力等级,从而确定病损部位。而神经肌肉接头性瘫痪,常采用特殊的检查进行评估,如新斯的明试验、重复神经电刺激和血清中乙酰胆碱受体抗体测定等。瘫痪相关内容介绍见视频 1-1。

表 1-6 神经源性、肌源性、神经肌肉接头性瘫痪鉴别

	神经源性	肌源性	神经肌肉接头性
病损部位	中枢性或周围性病损	肌肉本身病变	神经肌肉接头处传导障碍
瘫痪分布和性质	远端重于近端,或沿神经分布,持续性	近端重于远端,渐进性,局限或广泛	远端为主,间歇性,易疲劳,局限(眼肌)或广泛
腱反射	增强或减弱、消失	减弱	正常
肌伸张反射	增强	减弱	正常
肌萎缩	有	有	无
肌纤维震颤	有或无	无	无
肌张力	增高或减低	减低	减低
假性肌肥大	无	无或有	无

续表

	神经源性	肌源性	神经肌肉接头性
肌肉触痛	无或有	可有,肌强直	无
感觉障碍	常有	无	无
病理反射	阳性或阴性	阴性	阴性
电变性反应	有或无	无	无
脑电图异常	有或无	无	无
肌图异常	有或无	有	无
其他	脑脊液可有异常	CPK 等酶活性增加肌红蛋白血症肌活检异常、有遗传家族史	腾喜龙,新斯的明试验:显著改变

视频1-1
瘫痪

2. **瘫痪的定性诊断** 根据病因搜寻、病史特点的分析对瘫痪进行定性,其中感染性最多见,以肠道病毒感染为主,除此外,还包括炎性、外伤性、免疫介导等。原发性和继发性脱髓鞘疾病是导致儿童瘫痪的一类不容忽视的临床综合征,需结合脑脊液、神经诱发电位、中枢神经系统 MRI 进行诊断。

3. **瘫痪的特殊辅助检查** 包括脑脊液检查、中枢神经系统 CT 和磁共振(脑、脊髓)、脑血管造影等。神经电生理检查包括脑电图、脑磁图、脑干诱发电位、肌电图、神经传导速度评定、重复神经电刺激等。经颅多普勒超声检查有助于定位及定性诊断。

4. 重要病史和临床症状的提示(表 1-7)

表 1-7　瘫痪诊断中重要的病史线索和临床症状

病史/临床症状	疾病
发热	脊髓灰质炎或肠道病毒感染,横贯性脊髓炎、肌炎
头/颈创伤史	创伤性脊柱损伤、硬膜外血肿
异常接触史或生活起居史	毒素:铅、砷、蛇毒 狗咬伤:狂犬病
疫苗接种史	吉兰-巴雷综合征或横贯性脊髓炎、白喉多发性神经病(未免疫/部分免疫)
发作时间	劳累或餐后:低钾性周期性麻痹
腹泻	低钾血症、肠道病毒性脊髓炎
感觉异常或丧失	吉兰-巴雷综合征、横贯性脊髓炎
直肠/膀胱功能障碍	横贯性脊髓炎、脱髓鞘疾病
突出的自主神经症状	吉兰-巴雷综合征、狂犬病、急性脊髓炎
早期眼睑下垂	重症肌无力、肉毒杆菌中毒
面肌无力	肌炎、炎症性肌病
肌张力变化	减弱或消失:吉兰-巴雷综合征、脊髓灰质炎、白喉、脊髓休克 正常:重症肌无力、周期性麻痹、肉毒杆菌中毒 亢进:在脊柱损伤层以下的上运动神经元损伤
脊柱压痛/脊柱运动受限	脊柱外伤、硬膜外脓肿或其他硬膜外压迫
颈强直	脊髓灰质炎、肠道病毒性脊髓炎、吉兰-巴雷综合征

➤ 附:瘫痪诊断流程图

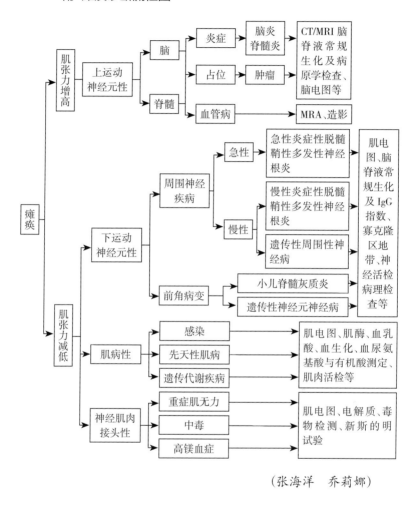

（张海洋 乔莉娜）

参考文献

1. 封志纯,祝益民,肖昕.实用儿童重症医学.北京:人民卫生出版社,2016:
   460-462.

2. 廖清奎.儿科症状鉴别诊断学.3版.北京:人民卫生出版社,2016:393-407.

3. 麦坚凝,李小晶. 儿童急性瘫痪的诊断与处理. 中国小儿急救医学,2011,18(5):394-396.

第六节 发 绀

【概述】

发绀(cyanosis)是指血液中还原血红蛋白增多(一般超过 50g/L)导致皮肤和黏膜呈青紫色的一种表现。常发生在皮肤较薄、色素较少和毛细血管较丰富的部位,如唇、指/趾、甲床等。

1. 发生机制

(1)动脉血氧未饱和度增加:主要见于中心性发绀,具体包括心性混合性和肺源性发绀。

1)心性混合发绀:由于异常通道分流,使部分静脉血未通过肺的氧合作用而进入体循环动脉,如分流量超过心输出量 1/3,可引起发绀。常见于紫绀型先天性心脏病。

2)肺源性发绀:主要机制为肺通气和肺换气功能障碍,使血液通过肺部时不能充分氧合,动脉血氧饱和度下降。常见于各种严重呼吸系统疾病。

(2)过量血红蛋白被还原:主要见于周围性发绀。其发生机制是由于血液通过周围毛细血管时,血流速度变缓慢、血液淤滞,组织耗氧量增加,使还原血红蛋白增加,产生发绀,可见于全身性或局限性病变。常见于重症肺炎、严重脓毒症、休克、心肌病等心血管功能不全,高热性疾病、中毒症状的感染性疾病、恶性疾病及中毒、癫痫持续状态等疾病引起的周围组织对氧消耗量增加。

(3)血液中存在异常血红蛋白衍生物:血红蛋白分子由珠蛋白和血红素组成,血红素包括原卟啉及铁元素,正常铁元素是二价铁,具有携氧功能。变性血红蛋白血症时,三价铁的还原血红蛋白增多,失去携氧能力,导致发绀。常见有高铁血红蛋白血症,硫化血红蛋白血症少见。

2. 发绀的病因

(1)血液中还原血红蛋白增加(真性发绀):

1) 中心性发绀:其发绀特点为全身性,除四肢及颜面外也可累及躯干和黏膜皮肤,受累部位皮肤温暖。发绀病因常见于:

A. 心源性发绀:主要见于右向左分流性先天性心脏病,如法洛四联症、大血管移位、肺动脉狭窄、左心发育不良综合征、动脉总干、完全性肺静脉连接异常、持续胎儿循环及动静脉瘘、单心房、单心室等。左向右分流性先天性心脏病伴有肺动脉高压或肺动脉狭窄、三尖瓣病变,导致右向左分流,也可引起发绀,所以常把这类疾病称为潜在性青紫型心脏病。在卵圆孔未闭患儿,哭吵、肺部感染时,当肺动脉和右心房压力增高超过左心房时,也可出现发绀,且具有"时有时无"的特点。

B. 肺源性发绀,常见于:①呼吸道梗阻:新生儿后鼻孔闭锁、胎粪吸入、先天性喉及/或气管畸形、急性喉炎、惊厥性喉痉挛、气道异物、血管环或肿物压迫气管、溺水及变态反应时支气管痉挛等;②肺部及胸腔疾病:以重症肺炎最常见,其他如新生儿呼吸窘迫综合征、支气管肺发育不良、毛细支气管炎、肺水肿、肺气肿、肺不张、大量胸腔积液、气胸、膈疝等;③神经、肌肉疾病:中枢性呼吸抑制可引起呼吸暂停而致发绀,如早产儿中枢发育不成熟、新生儿围产期缺氧、低血糖、重症肺炎、脑膜炎、肺水肿、颅高压增高及镇静剂过量等,呼吸肌麻痹也可导致发绀,如感染性多发性神经根炎、重症肌无力及有机磷中毒等。

C. 大气氧分压低:如高原病、密闭缺氧等。

2) 周围性发绀:常由于周围循环血流障碍所致。表现为肢体末端与下垂部位发绀和皮肤发冷,若给予按摩或加温,可使皮肤转暖,发绀可消退。此特点可作为与中心性发绀的鉴别点。

A. 淤血性周围性发绀:常见于引起体循环淤血、周围血流缓慢的疾病,如右心衰竭、渗出性心包炎、心脏压塞、缩窄性心包炎、血栓性静脉炎、上腔静脉阻塞综合征、下肢静脉曲张等。

B. 缺血性周围性发绀:常见于引起心排出量减少的疾病和局部血流障碍性疾病,如严重休克、暴露于寒冷中和血栓闭塞性脉管炎、雷诺(Raynaud)病、肢端发绀症、冷球蛋白血症等。

3）混合性发绀：中心性发绀与周围性发绀同时存在，可见于心力衰竭等。

（2）血液中存在异常血红蛋白衍生物，异常血红蛋白血症（变性血红蛋白血症）：

1）后天性高铁血红蛋白血症：由于各种化学物质或药物中毒引起血红蛋白分子中二价铁被三价铁所取代，使之失去与氧结合能力。当血中高铁血红蛋白量达到30g/L(3g/dl)时可出现发绀。常由磺胺类、伯氨喹啉、亚硝酸盐、磺胺类、硝基苯、苯胺等药物或化学物质中毒所致，也可因大量进食含有亚硝酸盐的变质蔬菜引起（称"肠源性青紫症"）。临床特点是发绀急骤出现，氧疗青紫不退，抽出的静脉血呈深棕色，暴露于空气中也不能转变为鲜红色，只有静脉注射亚甲蓝或大剂量维生素C方可使发绀消退。分光镜检查可证实血中高铁血红蛋白存在。

2）先天性高铁血红蛋白血症：自幼即有发绀，有家族史，身体状况较好。无心肺疾病及导致异常血红蛋白的其他原因。①遗传性NADH细胞色素b5还原酶缺乏症：该酶先天性缺乏时，不能将高铁血红蛋白转变为正常血红蛋白，血中高铁血红蛋白增多，可高达50%，属于染色体隐性遗传性疾病，发绀可于出生后即发生，也可迟至青少年时才出现；②血红蛋白M病：是常染色体显性遗传疾病，属异常血红蛋白病，系构成血红蛋白的珠蛋白结构异常所致，这种异常血红蛋白不能将高铁血红蛋白还原为正常血红蛋白而引起发绀。

3）硫化血红蛋白血症：为后天获得性，服用某些含硫药物或化学品后，血液中硫化血红蛋白达到5g/L(0.5g/dl)即可发生发绀。一般认为本病须同时有便秘或服用硫药物在肠内形成大量硫化氢为先决条件。发绀的特点是持续时间长，可达数月或更长时间，血液呈蓝褐色，用分光镜检查可证实血中硫化血红蛋白存在。

【诊断思路】

1. 病史询问

（1）相关病史：有无心肺疾病及其他与发绀有关的疾病病史；是否出生及幼年时期就发生发绀；有无家族史；有无相关药物、化学物品、变质蔬菜摄入史,和在持久便秘情况下过食蛋类或硫化物病史等。

(2) 发绀出现及持续时间:发绀开始出现的时间与疾病存在一定关系。早期发绀(出生 1 周内)见于完全性大动脉错位、右心室发育不良、肺动脉瓣闭锁或严重狭窄、三尖瓣下移畸形或闭锁、单心室、完全性肺静脉畸形引流等,晚期发绀(出生 1 周后)常见于肺动脉瓣闭锁伴室间隔缺损、严重肺动脉瓣狭窄、左心室发育不良综合征、主动脉缩窄伴 VSD、主动脉瓣狭窄、法洛四联症或其他复杂畸形等。发绀进行性加重,且生后 3 个月明显者法洛四联症可能性大。突然出现的发绀且无心、肺疾病表现,多为化学性发绀。另外,特发性高铁血红蛋白血症可见于青春期女性,呈阵发性发作,多与月经有关。

(3) 伴随症状:急性发绀伴意识障碍见于某些药物或化学物质急性中毒、休克、急性肺部感染、急性肺水肿等;发绀伴杵状指/趾提示病程较长,见于紫绀型先天性心脏病、某些慢性肺部疾病;发绀伴呼吸困难见于重症心、肺疾病,气胸、大量胸腔积液等。

2. 体格检查

(1) 发绀的程度:重度全身性发绀多见于血液中异常 Hb 增多所致的化学性发绀和早期发绀类 CHD;慢性肺心病急性加重期和晚期发绀类 CHD 患者因常伴有继发性红细胞增多症而表现为明显发绀;急性出现的发绀多不伴红细胞增多,发绀表现一般较轻;伴有休克或贫血的发绀可能症状更不明显;真性红细胞增多症患者的发绀常为紫红色或古铜色;肺性发绀吸氧后可减轻或消失,而心性混血性发绀则不受吸氧影响。

(2) 发绀的分布:中心性发绀与周围性发绀不仅在发生机制上不同,而且在临床表现及发绀分布上也存在区别。中心性发绀常呈普遍性分布,累及全身皮肤和黏膜;周围性发绀仅出现于血液循环障碍的部位,尤其是肢体末端。痉挛性血管病变所导致的发绀一般呈两侧对称性分布,尤以双手手指明显,双足或足趾较轻;血管闭塞性疾病(如血栓闭塞性脉管炎、闭塞性动脉硬化症等)常呈非对称性分布,主要累及单侧下肢。另外,有一些疾病引起的发绀呈特殊分布形式,如风湿性心脏病二尖瓣狭窄时常以口唇和双颊部发绀明显(二尖瓣面容),PDA 并 PH 引起的发绀以下肢或躯干明显(差异性发绀),完全性大血管错位伴 PDA 而有 PH 时头部及上肢发绀明显(表 1-8)。

表 1-8   中心性发绀与周围性发绀鉴别

要点	中心性发绀	周围性发绀
发生部位	全身性(包括口唇、口腔黏膜)	局部性,主要发生在四肢末端、鼻尖和耳郭
活动后变化	发绀加重	发绀减轻
吸氧效果	发绀减轻	无明显变化
SaO_2	<85%	>85%
常见疾病	右向左分流先天性心脏病、肺部疾病	休克、充血性心力衰竭、末梢循环障碍性疾病

3. 实验室检查

(1)动脉血气分析:对发绀原因鉴别、患者缺氧程度判断及治疗方法选择能提供较大帮助。

(2)心肺功能检查:肺功能检查可了解患者是阻塞性通气功能障碍还是限制性通气功能障碍;心功能检查(超声或单光子发射型计算机断层显像)可发现潜在的心功能不全;心脏 X 线、心电图、超声心动图(包括超声学造影、循环时间测定及心导管检查或选择性心血管造影)结合应用,可帮助判定患者心脏疾病的性质及其心功能损害程度。

(3)纯氧吸入试验:有助于鉴别肺性发绀与心性混血性发绀。

(4)血液检查:对发绀较重而一般情况尚好、心肺检查不能解释发绀原因者,应进行血液特殊检查,以确定有无异常血红蛋白存在。高铁血红蛋白血症患者的静脉血呈深棕色,暴露于空气中或轻微振荡后不转为鲜红色,加入氰化钾或维生素 C 后变为鲜红色。硫化血红蛋白血症患者的静脉血呈蓝褐色,在空气中振荡后不变为红色,且不能被氰化物所还原。低浓度亚甲蓝还原试验、分光镜检查是确定异常血红蛋白血症较特异的诊断方法。

➤ 附:发绀诊断流程图

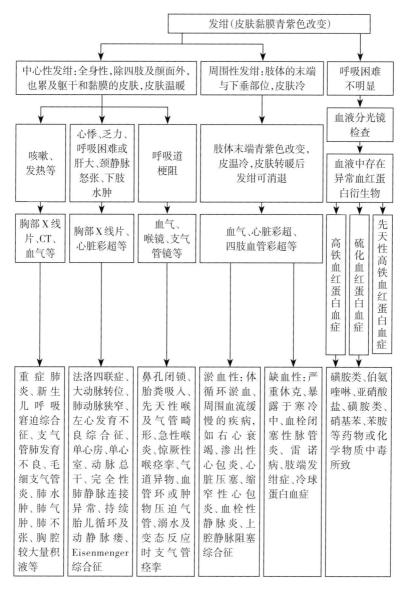

(祝益民 刘萍萍)

参考文献

1. 万学红,卢雪峰.诊断学.9版.北京:人民卫生出版社,2018:19-20.

2. POREPA M,BENSON L,MANSON DE,et al. True blue:A puzzling case of persistent cyanosis in a young child.CMAJ,2009,180(7):734-737.

3. ALONSO-OJEMBARRENA A,LUBIÁN-LÓPEZ SP. Hemoglobin M Disease as a Cause of Cyanosis in a Newborn. J Pediatr Hematol Oncol,2016,38(3):173-175.

4. DURO RP,MOURA C,LEITE-MOREIRA A.Anatomophysiologic basis of tetralogy of Fallot and its clinical implications. Rev Port Cardiol,2010,29(4):591-630.

5. MUTHIALU N,JOSHI S,HOSKOTE A,et al. Rare cause of central cyanosis:right pulmonary artery to left atrial fistula. Interact Cardiovasc Thorac Surg,2016,23(5):839-840.

第七节　呼　吸　困　难

【概述】

呼吸困难(dyspnea)既是症状又是体征,年长儿主观上感觉空气不足,呼吸费力,客观上有呼吸困难的种种表现,包括呼吸运动用力,严重时可出现张口呼吸、鼻翼扇动、端坐呼吸甚至发绀,呼吸辅助肌参与呼吸运动,伴随呼吸频率、深度与节律的改变及吸气相和呼气相比例失调等。儿童尤其婴幼儿由于其呼吸系统特殊的解剖结构特点,以及生理功能发育不完善,因此呼吸困难相对较常见,是小儿急诊就医的重要原因。

1. 发病机制　呼吸困难产生机制比较复杂,主要包括以下几个方面:

(1)呼吸运动阻力增加及呼吸肌肌力受损时,胸壁呼吸肌感受器(肌梭和腱器官)信号传导到大脑皮质感觉中枢,皮质通过运动中枢引起呼吸做功增强,这时患者主观感觉呼吸用力/费力。

(2)缺氧及高碳酸血症刺激颈动脉体、主动脉弓及中枢化学感受器,呼吸道及间质炎症刺激肺感受器引起呼吸驱动增强时,患者主观感受为空气饥饿感,其可能机制为神经机械分离,即发放给呼吸肌传出信号与肺和胸壁传入信号不匹配引起。

(3)呼吸道痉挛引起迷走神经介导信号传入脑干及皮质感觉中枢,主要引起胸闷,也是呼吸困难症状机制之一。呼吸困难时机体通过呼吸中枢增加冲动发放引起呼吸频率增加,同时对呼吸节律进行调节,如重度呼吸道阻塞患者出现的深慢呼吸节律以改善症状。当呼吸中枢失代偿时会出现呼吸抑制及节律不规则;而呼吸肌、胸廓、周围神经和气道形成的完整反馈系统,通过复杂神经反射促进呼吸肌增加运动进行代偿,其中膈肌占呼吸做功的60%~80%,其他辅助呼吸肌包括胸锁乳突肌、斜方肌及肋间肌等参与增强做功,临床表现为点头样呼吸、吸气性三凹征等辅助呼吸肌运动体征。

2. 呼吸困难的病因

(1)根据病变部位:

1)呼吸系统疾病:呼吸器官的疾病引起通气和呼气功能不良,肺活量减少,缺氧和氧分压降低,二氧化碳分压升高,表现出呼吸费力。

A. 上呼吸道疾病:先天性畸形有鼻后孔闭锁、喉蹼、颌小腭裂、声带麻痹(先天性)、声门下狭窄等导致呼吸困难。非感染性疾病中常见者为先天性喉喘鸣、喉及气管异物、喉部肿物、低钙引起的喉痉挛、过敏引起的喉头水肿。感染性疾病方面,有各种喉炎、白喉、金黄色葡萄球菌或霉菌感染局部假膜形成、咽后壁脓肿、扁桃体肿大及腺样体增殖等。

B. 下呼吸道疾病:感染性疾病中,主要为各种病原引起的气管-支气管炎及肺炎:支气管炎伴明显呼吸困难主要见于喘息性气管炎和支气管哮喘。肺炎中,婴儿毛细支气管炎常见,腺病毒肺炎是各种病毒性肺炎中呼吸困难较重者,金黄色葡萄球菌肺炎已少见,但全身中毒症状和呼吸困难明显。年长儿各种原因引起的过敏性肺炎多见。肺脓肿、支气管扩张在小儿中也常可见到。在支气管和肺部非感染性疾病中,有支气管狭窄、支气管囊肿、支气管麻痹、肺囊肿、肺气肿、肺囊性纤维化病、肺膨出、肺出血-肾炎综合征、肺含铁血黄素沉着症、肺栓塞等。

C. 胸膜腔及纵隔疾病：各种原因引起的胸腔积液、液气胸、气胸，尤以张力性气胸时呼吸困难最为明显。纵隔气肿、纵隔肿瘤（儿童常见为胸腺瘤）等也可引起呼吸困难。

2）肺外疾病：

A. 心源性呼吸困难：各种心脏病伴有心力衰竭，特别是左心衰竭时，可伴有程度不同的呼吸困难，先天性二尖瓣狭窄可引起严重的肺淤血，呼吸困难更严重。在心肌疾病中，可见先天性心肌疾病和后天性心肌炎及心肌病。在后天性心脏病中，多种结缔组织病可伴心脏改变，常见者为风湿热、儿童类风湿关节炎、全身性红斑狼疮、结节性多动脉炎。多种感染性疾病也可以伴有或并发心肌炎或心包炎，如白喉、钩端螺旋体病、伤寒病、肠道病毒感染等。心包积液可分为感染性及非感染性，前者见于细菌引起的化脓性心包炎、结核性心包炎、病毒性心包炎；后者见于医源性心脏压塞、肿瘤、结缔组织病引起的浆液性或出血性心包积液。各种原因引起的严重心律失常，如持久性异位性心动过速、频发性期前收缩、房性震颤或颤动、病窦综合征、预激综合征等也可以引起呼吸困难。左心衰竭引起的呼吸困难特点为活动或气促时加重，休息时减轻或缓解，仰卧时加重，坐位时减轻，病情危重时患儿常为端坐呼吸体位。可发生阵发性呼吸困难，特别是夜间阵发性呼吸困难，而衰竭的左心不能接受这种增加的前负荷。其次是由于卧位时呼吸用力增加。端坐呼吸有时发生于其他心血管疾病，如心包积液。

B. 神经肌肉疾病：先天性肌弛缓、肌萎缩、重症肌无力、脊髓灰质炎、多发性感染性神经根炎、皮肌炎、中枢神经系统感染、颅脑外伤或出血、颅内肿瘤、镇静剂过量、破伤风、进行性肌营养不良、膈膨出、食管裂孔疝以及各种原因引起的膈高位。

C. 血液病性呼吸困难：血红蛋白异常所致：血红蛋白下降，各种贫血使红细胞携氧减少；血红蛋白变性：CO 中毒，氰化物中毒同样使红细胞携氧减少。

3）其他因素：

A. 中毒：①某些疾病过程中出现水、电解质及酸碱失常：如严重低钾血症、低钙血症、高钠血症、低钠血症等；急慢性肾衰竭、糖尿病酮症酸中毒和肾小管酸中毒时，血中酸性代谢产物增多，出现酸中毒大呼吸。②毒物中毒：临床常见者应用过量镇静剂、退热剂、呼吸中枢抑制剂。化学毒品中毒，如一氧化碳、氰化物、亚硝酸盐等。野果中毒在年长儿也为常见的病因之一。表现为呼吸受抑制，呼吸频率、节律改变。③急性感染或急性传染病时，由于体温升高和毒性代谢产物的影响，刺激呼吸中枢，出现呼吸增快。

B. 精神因素性呼吸困难：①重症颅脑疾病致颅内压升高、供血减少，刺激呼吸中枢，使呼吸变慢变深，且常伴呼吸节律的改变。②癔症：由于精神或心理因素的影响所致。特点：呼吸浅律，可达60~100次/min，并常因通气过度而出现呼吸性碱中毒。③神经症：叹息样呼吸。

C. 睡眠呼吸暂停综合征：由于上呼吸道解剖上的狭窄和呼吸控制功能失调，使上呼吸道开放的力量减低，睡眠时尤其是快速动眼睡眠期，咽扩张肌张力明显下降，加上咽腔本身狭窄，使其容易闭合而发生阻塞性呼吸暂停。主要见于腺样体肥大、喉气管软化、肥胖通气不良综合征。表现为夜间呼吸暂停，频繁觉醒，鼾声如雷，呼吸困难，常伴有多汗、遗尿、发育延迟等。

（2）根据呼吸类型：

1）吸气性呼吸困难：主要见于气道水肿、异物或外部病变所致上呼吸道梗阻。常见表现为吸气相延长、鼻翼扇动、吸气费力，重者由于呼吸肌极度用力，胸腔负压增大，出现"三凹征"。有时伴干咳及高调吸气性哮鸣音。鼻腔或咽后梗阻可表现为张口呼吸、发绀。见于喉软骨软化症、急性喉炎、急性喉气管支气管炎、上呼吸道异物、咽后壁脓肿、气管肿物等。

2）呼气性呼吸困难：呼气费力，呼气时间明显延长而缓慢，常伴有呼气相喘鸣音。多见于毛细支气管炎、喘息性支气管炎、支气管哮喘及某些肺炎等下呼吸道疾病。

3）混合性呼吸困难：吸气与呼气均感费力，呼吸频率增快、变浅，常伴有呼吸音异常（减弱或消失），可有病理性呼吸音。是由于广泛肺部病变或胸腔病变压迫,致呼吸面积减少,影响换气功能所致。多见于重症肺结核、大面积肺不张、大块肺梗死、大量胸腔积液、气胸等。

【诊断思路】

在儿科主要为器质性呼吸困难。常结合病史、呼吸困难特点、呼吸困难严重程度、伴随症状、体征及影像学、纤维支气管镜、支气管镜等可明确病因。

1. 结合病史、呼吸困难特点判断呼吸困难类型

(1) 病史特点:根据患儿的年龄和病史特点,新生儿应注意各种先天性畸形,宫内和产时缺氧,宫内、产时和产后感染,如 RDS、新生儿吸入性肺炎、湿肺、先天性心脏病等;婴幼儿、年长儿病初有呼吸道感染症状应注意各种急性咽后壁脓肿、急性喉炎、急性肺水肿、气胸、纵隔气肿、ARDS 等,有突然的呛咳病史注意异物吸入,有心脏病史者应注意心力衰竭,有反复发作性呼吸困难、湿疹、过敏性鼻炎者应注意支气管哮喘,有药物过量史、毒物接触史者提示中毒性呼吸困难,糖尿病患儿要考虑酮症酸中毒等(表 1-9)。

表 1-9 结合病史判断呼吸困难类型

类型	新生儿	婴幼儿	年长儿
吸气性呼吸困难	急性上呼吸道感染、先天性喉蹼、先天性喉软骨软化、鼻后孔闭锁、声门下狭窄、Pierre-Robin 综合征	急性喉炎、喉头水肿、喉痉挛、咽后壁脓肿、支气管异物、气管炎	感染、过敏、化学刺激所致急性喉梗阻、气管异物
呼气性呼吸困难	慢性肺疾病(支气管肺发育不良)	毛细支气管炎、婴幼儿哮喘、支气管淋巴结结核	儿童哮喘、嗜酸性粒细胞增多症肺浸润
混合性呼吸困难	肺透明膜病、胎粪吸入综合征、肺出血、肺不张、肺水肿、肺发育不全、先天性膈疝、食管气管瘘、气漏、脓胸	支气管肺炎、肺结核、脓胸、气胸、肺气肿、肺不张、肺水肿、肺大疱、纵隔气肿	肺炎、肺脓肿、脓胸、气胸、肺气肿、肺不张、肺水肿、支气管扩张、支气管异物、结缔组织病肺浸润、胸部外伤

(2) 呼吸困难的程度,按照呼吸困难的轻重可分为:①轻度呼吸困难:仅表现为呼吸偏快,哭吵或活动后轻度唇周青紫;②中度呼吸困难:患儿烦躁不安、呼吸急促,有鼻翼扇动、三凹征及点头呼吸,安静时亦有唇周青紫,但适当的氧疗后症状可改善;③重度呼吸困难:患儿烦躁或处于抑制状态,呼吸不规则,肺部呼吸音减弱或消失,全身青紫,处于濒死状态。

呼吸困难的轻重与病情有关,同一种病可见程度不等的呼吸困难,各种疾病呼吸困难的程度也有所差异。严重的呼吸困难,主要见于呼吸系统和心脏疾病。

在急性呼吸道感染中,痉挛性喉炎、喉头梗阻、毛细支气管炎、重症肺炎、张力性气胸等呼吸困难重,一般气管炎、肺炎则轻。非感染性疾病中,气管异物、喉部异物、哮喘、喉头水肿等呼吸困难重,而喉软骨软化症、先天性喉蹼、先天性心脏病、膈疝等则轻。水、电解质紊乱时呼吸困难程度与酸中毒轻重有关,重度酸中毒,呼吸困难明显。

(3) 呼吸困难发生急缓:小儿呼吸困难多属急性,起病较缓者少见。突然发作的呼吸困难见于气管异物、喉头水肿、气胸、急性呼吸窘迫综合征等;急性发作的呼吸困难见于肺炎、肺水肿、肺不张、积液量迅速增加的胸腔积液或者心包积液,大量颅内出血、各种中毒,也常见出现急性呼吸困难。慢性呼吸困难见于肺间质纤维化、贫血等。其他如呼吸肌麻痹和中枢神经系统病变出现的呼吸困难,相对而言也是缓慢的。但有时多发性神经根炎出现的呼吸肌麻痹,呼吸困难发展迅速。反复发作性呼吸困难见于支气管哮喘、心源性哮喘等。

(4) 呼吸频率、深度、节律:儿童呼吸困难以呼吸增快多见,见于氧耗量增加、呼吸中枢受刺激或各种原因引起的潮气量减少。新生儿 >40 次/min,婴幼儿 >30 次/min,年长儿 >24 次/min,称为呼吸增快;呼吸频率减少为呼吸中枢受抑制的表现,见于颅内压升高、镇静剂过量、尿毒症、肝昏迷等。深大呼吸见于代谢性酸中毒;呼吸变浅见于呼吸肌麻痹、肺气肿等。呼吸节律不规则多因呼吸中枢兴奋性降低所致,见于中枢神经系统的感染、血液循环障碍性疾病、药物中毒等。

2. 呼吸困难的伴随症状及体征:

(1)伴随症状:①发作性呼吸困难伴哮鸣音,为哮喘或心源性哮喘;急性发作伴发热、声嘶的见于急性喉炎,进食进饮时突然发作性呛咳提示气道异物,骤然发作的严重呼吸困难要注意大块肺栓塞、气胸的可能。②伴一侧胸痛见于大叶性肺炎、急性渗出性胸膜炎、肺梗死、气胸、急性心肌梗死、支气管肺癌等。③伴发热多为呼吸系统感染,见于肺炎、肺脓肿、肺结核、咽后壁脓肿,年龄稍大的患儿可为大叶性肺炎等。④伴咳嗽和脓痰见于慢性支气管炎、阻塞性肺气肿并感染、化脓性肺炎、肺脓肿等,伴大量泡沫样痰,见于急性左心衰竭和有机磷中毒。⑤呼吸困难伴昏迷则见于原发或继发性中枢神经系统病变。⑥气胸、胸腔积液时气管偏向健侧,肺不张气管偏向患侧。患侧胸廓萎陷多为肺不张,主要由于左心和/或右心衰竭引起,左心衰竭所致呼吸困难较为严重。⑦伴水肿,可见于急性肾炎伴心力衰竭,心脏病、过敏性疾病。⑧伴呕吐或神志改变者,应考虑中枢神经系统病变及中毒。消化道吐泻而出现呼吸困难,系水、电解质紊乱,酸中毒所致。⑨伴咯血,应考虑支气管扩张、心力衰竭、肺出血-肾炎综合征、肺含铁血黄素沉着症。

(2)重视胸腹部体格检查:胸部检查是重点,因多数病因与心、肺病变有关。胸部视诊注意两侧胸廓是否对称,一侧隆起,特别是左侧心前区,表示心脏有扩大。一侧胸廓有塌陷,可为肋骨缺损,或严重的肺萎陷。一侧胸廓饱满、肋骨间隙增宽,可见于胸腔积液或肺气肿。一侧或两侧胸廓运动减弱,应考虑肋间肌无力或麻痹。听诊时一侧呼吸音减低、叩浊,可为肺实变或胸腔积液,肺部喘鸣可为哮喘、喘息性气管炎、毛细支气管炎。肺部有细湿啰音为肺炎,双肺底有湿啰音,可为肺水肿或肺淤血。注意心脏叩诊有无扩大,心前区最大搏动点,弥散偏外,提示心脏扩大;搏动不明显,尤其是肋间隙增宽时,可能为心包积液。听诊重点是心脏杂音,要注意性质、强度、部位、传导情况。肺动脉瓣区的第二音亢进提示肺血多、肺动脉高压,减弱说明肺血少,对有左向右分流的先天性心脏病与肺动脉狭窄有鉴别价值。此外,注意有无胸膜摩擦音与心包摩擦音。胸部检查还需判定纵隔、心脏有无移位,有助于鉴别纵隔肿物、气肿、疝气、胸腔积液、肺气肿、肺不张等情况。腹部体查时,注意膨隆可使膈肌上升或下降受限,引起呼吸困难。腹腔炎症时,腹式呼吸受限,也可影响呼吸。膈肌麻痹时膈上下运动受限,腹部起伏运动减弱或消失。右心衰竭、腹水时肝脏增大也可引起呼吸困难。

3. 辅助检查 合理选择并适当评估相应检查对于鉴别诊断有十分重要的意义。外周血象白细胞总数和分类、CRP、PCT、血沉及痰培养对感染性疾病的病原学供参考,嗜酸细胞计数对寄生虫病所引起的过敏性肺炎有协助诊断的价值。尿常规检查,对急性肾炎伴心力衰竭有意义。患儿有深大呼吸、呼气有烂苹果味疑为糖尿病酸中毒时做血糖、尿酮体、尿糖。粪便检查的重点是虫卵。

血气分析是呼吸困难时最重要的检测项目,根据 PaO_2 和 PCO_2 判断 I 型或 II 型,是否有酸中毒。小儿呼吸困难大部分是由呼吸系统疾病引起的,胸部 X 线检查对其诊断有很大价值,如肺炎、肺结核、肺水肿、气胸、胸腔积液、肺发育不良等均有特征性表现,对心脏病的诊断亦有帮助。胸部 CT 扫描对慢性肺弥散性病变及纵隔病变的诊断有其特殊意义,可较清晰地判断病变的部位和程度,疑气道阻塞时亦可行螺旋 CT 加三维重建可显示喉、气管、支气管异物或肿物的直接和间接征象,直观地了解异物的位置及与周围组织关系;支气管纤维镜检查可直接观察气管内黏膜病变或取出气管异物、行组织病理学、细胞学、病原体检查等,对明确呼吸困难原因有重要意义;慢性肺部疾病患者年龄较大并能合作的患儿可行肺功能检查,可帮助明确呼吸功能障碍的性质和程度;心电图及超声心动图检查有助于诊断心源性呼吸困难,超声波还有助于判断病变的部位、大小、性质。

➤ 附:呼吸困难诊断流程图

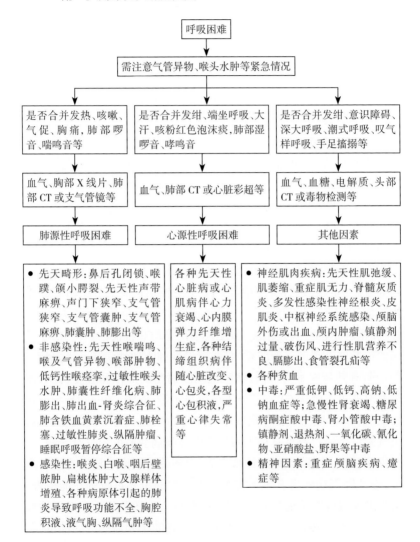

（祝益民　刘萍萍）

参考文献

1. 王天有,申昆玲,沈颖.诸福棠实用儿科学.9 版.北京:人民卫生出版社,
   2006:253-254.
2. 李海潮.呼吸困难病理生理基础与临床.中华全科医师杂志,2017,11(16):
   829-832.
3. LANDS LC. Dyspnea in children:what is driving it and how to approach it?.
   Paediatr Respir Rev,2017,24:29-31.
4. 廖清奎.儿科症状鉴别诊断学.3 版.北京:人民卫生出版社,2016.

第八节 咯 血

【概述】

咯血(hemoptysis)是喉及喉以下呼吸道任何部位出血,经口腔排出。咯血可表现为痰中带血丝,或血与痰液混合,或血凝块或大量鲜血。目前对于儿童咯血量界定尚无统一标准。一般认为,24 小时内咯血 >8ml/kg 或 200ml 为大咯血,需积极处理。

1. 发生机制 肺部含两个独立血液供应体系:肺动脉循环和支气管循环。

(1) 肺动脉循环:为高容量低压系统,其中最大的肺动脉通常不超过 40mmHg。其分支伴随支气管下行至末端细支气管水平。肺血管分支供养肺泡壁中的毛细血管床,最后通过肺静脉返回左心房。

(2) 支气管循环:为低容量高压系统,其氧合血容量一般为正常人心输出量的 1%,血压为体循环血压。通常患者有 3 根可识别的支气管动脉,2 根供应左肺,1 根供应右肺;也有患者左右两侧各有 2 根血管。支气管动脉通常起源于主动脉或肋间动脉,滋养传导性气道至终末细支气管水平。

出血可来源于任一系统。当出血来源于肺循环时,压力较低,出血通常较慢或较隐蔽。支气管循环的流体静压较高,出血更剧烈,出血量更大。

咯血可因血管破裂、血管通透性增加、血管压力增加、凝血功能障碍导致,也可因肺血管活性物质或抗原-抗体反应损伤血管出现咯血。咯血具体机制包括:

(1)支气管或肺血管壁血管破裂:异物、外伤、侵袭性医疗操作等可直接损伤支气管或肺血管壁;空洞型肺结核、支气管扩张症、动脉瘤等病变直接侵犯血管,引起血管破裂,常导致大咯血。

(2)肺部微血管通透性增加:肺部感染、缺氧、血管栓塞和中毒等,可直接(病原体及其代谢产物)或间接(血管活性物质)损伤微血管使其通透性增加,红细胞渗入肺泡引起少量咯血。

(3)肺血管压力升高:原发性肺动脉高压、左心衰竭引起肺淤血等各种原因引起的肺血管压力增高,达到一定程度,红细胞通过血管壁向肺泡内渗透、出现咯血。

(4)凝血功能障碍:如感染性休克所致弥散性血管内凝血(DIC)、血液系统疾病(白血病、血友病)等所致凝血功能障碍。咯血可为全身出血的表现之一。

(5)肺血管活性物质代谢障碍:肺部参与某些血管活性物质(前列腺素、5-羟色胺、血小板活性因子、血管紧张素等)的代谢。肺部病变可直接影响这些因子的合成、释放与灭活,进而影响血管的舒缩效应,肺血管血小板聚集、微血栓形成而致咯血。

(6)抗原-抗体反应:外来异体抗原或内在自体抗原作用于机体产生抗体,抗原抗体相互作用产生免疫复合物存在于血液循环中,再经过补体相互作用并激活补体,在肺泡基底膜和肾小球基底膜上形成炎症反应,造成血管损害而出血。

2. 咯血的病因 咯血病因包括气道疾病、肺实质疾病和肺血管疾病。儿童咯血以呼吸道感染、异物和支气管扩张最为常见。

(1)气道疾病:

1)支气管扩张:多为肺炎、百日咳、麻疹等感染后,或存在原发性纤毛运动障碍、免疫缺陷病等。

2)创伤及异物:外伤尤其是高空坠落伤、感染后剧烈咳嗽引起气道机械性损伤可引起咯血。气道异物存在引起黏膜受损、局部充血肿胀、感染甚至溃疡,当为坚硬物品时更易直接损伤而咯血。

3）其他:支气管炎、气管支气管内膜结核、气道肿瘤、血管瘤等。

（2）肺实质疾病:

1）感染:肺炎、肺脓肿均可引起咯血,肺结核和曲霉菌球尤其相关。流感病毒感染、肺炎链球菌、金黄色葡萄球菌、肺部寄生虫感染等均可造成咯血。

2）胸部创伤:肺挫伤或气道破裂均可引起咯血。如外伤性骨折有时候断端可刺破肺脏而咯血。胸廓受到暴力冲击或挤压,瞬时引起交替高压和负压而造成肺部渗血,咳血样泡沫痰,也可引起小血管破裂而咯血。

3）凝血病:任何凝血功能异常均可诱发咯血。如血管性血友病、血小板减少症、应用抗凝剂治疗、某些药物及毒物等。

4）肺毛细血管炎:可单独出现,也可以是系统性血管炎的一种表现。如结节性多动脉炎、系统性红斑狼疮、Wegener 肉芽肿、IgA 血管炎、抗肾小球基底膜病、显微镜下多血管炎等抗中性粒细胞胞质抗体相关性小血管炎等。诊断需要肺活检。

5）特发性肺含铁血黄素沉着症:以支气管肺泡灌洗液出现含有含铁血黄素的巨噬细胞为特征,没有肺血管炎或其他出血原因的证据。

6）其他:如造血干细胞移植后咯血、先天性支气管及肺发育异常、肺内子宫内膜异位症、有害气体吸入等。

（3）肺血管疾病:

1）肺栓塞或肺静脉栓塞:儿童少见。重症感染或高炎症反应可促发血栓形成,如重症肺炎支原体肺炎。

2）血管畸形及先天性心脏病:血管畸形罕见却是大咯血的主要病因之一。随着影像诊断及介入治疗的发展,诊断较以前更为多见,如肺动静脉瘘、肺动脉缺如、支气管动脉-肺动脉瘘、支气管动脉瘤等。肺静脉阻塞性疾病、肺高压和左侧心脏梗阻性疾病,如二尖瓣狭窄、左心室舒张功能障碍、充血性心力衰竭伴肺水肿。

3）肺动脉高压:咯血相对少见。

4）其他：如高原性肺水肿、重症手足口病合并神经源性肺水肿等。

【诊断思路】

临床上，一旦发现口腔排血患儿，首先确定是否为咯血，然后根据咯血量多少决定是否需要紧急处理，最后根据详细的病史询问、临床表现及辅助检查明确咯血病因。

1. 确定是否咯血 临床需要仔细鉴别出血部位是口腔、鼻腔、上消化道还是呼吸系统。先检查口腔与鼻腔，观察有无出血灶：鼻出血多自前鼻孔流出，出血灶多来自鼻中隔前下方；鼻后部出血时，血液可沿软腭和咽喉部下流，使患者有异物感，但出血量较多时容易与咯血混淆。重点要与经由消化道排出的呕血相区别（表 1-10）。

表 1-10 咯血与呕血的区别

鉴别要点	咯血	呕血
病因	肺结核、支气管扩张、肺炎、肺脓肿、特发性肺含铁血黄素沉着症、心血管疾病等	消化性溃疡、肝硬化、急性糜烂性出血性胃炎、胆道出血、坏死性小肠结肠炎
出血前驱症状	咽部痒感、胸闷、咳嗽等	上腹部不适、恶心、呕吐等
出血方式	咯出	呕出
血液颜色	多为鲜红或淡红色	多为暗红色、棕色，大量出血时鲜红色
血液中混杂物	痰和泡沫	食物残渣和胃液
酸碱度	碱性	酸性
黑便	一般无，若吞下较多血液时可有	有，为柏油样
出血后症状	血痰可持续数日	呕血停止后黑便仍可持续数日
肺部 X 线和体征	肺部病变，常有肺部体征	肺部无病变和阳性体征

2. 评估咯血量 咯血量与病因或病变性质有关，而与病变范围或病变严重程度并不一定平行。临床依据咯血量多少常分为三度，

Ⅰ度咯血无需要特别处理,Ⅱ度及Ⅲ度咯血常可危及患儿生命,需要紧急处理。

(1)Ⅰ度:痰中带血,失血量少于有效循环血量的5%,外周血红细胞计数及血红蛋白无明显改变。可见于轻度肺结核、肺癌、肺炎、支气管内膜结核、慢性支气管炎、包虫破裂、肺水肿、轻度支气管扩张等。

(2)Ⅱ度:一次或反复加重的咯血,失血量达到有效循环血量的5%~10%,外周血红细胞计数及血红蛋白较前下降10%~20%。常见于空洞型肺结核、结核性支气管扩张、支气管扩张症、二尖瓣狭窄、肺脓肿、钩端螺旋体病等。

(3)Ⅲ度:大口咯血,口鼻喷血,失血量大于有效循环血量的15%,血压下降,外周血红细胞计数及血红蛋白较出血前降低20%以上。可见于肺结核空洞内并动脉瘤者、结核性支气管扩张、支气管扩张症、动静脉瘘等。

3. 确定咯血病因　在确定咯血前提下,对于咯血病因诊断,首先要考虑呼吸系统和心血管系统疾病的存在,但不能忽视其他少见病因。在病史、体格检查和辅助检查中,年龄、性别、咯血量、咯血性状对分析咯血病因非常重要,伴随症状的分析为诊断与鉴别诊断的重要步骤,临床表现结合辅助检查可明确诊断与鉴别诊断。此外,软式支气管镜等辅助检查在咯血病因诊断及治疗中具有不可替代的重要作用。

(1)年龄和性别:新生儿时期可见于各种危重症所致新生儿肺出血,婴幼儿时期可见于先天性支气管肺畸形或发育不良、肺囊性纤维化等,年长儿咯血主要见于气管/支气管炎症、支气管扩张症、肺结核、特发性肺含铁血黄素沉着症和支气管黏膜非特异性溃疡等。青春期女性周期性咯血应考虑气管/支气管子宫内膜异位症。

(2)咯血性状:肺结核、支气管扩张、肺脓肿和出血性疾病所致咯血量较大,其颜色为鲜红色,铁锈色血痰可见于肺炎链球菌所致的大叶性肺炎,肺炎克雷伯菌肺炎可出现砖红色胶冻样痰,二尖瓣狭窄所致咯血多为暗红色,浆液性粉红色泡沫痰见于肺水肿、左心衰竭,黏稠暗红色血痰见于肺栓塞,巧克力色血痰见于阿米巴肝囊肿或其他肝囊肿穿入肺中的现象,果酱样或烂桃状血痰往往是肺吸虫病痰的特征。

(3)伴随症状:咯血伴发热、胸痛、咳嗽、咳痰首先考虑呼吸系统疾病;咯血伴活动性青紫、呼吸困难时,应注意存在心血管系统疾病;咯血伴皮肤、黏膜出血须注意血液病、自身免疫性疾病和某些急性传染性疾病。

(4)辅助检查:①痰液检查:包括肉眼观察痰液颜色:如红色、粉红色、褐色提示含有血压,粉红色泡沫痰见于肺水肿,手足口病出现粉红色泡沫痰时提示病情危重。铁锈色痰见于大叶性肺炎,果酱样痰见于肺吸虫病,脓血痰见于支气管扩张;痰涂片、细菌及真菌培养、病毒检测等均有助于病因诊断。②血液检测:包括血常规、凝血功能。③影像学检测:包括胸部透视、胸部X线片、胸部CT、仿真支气管CT等。④软式支气管镜:可以明确出现部位及原因并进一步止血治疗。建议控制出血后行诊断性支气管镜检查。⑤动脉造影:有助于发现动脉瘤、有无血管栓塞,并进行介入治疗。⑥肺活检:影像学提示弥漫性肺泡出血或持续存在不明原因咯血,应考虑肺活检,也应进行全面的血管炎血清学评估。

(5)临床常见咯血性疾病:

1)支气管扩张:多数病例有反复脓痰、咯血病史,有呼吸道感染、麻疹、百日咳、肺炎后咳嗽迁延不愈等,高分辨率CT显示支气管腔柱状、曲张或囊状扩大的异常影像学改变,纤维支气管镜或局部支气管造影可明确扩张部位。

2)大叶性肺炎:有发热、咳嗽、胸痛、咳铁锈色痰等,致病菌以肺炎链球菌多见,胸部X线片显示肺炎或肺段实变影。

3)肺结核:典型午后低热、盗汗、乏力、体重减轻等结核中毒症状,结核PPD试验、结核感染T淋巴细胞、胸部X线片、胸部CT可明确。

4)特发性肺含铁血黄素沉着症:本病大多在7岁以前发病,以反复咳嗽、咯血、气促、喘鸣伴明显贫血为特征,贫血程度与咯血量不成比例,支气管肺泡灌洗液、痰或胃液中可见含铁血黄素巨噬细胞。

5）重症手足口病：常可见手、足、口皮疹，惊跳、抽搐等，部分患儿没有皮疹、隐匿出现、短期内进展至肺出血，表现为粉红色或血性泡沫样痰液。柯萨奇A组16型（CoxAl6）或肠道病毒71型（EV71）抗体阳性或咽拭、肛拭病原体检测阳性。

6）弥散性血管内凝血：典型病例有导致DIC的基础疾病，有多发出血倾向，血小板进行性下降，凝血功能异常，咯血为全身性出血的一部分。

【小结】

咯血是指咳出来自下呼吸道的血液。儿童咯血以呼吸道感染、异物和支气管扩张较为常见，大咯血患儿要注意支气管动脉来源。胸部影像学检查有助于确定出血位置，软式支气管镜检查可帮助识别咯血部位，必要时需要肺活检。咯血患者首先要确认是否为咯血，进一步评估咯血量，再辨别咯血原因。

➤ 附：咯血诊断流程图

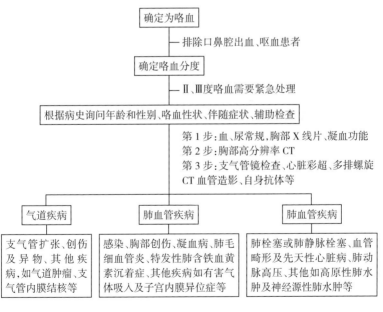

（祝益民　曾赛珍）

参考文献

1. 中华医学会儿科学分会呼吸学组,《中华实用儿科临床杂志》编辑委员会. 儿童咯血诊断与治疗专家共识. 中华实用儿科临床杂志, 2016, 31(20): 1525-1530.
2. 万学红, 卢雪峰. 诊断学. 9版. 北京: 人民卫生出版社, 2018: 18-19.

第九节　腹　　痛

【概述】

腹痛(abdominal pain)是儿科患者常见的一种主观症状。虽然大多数儿童的腹痛具有自限性,但引起腹痛的疾病往往也具有潜在的危险性,如急性肠梗阻和肠穿孔等。腹痛可能继发于手术或非手术原因,且不同年龄段儿童的腹痛原因及表现形式也具有一定差异。以腹痛为主诉的最常见病因是急性胃肠炎、便秘和功能性腹痛;然而,各种腹外情况也可能表现为腹痛。尽早对腹痛进行系统性诊断,才能不延缓疾病治疗,规避危及生命的情况以及并发症发生。

1. 腹痛机制　儿童腹痛按发生机制可分为躯体性腹痛、脏器性腹痛、感应性腹痛、心理性腹痛。

(1) 躯体性腹痛:主要指来源于腹壁、腹膜壁层、肠系膜根部、膈肌的疼痛信息,经脊神经传递到脊髓阶段所支配的皮肤区域引起。特点:比脏器性腹痛更强烈,且定位更局限,具有明确的脊髓阶段性分布,出现在受累器官邻近的腹膜区域,亦可出现单侧腹部,可因变换体位加重。

(2) 脏器性腹痛:痛觉主要由内脏神经传入。特点:疼痛弥散,定位不明,可由空腔脏器平滑肌过度收缩、扩张、扭曲、拉伸形成阵发性绞痛,亦可实质脏器的包膜张力增高或炎症形成钝性疼痛,可伴有恶心、呕吐、出汗等自主神经兴奋症状。

(3) 感应性腹痛:是内脏神经与脊神经共同参与引起的疼痛,

部位为同一脊髓节段背根神经所支配的皮肤感觉区,常为牵涉性疼痛。特点:疼痛尖锐、剧烈、阵发性、定位明确,可伴有皮肤感觉过敏。

(4)心理性腹痛:部分腹痛患儿经充分检查不能发现器质性病因。特点:腹痛定位弥散,不剧烈,但可持久,发作期间常伴有心理动因。

2. 腹痛原因　儿童腹痛原因可大体分为外科性、内科性、腹外疾病继发性三大类,不同年龄儿童的腹痛常见原因不同(表 1-11)。

表 1-11　不同年龄段腹痛常见病因

	新生儿和婴儿	幼儿	学龄期儿童和青少年
外科性原因	肠套叠	阑尾炎	阑尾炎
	特发性肥厚性幽门梗阻	肠套叠	泌尿系统结石
	肠绞窄、肠扭转、肠穿孔	钝器伤	钝器伤
	梅克尔憩室	卵巢、睾丸扭转	卵巢、睾丸扭转、附件炎、异位妊娠
	腹股沟疝	腹腔肿瘤占位	腹腔肿瘤占位
内科性原因	急性坏死性肠炎	胃肠道炎	胃肠道炎或溃疡
	乳糖不耐受	泌尿系统感染	泌尿系统感染
	消化不良	功能性腹痛	功能性腹痛
		肠系膜淋巴结炎	胰腺炎
		胰腺炎	炎症性肠病
		胆道炎症或蛔虫症	肝脓肿
		肝脓肿	肠结核
腹外疾病继发	下呼吸道感染	下呼吸道感染	过敏性紫癜
		过敏性紫癜	糖尿病酮症酸中毒
		心肌炎	心肌炎
			风湿热
			抑郁症、癔症

【诊断思路】

需要结合详细的病史采集、精确的体格检查、针对性的辅助检查进行全面分析,系统性诊断与鉴别诊断。

1. 病史

(1)腹痛的部位:新生儿、婴儿和蹒跚学步的孩子经常会以哭吵、激惹、不易安抚或腹部拒按为主诉就诊。家属常描述他们的婴儿断断续续地把腿伸到腹部,并在哭泣时使其绷紧。年龄较大的儿童常可指出疼痛的大致部位。剑突下疼痛更有可能与胃炎、消化性溃疡有关;右中上腹的疼痛提示患有肝炎和胆囊炎;右下腹疼痛常提示阑尾炎、梅克尔憩室、肠系膜淋巴结炎;左中上腹疼痛需警惕胰腺炎,左下腹痛需考虑便秘或细菌性菌痢;脐周疼痛需警惕急性肠炎;全腹疼痛提示急性腹膜炎甚至消化道穿孔;沿输尿管走行疼痛需警惕泌尿系统结石。但有时腹痛呈现转移性或放射性,故需结合其余病史、查体综合性判断。

(2)腹痛的性质:可分为阵发性疼痛、持续性疼痛、隐痛。阵发性剧烈绞痛多见于肠道、胆道蛔虫、急性出血性坏死性肠炎、肠套叠、过敏性紫癜、尿路结石等。钝痛多见于腹腔脏器肿胀,如肝脾大,隐痛多见于消化性溃疡。持续性剧烈腹痛多见于肠胃穿孔及腹膜炎。有时在持续性钝痛的基础上发生阵发性绞痛,多提示炎症伴梗阻,如肠蛔虫伴感染。隐痛多见于消化性溃疡。

(3)发病急慢性:疼痛发作急骤且剧烈者,多考虑系外科性疾病,如疼痛不能耐受,常提示存在急性胰腺炎、阑尾炎、肠道扭转或穿孔等需要手术干预的急腹症;疼痛发作隐匿、进展缓慢但持久,或者长期隐隐作痛者常提示内科性疾病,如功能性腹痛、长期便秘、肠系膜淋巴结炎等。但内科性及外科性腹痛往往具有相关性,故对长期慢性腹痛者,若腹痛突然加剧,应注意转变为外科性腹痛,如长期的腹腔炎症突发肠道穿孔。

(4)腹痛规律性:包括发作的时间规律性、体位规律性等。如饥饿疼痛常提示十二指肠溃疡,饱腹疼痛提示胃溃疡,夜间疼痛常提示蛔虫症等;体位规律性指,某些体位可使腹痛加剧或减轻。如阑尾炎、肠绞痛等喜蜷缩位,胃炎患儿常喜坐位或直立位减轻反流导致的烧灼感。

(5)伴随症状:呕吐是一种常见的相关伴随症状。剧烈呕吐常提示上消化道梗阻。另一方面,呕吐物的观察也很重要,非胆汁性呕吐可考虑的范围从十二指肠或幽门梗阻,到胃炎、胰腺炎或肠外疾病,如尿路感染和糖尿病酮症酸中毒;若为胆汁性呕吐,需考虑胆源性疾病;若呕吐为咖啡样或血性物质,需考虑消化系统溃疡或者食管胃底静脉曲张破裂。儿童可能会出现便秘或腹泻。前者的存在可能指向急性的器质性原因,如肠梗阻,或功能性的原因,如长期的排便习惯不良而导致的功能性便秘,后者的存在可能提示肠道感染。如果有腹胀,则表明远端肠梗阻,特别是对急性便秘的儿童。腹痛伴随尿频、尿急、尿痛或肉眼血尿者需警惕泌尿系统感染或结石;腹痛伴随皮疹者需考虑消化性溃疡;腹痛伴随头痛、精神性格改变需警惕心理疾病。

(6)前驱病史:腹痛前的病史或可提供腹痛的诱因。不能忽视的是钝器的伤害,如撞击桌子、摔倒在物体上,因为父母常常会忽视这些原因而耽误治疗。另外,还需追问近期有无不洁饮食史,有无传染病高发地区生活史,寄生虫高发地生活史,家族中肿瘤病史等。

2. 体格检查

(1)基础生命体征的评估:

1)心动过速:虽无特异性,但需要警惕潜在的感染,如肠源性脓毒症导致的循环灌注不良,肠道穿孔引起的腹腔间隔室综合征等。

2)呼吸急促或节律改变:需警惕下呼吸道感染、酮症酸中毒、严重脱水等。

3)低血压:往往提示脓毒性休克、毛细血管渗漏等;高血压,需警惕卟啉病等。

(2)腹痛体征的评估:

1)视诊:观测腹部形态、呼吸形式、有无包块或皮疹等。腹式呼吸受限表示腹内炎症,见于腹膜炎。全腹胀可能为低位肠梗阻、肠麻痹和弥漫性腹膜炎,肠麻痹常同时见到肠型。高位肠梗阻可有上腹膨隆。中上腹胀满见于急性胃扩张。右上腹梨形包块,并随呼吸上下移动,常为肿大的胆囊。不规则固定包块见于腹膜结核或肿瘤。包块部位可移动者见于蛔虫性肠梗阻。

2)触诊:感染腹肌的张力、触压痛、反跳痛、有无包块占位及肝脾、肠型等。如腹部平坦、腹肌柔软、无压痛及反跳痛,或压迫后腹痛可减轻,则系内科性腹痛,如肠蛔虫等。反之,如腹部膨胀,腹肌紧张,有压痛(特别是固定性压痛),多提示疼痛部位即病变部位,如同时合并全腹反跳痛,则多系腹膜炎症,如全腹膜炎。婴幼儿(特别是营养不良儿)的某些外科疾病的早期,如肠蛔虫症并穿孔,腹部仍可柔软,并无肌紧张和反跳痛,故应追踪观察体征的变化。腹内触及肿块,不应一味仅考虑肿瘤占位,常需注意蛔虫症,可于脐周触及不规则条索状物;肠套叠可于右上腹或脐上触及腊肠样肿块;先天性肥厚性幽门狭窄,可于肋缘下与右腹直肌间触及橄榄样肿块。

3)叩诊:肝浊音界消失或缩小者,可能为胃肠穿孔。有转移性浊音提示为腹水。鼓音表示肠充气。

4)听诊:主要听诊肠鸣音,正常每分钟5次左右,肠鸣音减弱提示肠麻痹或化脓性腹膜炎;肠鸣音亢进以及听到气过水声或金属音要注意机械性肠梗阻、消化道活动性出血。

(3)其他系统或脏器的评估:如出现黄疸需警惕肝炎或梗阻性胆道疾病,下肢或臀部紫红色斑丘疹常提示过敏性紫癜,大叶性肺炎、胸膜炎、心肌炎可以腹痛起病,必须同时仔细进行胸部查体。如有急腹症时,必要时可作肛指检查协诊。

腹痛相关内容介绍见视频1-2。

视频1-2
腹痛

3. 辅助检查

（1）实验室检查：

1）大小便常规是一个简单的初始检查，是对大多数腹痛儿童的常规检查。脓尿和/或血尿可能提示尿路感染（UTI）、紫癜（HSP）或尿结石。酮尿提示酮症酸中毒可能。大便里白细胞、脓细胞出现提示肠道感染可能，红细胞大量出现提示消化性溃疡、肠套叠或出血可能。

2）外周血白细胞计数、超敏 C 反应蛋白升高是一种非特异性生物标志物，可见于各种炎症或细菌感染。

3）血/尿淀粉酶、脂肪酶的测定对胰腺炎的诊断非常关键。

4）肝肾功能的测定对腹腔内脏器受损引起腹痛的评估非常重要。

（2）影像学检查：

1）腹部 X 线：对腹痛伴随呕吐、腹胀、便秘的患儿在就诊之初就需积极完善。若发现异常的气液平、肠道异常扩张等需考虑存在肠道梗阻，长期便秘的儿童可看到蓄积的粪便影。

2）腹部超声：是评估腹痛是否存在器质性病因的一种简单快速无创的方法，超声波有助于诊断阑尾炎、肠套叠和腹腔肿瘤的占位等，但对于腹腔感染的诊断欠佳。

3）腹部 CT：需更加系统且精确地发现腹部器质性病变，应尽快完善腹部 CT，可弥补腹部 X 线和超声的局限性，更好地确定病变部位及性质。

（3）其他检查：若有腹腔积液时，可穿刺引流送检，辅助诊断；若怀疑肿瘤性病变时，可病理活检明确诊断。若腹痛原因难以搜寻时，在排除了禁忌证的前提下，可实施胃肠道镜检。

➤ 附:腹痛诊断流程图

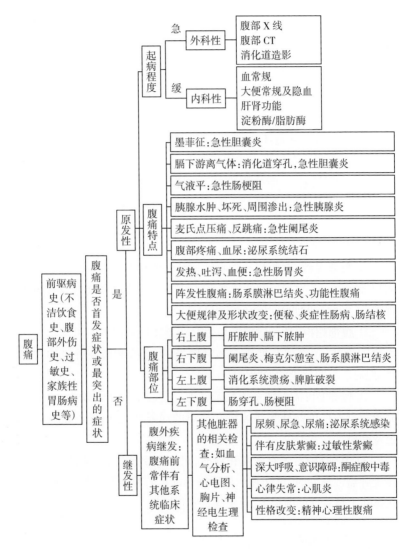

（张海洋　乔莉娜）

参考文献

1. 封志纯,祝益民,肖昕.实用儿童重症医学.北京:人民卫生出版社,2016:494-497.

2. KORTERINK J,DEVANARAYANA NM,RAJINDRAJITH S,et al. Childhood functional abdominal pain:mechanisms and management. Nat Rev Gastroenterol Hepatol,2015,12(3):159-171.

3. 廖清奎.儿科症状鉴别诊断学.3版.北京:人民卫生出版社,2016:224-236.

第十节 呕 吐

【概述】

呕吐(vomiting)是由于食管、胃或肠道呈逆蠕动,伴有腹肌、膈肌强力收缩,迫使食管或胃内容物从口腔涌出。像咳嗽、发热等非特异性症状一样,它是一种保护机制,可以清除有毒物质或减轻因远端阻塞而膨胀的内脏器官的压力。呕吐是许多潜在疾病的常见症状,常为儿童到医院就诊的唯一主诉。虽然呕吐可能源自胃肠道本身,但它也可能是更广泛的系统性疾病的信号。儿童呕吐通常大多是良性,可通过对症处理来缓解。然而,临床医生必须能够识别危及生命的呕吐发生,认识和处理潜在的呕吐原因是很重要的,仅仅是症状治疗可能会延迟特定的诊断和治疗,控制症状同时需避免严重的相关并发症,包括严重的电解质紊乱、脱水,甚至肠梗阻、肠道坏死等。

1. 呕吐机制

(1) 呕吐反射依次有三个阶段:恶心、干呕和呕吐。

1) 恶心:是一种不愉快、无痛、局部的主观感觉,伴随着自主神经的变化,包括胃张力降低、收缩、分泌和黏膜血流减少,流涎、出汗、瞳孔直径和心率增加。恶心时,小肠到胃束的逆行蠕动或胃肠和十二指肠同时收缩可产生十二指肠胃反流。

2) 干呕:是由于膈膜和腹壁同时痉挛收缩以及食管括约肌下段(lower esophageal sphincter,LES)松弛,随后腹部压力增加,胸内压力降低和 LES 向上拉,迫使胃内容物反流入食管。

3)呕吐:横膈膜放松,胸内压力由负压逆转为正压,食管上括约肌放松,最终排出胃内容物,完成呕吐行为。

(2)有四种主要途径可引起呕吐反射:机械性、血源性毒素、运动反应、情绪应激。

1)机械性:当肠壁中的机械感受器或化学感受器受到刺激时,机械通路被激活。肠内的机械感受器负责监测肠的膨胀量。如果孩子吃得太多或肠道阻塞,机械感受器会感觉拉伸的黏膜,并通过 5-羟色胺(5-HT)激活刺激迷走神经传入 5-HT3、5-HT4 和 NK1 受体。当肠壁的化学感受器感觉到刺激物的存在时,机械途径也被激活。

2)血源性毒素:血源性毒素的目标受体在化学感受器触发区(CTZ)区域后。这些化学感受器也可以被 P 物质触发,P 物质是机体对神经毒素和其他应激源反应而产生的一种神经肽。P 物质与神经激肽 1 受体结合可引起呕吐反射。CTZ 位于第四脑室底,而第四脑室本身位于延髓。它不受血-脑屏障的保护,而且很容易识别毒素。CTZ 包括多种神经受体,包括多巴胺受体 D2 和 D3、5-HT3、NK1。以化疗药物顺铂为例,它可以显著提高血清素水平,从而激活 5-HT3 导致呕吐发生。

3)运动反应:人体的异常运动可以通过刺激前庭系统的毒蕈碱和组胺受体发生呕吐。

4)情绪反应:一些患者会因为强烈的情绪,如焦虑、恐惧、强烈的气味诱发呕吐。情绪反应中的呕吐被认为是由促肾上腺皮质激素释放因子的释放介导的。

2. 呕吐原因　引起呕吐的原因很广泛,包括常见的良性疾病,如病毒性肠胃炎,以及某些危及生命的情况,如肠套叠。因此,确定呕吐的原因,即使是良性的,也可能是至关重要的,因为这将有针对性地防止持续的症状和并发症。

(1)可以通过症状模式将呕吐分为三种类型:急性、慢性和周期性呕吐。

1)急性呕吐:会在 24~48 小时内迅速出现,可伴有严重症状和脱水。急性呕吐的原因包括病毒性胃肠炎、食物中毒、肠梗阻、肠旋转不良、先天性代谢紊乱和食物蛋白诱导的小肠结肠炎等。急性呕吐可呈自限性过程。

2）慢性呕吐：见于症状持续数天至数周的儿童。慢性呕吐往往较少见，很少与脱水有关；常见原因包括消化性溃疡、胆囊疾病、嗜酸性食管炎、胃炎和对摄入食物的不良反应。

3）周期性呕吐：以突然发作的症状期和发作间歇的无症状期为特征。区分周期性呕吐和发作性呕吐是很重要的。虽然两者的症状之间间隔可能不同，但周期性呕吐以其典型的重复性发作为特征。周期性呕吐最常见的病因是周期性呕吐综合征（CVS），这是一种偏头痛的变种，涉及反复干呕和呕吐的严重发作，导致儿童变得嗜睡、呃逆。

（2）呕吐不限于消化系统疾病，各个系统相关疾病都有可能导致呕吐发作（表 1-12）。

表 1-12　各个组织系统引起呕吐的疾病

病因分类	代表疾病
消化系统	消化道感染 消化道梗阻 消化道外科急腹症
中枢神经系统	中枢神经系统感染性 颅内占位性病变 头颅外伤 颅内出血 癫痫发作
呼吸系统	呼吸道感染 呼吸道解剖异常
内分泌及代谢障碍疾病	糖尿病酮症酸中毒 低钠血症 遗传代谢性疾病
泌尿系统	泌尿系统结石 泌尿系统感染

续表

病因分类	代表疾病
其他因素	前庭功能障碍
	急性中毒
	喂养方法不当
	咽下综合征
	精神心理因素

【诊断思路】

应结合病史、体格检查和辅助检查有序进行诊断。

1. 病史采集

(1) 发病年龄:小婴儿,特别是新生儿呕吐主要提示喂养不当或喂养不耐受,频繁呕吐需考虑先天性巨结肠、肠旋转不良、肥厚性幽门狭窄等先天性消化道畸形或急性坏死性小肠结肠炎。儿童时期多见于胃肠道、呼吸道、颅内感染等。

(2) 呕吐特点:注意区分喷射性和非喷射性呕吐,喷射性呕吐发作急骤,呕吐距离远,常见于颅内感染、颅内出血等导致的颅内压增高综合征或消化系统急性梗阻性疾病;非喷射性呕吐发作程度缓且轻,距离近,呕吐不费力,常见于胃肠道炎症或精神性呕吐。

(3) 呕吐物性质:呕吐物呈粉红色或咖啡色常提示上消化道出血;呕吐物呈黄色胆汁样常提示十二指肠平面以下梗阻;带粪臭味提示小肠低位梗阻;带发酵、腐败气味提示胃潴留;小婴儿呕吐物含有奶瓣提示消化不良。

(4) 呕吐与进食的关系:食物摄入和呕吐之间的时间关系也可以为诊断提供线索。进食后立即呕吐可能是食管病变的提示。如果呕吐物中含有未消化的食物,这可能是由嗜酸性食管炎或贲门失弛缓症引起的。相比之下,进食后几分钟或几小时发作性呕吐,且呕吐物含有未消化食物,可提示胃张力下降或胃排空延迟。长期禁食后仍发作呕吐可能提示颅内高压或遗传代谢性疾病。进食后群体呕吐可提示食物中毒。

(5) 伴随症状:呕吐伴发热,常提示感染性疾病,如消化系统炎症,也可以是呼吸道感染、颅内感染、泌尿系统感染等;呕吐伴腹痛,可根据疼痛的部位及疼痛的性质提供病因线索。如右下腹疼痛可能由阑尾炎所致;右上腹疼痛可能由肝胆疾病所致;下腹部疼痛可能由卵巢扭转或盆腔炎所致。弥漫性腹痛伴呕吐最常见的病因是胃肠炎。绞痛往往见于空腔脏器梗阻或尿路结石,而局部剧烈疼痛往往是壁层腹膜炎症所致。消化性溃疡病的疼痛常在呕吐后缓解,而由胰腺炎或胆道疾病引起的疼痛,呕吐后不能缓解;呕吐伴头晕、头痛需要警惕颅内感染、脑血管病变、颅内出血或占位,也需考虑前庭功能障碍。

2. 体格检查

(1)一般情况:生命体征的评估,可帮助快速判断是否为危重患者。意识改变可能提示中枢神经系统病变、代谢异常、中毒、糖尿病酮症酸中毒等。皮肤黄疸患儿可能提示肝脏疾病、病毒感染及代谢异常等。

(2)腹部查体:严重的腹痛,呕吐胆汁甚至粪渣,查体发现腹胀、胃肠型、肠鸣音消失或亢进往往提示肠梗阻。相比之下,轻度腹胀、稍活跃的正常音调肠鸣音常见于急性胃肠炎。右下腹压痛提示阑尾炎或克罗恩病。右上腹局灶性压痛提示胆囊疾病(胆结石或胆囊炎)或胰腺炎。无特异性的上腹部疼痛或压痛,可能与食管炎、胃炎、消化性溃疡或胰腺炎相关。

(3)神经系统查体:婴幼儿的前囟隆起提示颅内压增高,如颅内感染、出血、脑积水等。共济失调、头晕或眼球震颤提示前庭神经炎或小脑共济失调等。

(4)其他系统:心律不齐、心动过速伴有呼吸窘迫、面色改变甚至出现低血压、脉搏弱、肝脏长大等心力衰竭表现,警惕心肌炎特别是暴发性心肌炎。

呕吐相关内容介绍见视频 1-3。

视频 1-3
呕吐

3. 辅助检查　对于严重、持续呕吐的患儿(如新生儿 >12 小时;<2 岁儿童 >24 小时;年龄较大儿童 >48 小时)或初步无法明确病因的患儿,需要进行实验室检查进行初步筛查,主要包括:血常规、电解质、血糖、肾功能、淀粉酶、脂肪酶、肝功能及小便常规。根据病史和体格检查可选择相应的辅助检查,以帮助鉴别诊断(表1-13)。

表 1-13　呕吐常用辅助检查相对应的临床意义

项目	临床意义
血常规	贫血、缺铁性贫血可能与梗阻、炎症性肠病、消化性溃疡有关 白细胞计数增高可能与细菌感染、脓毒症有关
电解质	电解质异常可能提示幽门狭窄等梗阻性病变、肾上腺功能不全或遗传代谢性疾病
肾功能异常	肾脏疾病或继发肾脏损害
淀粉酶、脂肪酶	胰腺炎多有升高
心肌酶/心肌损害指标	心脏疾病
血气、血氨	持续异常警惕遗传代谢性疾病
腹部 X 线片	肠梗阻
消化道造影	消化道解剖异常
头颅 CT	颅内压升高(排除肿瘤或出血)
腹部超声	幽门狭窄或肠套叠,也可用于评估肝胆胰脾肾疾病
内镜检查	消化性疾病

➤ 附:呕吐诊断流程图

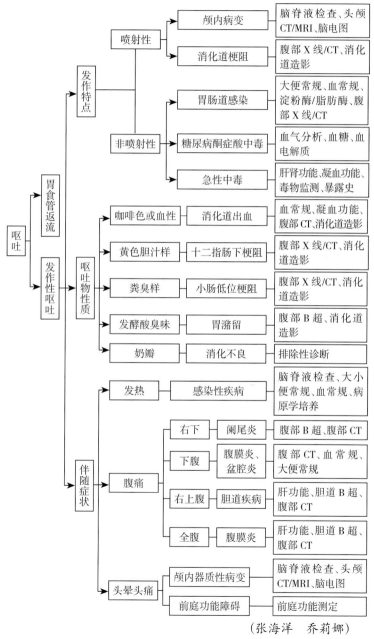

（张海洋 乔莉娜）

─────────────── 参考文献 ───────────────

1. SAMPRATHI M，JAYASHREE M. Child with Vomiting.Indian J Pediatr，2017，
　 84（10）：787-791.
2. SHIELDS TM，LIGHTDALE JR.Vomiting in Children.Pediatr Rev，2018，39
　 （7）：342-358.
3. 封志纯,祝益民,肖昕. 实用儿童重症医学. 北京：人民卫生出版社,2016：
　 488-490.

第十一节　腹　　胀

【概述】

腹胀（abdominal distension）是一种主观感觉，自觉全腹部或局部胀满感，亦可通过客观检查发现全腹部或局部胀满。腹胀在儿科疾病中常见且为不具特异性的症状和体征，可出现在各年龄组患儿，并涉及内、外科多系统疾病。

正常小儿的腹部外形略显膨隆，形成"锅状腹"，在婴幼儿期更为明显。正常情况下，脐在腹部正中，上下相等，左右对称；脐与腹壁相平或稍凹陷。腹胀时视诊可见腹壁高于剑突与耻骨联合平面。腹部的大小可用腹围来衡量，测量方法为使小儿处于仰卧位，用皮尺经脐绕腹一周的距离即为腹围。婴儿期腹围与胸围近似，随着年龄增大，腹围逐渐小于胸围。若小儿腹围大于胸围，提示有腹胀。

1. 发生机制　腹胀的发病机制未完全明确，可能涉及多种因素。腹胀的决定因素包括肠道气体的量和类型、肠腔内渗透压和含水量、肠道菌群、肠动力和传输时间，以及内脏敏感性的改变。

（1）**胃肠道胀气**：小儿腹胀以胃肠胀气为主，由于胃肠道内产气过多或排气障碍而发生腹腔胀气。一般胃肠道内的气体主要来源于哭吵、吸吮或鼻塞等吞咽下的大量气体，和消化道内经细菌作用产生的气体；在肺炎患儿存在呼吸功能障碍时，静脉血二氧化碳分压高于肠腔内二氧化碳分压，气体可向肠腔内弥散，发生腹胀。肠腔内气体

在消化过程中部分被肠壁吸收、部分经肛门排出。当肠道发生炎症或蠕动变慢甚至麻痹及梗阻时,则影响其吸收发生胀气。

(2) 肠管蠕动功能障碍:正常肠管蠕动使肠道内气体和液体随时被吸收或向下推进。交感神经兴奋对肠蠕动有抑制作用。当重症患儿如重症肺炎、肠炎、脓毒症等交感神经过度兴奋,抑制肠蠕动而发生肠麻痹,发生腹胀。

(3) 腹腔积液:腹腔内集聚过多的液体,当进入腹腔内的液体速度超过腹膜吸收的速度,则形成腹水。小儿腹水常见原因是低蛋白血症,此外如肝硬化、腹腔内炎症或肿瘤均可使腹腔内液体增加,超过一定限度引起腹胀。

(4) 腹腔内占位性病变:巨脾、卵巢囊肿、肿瘤、肾盂积水等占据腹腔内一定位置,压迫肠道影响排气,均可引起腹胀。

2. 腹胀的病因　患儿主观感觉、腹围改变、腹腔内容物变化及腹部肌肉的运动,构成腹胀的病理生理四个因素,各因素独立或联合起作用引起腹胀。生理情况下,婴幼儿常见腹胀可由哭吵、进食时吸吮大量气体或食物不消化所致。

引起腹胀的病因较多,不同系统的疾病都可能引起腹胀(表1-14)。按照发生部位及是否发生感染可分为感染性腹部疾病、非感染性腹部疾病、感染性腹外疾病、非感染性腹外疾病。临床上需要掌握常见引起腹胀的疾病及需要紧急处理的危重症。

表 1-14　引起腹胀的不同系统病因

疾病	常见病因
胃肠道疾病	慢性胃炎、胃溃疡、胃下垂、胃扩张、幽门梗阻、肠结核、痢疾、各型肠梗阻、习惯性便秘、胃肠神经官能症、胃肠道肿瘤、胃肠道穿孔等
肝胆系统及胰腺	急慢性肝炎、婴儿肝炎综合征、肝硬化、慢性胆囊炎、胆石症、胰腺炎、肝胆及胰腺肿瘤等
腹膜疾病	急性腹膜炎、结核性腹膜炎等
重症感染性疾病	血流感染、重症肺炎、伤寒、脓毒症等

续表

疾病	常见病因
心血管疾病	心力衰竭、肠系膜动脉硬化症、肠系膜动脉梗死症等,心绞痛或心律失常亦可引起反射性腹胀
其他	术后肠麻痹、低钾血症、肺气肿、哮喘、吸收不良综合征、脊髓病变、药物反应、慢性盆腔炎、结缔组织疾病、甲状腺功能减退症、乳糜腹等

(1) 按照腹部及腹外疾病是否发生感染分类:

1) 腹部疾病:

A. 感染性腹部疾病:急性胃肠炎、急慢性肝炎、急慢性胰腺炎、细菌性痢疾、原发性腹膜炎、消化道穿孔、肠道、胆道感染引起的继发性腹膜炎、气腹、急性坏死性小肠结肠炎、肠套叠、蛔虫毒素反应、幽门/肠梗阻、慢性萎缩性胃炎等。

B. 非感染性腹部疾病:先天性巨结肠、先天肥厚性幽门狭窄、胃扭转、肛门直肠畸形、乳糜腹、肾积水、胆总管囊肿、急性胃扩张、胃轻瘫、假性肠梗阻、肠易激综合征、功能性便秘、肠扭转、脾曲综合征、小儿痉挛症、腹部肿瘤、尿潴留、血管栓塞、腹水等。

2) 腹外疾病:

A. 感染性腹外疾病:重症肺炎、重症脑炎、伤寒、脓毒症、脓毒性休克等。

B. 非感染性腹外疾病:窒息、创伤、急性中毒、药物作用、结缔组织病、脊髓病变、心绞痛或心律失常亦可引起反射性腹胀、肿瘤、电解质紊乱(低钾)、心力衰竭、缩窄性心包炎、先天性甲状腺功能减退等。

(2) 常见引起腹胀的疾病及需要紧急处理的危重症:

1) 小儿肠痉挛:多见于3~4个月以下的婴儿,其发生可能与小儿中枢神经系统发育不完善、肠道功能不成熟、喂养食品及方法不当或寒冷饥饿等因素有关。患儿突发阵发性腹部绞痛,以脐周明显,发作时因小儿不能诉说,以突发哭闹、烦躁不安表达。腹部检查全腹胀,腹肌紧张,可历时数分钟至数十分钟缓解入睡,间歇期如正常儿一样。应与外科疾病肠套叠、肠扭转、腹膜炎鉴别。必要时完善腹部透视、胃肠钡餐、空气或钡餐灌肠等检查。

2）肠套叠：80% 发生于 2 岁以下小儿，病因不清，以腹痛、血便、呕吐、腹胀及肿块为表现，严重者可呈现全身衰竭状态。腹部 B 超可见横切面"同心圆"或靶环状影，纵切面"套筒"块影。

3）先天性巨结肠：由于结肠远端无神经节细胞，直肠或结肠远端持续痉挛，粪便淤积近端结肠，以致肠管扩大肥厚而形成巨结肠。临床表现为胎便排出延缓、顽固性便秘和腹胀，呕吐、营养不良和发育迟缓，直肠指检壶腹部空虚，拔出后可排出恶臭气体及大便。

4）低钾血症：由于摄入不足、丢失过多（呕吐、腹泻、胃肠吸引、外科引流、肠瘘及肾小管酸中毒、利尿剂使用、库欣综合征、原发性醛固酮增多症、糖尿病酮症酸中毒等）、或钾在细胞内重新分布（代谢性碱中毒、纠酸过程中、家族性周期性麻痹）等导致低钾血症。其临床表现精神萎靡、反应低、迟缓性瘫痪和肠麻痹、腹胀等症状。

5）胃肠功能障碍：常发生在危重疾病发展过程中。如严重感染、脓毒症、窒息、创伤、休克等均可引起。临床表现为腹胀、肠鸣音减弱或消失、呕吐咖啡色液体，常提示病情加重、预后不良。

6）肾病综合征：多见于 7 岁以下儿童。起病缓慢，水肿常为首发症状，自眼睑、颜面渐及全身，腹水为全身水肿的一部分。重症患儿腹胀如鼓，腹壁紧张发亮，可见发白纹与紫纹，伴尿量减少、尿蛋白增高等。该病四大特点即全身高度水肿、高尿蛋白、高胆固醇血症及低蛋白血症。

7）腹水：心血管疾病、肾脏疾病、营养不良、腹膜感染、肿瘤等均可导致患儿腹水，引起腹胀。

8）肠易激综合征：由精神、遗传、感染、食物、肠道分泌及蠕动功能紊乱等多因素引起的慢性、反复发作的，以肠道运动功能障碍为主，无器质性病变的肠道功能紊乱综合征。临床表现为腹痛、腹胀、腹泻、便秘、肠鸣音增强等。

9）假性肠梗阻：为肠道肌肉神经病变，引起消化道运动功能障碍。临床表现为恶心、呕吐、腹胀、腹痛等肠梗阻表现，病程持久者可引起营养不良，并影响生长发育。临床可由于肠平滑肌或神经系统病变或者 EB 病毒、巨细胞病毒、肠道病毒等机械病毒感染所致。常无机械性肠梗阻证据。

【诊断思路】

小儿各器官系统处于发育阶段,功能尚不完善,容易受到外界刺激而引发疾病。根据患儿年龄、性别、饮食、伴随症状及查体综合分析,再结合辅助检查可以明确腹胀的病因,以便快速正确地处理。值得注意的是,一定要及时准确鉴别外科情况,以免延误病情。

1. 了解流行病学资料

(1)年龄特点:年龄不同,出现腹胀的原因也不一样。新生儿及小婴儿有腹胀应考虑胃肠道畸形、幽门梗阻、先天性巨结肠及严重感染等。小儿腹胀以胃肠胀气为主,一般胃肠道内的气体主要来源于吞咽下的气体及消化道内经细菌作用产生的气体。先天性肥厚性幽门狭窄患儿常于出生后 2~4 周出现症状。

(2)性别特点:如遇女童发热、腹痛、下腹胀、排尿痛、排尿困难,应注意尿路感染。对青春期女性患儿应注意妇科疾病引起的腹胀。

(3)食物特点:进食过量豆类、花生、薯类等食物易引起腹胀。若患儿有乳糖酶缺乏、乳糖不耐受或食物过敏且接触过敏原,均可引起腹胀。

(4)病程特点:对急性起病、时间短者,需要考虑肠套叠、肠梗阻、消化道穿孔、腹膜炎、重症感染等所致。反复腹胀、病程长的患儿需要考虑如肠易激综合征、肾病综合征、结缔组织疾病,以及营养性、肝性、肿瘤性、代谢性疾病等所致腹水。

2. 根据症状与体征分析腹胀原因

(1)腹胀形状:全腹胀呈均匀圆形隆起,而脐部凹陷,应考虑肥胖或胃肠胀气,麻痹性肠梗阻等。若脐部凸起则多为腹水或腹内肿物。局限性腹胀中,右上腹胀见于肝大及胆囊疾病;中上腹胀多为胃肠道疾病;左上腹胀常由脾大、急性胃炎、功能性消化不良、肝硬化、幽门梗阻、胃扩张或血液系统等引起;下腹胀见于尿潴留;右下腹胀可能为阑尾周围脓肿。

(2)伴随症状:症状出现的顺序有助于原发病的诊断。①腹胀伴腹痛:伴剧烈腹痛时应考虑急性胆囊炎、胰腺炎、肠梗阻、急性腹膜炎、肠系膜血管栓塞或血栓形成、肠扭转、肠套叠等。②腹胀伴呕吐:多见于幽门梗阻、肠梗阻等,其次可见于肝脏、胆道及胰腺病变,功能性消化不良及吞气症等功能性病变有时也可发生呕吐。③腹胀伴嗳气:常见于吞气症性消化不良、慢性萎缩性胃炎、溃疡病及幽门梗阻等。④腹胀伴便秘:见于习惯性便秘、肠易激综合征(便秘型)、肠梗阻、先天性巨结肠等。⑤腹胀伴腹泻:多见于急性肠道感染、肝硬化、慢性胆囊炎、慢性胰腺炎、吸收不良综合征等。⑥腹胀伴肛门排气增加:多见于食物在肠道发酵后、结肠内气体过多、肠易激综合征等。⑦腹胀伴发热:多见于伤寒、急性肠道炎症、肠结核、结核性腹膜炎、脓毒症等。⑧腹胀伴肠型或振水音:伴肠型或异常蠕动波多见于肠梗阻。胃部有振水音时,多考虑为胃潴留或幽门梗阻。

(3)体格检查:进行全面体格检查。除生命体征和腹部检查外,要注意有无皮疹、淋巴结是否肿大、关节是否红肿,以便及时发现腹部以外的原发病。腹内积气、积液,实体脏器肿大或占位性病变均可引起腹胀,在腹部查体时应注意鉴别。

1)视诊:①腹胀范围:要注意是全腹胀或局部腹胀。引起全腹胀的内科疾病多见于胃肠炎、感染、中毒或电解质紊乱引起的肠麻痹;外科疾病多见于低位性肠梗阻、气腹、血腹、腹腔感染及各种原因引起的腹水。局限性腹胀常与该部位的脏器有关,如先天性胆管扩张症常表现右上腹的局限性腹胀。②胃肠道蠕动:胃型及蠕动波提示幽门或十二指肠近端梗阻;小肠型常表示相应部位的小肠梗阻;先天性巨结肠则表现为沿结肠走行的宽大结肠型。

2)触诊:腹部触诊时要注意有无压痛及压痛部位。因年幼儿不能用语言表达,而年长儿因有惧怕心理不能如实表达,所以在判断腹部压痛时,要注意观察患儿对触压腹部的反应,以此判断有否压痛。压痛部位可协助判断原发病器官。如胰腺炎时左上腹压痛,胆囊炎时右上腹压痛,阑尾炎时右下腹压痛。肌紧张和反跳痛是腹膜炎的表现,常提示外科疾病,但个别内科疾病也可致腹肌紧张,如糖尿病并发酮症酸中毒,应注意鉴别。触诊对腹部占位病变的诊断很有帮助,可了解囊性包块张力、实性肿物质地及表面光滑度,还可了解包块与脏器的关系,以确定肿物来源。

3)叩诊:腹部叩诊可提示腹胀是由气体、液体还是实性物引起。叩诊时气体为鼓音,液体为浊音,实性物为实音。少至中量气体位于肠腔内或腹腔,常需结合其他辅助检查确定,大量气腹可致肝浊音界消失而提示诊断。中量腹水时叩诊可发现移动性浊音。

4)听诊:腹部听诊对鉴别机械性肠梗阻或麻痹性肠梗阻意义最大。机械性肠梗阻时肠鸣音亢进,并可听到气过水音;而麻痹性肠梗阻时肠鸣音减弱或消失。如果发热腹胀患儿,发展为腹壁发红,并伴腹部压痛和肌紧张,肠鸣音消失,往往提示肠穿孔的可能。

3. 辅助检查

(1)实验室检查:血常规、CRP、血沉、降钙素原等检查可提示患儿是否存在全身、肠腔内、腹腔或脏器感染。尿、便常规可鉴别是否为尿路或肠道感染。对腹水患儿应首先进行腹水常规检查,确定为漏出液或渗出液。有时通过腹腔穿刺抽出少量液体即可确诊为炎症、出血、消化道或胆道穿孔。另外,腹腔肿瘤或转移瘤时,可在穿刺液中找到肿瘤细胞。

(2)影像学检查:

1)X线腹部立位片:由于正常新生儿和小婴儿腹部存在生理积气,因此无论气体增多或减少均提示可能存在病变。肠梗阻时,腹部立位片可显示阶梯状液平面,直肠或结肠无气提示完全性肠梗阻。腹腔渗液增多、肠袢张力低,可能为绞窄性肠梗阻。当怀疑胃肠道穿孔时应首选腹部立位片,可显示膈下游离气体,但应排除医源性气腹、气漏经食管裂孔疝进入。

2)腹部B超:B超能较好显示软组织(如肝、脾)、液体、肾积水、胆总管囊肿、腹腔脓肿等囊性病变。对发现腹部占位性病变,确定其性质及与腹腔脏器的关系非常有帮助。彩色多普勒可显示脏器血液供应和脉管系统形态,并可提示血流方向和速度,与CT和腹部X线片比较有独特优势。在肠套叠早期,腹部B超比X线片更为敏感。腹部B超也能为急性阑尾炎提供诊断依据。

3)腹部CT:腹部CT检查对因腹部肿物或肿瘤引起的腹胀具有

诊断意义。CT 检查不仅可测量肿物大小,还可确定肿物为实性或囊性、囊壁厚度及囊内容物大概情况。但 CT 检查为静态图像,对功能方面的显示常不如 B 超。

【小结】

腹胀是感觉腹部饱胀、压力增大或胀气,或客观检查发现腹部膨隆。儿童以胃肠道气体过多常见。腹胀患儿,首先要根据流行病学特征进行评估,结合症状及体征分析病因,进一步完善实验室检查,包括腹水检查、腹部影像学检查明确诊断。

➢ 附:腹胀诊断流程图

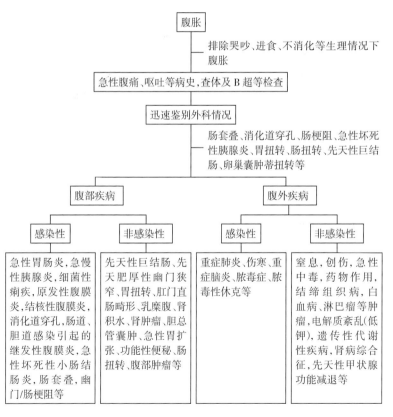

（祝益民　曾赛珍）

第十二节　黄　疸

【概述】

黄疸（jaundice）是一种症状和体征，由于胆红素代谢障碍而引起血清胆红素浓度升高而造成皮肤、巩膜、黏膜等组织及某些体液黄染的一种表现。正常血清总胆红素（STB）含量少于 $17.1\mu mol/L$，其中结合胆红素少于 5%。当 $17.1\mu mol/L<STB<34.2\mu mol/L$ 为隐性黄疸；$34.2\sim171\mu mol/L$ 为轻度黄疸；$171\sim342\mu mol/L$ 为中度黄疸；$>342\mu mol/L$ 为重度黄疸。

临床中通常根据血清胆红素的主要类型将高胆红素血症分为两大类。血浆中以非结合胆红素升高为主，原因包括胆红素生成过量、肝脏摄取胆红素受损或胆红素结合异常。血浆中非结合胆红素和结合胆红素均升高，原因包括肝细胞疾病、胆小管排泄受阻、结合胆红素再摄取缺陷和胆道梗阻。

1. 发生机制　在胆红素代谢过程包括胆红素的形成、胆红素在肝脏中的摄取、结合及排泄等过程，任何一个或几个环节发生障碍均可发生黄疸。

（1）胆红素形成过多：临床上各种溶血性疾病（包括先天性或获得性）导致红细胞破坏过多，胆红素在体内形成过多，超过肝脏处理胆红素的能力时，大量未结合胆红素在血中积聚而发生黄疸。

此外，骨髓未成熟红细胞无效造血产生过多胆红素也是因素之一。在地中海贫血、铅中毒等疾病时，由于造血功能紊乱，较多的血红蛋白在骨髓内未成为成熟的红细胞时就发生分解，或新生红细胞在未释放之前分解，无效造血增强，旁路胆红素生成过多导致非溶血性黄疸。

（2）肝脏胆红素代谢障碍：

1）肝细胞对胆红素摄取障碍：肝细胞胞质膜蛋白结合胆红素的作用较强。胆红素与白蛋白结合进入肝细胞，Y 蛋白和 Z 蛋白为胞质载体蛋白，其与胆红素结合运送至滑面内质网。当 Y 蛋白或 Z 蛋白含量和转运能力下降时,血中未结合胆红素即可增高。

2）肝细胞对胆红素结合障碍:胆红素被肝细胞摄取后,在滑面内质网由葡糖醛酸转移酶(UDPGT)催化,与葡糖醛酸结合。当此酶含量减少或活性降低,未结合胆红素转化为结合胆红素减少,某些激素如孕酮、胰泌素、地塞米松等可增加 UDPGT 活性,而睾酮则使之减弱。某些药物如利福平、新霉素亦可抑制此酶活性,而巴比妥类药物可诱导此酶活性加强。

3）胆红素在肝内外的排泄障碍:

A. 肝内排泄障碍:肝细胞内结合胆红素与胆固醇、胆汁酸盐、卵磷脂、水及电解质组成胆汁,通过高尔基复合体和微绒毛,分泌到毛细胆管。由于先天性或获得性原因导致肝细胞胆汁排泄障碍,结合胆红素排入毛细胆管受阻。常见于各种类型肝炎(乙型肝炎病毒、巨细胞病毒肝炎、风疹病毒、EB 病毒感染等病毒性肝炎等)、先天性代谢障碍、先天性遗传病等。

B. 肝外排泄障碍:胆汁由胆管排入肠道受阻,导致阻塞上部的胆管内大量胆汁淤积,胆管扩张,压力升高,胆汁通过破裂的小胆管和毛细胆管而流入组织间隙和血窦,引起血内胆红素增多,产生黄疸。见于先天性胆道闭锁、先天性胆总管囊肿等。

2. 病因　按照发病机制可以分为溶血性黄疸、肝细胞性黄疸和胆汁淤积性黄疸;按解剖学可分为肝前性、肝性、肝后性黄疸;从治疗角度分为外科黄疸和内科黄疸;根据胆红素性质分为以非结合胆红素增高为主和以结合胆红素增高为主的黄疸,具体见表 1-15。

【诊断思路】

首先必须明确有无黄疸,然后根据病史、体征、实验室检查对黄疸病因作出进一步分析。

1. 重视病史和临床表现

(1) 详细的病史询问:应详细了解患儿年龄、黄疸发病急缓,持续黄疸还是呈间歇性发作,是否进行性加重,有无肝炎接触史、输血史、用药史及毒物接触史,既往有无类似发作病史,是否有家族遗传病史。

表 1-15　不同类型胆红素升高黄疸的发病机制及常见疾病

黄疸类型	发病机制	常见疾病
高未结合胆红素黄疸	肝前性黄疸 胆红素生成过多	溶血性　先天性:①红细胞膜缺陷:遗传性球形红细胞增多症,椭圆形红细胞贫血;②酶异常:红细胞缺乏葡萄糖-6-磷酸脱氢酶和谷胱甘肽合成酶;③血红蛋白异常:镰状细胞性贫血,地中海贫血等 获得性:①血型不合所致溶血;②DIC;③溶血尿毒症综合征;④阵发性夜间血红蛋白尿;⑤与感染、理化、毒药物及恶性疾病有关的免疫性溶血 非溶血性　旁路高胆红素血症:严重贫血;先天性骨髓性卟啉病等
	肝性黄疸 肝细胞对胆红素摄取障碍	Gilbert 综合征
	肝细胞对胆红素结合障碍	①母乳性黄疸;②Lucey-Driscoll 综合征;③Crigler-Najjar 综合征
高结合胆红素黄疸	肝细胞对胆红素排泄障碍	①Dubin-Johnson 综合征;②Rotor 综合征
	肝细胞对胆红素摄取、结合及分泌混合性障碍	①肝细胞性黄疸:病毒性肝炎,感染(先天性梅毒、弓形虫、生物因素、化学、生物物理)、风疹病毒、巨细胞病毒、某些先天性代谢病(半乳糖血症、酪氨酸血症、肝豆状核变性)某种原因所致的肝损害;②新生儿生理性黄疸;③药物性黄疸
肝后性黄疸	胆道阻塞性-梗阻性黄疸	肝胆结石、寄生虫、胆道炎症、肿瘤或先天性畸形等使胆道狭窄或阻塞

婴儿期黄疸常见有新生儿生理性黄疸、先天性胆管闭塞、先天性溶血性和非溶血性黄疸、巨细胞病毒感染等。儿童期需考虑病毒性肝炎、先天性溶血性及非溶血性黄疸。一般急骤出现的黄疸常见于急性肝炎、胆囊炎、胆石病和大量溶血;黄疸缓慢或较隐匿发生时,多为癌性黄疸或溶血性黄疸和先天性非溶血性黄疸。急性病毒性肝炎的黄疸一般在1~2周达高峰,l~2个月内消退;胆石症的黄疸往往呈间歇发作,黄疸呈波动性;原发性胆汁性肝硬化、继发性胆汁性肝硬化及遗传性高胆红素血症的黄疸可持续数月至数年;慢性溶血性黄疸在急性溶血危象时可迅速出现深度黄疸。

(2) 伴随症状:注意询问是否有皮肤瘙痒,是否伴畏寒、发热,有无恶心、呕吐、食欲缺乏、腹痛、腹胀等消化道症状,有无尿及粪便颜色的改变。①皮肤瘙痒:胆汁淤积性黄疸常有明显皮肤瘙痒,且持续时间较长;肝细胞性黄疸可有皮肤瘙痒;溶血性黄疸一般无皮肤瘙痒。②腹痛:隐痛多见于病毒性肝炎;右上腹阵发性绞痛多见于胆结石或胆道蛔虫;病毒性肝炎常在黄疸出现前不久出现厌食、饱胀等消化不良表现,肿瘤患者则在黄疸出现前多有较长时间消化不良。③发热:肝胆系统有急性化脓性感染时常有高热、寒战,且常发生在上腹剧烈绞痛之后。病毒性肝炎在黄疸出现前常有低热,少数患者可发生高热,但持续时间一般不超过2周。肿瘤组织坏死或继发感染也可引起发热。溶血性黄疸多先有高热,随即出现黄疸。④尿或粪颜色改变:急性溶血时有酱油色尿,粪便颜色加深;肝细胞性黄疸时尿色加深,粪便颜色浅黄;胆汁淤积性黄疸时尿如浓茶,粪便为浅灰或陶土色。

(3) 临床体征:全面系统的体格检查非常重要。首先要确定是否有黄疸,应在充足的自然光线下进行检查。应注意皮肤、口唇和睑结膜的颜色,有无抓痕,有无瘀斑、瘀点、肝掌、蜘蛛痣等,有无淋巴结肿大,腹部有无压痛、反跳痛、腹肌紧张,有无肝脾大,有无水肿、腹水,有无意识障碍及肌张力改变。

1) 鉴别皮肤黄染:由溶血引起的黄疸皮肤呈柠檬色,伴有睑结膜苍白;肝细胞损害所致黄疸呈浅黄色或金黄色,慢性肝病可见肝病面容、肝掌、蜘蛛痣等；胆汁淤积性黄疸呈暗黄、黄绿和绿褐色，有时可见眼睑黄瘤（表 1-16）。

表 1-16 皮肤黄染的鉴别

皮肤黄染分类	黄疸所致	胡萝卜素增高所致	服用药物所致
原因	溶血、感染等各种黄疸病因	食用含胡萝卜素的蔬菜或果汁；停食后黄染消失	长期服用带黄色素的药物，如阿的平、呋喃类等
首发部位	巩膜、硬腭后部及软腭黏膜上	手掌、足底、前额及鼻部皮肤	皮肤
巩膜特点	近角巩膜缘处黄染轻，黄色淡，远角巩膜缘处黄染重	一般不出现巩膜或口腔黄染	近角巩膜缘处黄染重，离角巩膜缘越远，黄染越轻
胆红素	升高	不高	不高

2）肝脾大：病毒性肝炎、肝癌、早期肝硬化均可有肝大，肝硬化进一步发展时肝脏可缩小，伴有脾大。溶血性黄疸也可出现脾大。

3）胆囊肿大：伴有胆囊肿大者的黄疸均属肝外梗阻。如胆总管结石，一旦引起梗阻，胆囊可肿大。

2. 依靠必要的辅助诊断

（1）肝功能及肝代谢相关检查：

1）血清胆红素：有助于判断有无黄疸、黄疸程度及鉴别黄疸的性质。

2）尿中胆红素：溶血性黄疸尿液不含胆红素，肝细胞性和梗阻性黄疸均呈阳性反应。

3）尿胆原：急性大量溶血时，尿液中尿胆原显著增加，慢性少量溶血时，尿胆原含量变化不大。肝细胞性黄疸时，尿液尿胆原可增加；肝内胆汁淤积时则可减少，甚至消失。

4）粪胆原：胆汁淤积性黄疸时可见下降，结石性梗阻常为不完全性，而癌性梗阻则可完全性。长期粪胆原减少，提示癌性黄疸。

5）血清酶学：对黄疸的病因诊断可有一定帮助。肝细胞坏死时主要是转氨酶升高，胆汁淤积时以碱性磷酸酶（ALP）和γ-谷氨酰转肽酶等升高为主。

6）血胆固醇、胆固醇酯：反映肝细胞的脂质代谢功能以及胆系排泄功能。

7）血浆凝血酶原时间：维生素 K 在肝细胞内能促使凝血酶原形成。肝细胞性黄疸时，凝血酶原的形成减少，凝血酶原时间延长；梗阻性黄疸时凝血酶原时间也可延长。

8）血清胆汁酸：胆汁酸在肝内合成及分泌，正常人血清中含量不超过 $10\mu mol/L$。肝胆疾病时，胆汁酸代谢发生紊乱。肝细胞对胆汁酸与胆红素摄取和排泄机制不同，在非结合型高胆红素血症，如 Gilbert 综合征及溶血性黄疸时，并不存在胆汁酸潴留，故有助于黄疸鉴别。

（2）免疫学相关检查：

1）免疫球蛋白：慢性活动性肝炎时 IgG 明显增高，原发性胆汁性肝硬化时 IgM 显著上升。肝外梗阻时，免疫球蛋白则为正常。

2）病毒性肝炎特异性标志有助于肝炎的诊断，甲胎蛋白（AFP）检测有助于肝癌及遗传代谢性病的相关诊断。

3）自身抗体测定：如抗线粒体抗体、抗平滑肌抗体、抗 Smith 抗体、抗脂蛋白抗体，有助于自身免疫性肝损伤的诊断。

（3）血液检查：血常规、网织红细胞计数、外周血涂片、红细胞脆性试验及溶血实验等有助于诊断溶血性黄疸。

（4）影像学检查：

1）B 超检查：对肝脏大小、形态、肝内占位性病变、胆囊大小及胆道系统结石及扩张、脾大、胰腺病变等识别具有较大的帮助。

2）X 线检查：腹部 X 线片可发现胆道结石、胰腺钙化。胆道造影可发现胆管结石，并可判断胆囊收缩功能及胆管有无扩张。

3）经十二指肠镜逆行胰胆管造影（ERCP）和经皮肝穿刺胆管造影（PTC）：两者均可显示胆管梗阻的部位、梗阻程度以及病变性质。ERCP 创伤小，可经造影区别肝外或肝内胆管阻塞的部位，也可了解胰腺有无病变。PTC能清楚显示整个胆道系统,可区分肝外胆管阻塞与肝内胆汁淤积性黄疸,并对胆管阻塞的部位、程度及范围有所了解。

4) 电子计算机体层扫描(CT):对显示肝、胆、胰等病变及鉴别引起黄疸的疾病较有帮助。

5) 磁共振成像(MRI):具有较高的软组织分辨率,能更清楚地显示病变的部位和性质。

6) 放射性核素检查:通过注射放射性核素或其标志物,利用组织间放射性核素浓度差异提示病变部位,了解肝有无占位性病变。

(5) 肝穿刺活检:对疑难黄疸病例的诊断具有重要帮助,尤其对遗传性非溶血性黄疸的鉴别诊断更有价值,但不宜对肝内胆管扩张及凝血机制障碍者进行活检。

(6) 剖腹探查:经多项检查不能明确诊断及怀疑恶性病变时可考虑剖腹探查。

3. 关键在于明确黄疸类型 不同类型黄疸其治疗方法及预后差异很大。感染所致胆汁淤积性黄疸,应积极抗感染治疗,去除病菌,清除内毒素血症是最重要的措施。药物所致淤积性黄疸:首先是立即停药,一般在停药后数周内清退,但有少数慢性病例需数月或一年以上黄疸才能消退,无需特殊治疗。对于自身免疫性胆管疾病需要根据不同类型选择合理方法,如原发性硬化性胆管炎应用糖类皮质素和青霉素胺效果不明显,需要外科手术、人工肝移植等。因此,黄疸类型的区分显得至关重要,临床常根据病史、体格检查结合辅助检查综合分析,明确黄疸类型,找出黄疸原因。对于胆汁淤积性黄疸应进一步区分肝内胆汁淤积和肝外阻塞性黄疸(表1-17、1-18)。

表1-17 不同类型黄疸的特征及鉴别要点

临床特征	溶血性黄疸	肝细胞性黄疸	胆汁淤积性黄疸
病史特点	多有引起溶血因素、家族史、类似发作史	肝炎接触史、输血史、肝损药物应用史	反复发作或进行性加重

续表

临床特征	溶血性黄疸	肝细胞性黄疸	胆汁淤积性黄疸
皮肤瘙痒	无	肝内胆汁淤积患儿可出现	常有
消化道症状	无	明显	轻重不一
腹痛	急性大量溶血时有	可有肝区隐痛	多较明显
肝脏	可稍大,软,无压痛	肝大,急性肝炎时质软,明显压痛;慢性时质硬,压痛不明显	多不肿大,可有压痛
血常规	贫血、网织红细胞增多	可有贫血、白细胞下降、血小板减少	白细胞增多
总胆红素	增加	增加或明显增加	增加或明显增加
非结合胆红素	增加	增加	增加
结合胆红素	正常,后期可增加	增加	明显增加
结合胆红素/总胆红素	<15%	>30%	>50%
尿中胆红素	阴性	阳性或阴性	强阳性
尿中胆素原	增多	不定	减少或无
粪中胆素原	增多	多无改变	减少或消失
丙氨酸转氨酶	正常	明显增加	正常或轻度增加
碱性磷酸酶	正常	可增高	明显增高
γ-谷氨酰转肽酶	正常	可增高	明显增高
凝血酶原时间	正常	延长,不易被维生素 K 纠正	延长,能被维生素 K 纠正
胆固醇	正常	轻度增加或降低	明显增加
絮状实验	正常	阳性	多为阴性
血浆蛋白	正常	白蛋白降低,球蛋白增加	正常
特殊检查	骨髓象、溶血试验	肝组织活检	B 超、CT、ERCP

表1-18 肝内胆汁淤积和肝外阻塞性黄疸的鉴别

检测指标	肝内胆汁淤积性黄疸	肝外阻塞性黄疸
病因	肝炎、药物、胆管炎等	结石、肿瘤等
黄疸与症状关系	症状缓解黄疸出现	黄疸加重、症状也重
肝脏	轻至中度大	中至重度大
GPT、GOT	升高	升高不明显
ALP	升高不明显	升高明显
ALP同工酶	ALP-Ⅱ增高	ALP-Ⅶ增高
GGT	升高不明显	升高明显
5'-核苷酸酶	升高不明显	升高明显
脂蛋白-X	增高<200mg	增高明显>300mg
总蛋白	降低	正常
γ-球蛋白	升高	正常
血清铁	升高	正常或偏低
凝血酶原时间	维生素K不能纠正	维生素K能纠正
B超	肝内、外胆管不扩张 胆囊不大,可有肝、脾大	肝内、外胆管扩张 胆囊可增大,可见结石或肿瘤

关注几类特殊的黄疸:

(1)脓毒症合并黄疸:脓毒症伴胆汁淤积较为常见,低血压、药物及细菌内毒素等均可引发黄疸。在新生儿和重症儿童中,约20%~60%的黄疸为脓毒症合并黄疸。临床上表现为发热或体温不升、白细胞升高或白细胞减少,严重者伴休克、器官功能衰竭等。此类患儿较少合并腹痛和全身瘙痒,初期可有肝大,结合胆红素大多在2~10mg/dl之间,血清碱性磷酸酶升高2~3倍;氨基转移酶多呈中等程度升高。目前其作用机制还不是非常明确,细菌使正常红细胞发生溶血、脓毒症免疫介导损伤、氧化应激等导致有缺陷的红细胞发生溶血、脓毒症并发 DIC、肝脏缺血和缺氧、胆红素代谢障碍及胆汁淤积等多种机制可能参与其发生。

(2) 母乳性黄疸：是指发生在健康足月的母乳喂养儿童，以未结合胆红素升高为主的非溶血性高胆红素血症。常紧接生理性黄疸之后发生，亦可在减轻后再加重，即胆红素峰值常在生后 7~14 天出现，黄疸持续 2~3 周甚至 2~3 个月才消退。婴儿除黄疸(皮肤色黄而鲜亮)外完全健康，吃奶好，尿便正常，体重增长满意。停母乳 3~5 天，未结合胆红素明显下降。其机制可能与母乳内含有抑制葡糖醛酸基转移酶活性或促使胆红素肝肠循环的物质有关。

(3) 巨细胞病毒重症感染：巨细胞病毒重症感染呈现胆汁淤积，常伴有黄疸表现，可伴肝脾大、皮肤瘀斑、生长迟缓等。新生儿可见神经系统症状如惊厥、肌张力减低、嗜睡等。巨细胞病毒感染临床表现取决于年龄和免疫状态，早产儿和伴原发性免疫缺陷疾病患儿存在重度有症状感染的风险。

【小结】

黄疸是儿童常见的疾病症状和体征。临床常根据血清胆红素的主要类型分为结合型和非结合型高胆红素血症。非结合型高胆红素血症主要与胆红素生成过多、胆红素摄取减少及胆红素结合受损相关。结合型高胆红素血症多与胆道梗阻、肝内胆汁淤积及肝细胞损伤相关。黄疸患儿诊断过程，首先要重视病史及临床表现，进一步完善相关检查，明确黄疸类型，找出黄疸原因。

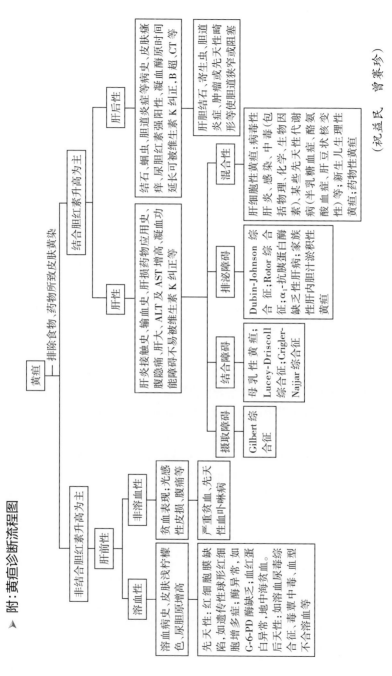

▲ 附：黄疸诊断流程图

（祝孟民　曾素珍）

参考文献

万学红,卢雪峰.诊断学.9版.北京:人民卫生出版社,2018:19-20.

第十三节 呕血与便血

【概述】

呕血与便血是消化道出血的主要表现。呕血(hematemesis)是指起源于屈氏韧带以上(十二指肠和空肠交界处)的上消化道疾病引起出血,血液经口腔呕出,色鲜红、咖啡色或暗红,常伴有黑便,包括源自食管、胃、十二指肠的出血。便血(hematochezia)是指血液由消化道经直肠排出体外,色可呈鲜红、暗红或柏油状。便血多提示下消化道出血,尤其结肠和直肠的出血,但在上消化道大量出血时,由于血液有轻泄作用,会缩短排泄时间,使得大便呈鲜红色。少量出血不造成粪便颜色改变,需经隐血试验确诊称为隐血,出血量一般为每天5ml以下。

1. 发生机制

(1)黏膜损伤:各种原因所致消化道黏膜炎症、糜烂、溃疡,均可因充血、水肿、红细胞渗出或溃疡侵蚀血管而出血。如严重感染、休克、大面积烧伤等可发生应激反应,使胃黏膜发生充血、缺血、组织能量代谢异常或胃黏膜上皮细胞更新减少等改变,从而导致胃黏膜糜烂或溃疡而出血。

(2)毛细血管通透性增加:严重感染、中毒、缺氧或变态反应可致胃肠道毛细血管通透性改变,引起消化道黏膜渗血。

(3)血管性病变:结缔组织病如系统性红斑狼疮、皮肌炎、结节性多动脉炎病变累及上消化道时可引起出血。毛细血管病变如过敏性紫癜、维生素C缺乏、遗传性毛细血管扩张症也可引起出血。

(4)破裂出血:门静脉高压、肝胆外伤、肿瘤破裂等出血入消化道。

(5)出血或凝血功能障碍:先天性或后天性凝血因子缺乏、血小板减少或功能障碍等导致消化道出血。

2. 病因　消化道出血主要由胃肠道局部病变或全身性疾病引起,按照出血部位可分为上消化道出血和下消化道出血。不同年龄段消化道出血发生病因有差异。

(1) 按照消化道疾病和全身性疾病分类:

1) 呕血病因:

A. 消化道疾病:①食管疾病:食管静脉曲张破裂出血、反流性食管炎、食管憩室炎、食管异物、支气管-食管瘘、食管贲门黏膜撕裂综合征(Mallory-Weiss综合征)、食管裂口疝等;②胃及肠道疾病:消化性溃疡、出血性坏死性肠炎、肠结核、克罗恩病、溃疡性小肠结肠炎、炎症性息肉、新生儿出血性小肠结肠炎、痢疾、肠伤寒、梅克尔憩室、肠套叠、肠旋转不良中肠扭转、家族性腺瘤样息肉、胃小肠多发性血管瘤、胃淀粉酶变等;③肝、胆道疾病:肝硬化门静脉高压可引起食管和胃底静脉曲张破裂出血、肝脓肿、肝动脉瘤破裂出血、胆囊、胆道结石,胆道蛔虫、胆道肿瘤破裂入血流入十二指肠,造成呕血;④胰腺疾病:急慢性胰腺炎合并脓肿或囊肿,胰腺癌破裂出血。

B. 全身性疾病:维生素K缺乏性出血症。危重症患儿在应激状态下特别是脓毒性休克、重症肺炎、严重创伤等造成应激性溃疡,常出现胃肠黏膜大面积糜烂而致急性消化道出血。临床表现为呕血和便血,常提示危重症患儿预后不良。血液系统疾病如血友病、血小板减少性紫癜、过敏性紫癜、白血病、恶性贫血等也可引起消化道出血。尿毒症患儿病情发展过程可有胃肠出血。弥散性血管内凝血(DIC)出现消化道栓塞时,胃肠道黏膜坏死,可引起消化道出血。肝衰竭、肠道子宫内膜异位症、湿疹血小板减少伴免疫缺陷综合征等也可引起呕血。

2) 便血的病因:

A. 下消化道疾病:①小肠疾病:肠结核、肠伤寒、急性坏死性肠炎、钩虫病、克罗恩病、肠道肿瘤、小肠血管瘤、空肠憩室炎或溃疡、梅克尔憩室炎或溃疡、肠套叠等;②结肠疾病:急性细菌性菌痢、阿米巴痢疾、血吸虫病、溃疡性结肠炎、结肠憩室炎、结肠息肉、缺血性结肠炎等;③直肠肛周疾病:先天性血管畸形、血管退行性病变、遗传性毛细血管扩张症 3 型等。

B. 各种上消化道疾病、胆道、肝脏相关疾病出血,经肠道排泄,视出血量和速度不同表现为便血或黑便。

C. 全身性疾病:过敏性紫癜、白血病、血小板减少性紫癜、血友病、遗传性毛细血管扩张症、维生素 C 缺乏、维生素 K 缺乏、肝脏疾病、尿毒症、流行性出血热、败血症等。

(2) 不同年龄段呕血或便血的病因比较:不同年龄段呕血病因不同。儿童常见病因包括胃和十二指肠溃疡、食管炎、胃炎和静脉曲张。①新生儿呕血少见,维生素缺乏性出血症、应激性胃炎/溃疡、先天性异常(肠重复畸形或血管畸形)、凝血病、乳蛋白不耐受均可表现为呕血,应注意与新生儿吞咽母血鉴别。②在婴儿、儿童及青少年,呕血与成人病因相似,包括食管贲门黏膜撕裂综合征、消化道异物、食管炎、消化性溃疡和胃炎、药物性食管炎、食管静脉曲张出血、动脉出血等,其中动脉出血中的恒径动脉破裂出血往往失血量较大,需紧急处理。

不同年龄段便血病因也存在不同。①新生儿便血包括吞咽母体血液、肛裂、坏死性小肠结肠炎、凝血病、先天性异常(肠重复畸形或血管畸形)、肠旋转不良合并中肠扭转、消化性溃疡等;②在婴幼儿,应注意肛裂、过敏性结肠炎、肠套叠、感染性结肠炎、梅克尔憩室、胃肠重复囊肿、极早发型炎症性肠病、凝血病等疾病;③在学龄前儿童,以肛裂、肠套叠和梅克尔憩室多见,也需考虑感染性结肠炎、溶血-尿毒综合征、IgA 血管炎、过敏性紫癜、幼年性息肉、炎症性肠病等疾病;④在学龄期儿童及青少年,与学龄前儿童相似,但肠套叠和溶血-尿毒综合征少见,此阶段可由痔引起便血(表 1-19)。

【诊断思路】

对于呕血或便血的患儿,需要详细进行病史询问及体格检查,初步判断是否为消化道出血,出血部位及出血量大小,进一步明确是否为活动性出血,最终结合辅助检查综合分析呕血或便血的病因。

表 1-19　不同年龄段呕血及便血常见病因

	新生儿	婴儿	幼儿	年长儿
上消化道	吞入母血、牛奶不耐受症	反流性食管炎、应激性溃疡、胃炎、出血性疾病、Mallory-Weiss 综合征	细菌性胃肠炎、胃十二指肠溃疡、胃炎、反流性食管炎、Mallory-Weiss 综合征	胃十二指肠溃疡、炎症、胃底食管静脉曲张、反流性食管炎、胆道出血、Mallory-Weiss 综合征、胰腺炎
下消化道	坏死性小肠结肠炎、肠重复畸形、肠套叠、先天性巨结肠	坏死性小肠结肠炎、细菌性肠炎、肠套叠、肠道畸形	肛裂、肠套叠、炎症性肠病、血管畸形、过敏性紫癜、息肉、寄生虫病	细菌性肠炎、炎症性肠病、息肉、痔
全身性疾病	新生儿自然出血病、应激性溃疡	DIC、应激性溃疡、肝衰竭	血液系统疾病、应激性溃疡、DIC、肝衰竭、尿毒症	血液系统疾病、免疫系统疾病、应激性溃疡、DIC、肝衰竭、尿毒症

1. 迅速判断消化道出血

（1）排除消化道以外的出血原因：①呼吸道出血：肺结核、支气管扩张、肺动静脉瘘、钩体病、支气管肺癌和二尖瓣狭窄所致大量咯血时，可吞咽入消化道而引起黑便。②口、鼻及咽喉部出血：注意询问病史和局部检查。③进食引起黑便：如动物血制品、碳粉、含铁剂的药品、治疗贫血药物及治疗胃病的含铋剂药物等。通过询问病史即可鉴别。④新生儿吞入母血：分娩过程中吞入母血或因母亲乳头裂口出血，患儿吮吸时吞下，大便或呕吐物中可有血迹。

（2）判断消化道出血部位：

1）插胃管抽吸胃内容物：如果胃吸出物有血，则出血部位在上消化道，如果胃吸出物无血，则下消化道出血的可能性更大，但不能排除出血已中止的上消化道疾病。

2）呕血与黑便的关系：呕血与黑便是上消化道出血的主要症状，有呕血者必伴有黑便，而有黑便者未必伴有呕血。病变在幽门以上，特别是当出血较多者,常有呕血;病变在幽门以下者,如短期内大量出血,血液反流入胃,也可引起呕血。如果出血量少而缓慢,则单纯出现黑便。

3)便血来源:结肠上段出血时,血液常与粪便均匀混合,呈酱红色,小肠出血如血液在肠道内停留时间较长,可排出柏油样大便,若出血量多,排出较快,也可排出暗红色血便。少量鲜红色便血或鲜红色血附着于粪便表面者,多为直肠或左半结肠疾病出血,如痔、肛裂、息肉、溃疡及肿瘤等;排便后有鲜红色血液滴下,甚至呈喷射状出血者,多见于痔、肛裂,也可见于直肠息肉及直肠癌;血与粪便相混杂,且伴有黏液者,多为慢性结肠炎、息肉或肿瘤;黏液血便或脓性黏液血便者,应考虑溃疡性结肠炎、痢疾和肠道血吸虫病等(表1-20)。

表1-20 不同疾病血便特征

血便性质	出血部位及相关疾病
血与便混合均匀	上消化道、小肠出血;如血与便混合不均匀,则常提示下消化道出血
柏油样便	消化性溃疡出血,小肠出血时,如血液在肠道停留时间较长,亦可呈柏油样黑便
暗红色或鲜红色血便	肠伤寒血色暗红,与粪便混合;痔出血为便后滴血,血色鲜红
暗红色果酱样脓血便	阿米巴痢疾
洗肉水样并有特殊腥臭味血便	急性出血坏死性肠炎
血水样便	小肠出血
暗红色与粪便相混的血便	升结肠出血
黏液血便或脓性黏液血便	溃疡性结肠炎、痢疾和肠道血吸虫病等

(3)出血量判断:急性出血情况下根据失血量多少分为轻度、中度、重度。①轻度:出血量≤10%,血压正常,血红蛋白(Hb)≥100g/L,一般无临床症状。②中度:出血量≥10%~20%,影响血压脉搏,Hb 60~90g/L,有头晕、软弱无力、口干等症状,突然起立可产生重度晕厥。③重度:出血量≥20%~25%,即可出现休克,Hb<60g/L。慢性出血时

超过总血容量 1/3 才显出循环衰竭症状和体征。但需要注意的是,在急性失血早期,红细胞和血红蛋白下降可能不明显,出血后,组织液渗入血管内使血液稀释,一般需要 3~4 个小时以上才能反映出失血的程度。从呕血和黑便的情况看,呕血者比单纯便血者出血量大,呕鲜血者比呕暗红色血出血量大,大便红色者比黑便者出血量大,大便次数多而黑便稀薄者较大便次数正常黑便尚成形者的出血量大。

(4) 明确是否为活动性出血:如有以下情况需要考虑活动性出血:①反复呕血或转为呕鲜红血;黑便次数增多,或转暗红色、柏油样便,肠鸣音活跃;②鼻胃管内不断有血性液体引出;③周围循环衰竭的临床表现治疗后无好转或继续恶化;④红细胞计数、血红蛋白计数进行性下降,输血后也无明显增高或增高后短期内再次下降;⑤补液扩容后尿量正常,但尿素氮持续增高;⑥内镜、核素扫描、血管造影等检查提示活动性出血。

2. 询问重要病史和临床表现

(1) 病史询问:了解患儿喂养史,排除较大或尖锐的物体进入消化道引起出血。注意患儿年龄特点:消化性溃疡中,十二指肠溃疡多见于年长儿,胃溃疡多见于小婴儿;炎症性肠病多发生在 10~16 岁学龄儿;炎症性息肉 4~5 岁多见;肠伤寒患儿年龄越小症状可能越不典型;肠套叠多发于婴幼儿;肠旋转不良中肠扭转多发生于出生后 3 周内,70% 出现高位梗阻;新生儿自然出血症常在出生 2~6 天发病,由于体内维生素 K 缺乏,患儿可有全身多部位出血,甚至出现颅内出血,而消化道出血最常见,且出血量较大。过敏性紫癜多发于 3~7 岁,男性多于女性。女性儿童注意月经史、注意呕血或便血有无周期性以排除子宫内膜异位症。反复便血患儿注意询问家族史,如家族性腺瘤样息肉为常染色体显性遗传病,常有家族发病史。腹痛患儿注意询问腹痛的次数、间隔时间、伴随症状:有慢性、节律性上腹痛史,常提示出血最大可能是消化道溃疡,尤其是出血前疼痛加剧,而出血后疼痛减轻或缓解,且多见于冬春季节,有利于溃疡病的诊断;腹泻患儿注意询问大便次数、颜色、性状、便血的量及是否有脓性黏液等。有无呕吐,呕吐物的性状;有无溃疡病、鼻出血、服药史;皮肤有无出血点及紫癜,口鼻腔是否有血迹及活动性出血,腹部是否有包块、腹胀、压痛、肌紧张、肝脾大等。

(2)临床表现:①出血前有剧烈的上腹部绞痛伴发热、黄疸者,应考虑胆道出血的可能。②继发于过度紧张和劳累、严重创伤、大手术后、严重感染和服消炎镇痛药后的消化道出血,最可能是急性胃黏膜病变应激性溃疡出血。③有慢性肝炎、血吸虫病、肝硬化或肝癌,并且肝、脾大者,消化道出血最可能的原因是食管胃底静脉曲张破裂,最常见为呕吐大量鲜红色血液。④慢性隐匿性消化道出血,伴有慢性失血性贫血者,胃肠道出血伴有食欲减退和体重减轻者,应考虑胃肠道肿瘤。伴有吞咽困难的呕血多起源于食管癌或食管溃疡。⑤便血伴有腹痛者,应考虑炎症性肠病、憩室炎、肠管病变和出血坏死性肠炎等。⑥剧烈呕吐时,呕吐物先为胃内容物而后为血性液体时,应可考虑食管贲门黏膜撕裂。⑦伴有血便、腹胀、呕吐,肠梗阻应考虑肿瘤、肠梗阻、肉芽肿、肠套叠、肠结核等。⑧伴有血便、发热,应考虑感染性肠炎、肠结核、肠伤寒、坏死性小肠炎、血液系统疾病等。⑨便血伴有皮肤、黏膜或其他器官出血者,需考虑血液系统疾病、急性传染病、重症肝病和慢性肾衰竭等。⑩与缺氧、人工喂养、感染及早产等因素有关。新生儿便血常伴有发热、腹胀及呕吐等全身症状考虑出血性小肠结肠炎。此外,伴有剧烈腹痛、发病急骤、迅速发生腹胀、肠麻痹、休克,见于肠系膜上动脉栓塞。

3. 辅助检查

(1)常规检查:①大便镜检可发现肠道炎症的病理成分、寄生虫卵等。血便在镜下无红细胞时应做潜血试验,大便潜血试验阳性说明有出血,动态观察有助于了解出血是否停止。②血红蛋白及红细胞计数有助于了解失血程度,但在失血早期变化不明显。③凝血功能障碍所致便血,应做凝血酶、凝血酶原时间的检查。④肝功能、肝炎全套检查等有助于食管胃底静脉曲张破裂、胆道出血、肝硬化等诊断。⑤考虑血小板减少性紫癜、白血病及再生障碍性贫血应进行骨髓穿刺检查。⑥CRP、PCT、血沉、血常规等有助于肠伤寒、肠结核、炎症性肠病等所致出血的诊断。⑦当消化道出血时,因血红蛋白分解产物在肠道被吸收,可出现肠源性氮质血症,血尿素氮有助于诊断。⑧腹部超声检查对肝病、胆囊及肠道疾病及肝脾大有很大价值。

(2) 特殊检查:胃镜、结肠镜、双气囊小肠镜、胶囊内镜、腹部放射性核素 ^{99m}Tc 扫描、小肠多层螺旋 CT 血管成像(CTA)、逆行主动脉造影检查是不明原因消化道出血的重要辅助检查方法。①急诊电子胃镜检查:出血后 24~48 小时内进行急诊胃镜是首选的诊断手段,绝大多数患者可明确病因及出血部位,检查中可及时实施局部出血灶的止血处置。一般胃黏膜小血管出血呈间歇性,此时应先用 1% 碳酸氢钠反复洗胃至液体较清澈时再行胃镜检查。检查时注气使黏膜皱褶展开,认真窥视各个部位,尽可能减少漏诊。胃底恒径动脉出血往往出血量大,需在出血急性期检查,明确病因后行套扎治疗。胃镜下观察到胃/十二指肠黏膜点状出血能为无皮疹的过敏性紫癜患儿提供早期诊断依据。②直肠镜和乙状结肠镜检查:可直接窥视直肠及乙状结肠的病变情况,发现内痔、息肉、溃疡、肿瘤等,并可取标本做镜检和活组织检查。结肠镜可观察到深部结肠病变。③选择性血管造影:是一种安全而有效的诊断措施,适用于内镜检查无阳性发现或不适宜作内镜检查者,不但可显示出血病灶,对血管畸形有诊断价值。④钡餐检查为上消化道出血的诊断方法之一。双重对比钡餐造影对食管静脉曲张出血、消化性溃疡、胃癌有较大诊断价值,多在出血 3 天后及病情稳定后进行。⑤放射性核素显像:利用静脉注射 ^{99m} 锝(^{99m}T)胶体金标记的红细胞来显示胃肠活动性出血的部位。对怀疑梅克尔憩室或肠重复畸形因异位胃黏膜引起出血者可用。⑥对于上述各种方法仍然无法明确诊断且有消化道持续活动性出血的患儿需要外科剖腹探查以明确诊断。

【小结】

呕血及便血是儿童消化道出血的常见症状。不同年龄段消化道出血发生病因有差异。在诊断过程中,首先应确实是否为消化道出血,判断其出血部位、出血量及是否为活动性出血,进一步结合病史、临床表现及辅助检查明确诊断。内镜检查、放射性核素显像等能为临床诊断提供有效依据。

➤ 附：呕血与便血诊断流程图

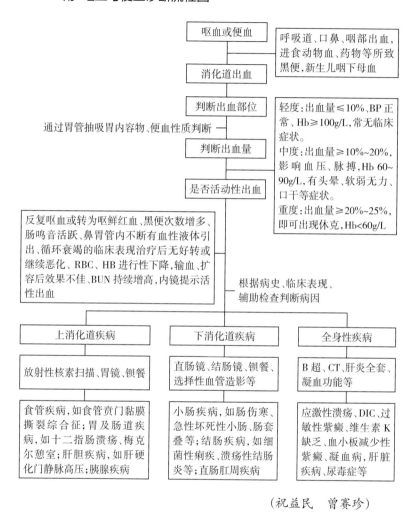

呕血或便血 → 呼吸道、口鼻、咽部出血，进食动物血、药物等所致黑便，新生儿咽下母血

消化道出血

判断出血部位

通过胃管抽吸胃内容物、便血性质判断

判断出血量

轻度：出血量≤10%、BP正常、Hb≥100g/L，常无临床症状。
中度：出血量≥10%~20%，影响血压、脉搏，Hb 60~90g/L，有头晕、软弱无力、口干等症状。
重度：出血量≥20%~25%，即可出现休克，Hb<60g/L

是否活动性出血

反复呕血或转为呕鲜红血、黑便次数增多、肠鸣音活跃、鼻胃管内不断有血性液体引出、循环衰竭的临床表现治疗后无好转或继续恶化、RBC、HB进行性下降、输血、扩容后效果不佳、BUN持续增高，内镜提示活性出血

根据病史、临床表现、辅助检查判断病因

上消化道疾病	下消化道疾病	全身性疾病
放射性核素扫描、胃镜、钡餐	直肠镜、结肠镜、钡餐、选择性血管造影等	B超、CT、肝炎全套、凝血功能等
食管疾病，如食管贲门黏膜撕裂综合征；胃及肠道疾病，如十二指肠溃疡、梅克尔憩室；肝胆病，如肝硬化门静脉高压；胰腺疾病	小肠疾病，如肠伤寒、急性坏死性小肠、肠套叠等；结肠疾病，如细菌性痢疾、溃疡性结肠炎等；直肠肛周疾病	应激性溃疡、DIC、过敏性紫癜、维生素K缺乏、血小板减少性紫癜、凝血病、肝脏疾病、尿毒症等

（祝益民　曾赛珍）

参考文献

万学红,卢雪峰.诊断学.9版.北京:人民卫生出版社,2018:29-31.

第十四节　血　尿

【概述】

血尿（hematuresis）是指尿液中红细胞数超过正常含量。小儿肉眼血尿发生率为 13/万，而镜下血尿更常见按含血量分为肉眼血尿和镜下血尿；按排尿过程分为初始血尿、终末血尿、全程血尿；按持续时间分为暂时性血尿、反复发作性血尿、持续性血尿；按临床意义分为生理性血尿、病理性血尿。一般当尿红细胞 $>2.5 \times 10^9/L$（1 000ml 尿中含 0.5ml 血液）即可出现肉眼血尿，肉眼血尿的颜色与尿液的酸碱度有关，中性或弱碱性尿液颜色呈鲜红色或洗肉水样，酸性尿呈浓茶样或烟灰水样。现行我国儿科血尿诊断与国际现行的诊断标准统一：①新鲜清洁中段尿 10ml，离心沉淀（1 500r/min，5 分钟），取沉渣一滴置于载玻片上于高倍镜下观察，红细胞 >3 个/HP；②尿沉渣红细胞计数 $>8 \times 10^6/L$（8 000 个/ml）；③尿 Addis 计数红细胞 >50 万/12h。④以上检查须连续 3 次以上才可诊断为病理性血尿。

1. 发病机制　肾小球性血尿的发生机制复杂，目前尚无任一学说能够完全解释其成因。当前的研究主要集中在肾小球滤过膜异常及红细胞的本身异常方面。①循环免疫复合物沉积、抗体与肾内抗原（固有抗原或植入抗原）形成原位免疫复合物、细胞免疫及非抗体依赖性的补体活化致病等所致免疫损伤，临床以链球菌感染后肾小球肾炎、IgA 肾病、紫癜性肾炎及感染时肾脏受累最常见。②补体系统、可溶性肽中的生长因子和细胞因子借助其特异的表面受体与靶细胞结合而引起各种细胞反应及细胞性炎症介质导致肾小球基底膜损伤。临床以膜增生性肾炎、狼疮性肾炎及部分乙型肝炎病毒性肾炎常见。③家族遗传因素以 Alport 综合征和薄基底膜肾病最为多见，这些因素致肾小球基底膜异常。上述的一种或多种免疫机制导致肾小球基底膜皱缩、变薄、断裂等。此时红细胞可从受损基底膜通过，一般认为肾源性血尿是红细胞被挤压穿过病变的肾小球基底膜或/和通过肾小管时受到管腔内渗透压、pH 及代谢物质如脂肪酸、溶血卵磷脂等作用,而发生大小多样化变化。④有研究发现肾小球肾炎中亦存在红细胞免疫功能的变化及膜负电荷的减少。孤立性血尿患儿其红细胞膜负电荷下降可能参与了血尿的发生、发展过程,但其具体调控机制值得进一步研究。

非肾小球性血尿的发生机制包括:①肾血管的损伤:如高尿钙症的钙微结晶、结石、肿瘤、感染、药物、创伤等对肾小管、肾间质、尿路等组织血管的直接破坏引起血尿;②肾静脉血流动力学改变:如左肾静脉压迫综合征因肾静脉受压导致肾静脉压力增高,肾脏瘀血、缺氧,在肾盏与周围的静脉丛之间形成异常交通而发生血尿;③其他出血性疾病:因凝血机制障碍引起全身性出血,包括血友病、血小板减少性紫癜、新生儿自然出血症等。

2. 血尿的病因

(1) 肾脏疾病:

1) 肾小球性血尿:

A. 原发性肾小球疾病:急性肾小球肾炎(感染后肾小球肾炎,如链球菌和病毒感染引起的肾小球肾炎)、急进性肾小球肾炎、慢性肾小球肾炎、局灶节段性肾小球硬化、膜增生性肾小球肾炎、Alport综合征(遗传性肾炎)、膜性肾病、抗肾小球基底膜病、IgA肾病(如Berger病)等。

B. 继发性肾小球疾病:系统性红斑狼疮、过敏性紫癜肾炎、Wegener肉芽肿、结节性多动脉炎、肺出血-肾炎综合征、溶血尿毒症综合征、镰状细胞肾病、HIV肾炎、乙肝相关性肾炎、风湿性肾炎等。

2) 非肾小球性血尿:

A. 小管间质性:肾盂肾炎、间质性肾炎、急性肾小管坏死、肾乳头坏死、肾钙化。

B. 血管性:左肾静脉受压综合征(胡桃夹现象)、血管瘤,动、静脉栓塞。

C. 结晶尿:钙盐、草酸盐、尿酸结晶、结石损伤尿道引起的血尿。

D. 血红蛋白尿:镰状细胞肾病或镰状细胞体质、镰状细胞血红蛋白C病。

E. 解剖学异常:先天性多囊肾、游走肾、肾下垂、肾旋转不良、输尿管扭曲、肾盂积水、VATER 综合征、von Hippel-Lindau 综合征、Zellweger 综合征、肿瘤（肾胚胎瘤、肾盏血管肿瘤、Wilms 瘤、横纹肌肉瘤、血管肌脂瘤）、肾创伤、息肉、憩室。

F. 感染：膀胱炎、尿道炎、肾结核。

G. 其他：特发性高钙尿症。

（2）全身性疾病：

1）出血性疾病：白血病、再生障碍性贫血、血小板减少性紫癜、血友病、弥散性血管内凝血、新生儿自然出血症等。

2）感染性疾病：败血症、流行性出血热、流脑、肺炎支原体、结核分枝杆菌、肝炎病毒感染引起的肾炎。

3）心血管疾病：充血性心力衰竭、感染性热、猩红热、钩端螺旋体病、丝虫病、伤寒、传染性单核细胞增多症、暴发性心内膜炎、急进性高血压、肾动脉栓塞和肾静脉血栓形成。

4）营养性疾病：维生素 C 缺乏症、维生素 K 缺乏症等。

5）免疫性疾病：皮肌炎、类风湿关节炎、系统性硬化症、系统性红斑狼疮、结节性多动脉炎、风湿性肾炎、过敏性紫癜等。

6）过敏性疾病：饮食过敏如牛奶或菠萝过敏等。

（3）化学物品或药品对尿路的损害：肾毒性药物如卡那霉素、庆大霉素、杆菌肽、水杨酸制剂、磺胺类、吲哚美辛、甘露醇、苯妥英钠、乌洛托品、松节油、汞剂、砷剂、盐酸氯胍等均可引起肾损害产生血尿。汞、铅、镉等重金属对肾小管的损害。环磷酰胺引起的出血性膀胱炎。抗凝剂如肝素过量也可出现血尿。

（4）其他原因引起的血尿：如遗传性毛细血管扩张症、特发性高钙尿症、剧烈运动引起的一过性血尿。

【诊断思路】

排除假性血尿后，应根据病史、临床表现、体格检查及实验室检查综合判断是否为全身性疾病引起的血尿，进一步明确为何种疾病；对已经排除全身性疾病的，则进一步判断泌尿系统出血部位，区别肾小球性血尿和非肾小球性血尿。

1. 明确是否为真性血尿 明确是否为真性血尿需要儿科医师在

排除假性血尿的基础上判断：

（1）排除引起隐血试验阳性的疾病或因素：血红蛋白尿或肌红蛋白尿（尿液外观呈葡萄酒样均匀透明，离心后颜色不变，潜血检测呈阳性反应，但镜下不见红细胞）、血便、月经血污染、外阴道炎、损伤、肛裂出血等。

（2）排除隐血试验阴性的疾病或因素：①药物，如氯喹、去铁胺、布洛芬、山梨醇、甲硝唑、呋喃妥因、非那吡啶、酚酞、吩噻嗪、利福平、大黄、苯妥英钠、柳氮磺胺吡啶、水杨酸盐等；②染料，如甜菜、黑莓、食物色素（如苯胺）、蜂蜜；③代谢物，如尿黑酸、黑色素、高铁血红蛋白、尿酸盐、卟啉、酪氨酸代谢紊乱症等。

2. 分析与血尿有关的病史及临床表现

（1）根据病史及临床表现进行诊断：

1）年龄和性别：婴儿期以先天畸形、肾肿瘤、溶血尿毒症综合征多见。儿童期以急性肾衰竭、先天畸形、高钙尿症多见。青壮年期以泌尿系统感染、结石、肾下垂多见。男性以结石、结核、肿瘤、前列腺疾病多见。女性以结核、肾下垂、肿瘤、感染多见。

2）既往病史：有无过敏性紫癜、乙型肝炎、皮肌炎、类风湿关节炎、系统性硬化症、系统性红斑狼疮、结节性多动脉炎、风湿性肾炎等。

3）前驱感染与血尿发作间的时间关系：如急性链球菌感染后肾炎常有明确的前驱感染史，且血尿发生于感染后 7~14 天，IgA 肾病多在呼吸道感染同时或 1~2 天内出现血尿。

4）接触史：居住地及周围有无重金属污染、化工厂，家中有无重金属、毒性化学物质丢失，如水银体温计、杀虫剂、消毒剂、鼠类接触史等。

5）近期用药、食物等：如肾毒性药物卡那霉素、庆大霉素、杆菌肽、水杨酸制剂、磺胺类、氨基糖苷类抗生素等。

6）家族史：婴幼儿和儿童患者有血尿时，要详细询问家族史。包括薄基底膜肾病、Alport 综合征、肾脏肿瘤、溶血尿毒症综合征、狼疮性肾炎、多囊肾、泌尿系统结石等。有血尿家族史者应考虑薄基底膜肾病、高钙血症、高尿酸血症。

（2）伴随症状及体征：

1）血尿为茶色或可乐色尿，伴有水肿、高血压和蛋白尿提示急性肾炎综合征。伴有夜尿增多，贫血显著时应考虑慢性肾小球肾炎。

2）新近有上呼吸道、皮肤或胃肠道感染提示急性肾小球肾炎，特别是急性链球菌感染后肾小球肾炎，其次要考虑 IgA 肾病。

3）有皮疹或关节症状者提示系统性红斑狼疮、过敏性紫癜性肾炎、类风湿关节炎。

4）伴尿路刺激征，无明显原因的发热、排尿困难提示泌尿系统感染。肾区绞痛、叩痛提示肾结石。血尿伴尿流中断见于膀胱和尿道结石。

5）伴有听力异常应考虑 Alport 综合征，伴感觉异常应考虑法布里病。

6）腹部肿块提示肾积水、多囊肾、肾肿瘤、静脉血栓。

7）伴肺出血考虑肺出血-肾炎综合征。

8）有头痛、视力改变、咳泡沫样血痰等提示高血压、充血性心力衰竭。

9）无明显伴随症状时，应考虑左肾静脉受压综合征（胡桃夹现象）、特发性高钙尿症、尿路息肉、憩室、肾结核、肾癌或膀胱癌早期。

10）血尿合并乳糜尿见于丝虫病、慢性肾盂肾炎。

11）伴有低热、盗汗、消瘦等症状考虑肾结核。

12）婴幼儿或儿童出现无法解释的瘀斑、血尿时还要考虑到虐待儿童的可能。

13）伴有出血、溶血、循环障碍及血栓症状应考虑 DIC 或溶血尿毒症综合征。

3. 结合辅助检查明确血尿病因 辅助检查有助于血尿病因的寻找。一次性出现的孤立性镜下血尿而无任何临床表现者可不必进行诊断上的评估，可要求该患者在 1~2 周内复查 2~3 次尿常规，若无血尿可不予处理。

（1）判断出血部位：

1）肉眼血尿：进行尿三杯试验，在患儿一次持续排尿过程中分别收集初、中、终三段的尿液于三杯中送检。第一杯红细胞增多为前尿道出血，第三杯红细胞增多则为膀胱基底部、前列腺、后尿道或精囊出血;三杯均有出血,即全程血尿,则为膀胱颈以上部位出血,即来自肾脏或输尿管。

2)肾小球性与非肾小球性血尿的鉴别:根据血尿来源不同可分为肾小球性与非肾小球性血尿。常用的鉴别方法有:

A. 肉眼观察:尿中发现血凝块、血丝支持非肾小球性血尿,咖啡色或浓茶色尿支持肾小球性血尿。

B. 尿沉渣红细胞形态学检查:若以异形红细胞为主则提示肾小球性血尿(相差显微镜下 >30%)。以均一性为主者则提示非肾小球性血尿。

C. 尿蛋白:如离心尿上清中尿蛋白 >++,定量 >1g/24h 则提示病变在肾小球。

D. 尿红细胞指标:尿中红细胞平均体积(MCV<72fl)且呈小细胞分布,则说明血尿来源于肾小球,此法敏感性为95%,特异性为96%,且可克服检测者主观误差;尿中红细胞容积分布曲线(肾小球性者高峰在低容积区且呈偏态分布);尿中红细胞电泳肾小球性者为(20.64±1.72)秒,非肾小球性者为(27.27±1.66)秒。

(2)肾小球性血尿病因检查:

1)24h 尿蛋白定量及定性分析:以尿蛋白成分分析中以高分子蛋白尿为主,多见于急、慢性肾小球肾炎及肾病综合征;以小分子蛋白尿为主时,提示间质性肾炎。

2)血 ASO、血清补体 C3、血沉、血清 IgA:如血沉快,ASO 增高、血清补体 C3 下降考虑急性肾小球肾炎。血清补体 C3 持续下降考虑膜性增生性肾炎。血沉、ASO、血清补体 C3 均正常,考虑家族性血尿。

3)血清 IgA、IgG、IgM:单独血清 IgA 增高考虑 IgA 肾病,若 IgA、IgG、IgM 均增高可见于狼疮性肾炎、慢性肾炎。

4)伴血 HBsAg(+)和/或 HBeAg(+),肾组织中有乙肝病毒抗原沉积,可诊断为乙肝病毒相关性肾炎。

5)血 ANA、Anti-dsDNA、ANCA:阳性应考虑狼疮性肾炎。

6)肾活检分析:肾活检病理检查对血尿的病因诊断具有极为重要的价值,对于持续镜下血尿超过 6 个月,持续肉眼血尿超过 1 个月,有家族史,有腰痛伴随症状等,虽经各项检查仍未明确诊断者可考虑肾活检。活检标本除光镜检查外,应行免疫病理及电镜检查。

(3) 非肾小球性血尿病因检查:

1) 尿培养:检测有无泌尿系统感染,两次尿培养阳性,尿菌落数 $>10^5/ml$ 考虑有泌尿系统感染。尿培养检出结核分枝杆菌,对诊断肾结核有重要价值,并可通过 3 次以上晨尿沉渣找抗酸杆菌,其阳性率为 80%~90%,24 小时尿沉渣找抗酸杆菌,阳性率为 70%,进一步结合 PPD、胸部 X 线片、结核感染 T 淋巴细胞检查明确。

2) 尿钙/尿肌酐比值测定:筛查出高尿钙血症,24 小时尿钙测定 $>4mg/kg$ 或尿钙/尿肌酐 >0.2 即可诊断;B 超可检查肾、膀胱形态,有无泌尿系统结石、积液、肿物、畸形,左肾静脉受压综合征。

3) 尿液分析:包括患儿的同胞、父母;检查血清电解质、Cr、Ca^{2+};如果有结晶尿、尿石症或肾钙化症可检查 24 小时尿钙、尿肌酐、尿酸、草酸盐。

4) 全尿路 X 线片、CT、B 超检查:可及时发现泌尿系统结石,对于尿酸结石,X 线检查阴性者可采用 B 超检查,对怀疑上尿路病变者,可行静脉肾盂造影(IVP),IVP 阴性而持续血尿者应行 B 超或 CT 检查以排除小的肿瘤、小结石、肾囊肿以及肾静脉血栓形成。左肾静脉受压综合征可行彩色多普勒超声确诊。膀胱镜检查可直接观察血尿来自肾脏哪一侧或膀胱的出血部位、范围和病变性质,并可取组织作病检。

5) 对疑有全身性出血性疾病患者行血小板计数、凝血功能检查。

6) 确定为肾小球性血尿者:尿常规、尿蛋白定量、蛋白电泳明确是否蛋白尿存在、定量及性质。血 ASO、补体、清蛋白/球蛋白、血脂、抗核抗体、抗中性粒细胞胞质抗体、乙型肝炎相关抗原等可鉴别肾炎性质。血 BUN、Cr 及肌酐清除率说明肾损害程度。B 超观察肾脏大小及内部回声等。皮肤活检Ⅳ型胶原染色除外 X 连锁遗传性肾炎。肾活检能明确肾小球性血尿病因、病理类型及严重程度,对指导治疗和判断预后有很大帮助。目前国内外儿童血尿的肾活检指征包括:①孤立性血尿持续≥6 个月;②孤立性血尿伴有阳性家族史;③孤立性血尿伴有低补体血症;④血尿合并蛋白尿(肉眼血尿时,24 小时尿蛋白定量≥1g;镜下血尿时,24小时尿蛋白定量≥0.59);⑤持续性肉眼血尿≥2~4周;⑥血尿伴有不明原因高血压或肾功能减退。我国儿童血尿的主要肾病理类型依次为:系膜增生性肾炎、IgA肾病和薄基底膜病。

➤ 附:血尿诊断流程图

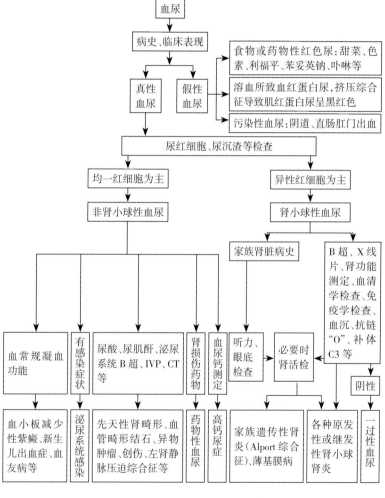

（祝益民　刘萍萍）

参考文献

1. MEYERS KE. Evaluation of hematuria in children. Urol Clin North Am,2004,
31(3):559-573.

2. MARKAN S,KOHLI HS,SUD K,et al. Oxidative stress in primary glomerular
diseases:a comparative study. Mol Cell Biochem,2008,311(1):105-110.

3. RUI M,ZHAO C,YUN-HUA L,et al. Complement activation contributes to
the injury and outcome of kidney in human antiglomerular basement membrane
disease. J Clin Immunol,2013,33:172-178.

4. GUESS AJ,AYOOB R,CHANLEY M,et al. Crucial roles of the protein kinases
MK2 and MK3 in a mouse model of glomerulonephritis. PLOS ONE,2013,8(1):
1-11.

5. BEKHEIRNIA MR,REED B,GREGORY MC,et al. Genotype-phenotype
correlation in X-linked Alport syndrome. J Am SocNephrol,2010,21:876-883.

6. FOGAZZI GB,EDEFONTI A,GARIGALI G,et al. Urine erythrocyte
morphology in patients with microscopic haematuria caused by a glomerulopathy.
Pediatr Nephro,2008,23:1093-1100.

第十五节　少尿与无尿

【概述】

少尿(oliguria)是指 24 小时尿量少于 250ml。不同年龄患儿少尿的诊断标准不一:新生儿 <1.0ml/(kg·h),婴幼儿 <200ml/d,学龄前儿童 <300ml/d,学龄儿童 <400ml/d。无尿(anuresis)也称尿闭,24 小时内尿量 <50ml 或新生儿尿量 <0.5ml/(kg·h)为无尿。

1. 发病机制　尿量与液体的摄入量和丢失量有关,其中最为关键的是肾脏的排泄功能。婴幼儿肾脏调节能力弱,储备能力差,一般到 2 岁时才接近成人水平。

(1)肾小球滤过功能障碍:

1)肾血流量减少:当休克、心力衰竭等使动脉血压降低或肾血管收缩时,肾血流量显著减少,肾小球滤过率降低,严重缺血甚至可使肾小管上皮细胞变性坏死,进而导致肾功能不全,发生少尿或无尿。

2)肾小球有效滤过压降低:肾小球毛细血管压一般等于全身血压的60%,大量失血或脱水等引起全身动脉压下降,肾小球毛细血管压随之下降;尿量梗阻、肾小管阻塞、肾间质水肿压迫肾小管时,肾小球囊内压升高,导致肾小球有效滤过压下降。

3)肾小球滤过面积减少:肾单位大量破坏时,肾小球滤过面积减少,使肾小球滤过率减少,出现少尿或无尿。

4)肾小球滤过膜通透性改变:当滤过膜受损时,可导致少尿。

(2)肾小管功能障碍:肾小管上皮细胞变性、坏死、脱落、肾小管基底膜断裂,脱落的上皮细胞引起肾小管堵塞,造成管内压升高和肾小管扩张,致使肾小球有效滤过压降低和少尿。

(3)肾缺血-再灌注损伤:肾缺血再灌注时,细胞内钙通道开放,钙离子内流造成钙超负荷,使局部产生大量氧自由基,同时,巨细胞浸润、肾小管细胞参与免疫炎症反应,共同作用使肾小管发展成不可逆性损伤。

(4)血管内凝血:败血症、创伤、休克及新生儿窒息等,以及肾小管收缩、细胞毒素和免疫反应的抗原抗体复合物引起一系列反应,可同时激活凝血系统和抑制纤溶系统,导致肾脏内毛细血管内凝血。

2. 少尿或无尿的病因

(1)少尿或无尿的病因按照发生机制可分为以下三类:

1)肾前性:

A. 低血容量、大量失血、失液:包括胃肠液丢失如腹泻、呕吐、胃肠减压;肾脏失液如渗透性利尿、使用利尿剂、肾上腺功能不全等;皮肤失液如烧伤、大量出汗;第三间隙失液如胰腺炎、腹膜炎、挤压伤、肾病综合征等。

B. 心脏排血功能下降:新生儿窒息、先天性心脏病、心肌病、各种休克、心脏压塞、急性肺梗死等各种原因所致的心功能不全、严重心律失常、心肺复苏术后体循环功能不稳定,以及正压机械通气或呼气末正压通气等。

C. 肾血管病变:肾血管狭窄或炎症、长期卧床不起所致肾动脉血栓形成,高血压危象,肾缺血导致急性肾衰竭等。

2)肾性:

A. 肾小球病变:重症急性肾炎、急进性肾炎和慢性肾炎、急性链球菌感染后肾炎、肾病综合征、肺出血-肾炎综合征、狼疮性肾炎、紫癜性肾炎、乙肝相关性肾炎、脓毒症性肾损害等。

B. 肾小管病变:急性间质性肾炎包括药物性和感染性间质性肾炎;生物毒或重金属及化工毒物所致的急性肾小管坏死;严重肾炎并肾乳头坏死。

3)肾后性:

A. 各种原因引起的机械性尿路梗阻:如结石、血凝块、坏死组织阻塞输尿管,膀胱进出口或后尿道。

B. 尿路的外压:如肿瘤、腹膜后淋巴瘤、特发性腹膜后纤维化、腹水等。

C. 其他:输尿管手术后、结核或溃疡愈合后瘢痕挛缩,肾严重下垂或游走肾所致肾扭转、神经源性膀胱等。

肾前性、肾性、肾后性,少尿或无尿以功能性少尿或无尿为主,肾前性病因占 50% 以上。

(2)按照年龄分类:

1)新生儿少尿或无尿:可能肾分泌较晚,尿酸结晶阻塞或泌尿道畸形如肾缺如、输尿管狭窄、尿道隔膜等。

2)婴幼儿少尿或无尿:脱水是最常见病因,严重脓毒症合并肾衰竭,其他如泌尿系统畸形、盐类结晶、包皮垢阻塞、药物如氨基糖苷类、磺胺类结晶等损害,此外,食用如三聚氰胺奶粉后出现肾输尿管泥沙状结石可阻塞输尿管导致尿闭。

3)年长儿少尿或无尿:常见为脱水、各种原发性或继发性肾脏疾病、肾衰竭、下尿路感染、药物因素等导致,也可见尿道异物、外伤及不明原因的肾功能不全。

【诊断思路】

少尿或无尿患儿结合病史、伴随症状、查体及必要的辅助检查常可以明确病因。

1. 掌握详细的病史及临床表现

（1）病史：注意发病年龄，了解发病时年龄、对婴幼儿要特别询问是否食用含三聚氰胺的奶粉。有无感染性心内膜炎、法洛四联症、川崎病、肾病综合征、肿瘤、结核、肾结石等基础疾病。用过何种药物、疗程长短，有无腹泻、呕吐、发热、失水、外伤、手术等。有无脱水表现，腹部是否触及包块，有无腹痛，膀胱过度充盈或空虚，外生殖器有无畸形，包皮是否过长、过紧等。

（2）伴随症状：

1）伴有黄疸、发热、贫血等溶血表现，要考虑溶血所致缺血性肾损伤。

2）对于少尿或无尿患儿，<4岁急性起病，有腹痛、呕吐、腹泻、血便等胃肠炎或上呼吸道前驱感染，伴有血小板减少、微血管病性溶血性贫血需要考虑溶血尿毒症综合征。

3）有前驱感染史，伴水肿、少尿、血尿、高血压要考虑急性肾炎综合征，在短期内持续少尿或无尿要考虑急进性肾炎。

4）有感染症状，伴腰痛、肾区叩痛要考虑肾盂肾炎。

5）对于反复发作的红眼病，伴不同程度发热、皮疹、肌炎、乏力等考虑特发性急性间质性肾炎。

6）在脱水或肾病综合征基础上，突然剧烈腰、腹痛，需要考虑肾静脉血栓形成。

7）有感染性心内膜炎、法洛四联症、川崎病等肾动脉阻塞的致病因素，剧烈持续上腹痛及腰痛、脊肋角压痛，发热等需考虑急性肾动脉阻塞。

8）有肾损害药物服用史，伴皮疹、关节痛、肌肉痛、肝损害、肺损害等脏器损伤表现者，需要考虑药物性肾损害。

9）存在尿路梗阻因素，临床上突起少尿或无尿，伴腹痛、膀胱区饱胀，需要考虑下尿路梗阻。

2. 快速判断是否发生肾衰竭 少尿或无尿是急性肾损伤一个非常重要的临床表现。当患儿尿量急剧减少，临床上持续6小时以上尿量 <0.5ml/(kg·h)，肾功能急性恶化时，均应考虑急性肾损伤，并进一

步鉴别是肾前性、肾性还是肾后性急性肾衰竭（表 1-21）。

表 1-21　急性肾损伤的鉴别

指标	肾前性	肾性
脱水征	有	无或有
尿沉渣	偶可见透明管型、细颗粒管型	粗颗粒管型和红细胞管型
尿比重	>1.020	<1.010
尿渗透压	>500mOsm/L	<350mOsm/L
尿肌酐/血肌酐	>40	<20（常 <5）
肾衰指数	<1	>1
尿钠	<20mmol/L	>40mmol/L
滤过钠排泄分数	<1%	>1%
中心静脉压	<5cmH$_2$O	正常或增高
补液试验	尿量增加	无效
利尿试验	有效	无效

3. 辅助检查

（1）常规检查：血常规、电解质、肝功能、肾功能检查。

（2）尿液检查：尿常规注意有无磺胺类结晶及其他盐类结晶，并检查尿比重、尿渗透压、肾功能等鉴别肾前性、肾性肾功能不全所致尿闭。尿比重、管型有助于肾前性或肾性少尿判断。尿特殊蛋白及尿酶测定：尿白蛋白、尿 IgA、β$_2$ 微球蛋白、α$_2$ 微球蛋白、视黄醇结合蛋白、肌球蛋白等增多提示肾小管功能障碍。

（3）对泌尿系统感染患儿注意 CRP、血沉、降钙素原等感染标志物、完善中段尿培养等检查。抗 O、补体 C3 有助于链球菌感染后肾小球肾炎。免疫学如狼疮全套、乙肝全套等有助于继发性肾脏病诊断。

（4）肾脏穿刺及病理检查有助于肾性少尿中各种原发性疾病的判断。

（5）腹部及泌尿系统 X 线、CT、MRI、B 超检查腹部有无包块，双肾大小，有无肾脏缺如、髓质分离等畸形，有无尿路结石及膀胱充盈情况，X 线检查查看尿路结石等，必要时做静脉肾盂造影排除泌尿道畸形。

➤ 附：少尿或无尿诊断流程图

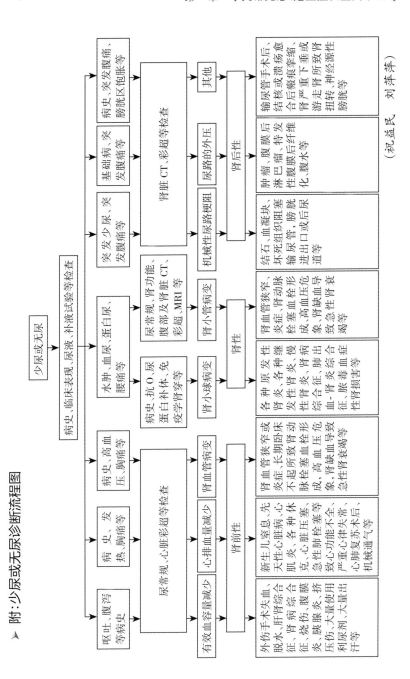

（祝益民　刘泽泽）

参考文献

1. 沈颖. 少尿和无尿. 中国循证儿科杂志, 2008, 6(3):40-42.
2. 王卫平, 孙锟, 常立文. 王卫平. 儿科学. 9 版. 北京:人民卫生出版社, 2018: 294-295.
3. MEHTA RL, KELLUM JA, Shah SV, et al. Acute kidney injury network:Report of an initiative to improve outcomes in acute kidney injury.Crit Care, 2007, 11(2): R31.

第十六节　水　　肿

【概述】

过多的液体在组织间隙积聚称为水肿(edema)。根据水肿波及的范围分为全身性水肿(anasarca)和局部水肿(local edema);根据水肿发生的部位命名,可分为脑水肿、喉头水肿、肺水肿、下肢水肿等;根据水肿发生原因分为心性水肿、肾性水肿、肝性水肿、炎性水肿、营养不良性水肿、淋巴性水肿、特发性水肿(原因不明)等。

1. 发病机制　正常人体液容量和组织液容量是相对恒定的,这种恒定依赖于机体对血管内外液体交换平衡和体内外液体交换平衡的完善调节。当平衡失调时,就为水肿的发生奠定基础。

(1) 血管内外液体交换平衡失调:正常情况下,组织间液与血浆之间不断进行液体交换,使组织液的生成和回流保持动态平衡,维持这种平衡的主要因素有:有效流体静压、有效胶体渗透压、淋巴回流等。上述任何一个或一个以上因素同时或相继失调都可能成为水肿发生的重要原因。

1) 毛细血管流体静压增高:毛细血管流体静压增高常见原因为静脉压增高。这种情况常见于全身或局部淤血,如右心衰竭引起的全身性水肿、左心衰竭引起的肺水肿、肝硬化时引起的腹水及局部静脉受阻时(如静脉内血栓形成、肿瘤或瘢痕压迫静脉壁等)引起的局部水肿等。

2）有效胶体渗透压降低：当血浆胶体渗透压下降或组织间液胶体渗透压升高均可导致有效胶体渗透压下降，从而引起毛细血管动脉端滤出增多和静脉端回流减少，导致液体在组织间隙积聚。常见于下列情况：

A. 血浆蛋白浓度降低：血浆蛋白浓度下降的主要原因有：①蛋白质摄入不足，如禁食、胃肠道消化吸收功能障碍；②蛋白质丢失，如肾病综合征或肾炎引起大量尿蛋白时，蛋白质丢失性肠病时，严重烧伤、创伤使血浆蛋白从创面大量丢失等；③蛋白合成减少，如肝实质严重损害（肝功能不全、肝硬化等）或营养不良；④蛋白质分解代谢增强，见于慢性消耗性疾病，如慢性感染、恶性肿瘤等。

B. 组织间液中蛋白质积聚：蛋白质在组织间隙中积聚的原因，主要有微血管滤出蛋白增多、组织分解代谢增强以及炎症等情况下，造成组织间液中蛋白质的增多超过淋巴引流速度，另也见于淋巴回流受阻时。

C. 微血管壁通透性增高：见于各种炎症，包括感染、烧伤、冻伤、化学伤及昆虫咬伤和过敏性疾病等。

D. 淋巴回流受阻：在某些病理情况下，当淋巴管阻塞使淋巴回流受阻时，可使含蛋白的淋巴液在组织间隙中积聚而引起水肿。这种情况可见于：淋巴结的摘除；淋巴管堵塞，如恶性肿瘤细胞侵入并堵塞淋巴管；丝虫病时主要淋巴管被丝虫阻塞，可引起下肢和阴囊的慢性水肿。

（2）机体内外液体交换平衡失调——体内钠、水潴留：正常人钠、水的摄入量和排出量处于动态平衡状态。肾在调节钠、水平衡中起着至关重要的作用，其主要通过肾的滤过和重吸收功能来调节，包括：①肾小球滤过率下降；②肾小管对钠、水的重吸收增强。

1）肾小球滤过率下降 引起肾小球滤过率下降的常见原因为：①广泛肾小球病变，如急性肾小球肾炎、炎性渗出物和内皮细胞肿胀或慢性肾小球肾炎肾单位严重破坏，肾小球滤过面积明显减少等；②有效循环血容量明显减少，如出血性心力衰竭、肾病综合征、脓毒性休克等使有效循环血容量减少。

2）肾小管对钠、水重吸收增强：

A. 近曲肾小管重吸收钠、水增强：主要原因有：①心房钠尿肽（ANP）减少；②肾小球滤过分数增加，如血容量、血压、血钠含量等均可影响 ANP 释放。

B. 远曲肾小管和集合管重吸收钠、水增强，主要原因包括：①醛固酮分泌增多（见于充血性心力衰竭、肾病综合征及肝硬化腹水）和灭活减少（常见于肝硬化患儿）；②抗利尿激素（ADH）分泌增加：当有效血容量或心排血量下降时，加上激活的肾素-血管紧张素系统，均可导致下丘脑-神经垂体分泌和释放 ADH 增加。

以上是水肿发病机制中的基本因素。在不同类型的水肿发生发展中，通常是多种因素先后或同时发挥作用。

2. 水肿的病因

（1）全身性水肿：

1）心源性水肿：主要见于充血性心力衰竭和缩窄性心包炎。充血性心力衰竭的病因有心肌炎、先天性心脏病、重度贫血、肺炎、肾炎及维生素 B_1 缺乏等。若有发绀或心脏杂音则先天性心脏病容易想到，但某些无分流性先天性心脏病如心内膜弹力纤维增生症，由于无心脏杂音则易忽略，故水肿的患儿要注意心脏的听诊及叩诊，发现可疑线索尽早行心脏超声、心电图、胸部 X 线片等检查，以便确定诊断。维生素 B_1 缺乏症若伴有水肿者称为湿性脚气，婴儿早期可表现夜啼、少食、精神差、膝反射消失，较大儿童可诉手足麻木感。若病情继续发展，可出现全身水肿、心力衰竭乃至尿少，但尿液检查无血尿和蛋白尿据此可与肾性水肿鉴别。

心源性水肿的主要特点：①有心脏病的病史及症状表现，如有心悸、气急、端坐呼吸、咳嗽、咳白色泡沫样痰等症状。②心脏病的体征，如心脏扩大、心脏器质性杂音、颈静脉扩张、肝淤血肿大、中心静脉压增高、肺底湿啰音等。③为全身性凹陷性水肿，与体位有关。水肿的程度与心功能的变化密切相关，心力衰竭好转水肿将明显减轻。

2)肾源性水肿:在小儿水肿疾病中最常见。肾源性水肿在临床常见于肾病综合征、急性肾小球肾炎和慢性肾小球肾炎的患儿。由于肾脏疾病的不同,所引起的水肿表现及机制都有很大差异。肾炎性水肿主要是肾小球滤过率下降,球-管失衡致钠、水潴留所致,患儿是高血容量状态,严重者可发生循环充血。而慢性肾炎的水肿则以血浆胶体渗透压下降为主要因素。肾病型水肿主要是血浆蛋白低下引起血浆胶体渗透压降低所致,是毛细血管内外水分分布异常,患儿多是低血容量状态,严重者可发生低血容量性休克。

肾性水肿的临床特点是:水肿先发生于组织松弛的部位,下行发展至足,肾炎性水肿往往指压痕阴性;而肾病性水肿往往呈凹陷性。肾性水肿伴有肾脏病的表现,如血尿、蛋白尿、管型尿、少尿、高血压等表现。若尿常规只有大量蛋白尿而无红细胞,首先考虑肾病综合征,若伴有低蛋白血症、高胆固醇血症则可诊断。若尿常规提示血尿、蛋白尿,则首先考虑肾炎综合征。肾炎综合征及肾病综合征只是一种临床表现诊断,临床工作更应查找其背后原因,注意有无继发因素。风湿性疾病(如系统性红斑狼疮、ANCA 相关性血管炎)、遗传代谢病(如肝豆状核变性)、遗传性肾脏病均可导致肾损害,不能只满足于肾小球肾炎或肾病综合征的诊断。

3)肝源性水肿:肝源性水肿往往以腹水为主要表现。常发生于重型肝炎、胆汁淤积性肝硬化、胆总管闭锁等疾病。肝性腹水最常见的原因是肝硬化,且多见于失代偿期的肝硬化患儿。此时由于肝静脉回流受阻及门静脉高压,滤出的液体主要经肝包膜渗出并滴入腹腔;同时肝脏蛋白质合成障碍使血浆白蛋白减少,醛固酮和抗利尿激素等在肝内灭活减少可使钠、水潴留,均为肝源性水肿发生的重要因素。

肝源性水肿的特点是:患儿多有慢性肝炎的病史,肝脾大,质硬,腹壁有侧支循环,食管静脉曲张,有些患儿皮肤可见蜘蛛痣和肝掌。实验室检查可见肝功能明显受损,血浆清蛋白降低。

4)营养性水肿:营养不良性水肿常由于喂养不当、摄入不足、吸收不良以及结核、肿瘤等消耗性疾病造成低蛋白血症所引起。水肿发生较慢,其分布一般是从组织疏松处开始,当水肿发展到一定程度之后,低垂部位如两下肢水肿表现明显。可见消瘦、皮下脂肪非常薄,常伴贫血,实验室检查可有低蛋白改变,不难诊断。

5) 结缔组织病中出现的水肿:下列结缔组织病可能可引起全身或局部水肿:

A. 过敏性紫癜:过敏性紫癜患儿累及皮肤可出现血管神经性水肿,累及关节时可以出现关节腔浆液性积液,累及肾脏时表现为水肿。临床常可根据皮肤紫癜、胃肠道症状、关节肿痛及血尿、蛋白尿等紫癜性肾炎表现明确诊断。

B. 川崎病:川崎病患儿急性期可出现手足硬性水肿,有光泽感及木实感,指/趾呈梭状。病程中伴发热、结膜充血、口唇皲裂、杨梅舌、皮疹、颈部淋巴结大,根据心脏彩超提示冠脉改变可确诊。

C. 系统性红斑狼疮:由于免疫复合物性血管炎导致血管通透性增高所致,可能发生胸腔积液、腹腔积液,也可能发生面部及踝部轻度水肿,若发生狼疮性肾炎则水肿更明显。

D. 皮肌炎:累及上眼睑的紫色水肿,逐渐可累及颜面、四肢及全身,起病缓慢,伴有 Gottron 皮疹、披肩征、四肢近端对称性肌无力、肌肉酶谱升高、肌电图提示肌源性损害。

E. 硬皮病:分为弥漫皮肤型和局限皮肤型。局限皮肤型皮肤受累局限于肢体末端或面部,或仅累及手指。本病水肿发生于早期,指压痕不明显,皮肤张力高,有光泽感,似乎涂抹一层胶水样的感觉,以后逐渐硬化。累及心脏时可出现心包积液。

6) 内分泌性水肿:皮质醇增多症、原发性醛固酮增多症,甲状腺功能减退及甲状腺功能亢进均可有全身性水肿表现。皮质醇增多症可有库欣综合征外貌,原发性醛固酮增多症往往伴有多饮、多尿、高血压、低血钾及肌肉麻痹、血及尿醛固酮增高。甲状腺功能减退由于代谢障碍使组织中黏蛋白聚集引起组织非凹陷性水肿,也称之为黏液性水肿,伴有乏力嗜睡、皮肤干燥、心率慢、便秘等代谢低下的表现。甲亢主要表现为胫前黏液性水肿和浸润性突眼,其凹陷性水肿的发生机制与甲亢性心脏病引起的心功能不全或机体代谢旺盛蛋白质分解加速引起的低蛋白血症有关。甲亢往往伴有多食易饥、兴奋易怒、怕热多汗等代谢旺盛的表现。

7）蛋白丢失性胃肠病所致水肿：由于大量蛋白从胃肠道丢失可导致低蛋白性水肿。凡是不明原因的低蛋白血症，伴有胃肠道疾病的临床表现，排除肝、肾疾病所致的营养不良或消耗性疾病，即应疑及本病。作为一种临床综合征，包括多种不同疾病，如肠道淋巴管扩张症、巨大肥厚性胃炎、炎症性肠病；过敏性紫癜及系统性红斑狼疮也可引起蛋白丢失性胃肠病。粪 ^{51}Cr 氯化琥珀胆碱测定（测定血管内注射的放射性大分子的粪便丢失）及 α_1 抗胰蛋白酶清除率测定对诊断蛋白质从胃肠道丢失具有较大意义。

8）其他：新生儿硬肿症，极低出生体重儿，早产儿维生素 E 缺乏、摄食盐或输注含钠液过多时，注射动物血清特别是马血清后导致血清病时，均可引起全身性水肿。

（2）局部性水肿：

1）炎性水肿：发生机制主要是毛细血管通透性增高所致。病因包括感染、化学性刺激、物理性刺激（烧伤烫伤）及生物学刺激（蚊虫叮咬）。临床疾病有疖痈、蜂窝组织炎、眼炎、蚊虫叮咬、烫伤烧伤等。

2）淋巴性水肿：由于淋巴管回流障碍所致，根据病因不同，可分为原发性和继发性两大类。原发性淋巴性水肿原因不明，故又称特发性淋巴水肿，可发生在一侧下肢，也可发生在其他部位。发生这种水肿的皮肤和皮下组织均变厚，皮肤表面粗糙，有明显的色素沉着。皮下组织中有扩张和曲张的淋巴管。继发性多为肿瘤、手术、感染等造成淋巴管受压或阻塞而引起。感染的病因可以是细菌，也可以是寄生虫。在细菌中最常见的是溶血性链球菌所引起的反复发作的淋巴管炎和蜂窝织炎。在寄生虫中最多见为丝虫寄生于淋巴系统引起淋巴管炎和淋巴结炎，称为丝虫病。丝虫病以下肢受侵最多见，最后演变成象皮肿，象皮肿的皮肤明显增厚，皮肤粗糙如皮革样，有皱褶。根据患儿的临床表现，血中检出微丝蚴和病变皮肤活组织检查，一般诊断不难。

3）血管神经性水肿：本病是一种发生于皮下疏松组织或黏膜的局限性水肿，为暂时性、局限性、无痛性皮下黏膜下水肿，好发于上唇及咽喉、颈部。严重者喉部水肿可致窒息。血管神经性水肿往往伴有瘙痒。是Ⅰ型变态反应引起毛细血管通透性增高所致。

4）静脉阻塞性水肿：此型水肿由于静脉回流受阻。常发生于肿瘤压迫、静脉血栓形成等。临床上较常见的有：上腔静脉阻塞综合征、下腔静脉阻塞综合征、肢体静脉血栓形成及血栓性静脉炎、慢性静脉功能不全。

5）局部外伤性水肿：局部软组织损伤及骨折后可出现伤区肿胀疼痛，局部多有淤血。患儿应有外伤史。需注意的是，轻微外伤或无外伤出现的局部肿胀伴瘀青的男性患儿，一定要注意血友病，根据家族史及凝血因子测定可以确诊。

6）EB 病毒感染出现的水肿：是儿童常见的感染性疾病，其典型表现是传染性单核细胞增多症，但是约 16% 的患儿以眼睑水肿为首发症状，临床上发热、咽喉炎、淋巴结肿大三联症不典型。因此，以双眼睑水肿首发单一症状的 EB 病毒感染患儿易漏诊，值得临床注意，外周血异型淋巴细胞及 EBV-DNA 检查有助于诊断。

7）药源性水肿：一些药物摄入后影响水钠排泄或影响水钠代谢导致水肿，称其为药源性水肿。其特征为：①水肿发生在用药后，停药后不久消失；②水肿发生常常局限于双下肢；③最常见引起水肿的药物有肾上腺皮质激素、睾酮、雌激素、胰岛素、硫脲类、钙拮抗剂、甘草等。

8）其他：久坐后可由于静脉回流减少引起下肢水肿；睡眠不枕枕头可由于头低位引起面部轻度水肿；某些神经系统疾病发生肢体瘫痪时，由于神经营养障碍，局部毛细血管通透性增强，可引起局部水肿。

【诊断思路】

水肿是临床常见的体征，它涉及循环系统、泌尿系统、中枢神经系统、内分泌系统、消化系统、血液系统等几乎涵盖全身各个系统的相关疾病。不同病因治疗方法差异很大,因此最重要的在于水肿病因的诊断。

1. 了解水肿患儿流行病学资料 对于水肿患儿在病史询问中注意以下几点:

(1) 水肿发生的时间:如免疫系统疾病引起的水肿中川崎病、硬皮病常出现在疾病早期,而系统性红斑狼疮、过敏性紫癜累及肾脏引起的水肿则出现相对较晚,EB 病毒感染所致水肿也常见在发病早期出现。肾源性水肿常在晨起时眼睑水肿明显。神经源性肺水肿在手足口病Ⅲ期。脑水肿常出现在病情急性期。

(2) 水肿发生的诱因:患儿是否有钙拮抗剂、雌激素、类固醇等药物服用史,情绪是否激动,是否为月经期,是否有感染、营养不良等诱因。

(3) 水肿发生的部位:①水肿发生于单侧下肢:常见于下肢深静脉血栓、静脉闭塞、淋巴管阻塞。②水肿仅限于双侧下肢:常见于神经性水肿、药源性水肿、肥胖、高血压、妊娠、月经期、贫血、特发性水肿等。如果水肿仅仅局限于双下肢胫骨下缘,且为凹陷性,部分可见于甲状腺功能亢进。妊娠所致水肿一般左下肢水肿比右下肢水肿出现早,而且严重。③水肿仅发生于上肢及面部:常见于上腔静脉阻塞综合征。④水肿发生于眼睑及颜面部,以早晨起床时最明显:见于肾性疾病常见肾炎。⑤如果水肿初发生于下肢,而后蔓延至全身:常见于心源性水肿、肝源性水肿、肾源性水肿、重度贫血、重度营养不良、黏液性水肿等疾病。⑥水肿仅发生于下肢及腰骶部:常见于下腔静脉阻塞综合征、截瘫、长期卧床、营养不良等疾病。

(4) 水肿发生是否与体位、运动有关。

(5) 水肿是经常发生还是偶尔发生。

(6) 水肿发生伴随症状 是否有呼吸困难、心悸、气短、发热、皮疹、头晕等伴随症状。

(7) 注意询问患者及家族中既往疾病如心脏病、肾脏病、肝脏疾病、遗传代谢性疾病等。

2. 正确判断水肿

（1）水肿范围：区分水肿为全身性水肿还是局部性水肿，值得注意的是在全身性水肿患者出现凹陷前已经有组织液增多，并可达原体重的 10%，这类患者称为隐性水肿，需要注意体重改变；积液患儿注意正确判断积液位置，对于心包积水、胸腔积液、腹腔积水、脑积水等患儿，细致的临床表现、详细的体格检查及穿刺等实验室检查有助于病因诊断。

（2）水肿性质：①凹陷性水肿和非凹陷性水肿：凹陷性水肿是由于体液渗聚于皮下疏松结缔组织所致；非凹陷性水肿是由于慢性淋巴回流受阻，黏液性水肿所致。②炎性水肿和非炎性水肿：炎性水肿为局限性水肿，局部潮红、灼热、疼痛和压痛为特征，主要属于外科范围（如丹毒、蜂窝织炎等）。

（3）水肿液特点：水肿液含血浆的全部晶体成分，根据蛋白含量的不同分为漏出液和渗出液：①漏出液比重低于 1.015，蛋白含量低于 2.5g%，细胞数少于 500/100ml。②渗出液比重高于 1.018，蛋白含量可大于 3g%~5g%，白细胞计数高，多见于炎性水肿。

（4）水肿严重程度：临床上可分为四级，以"+"表示。"+"水肿局限于足踝小腿；"++"水肿涉及全下肢；"+++"水肿涉及下肢、腹壁及外阴；"++++"全身水肿，有时伴有腹水。根据水肿程度也可分为轻、中、重三度。轻度：水肿仅发生于眼睑、眶下软组织、胫骨前、踝部皮下组织，指压后可出现组织轻度凹陷，平复较快。有时早期水肿，仅有体重迅速增加而无水肿征象出现。中度：全身疏松组织均有可见性水肿，指压后可出现明显的或较深的组织凹陷，平复缓慢。重度：全身组织严重水肿，身体低垂部皮肤紧张发亮，甚至可有液体渗出，有时可伴有胸腔、腹腔、鞘膜腔积液。

但是疾病的严重程度不一定与水肿的程度呈正比，临床上，对于水肿患儿，儿科医师应当迅速判断及治疗危及患者生命的严重疾病如急性肺水肿、急性左心衰竭、喉头水肿等。迅速缓解水肿伴随的症状如呼吸困难、心悸、气短等（表 1-22）。

表 1-22 心源性水肿与肾源性水肿的鉴别

	肾源性水肿	心源性水肿
开始部位	从眼睑、颜面开始波及全身	从足部开始,向上波及全身
发展快慢	发展常迅速	发展较缓慢
水肿性质	软而移动性大	比较坚实,移动性小
伴随症状	伴有其他症状如高血压、血尿、蛋白尿、管型尿、眼底改变等	伴有心脏杂音、心影增大、肝大、静脉压高等

3. 辅助检查

（1）常规检查:常规对水肿患者进行血常规、尿常规、大便常规、肝功能、肾功能、血脂全套、血浆白蛋白、心肌酶、电解质等。

（2）特殊检查:

1）怀疑为心源性水肿应做心电图、超声心动图、胸部 X 线片、血浆 B 型脑钠肽,必要时做心肌核素、冠状动脉造影等检查。

2）怀疑为肾源性水肿应做补体检查、抗"O",尿蛋白测定、尿红细胞形态、尿比重、尿管型、内生肌酐清除率、肾脏 B 超等检查。

3）肝源性水肿应做肝炎全套、凝血功能、腹部 B 超检查,必要时做消化道造影及腹部 CT 等检查。

4）内分泌性水肿应做肾脏及肾上腺 B 超、甲状腺 B 超、ACTH、皮质醇、甲状腺功能、醛固酮、血浆肾素活性、血尿儿茶酚胺等项测定,必要时做肾上腺 CT 及 MRI、脑垂体 CT 及 MRI 等检查。

5）怀疑淋巴水肿时,可选择血中检测微丝蚴和病变皮肤活组织检查,淋巴管直接、间接或闪烁造影以及 CT、MR 或 B 超、放射性核素淋巴显影等。

6）怀疑自身免疫性疾病所致水肿应注意血常规中血小板、血沉、CRP、心脏彩超,狼疮全套、肌电图、肌肉酶谱等。

7）怀疑 EB 病毒感染性水肿应做 EB 病毒抗体、EBV-DNA、外周血异型淋巴细胞、腹部 B 超等检查。

> 附：水肿诊断流程图

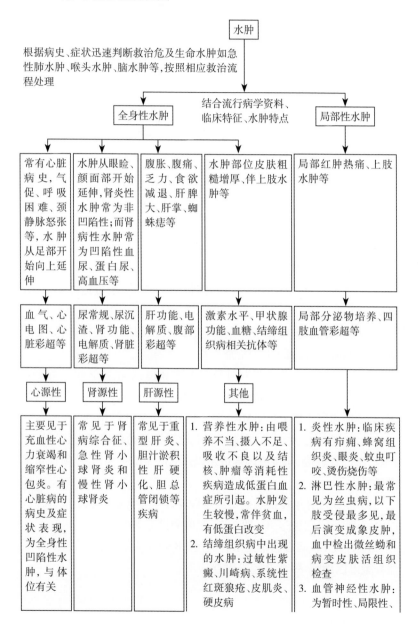

水肿

根据病史、症状迅速判断救治危及生命水肿如急性肺水肿、喉头水肿、脑水肿等，按照相应救治流程处理

结合流行病学资料、临床特征、水肿特点

全身性水肿

局部性水肿

常有心脏病史，气促、呼吸困难、颈静脉怒张等，水肿从足部开始向上延伸	水肿从眼睑、颜面部开始延伸，肾炎性水肿常为非凹陷性；而肾病性水肿常为凹陷性血尿、蛋白尿、高血压等	腹胀、腹痛、乏力、食欲减退、肝脾大、肝掌、蜘蛛痣等	水肿部位皮肤粗糙增厚、伴上肢水肿等	局部红肿热痛、上肢水肿等
血气、心电图、心脏彩超等	尿常规、尿沉渣、肾功能、电解质、肾脏彩超等	肝功能、电解质、腹部彩超等	激素水平、甲状腺功能、血糖、结缔组织病相关抗体等	局部分泌物培养、四肢血管彩超等

心源性 **肾源性** **肝源性** **其他**

主要见于充血性心力衰竭和缩窄性心包炎。有心脏病的病史及症状表现，为全身性凹陷性水肿，与体位有关	常见于肾病综合征、急性肾小球肾炎和慢性肾小球肾炎	常见于重型肝炎、胆汁淤积性肝硬化、胆总管闭锁等疾病	1. 营养性水肿：由喂养不当、摄入不足、吸收不良以及结核、肿瘤等消耗性疾病造成低蛋白血症所引起。水肿发生较慢，常伴贫血，有低蛋白改变 2. 结缔组织病中出现的水肿：过敏性紫癜、川崎病、系统性红斑狼疮、皮肌炎、硬皮病	1. 炎性水肿：临床疾病有疖痈、蜂窝组织炎、眼炎、蚊虫叮咬、烫伤烧伤等 2. 淋巴性水肿：最常见为丝虫病，以下肢受侵最多见，最后演变成象皮肿，血中检出微丝蚴和病变皮肤活组织检查 3. 血管神经性水肿：为暂时性、局限性、

3. 内分泌性水肿:皮质醇增多症、原发性醛固酮增多症、甲亢
4. 蛋白丢失性胃肠病所致水肿:粪 ^{51}Cr 氯化琥珀胆碱测定及 α_1-抗胰蛋白酶清除率测定对诊断蛋白质从胃肠道丢失具有较大意义
5. 其他:新生儿硬肿症,极低出生体重儿,早产儿维生素 E 缺乏、摄入食盐或输注含钠液过多时,血清病

无痛性皮下黏膜下水肿,往往伴有瘙痒
4. 静脉阻塞性水肿:有上腔静脉阻塞综合征、下腔静脉阻塞综合征、肢体静脉血栓形成及血栓性静脉炎、慢性静脉功能不全
5. 局部外伤性水肿:患儿应有外伤史,局部多有淤血。注意血友病
6. 传染性单核细胞增多症引起的眼睑水肿
7. 药源性水肿:其特点为水肿发生在用药后,停药后不久消失,水肿发生常局限于双下肢
8. 其他:久坐、睡眠不枕枕头、某些神经系统疾病由于神经营养障碍,局部毛细血管通透性增强,引起局部水肿

(祝益民 刘萍萍)

参考文献

1. HORNIK C, MELIONES J. Pulmonary Edema and Hypoxic Respiratory Failure. Pediatr Crit Care Med, 2016, 17(8): S178-181.

2. TEOH CW, ROBINSON LA, NOONE D. Perspectives on edema in childhood nephrotic syndrome. Am J Physiol Renal Physiol, 2015, 309(7): F575-F582.

3. FIORE E, RIZZI M, RAGAZZI M, et al. Acute hemorrhagic edema of young children (cockade purpura and edema): a case series and systematic review. J Am Acad Dermatol, 2008, 59(4): 684-695.

4. ALTAMMAR F, LANG B. Kawasaki Disease in the neonate: case report and literature review. Pediatr Rheumatol Online J, 2018, 16(1): 43.

5. HISANO S, HAHN S, KUEMMERLE NB, et al. Edema in childhood. Kidney Int Suppl, 1997, 59: S100-104.

第十七节 皮 疹

【概述】

皮疹(rash)是各种原因导致的可见、可触及的皮肤、黏膜损害,使得毛细血管扩张,通透性增加,导致渗出或出血所致。

1. 发病机制

(1) 有多种发病因素参与皮疹的发病机制,常见的几种机制如下:

1) 病原体对皮肤细胞或微血管内皮细胞的直接作用。如疱疹病毒的水疱性皮疹就是一种由于病原体直接侵入皮肤,由多核巨细胞和包涵体引起的炎症反应。

2) 细菌毒素所致,如猩红热和中毒性休克综合征。

3) 抗原抗体反应,多为药物诱发,常为迟发型变态反应,亦可是速发型变态反应。如多形红斑型药疹和荨麻疹型药疹。

4) 自身免疫反应,如系统性红斑狼疮和皮肌炎。

(2) 按照皮疹形态的发生机制可以分以下 2 种:

1) 出血性皮疹:由毛细血管破裂后红细胞外渗到真皮内所致,压之不褪色。

2) 充血性皮疹:局部皮肤真皮毛细血管扩张、充血所致,压之可褪色。

2. 皮疹的病因 皮疹的病因很多,临床上分为感染性与非感染性两大类。

(1) 感染性皮疹:

1) 病毒感染:是由于病毒感染导致皮肤黏膜病变。不同病毒对组织的亲嗜性有差别,如疱疹病毒有嗜神经及表皮特性,可引起带状疱疹等；而人类乳头瘤病毒有嗜表皮特性，可引起各种疣；麻疹病毒呈泛嗜性，除引起皮肤病变外，还可导致全身广泛组织损伤。不同病毒感染所引起的皮损存在很大差别，可表现为新生物型（如各种疣）、疱疹型（如单纯疱疹）、红斑发疹型（如麻疹）。儿童常见疾病皮疹有水痘、带状疱疹、单纯疱疹、麻疹、风疹、手足口病、幼儿急疹、传染性单核细胞增多症、疱疹性咽峡炎、传染性软疣、疣、疣状表皮发育不良、登革热等（表 1-23）。

表 1-23　不同类型病毒感染的皮疹性疾病

病毒名称		相关临床疾病
DNA 病毒	疱疹病毒组	
	单纯疱疹病毒	单纯疱疹、水痘样疱疹
	水痘-带状疱疹病毒	水痘、带状疱疹
	巨细胞病毒	巨细胞包涵体病
	人类疱疹病毒 4 型（EB 病毒）	传染性单核细胞增多症、慢性 EB 病毒感染
	人类疱疹病毒 6 型	幼儿急疹
	猿疱疹病毒（B 病毒）	B 病毒病
	痘病毒组	
	天花病毒	天花、种痘反应、牛型痘、牛痘样湿疹
	副牛痘病毒	挤奶人结节、羊痘
	传染性软疣病毒	传染性软疣
	猴天花病毒	猴天花病毒病、痘病毒病
	细小病毒	传染性红斑、丘疹紫癜性"手套和短袜"综合征
	乳头多瘤空泡病毒	寻常疣、扁平疣、尖锐湿疣、疣状表皮发育不良、鲍温样丘疹病、趾疣、口腔灶性上皮增生

续表

病毒名称			相关临床疾病
RNA病毒	副黏病毒	麻疹病毒	麻疹、非典型麻疹综合征
		风疹病毒	风疹、风疹综合征
		呼吸道合胞病毒	呼吸道病毒感染
	小RNA病毒	柯萨奇病毒	疱疹性咽峡炎、手足口病、口蹄疫、柯萨奇湿疹、柯萨奇病毒疹
		埃可病毒	埃可病毒疹、手足口病
	虫媒病毒		登革热、西尼罗河热、绿猴病、病毒性出血热
可能由病毒引起的皮疹性疾病			川崎病、Duke病

2) 细菌感染:细菌可分别引起感染性病变(如疖)、中毒性病变(葡萄球菌烫伤样皮肤综合征)和免疫介导性病变(如超抗原诱发或加重特应性皮炎、银屑病)等。根据细菌形态不同可将细菌性皮肤病分为球菌性皮肤病和杆菌性皮肤病,前者主要由葡萄球菌或链球菌感染所致,多发生在正常皮肤上,故又称原发感染,主要疾病有疖、毛囊炎、化脓性汗腺炎、葡萄球菌性汗孔周围炎及多汗腺脓肿、蜂窝织炎、坏疽性蜂窝织炎、丹毒、葡萄球菌性烫伤样皮肤综合征、脓疱疮、猩红热、人类感染猪链球菌病;后者又分为特异性感染(如皮肤结核、麻风)和非特异性感染(革兰氏阴性杆菌如变形杆菌、假单胞菌和大肠分枝杆菌等),其中非特异性感染常发生在原有皮肤病变的基础上,故又称继发感染。常见有脓疱疮、麻风、伤寒、丹毒、类丹毒、猩红热等。

3) 真菌感染:感染途径可为接触、吸入或食入。少数真菌可直接致病,多数真菌则在一定条件下致病,成为条件致病菌。根据真菌入侵组织深浅不同可分为浅部真菌和深部真菌。常见有头癣、脓癣、手足癣、体癣、股癣、花斑癣、念珠菌病、曲霉菌病、虫霉病、放射菌病、奴卡病、毛孢子菌病、毛霉病等。

4) 螺旋体感染:主要为梅毒、回归热及钩端螺旋体病等。

5）立克次体感染：主要为落基山斑点热、恙虫病、斑疹伤寒、蜱传斑点热及立克次体痘等。

6）动物所致的皮疹：原虫（利什曼、阿米巴、弓形虫）、蠕虫（血吸虫、猪囊虫尾蚴、淋巴丝虫病、盘尾丝虫病、蛲虫、钩虫、麦地那龙线虫病）、节肢动物（疥疮、恙螨皮炎、革螨皮炎、谷痒病、毛虫皮炎、甲虫皮炎、隐翅虫皮炎、毛囊虫病、蜂、蜘蛛、蝎、蚁、蜈蚣蜇伤）、水生及其他动物（刺胞皮炎、水蛭、毒鱼等水生物咬伤、毒蛇咬伤）等均可引起皮疹。

（2）非感染性皮疹：

1）药疹及其相关疾病：药疹发生与药物因素、机体因素和其他因素如细菌或病毒感染有关，严重者可引起药物超敏综合征、严重过敏性反应与过敏性休克而死亡。任何一种药物在一定条件下，都可能引起药疹，临床上常见的引起药疹的药物有：①抗生素类：抗生素多可导致药疹，如β-内酰胺类、磺胺类、抗结核病药、四环素、氨苯砜、米诺环素等；②解热镇痛类：如阿司匹林、对乙酰氨基酚等；③催眠药、镇静药与抗癫痫药：如卡马西平、苯巴比妥、苯妥英钠、拉莫三嗪等；④异种血清制剂及疫苗等：如破伤风抗毒素、蛇毒免疫血清和狂犬病疫苗等；⑤各种生物制剂。甚至有报道甘露醇、酒精等也可引起皮疹。

2）物理性皮疹：主要包括痘疮样水疱病、多形性日光疹、胶样粟丘疹、日晒伤、光化性痒疹、接触性皮炎、幼儿春季疹、痱子、鸡眼、冻疮、皲裂、尿布皮炎、夏季皮炎、红绀病、摩擦性苔藓样疹。

3）自身免疫性疾病：其发生与遗传因素、感染因素及免疫异常反应有关。主要包括系统性红斑狼疮、硬皮病、干燥综合征、类风湿关节炎、结节性多动脉炎及风湿热、川崎病、白塞病等。

4）变态反应性疾病：常见有湿疹、丘疹性荨麻疹、荨麻疹、脂溢性皮炎、自身敏感性皮炎、化妆品皮炎、口周皮炎、特异性皮炎等。

5）其他：一些血管性疾病、血液系统肿瘤性疾病如朗格汉斯细胞组织细胞增生症、三氯乙烯等中毒也可以引起皮疹。

【诊断思路】

全身或局部皮疹是很多疾病都可能出现的症状，临床工作中应掌握发疹性疾病的时间、季节、规律和特点，重视皮肤、黏膜的检查，进行综合分析以作出正确的诊断。

1. 了解流行病学资料　重视收集患儿年龄、患病季节、居住地、感染病接触史,关注个人史中喂养、进食、维生素摄入情况、疫苗接种及疫苗接种的反应,注意家族中有无同样疾病,遗传性疾病患儿最好询问 3~4 代家族患病情况,对特异性皮炎患儿要详细询问过敏性家族史,如哮喘、过敏性鼻炎或荨麻疹史。

新生儿出疹有新生儿毒性红斑、新生儿红斑狼疮综合征、先天性梅毒、湿疹、尿布疹、新生儿脓疱疹、新生儿粟丘疹等,有出血疹时注意维生素 K 缺乏症、DIC、脓毒症等。婴幼儿皮疹常为感染性因素所致,幼儿急疹、麻疹、疱疹性咽峡炎、手足口病等多见。基础条件差、营养不良患儿要考虑真菌性皮疹。

2. 关注皮疹的特点

(1) 根据皮疹形态临床上分为以下 8 种类型:

1) 斑疹:为真皮内血管扩张,只有局部皮肤发红,与皮肤齐平,压之褪色,大小不等,可融合成片。见于斑疹伤寒、丹毒、环形红斑等。

2) 丘疹:为局限性、实质性、边界清楚、直径 <1cm 的隆起性损害。可见于药物疹、麻疹、湿疹、猩红热等。

3) 玫瑰疹:为一种鲜红色圆形斑疹,直径 2~3cm,为病灶周围血管扩张所致。检查时拉紧附近皮肤或以手指按压可使皮疹消退,松开时又复出现,多出现于胸腹部。为伤寒和副伤寒的特征性皮疹。

4) 荨麻疹:为稍隆起皮肤表面的苍白色或红色的局限性水肿,为速发性皮肤变态反应所致,见于各种过敏反应。

5) 斑丘疹:在丘疹周围有皮肤发红的底盘称为斑丘疹。见于风疹、猩红热和药物疹等。

6) 紫癜:是皮肤或黏膜的毛细血管中血液渗出而淤积于组织内的表现。皮肤表面先有鲜红色的斑点,形态大小不等,指压不褪色,以后变紫而转青,最终变成棕黄色而消失。

7) 疱疹:水疱,高于皮肤,内有空隙,界限性的隆起。内含清晰或混浊的浆液,直径 <0.5cm 为水疱,直径 >0.5cm 者称大疱。脓疱,是含有脓液的水疱,多由水疱并发感染所致。多见于水痘、冻伤、烧伤、手足口病、单纯疱疹、带状疱疹等。

8）风团：为真皮浅层急性水肿引起顶端平坦的隆起性皮损，常突然发生，存在时间短暂，一般经数小时即消退，不留痕迹。

（2）记录皮疹特点：

1）发生部位：不同疾病好发部位不同。

2）皮疹分布及排列：观察皮疹是局限或有无全身性发展的趋势，对称与否，散在或者密布，条状/环状或不规则。

3）皮疹数目：单个、少数/多数。

4）边缘：清楚/不清、整齐、隆起。

5）皮疹本身特点：大小、颜色、形状、表面、硬度及基底等。

6）浅感觉及伴随症状：痛觉、痒感等。

（3）掌握儿科常见几种皮疹（表 1-24）。

3. 重视伴随症状、体征 同一种疾病可以出现多种皮疹，不同疾病也可以出现同一种皮疹，皮疹是疾病过程中的一种表现。因此要依据其他症状加以鉴别诊断。

临床上常见皮疹伴发热、淋巴结、肝脾大等，要从感染性疾病和非感染性疾病考虑，常见疾病包括重症感染、风湿免疫性疾病、血液系统疾病等。需结合辅助检查进一步鉴别。

出血性皮疹对称分布伴有腹痛、血小板正常者诊断过敏性紫癜；伴血小板减少考虑血小板减少性紫癜；皮疹伴发热、肝脾淋巴结肿大、贫血等需考虑败血症或白血病；皮疹各期不一，分批出现，可表现为湿疹样、脂溢性或出血性皮疹，以躯干、头皮为主，四肢较少，伴发热、肝脾大、骨质缺损、尿崩等需考虑朗格汉斯细胞组织细胞增生症。

皮疹伴咽峡炎、淋巴结、肝脾大需考虑传染性单核细胞增多症，玫瑰疹伴高热、表情淡漠、相对缓脉、消化道症状考虑伤寒。皮疹在上胸部、腋下出现，结合冬春季发病，伴高热、惊厥、意识障碍考虑流行性脑脊髓膜炎；伴结膜充血、颈胸部潮红(三红)，头、眼眶、腰痛(三痛)，蛋白尿等肾损害，结合流行季节、疫情等考虑流行性出血热；出血性皮疹出血在指(趾)尖、甲床或结膜、唇黏膜，结合心脏病基础病史，有血管栓塞改变、心脏杂音改变或出现新的杂音，要考虑感染性心内膜

表 1-24 儿科常见皮疹

病名	全身症状	发热与皮疹关系	出疹顺序	皮疹形态	皮疹时间
麻疹	呼吸道卡他症状,结膜炎	发热 3~4 天出疹,出疹期热更高	头面-颈-躯干-四肢	红色斑丘疹色素沉着,脱屑,Koplik 斑	3~4 天出齐,3~4 天开始消退
风疹	轻,枕、耳颈后淋巴结肿大,触痛	发热 1 天出疹,疹出热退	面部-颈-躯干-四肢	斑丘疹,疹间有正常皮肤	1 天出齐,历时 3 天
幼儿急疹	一般情况好,高热时可以惊厥	高热 3~5 天出疹,热退疹出	躯干、颈部及上肢	红色斑丘疹	1 天出齐,次日消退,2~3 天消失
肠道病毒(柯萨奇、埃可病毒)	发热、咽痛、流涕、腹泻,结膜炎	发热时或热退后出疹	口咽,手、足底	斑疹、斑丘疹,疱疹,无脱屑	1~3 天消失
猩红热	中毒症状重,咽峡炎,草莓舌,环口苍白圈	发热 1~2 天出疹,出疹时高热	颈-腋-腹股沟-全身	密集细小丘疹砂纸感,脱皮	持续 3~5 天开始消退
药物疹	原发病症状	有用药史	四肢或头面部-躯干-全身	色鲜红,红斑,斑丘疹,消退时可有糠状脱皮	用药与发疹有潜伏期,约 6~12 天。停药后数日消退

续表

病名	好发年龄	好发性别	好发部位	主客观症状
系统性红斑狼疮	新生儿、学龄儿童	女	颜面、头、手、足	全身症状,肾炎、关节炎,口腔溃疡或光过敏
皮肌炎	学龄儿童	女	颜面、四肢、胸	眼睑珊瑚色红斑,手指背有角化性红斑及丘疹
多形红斑	学龄儿童		颜面、手、足	皮疹多形性,有水疱或靶形损害
传染性红斑	学龄儿童		颜面、四肢、臀部	皮疹一过性,躯干、下肢网状红斑
日光性皮炎	幼儿~学龄儿童		颜面、手	有日光暴晒史,全身症状(一)
特异性皮炎	幼儿~学龄儿童		颜面基或全身	皮疹多形性,瘙痒明显
川崎病	幼儿~学龄儿童		散在皮疹,皮疹不典型,可伴有瘙痒	发热,淋巴结肿大,手趾指端肿胀、脱皮,草莓舌,口唇皲裂等

炎。水疱疹破溃后有焦痂形成见于恙虫病。丘疹中央凹陷、周边隆起有脱屑见于真菌感染。皮疹伴发热、咽炎、杨梅舌、口周苍白圈可见于猩红热；口周或脐部充血性红斑，迅速遍及全身并出现松弛性大疱似烫伤样，伴发热、呕吐、腹泻等，考虑葡萄球菌性烫伤样皮肤综合征。

皮疹伴发热、结膜充血、草莓舌、手指肿胀、淋巴结肿大等要考虑川崎病；皮疹伴发热、肝脾淋巴结肿大、关节炎等需考虑幼年特发性关节炎；盘形红斑、蝶形红斑伴光敏感、多脏器损伤时考虑系统性红斑狼疮；伴不规则发热、关节肿痛、肌痛、肌无力考虑皮肌炎；好发于小腿伸侧，对称性、疼痛性结节考虑血管炎性疾病。

红斑疹或多形皮疹伴瘙痒、发热、有抗生素或其他药物使用史，考虑药物过敏。固定性红斑：好发于皮肤黏膜交界处，如口周、外阴部，预后留有明显色素斑见于水杨酸盐、磺胺类药物过敏反应。

4. 辅助检查

（1）感染指标及病原学检查：

1）血常规：外周血血常规白细胞增高且以淋巴细胞增高为主，异型淋巴细胞超过 10% 考虑传染性单核细胞增多症；外周血白细胞减少、嗜酸性粒细胞减少或消失见于伤寒。药物性或过敏性皮疹可出现嗜酸性粒细胞增高。

2）病原学检查：包括 EBV、CMV、EV71、柯萨奇病毒等病毒性抗体滴度及 DNA 检查、梅毒螺旋体、支原体、衣原体抗体等；PCT、CRP、血沉、内毒素、真菌-D 葡聚糖等间接病原学检查指标；取痰、尿液、粪便、脓液、口腔或阴道分泌物、血液、脑脊液、骨髓、各种穿刺液和活检组织等病原体培养。

（2）心脏超声检查鉴别感染性心内膜炎、川崎病等，ENA、抗核抗体、狼疮全套等辅助诊断 SLE，X 线关节片辅助诊断 Still 病、过敏原筛查。

（3）斑贴实验、过敏原筛查等辅助诊断接触性皮炎、职业性皮炎、手部湿疹、化妆品皮炎等。

（4）皮肤活检、骨髓细胞学检查或淋巴结活检可进一步判断朗格汉斯细胞组织细胞增生症、白血病、淋巴瘤等血液系统恶性疾病。

> 附:皮疹诊断流程图

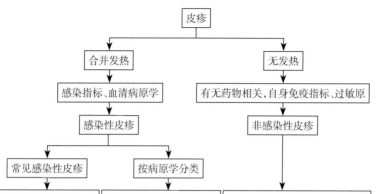

常见感染性皮疹	按病原学分类	非感染性皮疹

1. 麻疹:发热 3~4 天出疹,出疹期热更高,皮疹顺序为头面—颈—躯干—四肢,红色斑丘疹有色素沉着,脱屑,可见科氏斑,出疹 3~4 天开始消退
2. 风疹:斑丘疹,疹间有正常皮肤,发热 1 天出热退,皮疹顺序为面部—颈—躯干—四肢,1 天出齐,历时 3 天
3. 幼儿急疹:为红色斑丘疹,高热 3~5 天出疹,热退疹出,1 天出齐,次日消退,2~3 天消失
4. 手足口病:发热时或热退后出疹,出疹部位为口咽、手、足底,1~3 天消失
5. 猩红热:发热 1~2 天出疹,出疹时高热,密集细小丘疹砂纸感,脱屑,持续 3~5 天开始消退

1. 病毒性:如水痘、带状疱疹、单纯疱疹、风疹、传染性单核细胞增多症、疱疹性咽峡炎、传染性软疣、疣、疣状表皮发育不良、登革热等
2. 细菌性:如疖、毛囊炎、化脓性汗腺炎、葡萄球菌性汗孔周围炎及多汗腺脓肿、蜂窝织炎、坏疽性蜂窝织炎、丹毒、葡萄球菌性烫伤样皮肤综合征、脓疱疹、皮肤结核、麻风、脓疱疮、伤寒、丹毒等
3. 真菌感染:常见有头癣、脓癣、手足癣、体癣、股癣、花斑癣、念珠菌病、曲霉菌病、虫霉病、放射菌病、奴卡病、毛孢子菌病、毛霉病等
4. 螺旋体感染:梅毒、回归热及钩端螺旋体病等
5. 立克次体感染:主要为落基山斑点热、恙虫病、斑疹伤寒、蜱传斑点热及立克次体痘等
6. 动物所致的皮疹

1. 药疹及其相关疾病:有用药史(青霉素和链霉素等抗生素类,阿司匹林、对乙酰氨基酚等解热镇痛类,催眠药、镇静药与抗癫痫药,异种血清制剂及疫苗,各种生物制剂等),皮疹色鲜红,红斑、斑丘疹,消退时可有糠状脱皮,用药与发疹有潜伏期,约 6~12 天。停药后数日消退
2. 物理性皮疹:主要包括痘疮样水疱病、多形性日光疹、胶样粟丘疹、日晒伤、光化性痒疹、接触性皮炎、幼儿春季疹、痱子、鸡眼、冻疮、皲裂、尿布皮炎、夏季皮炎、红绀病、摩擦性苔藓样疹
3. 自身免疫性疾病:主要包括系统性红斑狼疮、硬皮病、干燥综合征、类风湿关节炎、结节性多动脉炎及风湿热、川崎病、白塞病等
4. 变态反应性疾病:常见有湿疹、丘疹性荨麻疹、荨麻疹、脂溢性皮炎、自身敏感性皮炎、化妆品皮炎、口周皮炎、特异性皮炎等
5. 其他:一些血管性疾病、肿瘤性疾病、三氯乙烯等中毒也可以引起皮疹

(祝益民　刘萍萍)

参考文献

1. OPSTELTEN W,EEKHOF JA,KNUISTINGH NEVEN A.Childhood diseases with exanthema. Ned Tijdschr Geneeskd,2011,155(41):A3671.

2. 中国医师协会皮肤科医师分会变态反应性疾病专业委员会. 药物超敏反应综合征诊治专家共识. 中华皮肤科杂志,2018,51(11):787-790.

3. HAPPEL CS. Rash diagnostics:an update on the diagnosis of allergic rashes. Curr Opin Pediatr,2017,29(3):371-378.

4. KANG JH. Febrile Illness with Skin Rashes.Infect Chemother,2015,47(3):155-166.

第二章　心搏呼吸骤停
与心肺复苏术

【概述】

心跳、呼吸骤停是临床最危急、最严重的疾病状态,心搏骤停与呼吸骤停可先后发生,互为因果,其结果是血液循环及各脏器供血停止,低氧血症,导致各脏器缺血缺氧性损伤及复苏后再灌注损伤。如不及时处理可迅速死亡,或由于随后发生的多脏器功能衰竭而死亡,或可能有神经系统后遗症。对心跳、呼吸骤停的患者必须争分夺秒地采用急救手段恢复心肺功能,并于心肺复苏开始后迅速进行脑损伤的预防及治疗,并最终使脑功能恢复,这一急救过程与方法称心肺复苏(cardiopulmonary resuscitation,CPR)。

【病因】

与成人不完全一致,儿童发生心跳呼吸骤停的主要原因是非心脏性的,包括呼吸系统疾病如气道梗阻、窒息、溺水、感染、婴儿猝死综合征、中毒和神经系统疾病等,此外各种原因导致的休克、心力衰竭、严重心律失常等也是儿童心跳呼吸停止的原因,有时医源性的因素也可导致心搏呼吸骤停如麻醉意外、心导管检查及各种有创操作等。

【诊断】

1. **病史**　患儿突然昏迷,刺激或呼叫后无反应;多有相应的前驱病史或有意外损伤病史,如有呼吸困难、面色差或神志改变、抽搐等,或创伤、电击、溺水、窒息及中毒等。

2. **查体**　完全心跳呼吸停止时,患者昏迷,触诊大动脉搏动或心前区搏动消失,呼吸停止(无胸或腹的起伏运动),瞳孔散大,皮肤黏膜苍白或发绀,听诊心音消失。

3. 以下情况也应视为心跳、呼吸骤停的前兆,需要心肺复苏:

(1)严重心动过缓,年长儿 <30 次/min,婴儿 <60 次/min,新生儿 <80 次/min。

(2)呼吸过于浅弱、缓慢,呈抽泣样呼吸或呼吸极度困难,虽有呼吸动作,胸部听诊无呼吸音。

4. 辅助检查 心电图表现为室颤,各种类型的心动过缓或完全停止呈直线。心电机械分离系指心肌完全停止收缩,而心电图仍显示心电活动,表现为不同程度的传导阻滞、室性心律等,甚至有正常的心电活动,但并不排血,也测不出脉搏和血压,一般预后不良。

【治疗】

对心搏呼吸骤停的患者需争分夺秒地进行 CPR,国际公认的复苏最佳时机是心跳停止的 4 分钟以内,称黄金 4 分钟,超过这个时限则易导致脑不可逆的损害。心肺复苏术的关键环节又称为生存链,生存链按急救体系分为院外和院内两条,均包含 6 个环节。院外心搏呼吸骤停以意外伤害为主要原因,故第一个环节强调预防,而院内心搏呼吸骤停以疾病进展为主要原因,因此强调及早识别与预防。两条生存链的其余 5 个环节均为快速启动紧急反应系统、高质量 CPR、快速高级心肺复苏、心搏骤停恢复自主循环后治疗、康复。

CPR 包括基础生命支持(basic life support,BLS)和高级生命支持(advanced life support,ALS)及延续生命支持或复苏后治疗(post life support,PLS)。BLS 即现场急救阶段,指采用人工方法恢复氧供及排出二氧化碳,达到有效气体交换,并用人工方法压迫心脏使之被动排血维持有效血液循环,以保证包括脑在内的各脏器基本供血及氧的需求,减少脑及各脏器的损伤。

ALS 则是在对呼吸心跳停止患者进行初步复苏后运用专业救护设备和急救技术建立并维持有效的通气和血液循环,继续进一步的生命救治,这一过程应于基础生命支持开始后迅速进行,甚至同步进行,主要包括建立高级气道(气管插管、气管切开、口咽导气管等)及机械通气,循环支持包括心电监护、建立血管通道以及液体药物治疗,电除颤等,另外确定病因也很重要。

PLS 阶段通常在医院内或重症监护病房,是维持保护各脏器功能,尤其是保护脑功能,并最终使脑功能恢复,并进行病因治疗。

在上述的心肺复苏中以现场急救即 BLS 最为重要,因为到目前为止,没有任何高级生命支持手段可以明显改善心搏呼吸骤停患者的预后,因此让越来越多的人掌握规范化的心肺复苏方法是提高抢救成功率的关键。

1. 现场急救或基础生命支持(BLS) 第一目击者应施行现场急救,给予基础生命支持。即采用人工呼吸及人工心脏按压的方法,以保证包括脑在内的各脏器基本供血及氧的要求,减少脑及各脏器的损伤,并在可能的条件下尽快建立静脉通道,以便于使用基本抢救药物,稳定后转往条件好的医院。2010 版国际心肺复苏指南推荐复苏顺序由 ABC 改为 CAB(2015、2020 版仍是如此),即现场复苏时可首先进行心脏按压,然后是开放气道和人工通气。虽然是 CAB 顺序,但对多数儿童患者更多的是呼吸原因所致心跳停止,因此有效的通气是非常重要的,有证据表明即使采用 CAB 顺序,通气延迟也不超过 6 秒,因此为与成人保持一致,故儿童也推荐 CAB 复苏顺序。

(1)通畅气道(airway,A):

1)置患儿头部于轻度后仰位(图 2-1),托起下颌防止舌根后坠阻塞气道,对外伤患者疑有颈椎损伤时,则不应伸展颈部,采用上推下颌的方法打开气道。

2)清除鼻腔、口咽部分泌物、呕吐物及可见到的异物、血块等。可用吸痰器或吸痰管吸引,或用手指或器械取出可见的异物,不推荐盲目用手指寻异物,有可能将异物推到深部。对完全性气道阻塞的异物吸入,年长儿可采用海姆立克手法(图 2-2),小婴儿则推荐用拍背和挤压胸部相结合的方法排出异物。现场可用简易管吸出分泌物、痰液等,有条件者可行气管插管吸出气道内分泌物,使气道通畅。其他方法异物难以排出的完全性上气道阻塞,必要时可采用环甲膜切开或穿刺法(异物或阻塞在环甲膜以上),如紧急时可用注射器针头等。

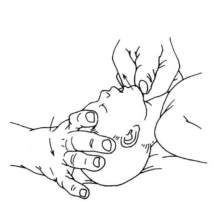 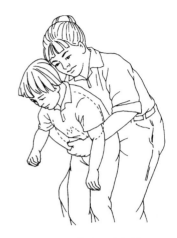

图 2-1　头轻度后仰位 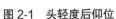 　　图 2-2　横膈下腹部挤压

　　(2)人工呼吸(breathing,B):儿科呼吸心跳停止的原因中更多的是呼吸衰竭所致,因此有效的通气常是抢救的关键,甚至不需要心脏按压或给复苏药物即可挽救患者生命,但同时也需注意不能过度通气。

　　1)口对口人工呼吸:适于现场急救。患儿平卧,肩背稍垫高,头后仰使气道平直(口、咽、气管轴接近一条直线)。急救者位于患儿一侧,用手将下颌向上托起(若为小婴儿,急救者将手置于颈后,使头略向后仰即可),另一手的拇、示指捏紧患儿鼻孔,深吸气后口与患儿口紧贴吹入适量气体,至患儿上胸部抬起停止吹气,随之立即放开鼻孔,呼气靠弹性回缩使肺内气体排出,重复进行上述操作,儿童每分钟15~20次,婴儿每分钟30~40次,吹气应均匀,不可用力过猛。于数次吹气后应缓慢挤压上腹部一次,排出胃内气体。若患儿牙关紧闭,可采用口鼻吹气法,对婴幼儿术者也可口腔完全覆盖患儿口鼻吹气。

　　2)复苏器人工呼吸:常是急救人员或急诊、PICU经常使用的人工通气方法。一般可采用复苏器面罩人工通气。是复苏时施行人工正压通气非常有效的方法,设备简单,容易掌握,其效果甚至不逊色于气管插管,尤其适合对气管插管不熟练的医务人员。操作者一手固定面罩(大小从鼻梁到下颌,恰好覆盖口鼻而不压迫眼睛、下方不超过下颌为宜)使之与患儿面部紧密接触,并托起下颌,另一手则有节律地挤压,放松气囊(图 2-3)。挤压次数及力量视患儿年龄而异。通过观察胸廓起伏及听诊呼吸音强弱,可判断通气量适当与否。常用的气囊通气装置为自膨胀气囊,递送的氧浓度为 30%~40%。气囊尾部可配贮氧装置(囊带),保证输送高浓度氧气。带有贮氧装置的气囊可以提供 60%~95% 浓度氧气。气囊常配有压力限制活瓣装置,使通气压力不超过 35~40cmH$_2$O,可以避免气压伤的发生。

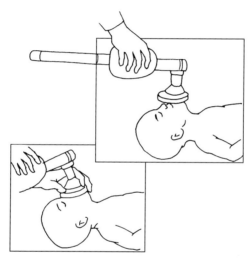

图 2-3　复苏器人工通气

3) 气管插管(气管切开)人工呼吸:条件允许时,通过气管插管或气管切开使用复苏器进行通气,适于口对口呼吸或复苏器面罩人工呼吸效果不佳,或由于外伤、出血、喉头水肿等不适于口对口呼吸或复苏器人工呼吸。气管插管后也可接呼吸机机械通气。

(3) 人工心脏按压(circulation,C):通过向脊柱方向挤压胸骨,使心脏内血液被动排出的复苏措施,是目前心肺复苏时最常使用的方法,儿童胸廓组织薄,弹性大,按压时易于改变前后径,正确而有效的按压可使心输出量达正常的 30%~40%,而脑组织只需正常供血的 15% 即能避免永久性损害,但需注意心脏按压中断时间不得超过 10 秒。

1）婴儿胸部按压：有两种方法，即双指按压法和双手环抱按压法。非专业急救和单人急救时，对婴儿应采用双手指按压法进行胸部按压，按压部位为两乳头连线中点下。双人急救时推荐专业急救者使用双手环抱法。双手环绕婴儿胸部，拇指置于胸骨下 1/2 处，其余四指分开并环绕胸廓，拇指用力按压胸骨的同时，其余四指给予反压力以按压胸廓（图 2-4）。

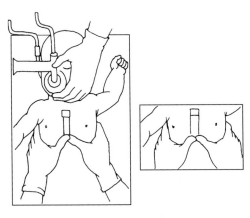

图 2-4　双拇指按压法

2）学龄前与学龄儿童：与成人类似，采用单掌或双掌法（图 2-5）。患儿仰卧于硬板上，术者将掌根部置于胸骨下 1/2 处按压，肘关节呈伸直位，借助体重及肩臂之力垂直向脊柱方向挤压，按压幅度均应使达到胸廓厚度的 1/3，下压与放松时间大致相等，频率 100~120 次/min。

3）按压与通气比值：按压与人工呼吸应协调进行。除新生儿外（按压与通气仍 5:1），两人抢救时心脏按压与人工通气比例为 15:2，一人抢救时按压与通气比应按 30:2 进行，更强调持续心脏按压的重要性。患儿建立人工气道后不再按照上述按压、通气周期进行双人急救，其中一人持续给予胸部按压，频率为 100~120 次/min，另一人每 2~3 秒给予一次人工通气（20~30 次/min）。注意：挤压时手指切勿触及胸壁，避免压力传至肋骨引起骨折，放松时手掌不应离开胸骨，以

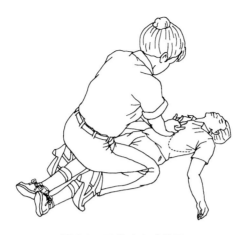

图 2-5　双掌法心脏按压

免按压点移位。用力不可过猛,否则有肝、肺、胃破裂的可能。

自主循环恢复有赖于有效的胸外按压,美国心肺复苏指南强调了有效胸外按压的重要性,做到有力、速度快、按压后胸壁充分复位,尽量减少对按压的干扰。包括以下几点:①用力按压:按压幅度约为1/3 胸廓厚度;②快速按压:按压频率 100~120 次/min;③每次按压后手完全但轻微抬离胸壁,使胸廓完全回复至原来位置;④胸外按压过程中应尽量减少按压中断,除非建立人工气道或除颤时短暂的停顿,按压中断不得 >10 秒。急救人员疲劳会导致按压频率和深度不足,以及 2 次按压间胸廓回复不完全。研究显示即使在急救人员否认感到疲劳的情况下,胸外按压质量亦会在数分钟内下降,因此,新指南推荐急救人员应轮流进行胸外按压(每人按压约 2 分钟),以防因疲劳而导致胸外按压的质量及频率下降;轮换时尽可能快速(<5 秒),以尽量缩短胸外按压中断时间。

心脏按压有效的标志:①按压的同时可触及颈动脉、股动脉搏动;②扩大的瞳孔缩小,光反射恢复;③口唇、甲床、面色好转;④肌张力增强或出现不自主运动;⑤自主呼吸出现。

2. 高级生命支持(ALS)　是在上述基础生命支持的基础上,应用药物等高级生命支持手段,力图恢复自主心跳和自主呼吸,并使生命指征稳定的过程,这一过程应于基础生命支持开始后迅速进行,甚至同步进行,但部分患儿在进行有效的基础生命支持后可以恢复自主呼吸和心跳,而不必使用药物等。

(1)给氧与通气:可通过各种形式给患儿吸氧,如鼻导管、面罩、喉罩通气、球囊面罩正压通气及气管插管正压通气等,血氧饱和度应维持在 94% 以上,$PaCO_2$ 应维持正常,不宜过高或过低。

(2)维持和改善循环:

1)继续高质量的胸部按压:只要自主循环未恢复就应持续按压。

2)复苏药物及抗心律失常药物治疗:①给药途径:首先应在原有的静脉通道给药,以争取时间,以利用上腔静脉系统的周围静脉为好。若条件允许也可使用骨髓或气管内给药。由于心内注射的许多副作用,目前已不被采用。②常用药物:a.肾上腺素,是心肺复苏时最常应用的药物,心肺复苏开始后越早给予肾上腺素复苏成功率越高。可兴奋 α 受体及 β 受体,具有正性肌力和正性频率作用,并可提高血压,半衰期 2 分钟。用法:首次静脉稀释成 1/万浓度,0.01mg/kg (0.1ml/kg,1:10 000 溶液)。若首次无效,可 3~5 分钟重复 1 次,目前不主张大剂量。亦可气管内给药,0.1mg/kg,心跳恢复后可持续静点,速度为 0.05~1.0μg/(kg·min)。b.阿托品,用于心动过缓或Ⅲ度房室传导阻滞,有机磷中毒。用法:0.01~0.02mg/kg,最大 0.1mg/kg,5 分钟重复 1 次,最大剂量儿童 1mg,青少年 2mg。通常经静脉给药。c.碳酸氢钠,现在的观点认为除非心跳呼吸停止时间较长或血气证实有严重的代谢性酸中毒,不应常规使用碳酸氢钠,尤其在复苏的最初阶段应慎重使用,否则可能导致医源性高渗、高钠、低钾并加重细胞内酸中毒。用法:在给予基础生命支持及肾上腺素后,心跳仍不恢复,无血气的情况下,一般先给 5% 碳酸氢钠 5ml/kg,或 1mEq/(kg·次)稀释成等渗快速滴入。目前循证医学证据不支持复苏时给予碳酸氢钠。d.钙剂,证据不支持复苏时给予钙剂,会导致不良预后,现已不做为Ⅰ期复苏药,但在低钙血症、高钾血症及高镁血症时仍可应用。但注意可能导致细胞内钙超载,加重已缺氧细胞的损伤。用法:葡萄糖酸钙 100~200mg/kg(10% 葡萄糖酸钙 1~2ml/kg),最大剂量 2.0g/次,氯化钙每次 20~50mg/kg(10% 氯化钙 0.2~0.5ml/kg),最大剂量 1.0g/次,注意静脉缓注。e. 利多卡因,用于室颤及室性心动过速。在抢救后始终听不到心音,除心跳确实未恢复外,还应注意可能有室颤,在继续心脏按压的同时做心电图以发现是否有室颤。用量:1mg/kg,加 5% 葡萄糖 10ml 中静推,5~10 分钟后可重复用,总药量不超过 5mg/kg。f. 胺碘酮,推荐胺碘酮用于室性心动过速或室颤等,5mg/kg,静脉注射/骨髓腔内注射,可重复使用至 12mg/kg,最多不超过 300mg。g. 纳洛酮,用于逆转麻醉剂或毒物引起的呼吸抑制及镇静作用,剂量 0.1mg/kg,可静脉或气管内给药。

现在不主张给呼吸兴奋剂如洛贝林等,而要采用上述人工通气的方法保持通气,当缺血缺氧纠正后应能逐渐恢复自主呼吸。

(3) 电击除颤复律:虽然在儿科少见,但心室颤动也可能是心搏骤停的原因,或在复苏当中出现心室颤动、室性心动过速等心律失常,可用电击除颤或复律。无脉性心动过速和心室颤动应用非同步,能量首次 2J/kg,此后 4J/kg,后续可超过 4J/kg,最多不超过 10J/kg。但需注意无论除颤是否成功都应进行 5 个循环的 CPR。要尽量减少除颤对 CPR 的干扰。指南推荐最好首先使用手动除颤仪,无手动除颤仪可选择衰减性自动除颤仪,若无相应设备也可使用标准型自动除颤仪。

3. 复苏后治疗(PLS) 对各脏器功能进行评估,维持保护各脏器功能,尤其是保护脑功能,并最终使脑功能恢复,并进行病因治疗。

(1) 维持有效循环、纠正低血压:可通过扩容、血管活性药以及病因治疗等维持循环系统稳定。多巴胺、多巴酚丁胺是常用的正性肌力药及升压药,用于复苏后循环的维持,若效果不佳也可使用肾上腺素或去甲肾上腺素维持心率血压。心电监护在心肺复苏当中很重要,除可便于观察心跳是否恢复,还可及时发现出现的心律失常,及时采取相应的措施。条件允许应做动脉血压监测,便于血压管理,床旁超声可及时发现心脏压塞及心功能状态,指导治疗。监测血乳酸、尿量及静脉血氧饱和度观察组织氧供是否充足。

目前对于心搏呼吸骤停心跳难以恢复者可采用体外膜(ECPR)

方法救治,可挽救部分患者生命。

(2)维持正常通气,必要时给予机械通气,但目前不主张过度通气,血氧饱和度维持在 94%~99%。

(3)脑复苏:主要措施是为脑组织创造低温、低压的颅内环境,防止脑水肿加重和颅内压增高,减少脑的氧耗及代谢,消除一切不利于脑功能恢复的内环境紊乱如低血压、低血糖、离子紊乱等。如降温、止抽、脱水疗法(甘露醇、呋塞米等)及高压氧等。有条件时可进行脑电及脑氧等监测。体温低于 37℃时,温度每下降 1℃,脑耗氧量减少 7%,低温能降低脑代谢和颅内压、减轻炎症反应等。一旦患儿条件允许尽可能早的亚低温治疗。目标温度:32~34℃相对安全,而降温的速度目前没有太多的限制,如果患儿状态允许尽快地降温到目标温度,而延迟降温是否对治疗不利尚不明确。复温的速度每 2 小时不要超过 0.5℃以防止脑在过快的复温过程中过度灌注和神经源性水肿。亚低温治疗时间多选用 24~72 小时,但对于脑损伤严重 72 小时仍昏迷的患儿可以适当延长亚低温时间,但原则不超过 5~7 天。亚低温时需关注凝血机制及心律失常的发生,以及可能易发生继发感染。由于没有证实亚低温能够显著改善预后,因此维持体温在正常范围也是一种选择。

(4)其他脏器功能支持:如胃肠功能、肾功能的维持等。

(5)治疗原发病,防止再次发生呼吸、心搏骤停。

【小结】

1. 儿童心搏呼吸骤停常是可预防的,加强对儿童的监护十分重要。

2. 导致儿童心跳停止的常见原因是各种原因所致呼吸衰竭,虽然 2010 版指南对心肺复苏顺序作了改变,但对专业人员来讲应能判断导致心跳停止的原因,采取更合理的复苏手段。

3. 现场急救及院前急救对预后十分重要,要按规范实施抢救及转运,减少院前死亡或严重后遗症的发生。

➤ 附1：儿童基础生命支持流程图

儿童基础生命支持（BLS）流程（至少2名施救者）

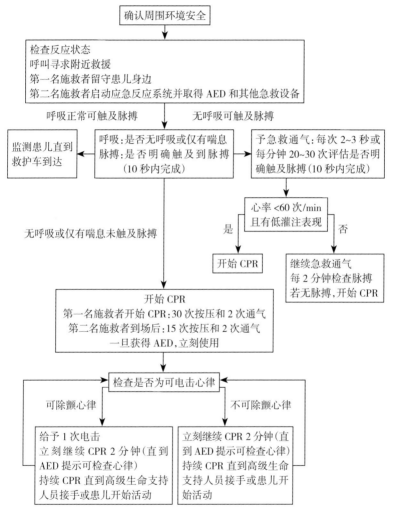

确认周围环境安全

检查反应状态
呼叫寻求附近救援
第一名施救者留守患儿身边
第二名施救者启动应急反应系统并取得AED和其他急救设备

呼吸正常可触及脉搏　　　　　无呼吸可触及脉搏

监测患儿直到救护车到达

呼吸：是否无呼吸或仅有喘息
脉搏：是否明确触及到脉搏
（10秒内完成）

予急救通气：每次2~3秒或每分钟20~30次评估是否明确触及脉搏（10秒内完成）

心率<60次/min且有低灌注表现

是　　　　否

开始CPR

继续急救通气
每2分钟检查脉搏
若无脉搏，开始CPR

无呼吸或仅有喘息未触及脉搏

开始CPR
第一名施救者开始CPR：30次按压和2次通气
第二名施救者到场后：15次按压和2次通气
一旦获得AED，立刻使用

检查是否为可电击心律

可除颤心律　　　　　不可除颤心律

给予1次电击
立刻继续CPR 2分钟（直到AED提示可检查心律）
持续CPR直到高级生命支持人员接手或患儿开始活动

立刻继续CPR 2分钟（直到AED提示可检查心律）
持续CPR直到高级生命支持人员接手或患儿开始活动

➤ 附2:急救者实施高级生命支持流程图

儿童心脏骤停抢救流程图

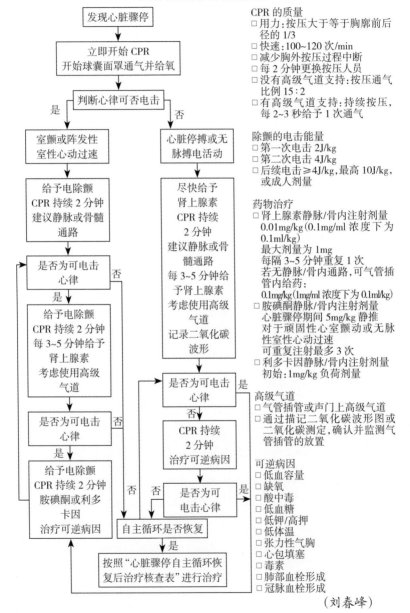

CPR 的质量
☐ 用力:按压大于等于胸廓前后径的 1/3
☐ 快速:100~120 次/min
☐ 减少胸外按压过程中断
☐ 每 2 分钟更换按压人员
☐ 没有高级气道支持:按压通气比例 15:2
☐ 有高级气道支持:持续按压,每 2~3 秒给予 1 次通气

除颤的电击能量
☐ 第一次电击 2J/kg
☐ 第二次电击 4J/kg
☐ 后续电击≥4J/kg,最高 10J/kg,或成人剂量

药物治疗
☐ 肾上腺素静脉/骨内注射剂量 0.01mg/kg(0.1mg/ml 浓度下为 0.1ml/kg)
最大剂量为 1mg
每隔 3~5 分钟重复 1 次
若无静脉/骨内通路,可气管插管内给药:
0.1mg/kg(1mg/ml 浓度下为 0.1ml/kg)
☐ 胺碘酮静脉/骨内注射剂量
心脏骤停期间 5mg/kg 静推
对于顽固性心室颤动或无脉性室性心动过速
可重复注射最多 3 次
☐ 利多卡因静脉/骨内注射剂量
初始:1mg/kg 负荷剂量

高级气道
☐ 气管插管或声门上高级气道
☐ 通过描记二氧化碳波形图或二氧化碳测定,确认并监测气管插管的放置

可逆病因
☐ 低血容量
☐ 缺氧
☐ 酸中毒
☐ 低血糖
☐ 低钾/高押
☐ 低体温
☐ 张力性气胸
☐ 心包填塞
☐ 毒素
☐ 肺部血栓形成
☐ 冠脉血栓形成

(刘春峰)

参考文献

1. BERG MD,SCHEXNAYDER SM,CHAMEIDES L,et al. Pediatric basic life support:TUAmerican Heart Association Guidelines for Cardiopulmonary Resuscitation and Emergency Cardiovascular Care. Pediatrics,2010,126:1345-1360.

2. Kleinman ME,Chameides L,Schexnayder SM,et al. Pediatric advanced life support:2010 American Heart Association Guidelines for Cardiopulmonary Resuscitation and Emergency Cardiovascular Care. Pediatrics,2010,126:1361-1399.

3. TOPJIAN AA,RAYMOND TT,ATKINS D,et al. Pediatric Basic and Advanced Life Support:2020 AHA Guidelines for CPR and ECC. Circulation,2020,142 (suppl 2):S469-S523.

第三章 急性呼吸衰竭

【概述】

　　儿童急性呼吸衰竭是各种病因引起呼吸系统无法支持氧合、通气或两者兼而有之。引起的缺氧和/或二氧化碳潴留,进而出现的一系列临床表现的临床综合征。急性呼吸衰竭是进入儿科重症监护病房(pediatric intensive care unit,PICU)住院的一个常见原因。

【病因】

　　急性呼吸衰竭具有三大病因:先天性和获得性肺病、气道疾病和神经肌肉功能障碍。肺实质病变如肺炎、细支气管炎、哮喘、急性呼吸窘迫综合征、脓毒症或外伤、吸入性肺炎等;各种病因引起的肺水肿如呼吸道、气管异物、声门下狭窄、血管环、气道软化等;神经肌肉功能障碍性疾病如各种肌病、脊肌萎缩,神经系统疾病(如吉兰-巴雷综合征),神经肌肉接头疾病(如重症肌无力),中枢神经系统功能障碍(如出血、缺血、感染、癫痫发作),膈肌麻痹,药物影响(如镇静药物),中毒(如肉毒杆菌中毒、有机磷中毒、一氧化碳中毒),遗传代谢性疾病等。

【临床表现】

　　临床因原发疾病不同结合低氧血症和/或高碳酸血症,可累及全身多个系统,表现不一。

　　1. 呼吸系统　呼吸困难、鼻翼扇动、呻吟、三凹征和发绀最多见。呼吸频率或节律改变、深浅不一或浅慢呼吸亦颇常见。中枢性呼吸衰竭早期可呈潮式呼吸。晚期常有呼吸暂停、双吸气及抽泣样呼吸。听诊肺部呼吸音降低。尚可有原发病相应体征。

2. 循环系统 早期缺氧心动过速、血压亦可增高。重者心率减慢、心律失常、血压下降、休克和心搏骤停。高碳酸血症周围毛细血管和静脉扩张,使皮肤潮红、四肢暖、脉压差大、多汗和球结膜水肿。此外,还可发生肺水肿、右心衰竭。

3. 神经系统 中枢神经系统对缺氧十分敏感,轻者注意力不集中、定向障碍、随缺氧加重时出现烦躁不安、易激惹、嗜睡、表情淡漠、神志恍惚、谵妄、昏迷和惊厥等。年长儿可诉头痛。有时瞳孔大小不等、光反应迟钝,肌张力及反射减弱或增强。

4. 胃肠道可有应激性溃疡引起消化道出血。

5. 其他系统损害 尚可有黄疸血清转氨酶升高,少尿、无尿、尿素氮增高,水、电解质、酸碱失衡和弥散性血管内凝血(disseminated intravascular coagulation,DIC)等。

【诊断思路】

结合患儿原发病因、临床表现和血气分析综合判断,全面分析、早期诊断至关重要,因缺乏治疗会导致呼吸衰竭、不可逆转的脑损伤,并最终导致心肺衰竭,以及所有相关的风险和预后。进行血气测量以确定损害水平和演变时间(基于碳酸氢盐水平,是否存在肾代偿)。目前最广泛接受的是在海平面、呼吸空气的环境下:动脉氧分压(PaO_2)<60mmHg 和/或动脉血 CO_2 分压($PaCO_2$)>50mmHg。因吸入氧(FiO_2)分数、大气压力以及患儿的年龄和先前的气体测量状况而异。

【治疗】

治疗原则包括:综合治疗措施,重点在于纠正低氧血症和二氧化碳潴留,同时积极治疗原发病,有条件应收入重症监护病房(PICU)。

1. 治疗原发疾病 病因明确者对病因治疗,病因一时不明确者对症支持治疗。

2. 维持气道通畅 加强呼吸道管理和护理,翻身拍背吸痰,清除气道中的分泌物或机械阻塞,开放气道。使用口咽通气管或鼻咽通气管也有助于保持呼吸道通畅。

3. 氧疗　常用鼻导管、面罩、头罩、文丘里面罩、部分重复面罩或者非重复面罩等,必要时气管插管使用人工呼吸机,根据病情调节氧浓度,以提高血氧分压、氧饱和度和氧含量纠正缺氧。

4. 机械通气治疗　机械通气的主要目标是通过充分维持肺泡通气、改善通气/血流(V/Q)比例和优化减少患儿呼吸功来确保足够的氧气输送。注意采用肺保护性通气策略避免呼吸机诱发的肺损伤(ventilator-induced lung injury, VILI)。需要注意的是,对于早产儿,应尽可能避免有创通气。另外,儿童急性呼吸窘迫综合征(acute respiratiory distress syndrome, ARDS)的保护性通气不同于成人 ARDS。

5. 急性呼吸衰竭的新通气模式　高频振荡通气和俯卧位通气目前尚存在争议,需要进一步阐明其在儿科 ARDS 管理中的作用。体外膜氧合(extra-corporeal membrane oxygenation, ECMO)治疗可降低机械通气期间施加到肺部的机械功,通过非常低的潮气量、低呼吸频率和低平台压可能会进一步减少肺损伤。神经调节辅助通气(neurally adjusted ventilatory assist, NAVA)对患有严重气管软化、神经肌肉无力、心脏手术后和 ECMO 的复杂儿童特别有用。它可用于改善患者与呼吸机和无创通气(noninvasive ventilation, NIV)的同步性。经鼻高流量吸氧(high-flow nasal cannulae, HFNC)越来越多地用于治疗儿科的急性呼吸衰竭,大多数证据用于患有毛细支气管炎的婴儿。有一些证据表明它可能对其他形式的急性呼吸衰竭有用,但尚未证明优于NIV。HFNC 越来越多地在家中用于因阻塞性睡眠呼吸暂停而无法忍受持续气道正压通气的儿童,尤其是患 21-三体综合征和颅面疾病的儿童。

6. 重要器官功能支持和并发症治疗　呼吸衰竭患儿常合并除呼吸系统以外如心、脑、消化道、凝血等重要组织器官损害和系统并发症,给予针对性器官功能支持和治疗,维持内环境稳定。

➤ 附：小儿急性呼吸衰竭救治流程图

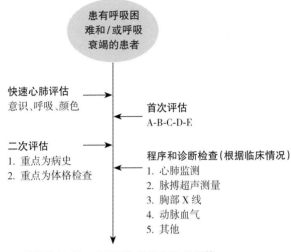

（缪红军）

参考文献

1. FRIEDMAN ML,NITU ME. Acute Respiratory Failure in Children. Pediatr

Ann,2018,47(7):e268-e273.

2. CARRASCO ORELLANA JA,CASTILLO MOYA A. Children with Respiratory Failure//BERTRAND P,SÁNCHEZ I. Pediatric Respiratory Diseases. Springer. Cham,2020.

3. WITHERS A,CHING MAN TC,D'CRUZ R,et al. Highlights from the Respiratory Failure and Mechanical Ventilation 2020 Conference. ERJ Open Res,2021,7(1):00752-2020.

4. AL-MUKHAINI KS,AL-RAHBI NM. Noninvasive Ventilation and High-Flow Nasal *Cannulae* Therapy for Children with Acute Respiratory Failure:An overview. Sultan Qaboos Univ Med J,2018,18(3):e278-e285.

第四章　急性喉梗阻

【概述】

急性喉梗阻(acute laryngeal obstruciton)是指因喉部或其邻近组织的病变,引起急性上呼吸道阻塞,可在几分钟内发生低氧血症,导致心搏骤停和死亡。吸气喘鸣是一种刺耳的、通常是尖锐的声音,是上呼吸道阻塞的标志。但是,气道阻塞的程度与喘鸣的幅度不成比例,轻微的喘鸣可能会出现气流不良的严重阻塞。当面对患有急性上呼吸道阻塞的儿童时,医生必须快速准确地评估阻塞程度并快速干预。

【病因】

1. 急性炎性喉部疾病　最常见,包括急性喉气管支气管炎、急性喉炎、急性细菌性气管炎、急性会厌炎、白喉等;喉部特殊感染如喉梅毒、结核和麻风等;邻近组织的急性炎症如咽后脓肿、扁桃体周围脓肿。

2. 喉部损伤　喉内外各种原因引起的损伤如挫伤、挤压伤(骨折、裂伤)、切割伤或烧灼伤等。面部或口腔烧伤。

3. 喉部水肿　多种因素可致,如急性(食物、药物等致敏原)过敏反应、血管神经性水肿,外源性物理、化学或生物因素刺激导致黏膜水肿引起喉阻塞。

4. 喉痉挛　喉异物或下呼吸道非嵌顿性异物随呼气气流冲至声门下腔时均可引起喉痉挛;破伤风可引起阵发性喉痉挛;此外,儿童佝偻病时血钙过低的手足抽搐症,水、电解质紊乱刺激性气体或化学药品接触到喉黏膜(如应用硝酸银涂抹喉部)时,也能引起严重的喉痉挛。

5. 喉部肿瘤　如喉癌、喉乳头状瘤、喉囊肿和喉息肉等。

6. 先天性喉畸形　婴儿早期先天性气道异常、先天性喉蹼、声门下狭窄、血管环和吊带可能导致严重气道新生儿早期梗阻。颅面畸形（如 皮 - 罗综合征和 Treacher-Collins 综合征）、中面部发育不全可导致普法伊非尔现象的上呼吸道阻塞，克鲁宗综合征和阿佩尔综合征。巨舌症（如贝 - 维综合征、先天性甲状腺功能减退症、糖原贮积症、唐氏综合征和其他情况）等。

【临床表现】

1. 呼吸困难　吸气性呼吸困难是喉梗阻的主要表现形式。伴随吸气时间延长。根据症状轻重可表现为焦虑感、鼻翼扇动、烦躁不安、面色苍白、大汗淋漓、肢体末端苍白发绀、脉搏细速等，初期吸气幅度可加深，后期呼吸频率变快变浅，甚至呼吸停止。

2. 吸气性喉喘鸣　因吸气时气流通过狭窄的上气道产生喘流有关。触诊患儿喉部可有颤动症，患儿咳嗽呈哮吼或破竹。

3. 吸气性凹陷　因气流不易通过梗阻的上气道，胸腹部辅助呼吸肌代偿性呼吸运动增强，吸气时可见胸骨上下、锁骨上及下部肋间隙均呈凹陷，称三凹征。

4. 声音嘶哑　常出现不同程度的声音嘶哑，如病变在声门裂或其附近者声嘶、失音常为首见症状。当病变发生在声带或声门下腔者，声嘶发生较晚或不出现，但在呼吸时可发生哮鸣音或笛鸣音。

5. 缺氧　患儿因缺氧程度不同常表现为焦虑、烦躁不安或昏睡、呼吸增快、活动或哭闹时青紫、肢端发冷、面色苍白、腹痛、出冷汗、血压升高或下降、皮肤花纹、心律失常，甚至昏迷、心搏骤停危及生命。

根据病情轻重，急性喉梗阻分度：

Ⅰ度：安静时无呼吸困难、焦虑表现，活动或哭闹时，有轻度呼吸困难、吸气延长和吸气性喉鸣，肺呼吸音清晰，心率无明显改变。

Ⅱ度：安静或活动时均可出现吸气性呼吸困难、焦虑、吸气性喘鸣和吸气延长，肺部听诊可闻及喉传导音或管状呼吸音，心率可增快。

Ⅲ度：吸气性呼吸困难明显，喘鸣声加重，胸骨上窝、锁骨上窝等处软组织凹陷显著，出现烦躁不安、不易入睡、不愿进食、多汗、口唇和肢端发绀等缺氧表现。肺部呼吸音低,心音低钝,心率快。

Ⅳ度:患儿呼吸困难严重,呈衰竭状,三凹征反而不明显,缺氧进一步加重,面色发绀发灰,肺部呼吸音极低甚至消失,心音钝弱,心律失常。

【诊断】

根据病史结合急性发病、吸气性呼吸困难、声音嘶哑、不同程度缺氧等典型的临床表现即可诊断。

【辅助检查】

1. **血常规**　多正常,喉部急性炎性疾病所致喉梗阻患儿血白细胞常可增高。

2. **X线检查**　颈部正侧位片可见咽部气道占位性病变、气道狭窄或下咽腔可见扩张等肺充气量减少或正常,但颈部 X 线检查是否有效仍存在争议。吞咽钡剂或透视气道评估有助于证明先天性病变。

3. **喉部 CT**　可协助了解喉梗阻程度和明确病因。

4. **喉镜检查**　纤维喉镜检查可协助明确喉部病变情况以及声门裂大小,明确病因如异物、炎症、肿瘤等。

【治疗】

1. **分诊和初步稳定**　任何原因导致严重气道阻塞的儿童,以及任何怀疑有异物吸入或急性气道损伤的儿童,都应立即住院。这些儿童应被安置在儿童重症监护病房(PICU)或连续监测区域。气道严重阻塞的儿童应由救护车运送并持续吸氧。在运输过程中,儿童必须始终由精通气道管理的人员陪同。怀疑患有会厌炎的儿童应气管插管或切开后转运。应该让烦躁的患儿保持最舒适的姿势。鼻咽或口咽气道可以帮助部分患儿缓解阻塞。

2. **病因治疗**　明确病因,对症给予氧支持、抗感染、类固醇激素、雾化吸入肾上腺素气雾剂,全身性皮质类固醇可选用氢化可的松、甲泼尼龙、地塞米松等药物静脉滴注。

3. **分度治疗**　针对不同程度的喉梗阻采取不同的措施。原则上Ⅰ度、Ⅱ度采用内科保守治疗,Ⅲ度、Ⅳ度需考虑气管插管、环甲膜穿刺或气管切开治疗。

➢ 附：小儿急性喉梗阻窒息救治流程图

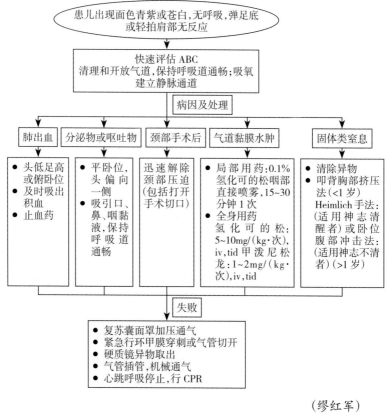

（缪红军）

参考文献

1. SINHA V, DUA A, SINGH K, et al. Supraglottic Airway Obstruction.//StatPearls Internet. Treasure Island（FL）：StatPearls Publishing, 2021.

2. MANDAL A, KABRA SK, LODHA R. Upper Airway Obstruction in Children. Indian J Pediatr, 2015, 82（8）：737-744.

3. LUCKING SE. Upper Airway Obstruction//LUCKING SE, MAFFEI FA, TAMBURRO RF, et al. Pediatric Critical Care. Springer, Cham, 2021.

第五章 急性呼吸窘迫综合征

【概述】

急性呼吸窘迫综合征（acute respiratory distress syndrome，ARDS）是由多种肺内外原因（非心源性）所引发的急性进行性呼吸衰竭。2012年柏林诊断标准专家组认为 ARDS 是一种急性、弥漫性、炎症性肺损伤，肺血管通透性增加，肺质量增加，通气肺组织减少，出现低氧血症，两肺斑片状致密影，混合静脉血增加，生理性无效腔增大和肺顺应性降低。ARDS 多发生于已有严重疾病的患者，在儿童重症监护病房（PICU）中患病率为 1%~3%，病死率为 40%~60%，近年来随着 ICU 危重患者综合诊治能力的提高，机械通气技术的进步，尤其肺保护性通气策略的应用，ARDS 的病死率在逐渐下降（30%~40%）。

引起 ARDS 的高危因素包括肺内因素（严重肺部感染、胃内容物吸入、肺挫伤、吸入有毒气体、淹溺、氧中毒等）和肺外因素（脓毒血症、严重多脏器创伤、烧伤、休克、大量输血、体外循环、DIC、重症胰腺炎等）。

感染性肺炎和脓毒症是 ARDS 最为常见的病因。ARDS 尤其与病毒性肺炎相关，特别是呼吸道合胞病毒、腺病毒、麻疹、H_1N_1、SARS 病毒、新冠病毒感染等，在免疫抑制的患者中感染巨细胞病毒或卡氏肺囊虫等也常并发 ARDS（表 5-1）。

死亡高危因素包括：脓毒症、休克、多脏器功能不全或衰竭、肺死腔增加及疾病第一周治疗无改善者。

【诊断】

1. 病史 通常存在引起 ARDS 的高危因素。起病时表现多种多样，可以类似感染患者急性起病，或类似吸入性肺炎突然起病，亦可隐匿性起病。

表 5-1 ARDS 病因

直接肺损伤
肺炎(细菌、病毒、真菌、条件致病菌)
误吸胃内容物
肺挫伤
吸入性肺损伤
溺水
间接肺损伤
脓毒症(非肺源性)
非胸部创伤或失血导致低血容量性休克
胰腺炎
烧伤
药物过量
输血相关
体外循环
肺移植后再灌注损伤

2. **临床表现** 在疾病初期肺部的恶化可能不易早期识别,此阶段患者表现为轻微的呼吸窘迫,出现呼吸急促、呼吸困难和对氧需求增加。肺部听诊呼吸音清晰或有散在湿啰音。几小时后,患者出现呼吸困难加重,顽固性低氧血症,高浓度氧疗不能缓解缺氧症状,此期常需机械通气支持。部分患者因呼吸衰竭和呼吸衰竭以外的原因死亡,部分患者逐渐缓解,另一部分患者进展为难治性肺纤维化阶段。

3. **实验室检查**

(1)动脉血气分析:动态检查和分析可以用于 ARDS 危重程度分类,PaO_2/FiO_2 是判断 ARDS 危重程度的主要指标(表 5-2)。

(2)胸部 X 线片检查:对发生呼吸困难的患者应立即胸部 X 线片检查,随着病情进展需观察动态变化(图 5-1),ARDS 患者胸部 X 线片多表现为双侧对称、弥漫、不均一或均一的不透亮影。一般经数小

表 5-2　ARDS 柏林诊断标准

诊断标准	原理
已知临床损伤或新的呼吸道症状后 7 天内发病	大多数有急性呼吸窘迫综合征风险的患者将在 72 小时内发病,几乎所有有风险的患者将在 1 周内发病
胸部 X 线或胸部 CT 显示双肺弥漫性病变,与肺水肿相符	柏林定义提供了更明确的标准:例如,不应完全用胸腔积液、肺叶或肺不张、结节或肿块来替代弥漫性渗出 无法完全由心力衰竭或容量负荷过重解释的呼吸衰竭,如果无危险因素,则需通过客观检测(如超声心动图)鉴别心源性肺水肿
ARDS 严重度	荟萃分析验证了低氧合指数的三个阈值,所有阈值均包括 $PaO_2/FiO_2 \leqslant 300mmHg$
轻度	$200mmHg < PaO_2/FiO_2 \leqslant 300mmHg$,且 PEEP 或 $CPAP \geqslant 5cmH_2O$,病死率 27%(95% 置信区间为 24~30)
中度	$100mmHg < PaO_2/FiO_2 \leqslant 200$,且 $PEEP \geqslant 5cmH_2O$,病死率 32%(95% 置信区间为 29~34)
重度	$PaO_2/FiO_2 \leqslant 100mmHg$,且 $PEEP \geqslant 5cmH_2O$,病死率 45%(95% 置信区间为 42~48)

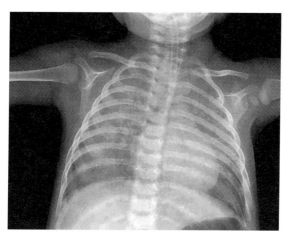

图 5-1　pARDS X 线表现

时或数日后,不透亮影变得更加均一,肺水肿由间质向肺泡弥漫性进展,甚至出现肺泡出血。增生期胸部 X 线片出现粗糙的、不均一的、线状及网格状影。

(3) 胸部 CT 检查:胸部 CT 检查在判断 ARDS 患者肺水肿及其分布起非常重要作用,其价值高于胸部 X 线片。在 ARDS 早期胸部 CT 显示正常及相对正常的肺组织常位于非下垂部位;毛玻璃样变见于肺组织的前中侧;实变区见于下垂部位;纤维化期 CT 显示粗糙的网格状,多分布于肺组织的前侧伴肺组织结构紊乱及支气管扩张(图 5-2)。

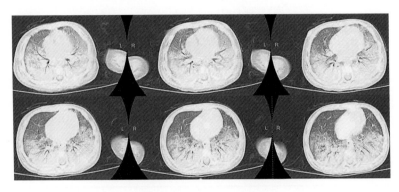

图 5-2 pARDS CT 线表现

(4) 超声心动图:是排除心源性肺水肿的无创手段之一,通常未见明显左房压升高。

(5) 肺动脉漂浮导管检查:测定肺动脉楔压(PAWP),排除左房压增高所致肺水肿,ARDS 患者 PAWP<18mmHg。在儿科患者中因放置肺动脉漂浮导管困难,一般很少使用。

(6) 生物标志物:血浆生物标志物水平升高,包括全身炎症标志物(白细胞介素-6 和白细胞介素-8)、上皮损伤标志物(晚期糖基化终末产物受体和表面活性蛋白 D)和内皮损伤标志物(血管生成素-2),以及凝血功能障碍指标(活化蛋白 C 和纤溶酶原激活物抑制剂-1)与急性呼吸窘迫综合征的不良预后相关。这些生物标志物有助于深入了解 ARDS 的发病机制,并可能预计治疗反应型。

4. 诊断标准 40 多年来，随着对 ARDS 研究的深入，对其定义和诊断标准不断在改进，目前较为常用的标准包括：1988 年 Murray 肺损伤评分标准；1994 年欧美联席会议诊断标准（AECC）；2005 年 Delphi 标准及 2012 年最新颁布的 ARDS 柏林诊断标准（表 5-2）。基于目前理论依据，柏林标准有助于 ARDS 早期诊断和早期干预，有利于病情严重度判断和较为准确的预后评估，及为临床科研人员开展科学研究提供标准化依据，因此该诊断标准获得国际和国内专家的认可。

2015 年儿童急性肺损伤共识会议（Pediatric Acute Lung Injury Consensus Conference，PALICC）组织 8 个国家的 27 名专家，提出儿童急性呼吸窘迫综合征（Pediatric Acute respiratory distress syndrome，pARDS）的诊断及治疗共识，即 2015PALICC 共识，其推荐以氧合指数 OI 和氧饱和度指数 OSI 对 pARDS 严重度分级（表 5-3）。

表 5-3 2015PALICC pARDS 诊断标准

序号	标准	具体说明			
1	年龄	除外围产期相关肺疾病的婴儿			
2	发病时间	病因明确的损伤发生在 7 天以内			
3	胸部影像学	新的渗出性改变和急性器质性肺损伤的表现一致			
4	肺水肿原因	不能完全用心力竭衰或者液体过负荷来解释			
5	氧合	无严重度分级	轻度	中度	重度
		BiPAP 模式或 CPAP>5cmH$_2$O：P/F≤300 或 S/F≤264	$4≤OI<8$ 或 $5≤OSI<7.5$	$8≤OI<16$ 或 $7.5≤OSI<12.3$	$OI≥16$ 或 $OSI≥12.3$

注：OI，氧合指数 =FiO$_2$× 平均气道压 × 100/PaO$_2$；OSI，氧饱和度指数 = FiO$_2$× 平均气道压 × 100/SpO$_2$；P/F，动脉血氧分压/吸入氧浓度；S/F，脉氧饱和度/吸入氧浓度；CPAP，持续气道正压；BiPAP，双水平气道正压。

2015PALICC 共识定义了 pARDS 合并其他基础疾病的诊断：

（1）紫绀型先天性心脏病：诊断标准符合 1~4 条，且急性氧合障碍不能用自身的心脏疾病解释。

（2）慢性肺疾病：符合标准 1~4 条，且氧合水平从患儿基线水平有明显下降，符合以上氧合障碍标准。

(3) 左心功能不全:符合标准 1~4 条,氧合障碍符合以上标准且不能用左心功能障碍解释。

【鉴别诊断】

临床上常与心源性肺水肿相鉴别,后者有心血管疾病史或过量快速输液史,一般有呼吸困难,听诊出现肺部啰音,胸部 X 线片提示心影增大。通过氧疗、控制输液速度和输液量、强心、利尿或血管活性药物使用等处理后,呼吸窘迫症状缓解。

【治疗】

1. 治疗原发病,防止并发症及支持治疗　积极治疗脓毒血症、误吸、休克、急性胰腺炎等原发病,防止院内感染,给予营养支持(肠道营养优于肠外营养),预防消化道出血,监测生命体征和动脉血气等指标。

2. 机械通气策略　机械通气是 ARDS 最重要的治疗措施,然而不恰当的机械通气可加重 ARDS 已存在的肺损伤,延缓或加重患者的病程。

(1) 肺保护性通气策略和肺复张策略:ARDS 最基本的治疗策略是肺保护性通气策略,当基本治疗策略无法维持机体足够氧合时则应采取挽救性治疗措施,包括肺复张、高 PEEP、俯卧位通气、高频振荡通气、吸入 NO 或体外生命支持技术等。肺保护性通气策略是指小潮气量、限制平台压、允许性高碳酸血症,并使用合适的呼气末正压(PEEP)的通气方式。传统儿童 ARDS 机械通气初始参数设置推荐:一般多选压力控制通气模式,PIP 15~25cmH$_2$O(监测潮气量 6~8ml/kg),PEEP 6~8cmH$_2$O,吸气时间 0.6~1.0 秒,呼吸频率 20~40 次/min,吸入氧浓度(FiO$_2$)60%~100%(达到目标氧合后逐渐下调 FiO$_2$,较为安全值为≤50%)。监测目标氧合 PaO$_2$ 55~80mmHg,SaO$_2$ 88%~95%,允许性高碳酸血症(PaCO$_2$ 55~70mmHg)。如不能维持目标氧合则调整吸气末平台压(≤30~35cmH$_2$O)或逐渐增加 PEEP(10~15cmH$_2$O,选择最佳 PEEP 防止肺泡塌陷,根据静态 P-V 曲线低位转折点压力 +2cmH$_2$O 以确定 PEEP)。

2015PALICC 共识建议控制通气的潮气量设置在等于或者低于生理潮气量范围:预测呼吸系统顺应性较好的患儿为 5~8ml/kg,呼吸系统顺应性差的患儿为 3~6ml/kg。吸气平台压限制为 28cmH$_2$O,对胸部弹性增加(顺应性降低)的患儿,平台压可以提高到 29~32cmH$_2$O。

PEEP 的设置应综合考虑 ARDS 病程、肺损伤的严重程度、塌陷肺泡的可复张性等。2015PALICC 共识建议对于严重 pARDS 患儿,应根据氧合和血流动力学反应,采取滴定法设置 PEEP,推荐 PEEP 可以设置得稍高一些(10~15cmH$_2$O),对于特别严重 pARDS 患儿,可能需要将 PEEP 参数设置为 15cmH$_2$O 以上,但要注意限制气道平台压。当 PEEP 上调时,应监测患儿的氧合指标、动/静态顺应性、血流动力学指标。目前也有推荐监测跨肺压或者经胸肺电阻抗成像(electrical impedance tomography,EIT)技术实施 PEEP 滴定的方法。

肺复张方法(recruitment maneuver,RM)是指在机械通气过程中,间断给予高气道压,可使较多萎陷的肺泡开放,增加参与气体交换的肺泡数量和有效肺容积,改善气体分布和通气/血流比例,从而增加氧合和提高肺顺应性;RM 持续一定时间,有助于不同时间常数的肺泡逐渐开放,并延长了气体交换时间;减少或阻止肺间质液体向肺泡内渗透,减轻肺水肿。与 PEEP 联合应用可减少肺泡周期性反复开闭导致的剪切力损伤和表面活性物质丢失。然而,由于塌陷肺泡不同的病理生理特点,导致并非所有 ARDS 患者实施肺复张均有效,甚至可能有害。确定 ARDS 肺复张策略,首先要对肺可复张性评估。高可复张性患者早期应积极实施肺复张;对于低可复张性患者,早期应选择俯卧位通气或高频振荡通气等促进塌陷肺泡复张。

2015PALICC 共识对 pARDS 机械通气的氧合目标为:对轻型 pARDS,当 PEEP 低于 10cmH$_2$O 时,SpO$_2$ 维持在 92%~97%;对于 PEEP≥10cmH$_2$O 的患儿,当 PEEP 达到最佳值时,SpO$_2$ 可以适当维持在 88%~92%。在实施了肺保护性通气策略前提下,针对危及生命的低氧血症、顽固性呼吸性酸中毒以及气道平台压的持续升高应分别采取相应的抢救性治疗措施(表 5-4~ 表 5-6)。

(2)高频振荡通气(HFOV):HFOV 是小潮气量(1~2.5ml/kg)、限制肺泡过度膨胀、高频率(3~15Hz,频率 180~900/min)的通气模式。吸气和呼气相较高平均气道压,可阻止肺泡的萎陷和改善氧合。肺泡内容量和压力变化很小,减少了开放、关闭所引起的肺机械损伤。尽管

表 5-4　危及生命的低氧血症处理策略

步骤	处理策略
1	测量气道平台压（Pplat）。如果 Pplt>30cmH$_2$O，则进入步骤 2
2	实施肺复张和滴定 PEEP，如改善不明显，则进入步骤 3
3	实施俯卧位通气或高频振荡通气 评价氧合改善效果、静态顺应性、气道阻力和死腔通气。如改善明显则继续上述治疗。如改善不明显，则进入步骤 4
4	吸入一氧化氮（NO）；如果数小时内氧合及顺应性改善不明显，则进入步骤 5
5	给予小剂量糖皮质激素（需权衡利弊）
6	考虑实施体外膜氧合（ECMO）。入选患者高气道压通气时间不应超过 7 天

表 5-5　危及生命的呼吸性酸中毒处理策略

步骤	处理策略
1	在不增加内源性 PEEP 前提下，可增加呼吸频率至 35 次/min[*]。如果呼吸性酸中毒未改善，进入步骤 2
2	给予缓冲剂治疗。如果肾功能良好，首选三羟甲基氨基甲烷（Tris）。如果呼吸性酸中毒未改善，进入步骤 3
3	开始实施持续肾脏替代治疗（CRRT），特别是有其他 CRRT 指征时。如果呼吸性酸中毒未改善，进入步骤 4
4	考虑 ECMO

注：[*] 此值为成人指标，儿童呼吸频率增加为同年龄的 2 个标准差以上

表 5-6　潮气量 6ml/kg 时持续气道平台压升高
（Pplt>30~35cmH$_2$O）处理策略

步骤	处理策略
1	充分镇痛镇静、肌松剂；潮气量至 4ml/kg。如果 Pplt>30cmH$_2$O，进入步骤 2
2	实施俯卧位通气或高频震荡通气。如果 Pplt>30cmH$_2$O，进入步骤 3
3	考虑 ECMO

在成人 ARDS 的研究显示:与传统通气策略相比,HFOV 可能是有害的。但在儿童 ARDS 伴严重低氧血症和/或高气道平台压时,是否选择 HFOV 通气作为挽救性治疗仍存在争议。当患者伴有休克、严重气道阻塞、颅内出血或难治性气压伤时不宜应用 HFOV。

(3)俯卧位通气:对于中度至重度急性呼吸窘迫综合征($PaO_2/FiO_2<120mmHg$),患者俯卧位的通气可降低死亡率。俯卧位通气是通过降低胸腔内压力梯度、促进分泌物引流和肺内液体移动,明显改善氧合。目前临床推荐严重 ARDS 伴危及生命的低氧血症和/或高气道平台压考虑俯卧位通气,可与小潮气量通气联合应用。如果俯卧位通气一天无效则停止而及时改用其他治疗方案。俯卧位通气可能产生的并发症包括局部受压所致面部水肿、结膜出血、压力性溃疡及各种管路滑脱或折叠(如气管插管、引流管、导管)等。

(4)神经阻滞剂:神经肌肉阻滞已被证明可以改善中至重度 ARDS 患者的预后($PaO_2/FiO_2<150mmHg$),这可能是因为神经肌肉阻滞确保患者-呼吸机同步,从而降低了呼吸机相关肺损伤的发生。

(5)体外膜氧合(ECMO)技术:ECMO 通过体外膜氧合代替心肺功能,使心肺充分休息。ECMO 适用于在充分的肺保护措施和纠正容量过负荷后仍 $PaO_2/FiO_2<60mmHg$ 的 ARDS 患者。研究表明对严重 ARDS 实施 ECMO,能明显改善氧合,有效清除二氧化碳,避免机械通气所致的呼吸机相关肺损伤,并能降低肺动脉压力,减轻右心后负荷,有利于心肺功能恢复。目前建议在重症 ARDS 早期上述方案治疗无效(即难治性低氧血症)可及早开始 ECMO 治疗。但如果严重 ARDS 接受高 FiO_2 或高压力通气治疗 >7 天或有 ECMO 禁忌证者不宜行 ECMO 支持治疗。

3. 液体限制　维持 ARDS 患者液体负平衡是 ARDS 救治的重要措施之一,可每日记录出入量。研究显示,保守的液体管理策略缩短了机械通气时间,且获益患者主要来自于休克复苏后的患者,休克逆转后使用利尿剂和白蛋白的患者氧合改善,机械通气时间缩短。因此推荐液体复苏后、循环稳定,保守的液体管理策略,补液量保持在常规需要量的 70% 左右,确保在最初 1 周内出入量在负平衡状态,维持轻度脱水状态。如复苏后液体负荷过重可用利尿剂,达到液体负平衡。根据病情可输注红细胞,提高血细胞比容达到 40%~49%。

4. 输血　当血红蛋白浓度低于 7.0g/dl 时,应考虑红细胞输注(除外紫绀型先天性心脏病、出血性疾病和严重的低氧血症)。

5. 药物治疗　ARDS 药物治疗前景不容乐观,多种药物如表面活性物质、糖皮质激素、N-乙酰半胱氨酸、利索茶碱、β-肾上腺素受体激动剂以及活化蛋白 C 等,在Ⅱ期或Ⅲ期临床研究被证明无法改善 ARDS 患者的预后,因而目前尚无能够确定有效治疗 ARDS 的药物。

(1) 肺表面活性物质(PS):早期补充 PS 有助于改善氧合,在大量渗出时效果差,需要大剂量反复给药。由于临床研究显示并没有改善生存率,且存在最佳用药剂量、具体给药时间、给药间隔、药物来源等尚未解决的问题,2015PALICC 共识不推荐其作为 pARDS 的常规治疗手段。

(2) 肾上腺皮质激素:可以减少炎症介质及促纤维化介质的释放,临床研究表明短期大剂量甲泼尼龙冲击疗法(30mg/kg,q.6h.,连用24 小时)并不能降低脓毒症、吸入及外伤所致 ARDS 早期病死率,相反增加感染的风险,降低 ARDS 恢复可能性,增加病死率及相关副作用。研究显示皮质激素虽然可短期内改善影像学,但这些药物与持续的生存获益无关。如果在诊断为 ARDS 后使用≥14 天,则更可能有害。目前推荐严重 ARDS(P/F<200mmHg)早期(<72 小时)或病程 <14d 未控制的 ARDS 患者,建议使用小剂量甲泼尼龙 1~2mg/(kg·d),q.6~12h.,使用 1~2 周逐渐减量,总疗程 <1 个月。肾上腺皮质激素并不推荐预防用药。

(3) 吸入一氧化氮(NO):ARDS 患者多合并肺动脉高压,可通过吸入 NO 选择性扩张肺血管,诱导肺内通气良好区域的血管舒张,显著降低肺动脉压,减少肺内分流,改善通气/血流比例失调。吸入 NO 也减低 ARDS 患者高肺血管阻力。目前研究显示吸入一氧化氮可暂时改善氧合,并可能改善存活患者的长期肺功能,但不能降低死亡率。因此,2015PALICC 共识不推荐 NO 常规用于 pARDS 治疗,当肺动脉高压或者严重右心功能不全时,可考虑使用吸入 NO,此外,吸入NO 可以作为重症 pARDS 患儿的一种挽救性治疗措施。一般初始剂量 1ppm,每 30 分钟滴定加量,直到氧合改善,最大量不超过 10ppm。如果没有反应(即氧合不改善),应逐渐停止使用。如果有反应,剂量每天减少达到维持目标氧合的最低剂量,一般使用不超过 4 天。必要时可与高频振荡通气或肺表面活性物质联合应用,获得较好治疗效果。

(4) 其他:中性粒细胞弹性蛋白酶抑制和抗凝在临床试验中都失败,非甾体抗炎药(ketoconazole、lsofylline)、他汀类药物、沙丁胺醇和抗氧化剂[原半胱氨酸(l-2-氧噻唑烷-4-羧酸)]也失败。一些新的ARDS 药物治疗方法仍在开展临床试验中:一项肝素雾化试验正在进行中(ACTRN12612000418875)。一种新的治疗方法静脉注射间充质干细胞,这种细胞通过释放多种可溶性生物活性因子与损伤组织相互作用。期待这些研究可以为 ARDS 的治疗提供新的临床治疗方法。

【小结】

1. ARDS 多发生于已有严重疾病的患者,病死率高。

2. 高危者起病 1 周内出现呼吸困难,逐渐加重,一般病情非常严重。

3. 胸部 X 线片及 CT 检查表现为两肺透亮度降低,呈颗粒网状阴影,严重者呈"白肺",无法完全由心力衰竭或容量负荷过重解释,或心脏彩超或心导管检查排除心源性肺水肿。

4. 成人 ARDS 诊断标准参照 ARDS 柏林标准。pARDS 诊断标准除柏林定义外,2015PALICC 共识推荐用 OI 和 OSI 用于 pARDS 诊断和严重的分级。

5. 机械通气和限制性液体管理策略是 ARDS 最重要治疗措施,治疗原则是肺保护性通气策略,在实施了肺保护性通气策略前提下,针对危及生命的低氧血症、顽固性呼吸性酸中毒以及气道平台压的持续升高应分别采取相应的处理方案和步骤。

> 附:ARDS 治疗流程图

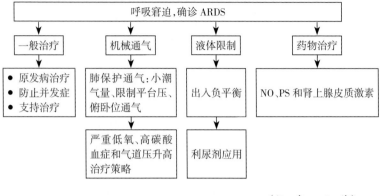

（任　宏　王　莹）

参考文献

1. ARDS Definition Task Force.Acute Respiratory Distress Syndrome：The Berlin Definition.JAMA,2012,307(23)：2526-2533.

2. MATTHAY MA,ZEMANS RL.The Acute Respiratory Distress Syndrome：Pathogenesis and Treatment. Annu Rev Pathol,2011,6(2)：47-163.

3. 董亮,邱海波.急性肺损伤的治疗进展.中华急诊医学杂志,2012,21(3)：235-238.

4. B TAYLOR THOMPSON,RACHEL C CHAMBERS,KATHLEEN D Liu,et al.Acute Respiratory Distress Syndrome.N Engl J Med,2017,377(6)：562-572.

5. The Pediatric Acute Lung Injury Consensus Conference Group. Pediatric Acute Respiratory Distress Syndrome：Consensus Recommendations from the Pediatric Acute Lung Injury Consensus Conference. Pediatr Crit Care Med,2015,16(5)：428-439.

6. 喻文亮,钱素云,陶建平.小儿机械通气学.上海：上海科学技术出版社,2012：546-566.

第六章　哮喘持续状态

【概述】

　　哮喘是一种以慢性气道炎症和气道高反应性为特征的异质性疾病,以反复发作的喘息、咳嗽、气促、胸闷为主要临床表现,常在夜间和/或凌晨发作或加剧。哮喘持续状态是指哮喘急性发作经合理应用支气管舒张剂和糖皮质激素等哮喘缓解药物治疗后,仍有严重或进行性呼吸困难者,称为哮喘持续状态(或哮喘危重状态)。如支气管阻塞未得到及时缓解,可迅速发展为呼吸窘迫、呼吸衰竭甚至威胁生命(称为危及生命的哮喘发作),是儿科常见的呼吸系统急症之一。

【病因】

　　哮喘持续状态表现为支气管广泛持续痉挛,可因为接触各种变应原而诱发,如尘螨、宠物、蟑螂、霉菌、食物、污染的空气、烟草烟雾等;也可由于各种病原体导致的呼吸道感染诱发,其中以病毒感染最为多见;支气管哮喘未得到正规有效的长期治疗和控制也是哮喘持续状态的高危因素;其他诱因还包括糖皮质激素使用不当、突然停药或减量过快、水电解质或酸碱平衡紊乱、服用阿司匹林或吲哚美辛等药物诱发等。

　　哮喘持续发作时,支气管和细支气管平滑肌痉挛,黏膜和黏膜下炎症、水肿,分泌大量黏液,形成黏液栓堵塞气道,导致气道阻力和呼吸做功增加,如果气道阻塞严重,造成呼气困难,主动用力呼气,呼气相延长,进而在呼气相未结束就开始吸气相,导致气流在肺内陷闭,肺过度充气。这些改变将引起肺内通气/血流灌注比例失调(低 V/Q),临床上表现为低氧血症。

　　心肺交互作用可能是哮喘持续状态的一个重要因素。肺内动态的过度充气和低氧导致的肺血管收缩使右心室前负荷降低,双心室后负荷增加。在临床上可以观察到奇脉的出现,即吸气时脉搏减弱。此外,支气管扩张剂引起的心动过速可减少心室充盈时间,两者的共同效应可导致患儿心输出量降低。

【诊断】

1. **病史**　支气管哮喘病史,伴有诱发哮喘持续状态的危险因素。

2. **临床表现**　喘息、呼吸急促、辅助呼吸肌收缩为主要临床表现。当患儿出现肺通气功能衰竭时,常伴有严重呼吸困难、发绀、意识障碍、全身衰竭。查体可发现患儿精神紧张、烦躁不安、多汗、端坐呼吸、奇脉。胸部听诊多数可闻及呼气相哮鸣音、呼气相延长。哮鸣音的强弱和哮喘持续状态的严重程度无明显相关性,少数非常严重的哮喘发作,可因为气道严重阻塞和呼吸肌疲乏,几乎听不到呼吸音和哮鸣音,称为"静默肺",是呼吸衰竭的征象,需紧急处理。哮喘急性发作严重程度分级可以参考中华医学会儿科学分会呼吸学组 2016 年修订的《儿童支气管哮喘诊断与防治指南》,基于症状、体征、肺功能及血氧饱和度等评估,≥6 岁儿童分为轻度、中度、重度和危重 4 级(表 6-1),6 岁以下仅分为轻度和重度(表 6-2)。哮喘急性发作达到重度和危重度应该高度重视,积极处理,而不应拘泥于发作持续时间,以免耽误治疗。

表 6-1　≥6 岁儿童哮喘急性发作严重度分级 [a]

临床特点	轻度	中度	重度	危重度
气短	走路时	说话时	休息时	呼吸不整齐
体位	可平卧	喜坐位	前弓位	不定
讲话方式	能成句	成短句	说单字	难以说话
精神意识	可有焦虑、烦躁	常焦虑、烦躁	常焦虑、烦躁	嗜睡、意识模糊
辅助呼吸肌活动及三凹征	常无	可有	通常有	胸腹反常运动
哮鸣音	散在,呼吸末期	响亮、弥漫	响亮、弥漫、双相	减弱乃至消失

临床特点	轻度	中度	重度	危重度
脉率	略增肌	增加	明显增加	减慢或不规则
PEF[a] 占 正 常 预 计 值 或 本 人 最 佳 值 的 百 分 数 (%)	SABA 治 疗 后 >80	SABA 治 疗 前 >50~80 SABA 治 疗 后 >60~80	SABA 治 疗 前 ≤50 SABA 治 疗 后 ≤60	无法完成检查
血氧饱和度 (吸空气)	0.90~0.94	0.90~0.94	0.90	<0.90

注:[a]①判断急性发作严重度时,只要存在某项严重程度的指标,即可归入该严重程度等级;②幼龄儿童较年长和成人更易发生高碳酸血症(低通气)。PEF,最大呼气流量;SABA,短效 β_2-受体激动剂。

表 6-2　<6 岁儿童哮喘急性发作严重度分级

症状	轻度	重度[c]
精神意识改变	无	焦虑、烦躁、嗜睡或意识不清
血氧饱和度(治疗前)[a]	≥0.92	<0.92
讲话方式[b]	能成句	说单字
脉率(次/min)	<100	>200(0~3 岁) >180(4~5 岁)
发绀	无	可能存在
哮鸣音	存在	减弱,甚至消失

注:[a]血氧饱和度是指在吸氧和支气管舒张剂治疗前的测得值;[b]需要考虑儿童的正常语言发育过程;[c]判断重度发作时,只要存在一项就可归入该等级。

【鉴别诊断】

诊断哮喘持续状态,需排除以下疾病,尤其是既往无哮喘病史的患儿:

1. **心源性哮喘**　多有基础心血管疾病,如心肌病、先天性心脏病等,临床表现主要为呼吸急促、咳粉红色泡沫痰,查体可闻及肺底湿啰音和哮鸣音,心脏听诊可有心音低钝、奔马律、心律不齐,心电图和心脏超声发现相应心脏疾病的征象。支气管扩张剂治疗无明显疗效,改善心功能治疗有效。

2. 大气道阻塞性疾病 炎症、异物、先天性畸形和肿瘤等均可引起喉、声门、气管或主支气管(腔内或外压性)阻塞,引起呼吸困难和喘鸣音。但这种喘鸣音常在某一部分特别明显,多以吸气相为主的双相性喘鸣音,常伴双肺底支气管异常增粗呼吸音。喉部检查、X线气管额面断层摄片及纤维支气管检查可以明确诊断。

【治疗】

1. 监护 哮喘持续状态的患儿应进入监护病房,给予持续的心肺功能监测,包括心率、呼吸频率、血压、SpO_2,记录24小时出入量。对于需要机械通气支持的患儿,条件许可给予留置中央静脉,持续动脉测压,持续导尿。

2. 吸氧 吸入氧浓度40%以上为宜,保持动脉血氧分压8.0kPa(60mmHg)或者$SaO_2$94%以上。必要时可用非重复吸入面罩吸氧,有条件时给予加温湿化吸氧更为合适,因为哮喘持续状态下,气道高反应性异常强烈,同时气道水分大量丢失,加之支气管黏膜分泌增加,容易形成黏液栓堵塞气道,加温有助于减少冷空气对气道的刺激,充分湿化空气有助于稀释痰液。

3. 建立静脉通道,维持体液及酸碱平衡 哮喘发作时由于呼吸急促,使呼吸道丧失大量水分,同时由于不进食、呕吐,机体处于轻度脱水状态,可给予患儿适当补液。另需警惕部分哮喘持续状态患儿可出现抗利尿激素异常分泌现象,需根据情况,维持患儿水电解质平衡。

4. 支气管扩张剂

(1)气雾剂吸入:首选短效β_2-受体激动剂(SABA),是治疗儿童哮喘急性发作的一线药物。第一个小时可以每20分钟吸入一次,沙丁胺醇剂量为2.5~5mg/次(体重≤20kg,每次2.5mg;体重>20kg,每次5mg),或特布他林溶液(博利康尼,terbutaline)剂量为250~500μg/次,以后根据病情每1~4小时重复吸入。雾化方法推荐用氧驱动(氧流量

6~8L/min)或空气压缩泵驱动雾化装置。对于哮喘持续状态患儿,不推荐用超声雾化装置,因为在使用超声雾化吸入过程中,需要中断吸氧,对重症患儿来说是危险的。目前认为严重的急性哮喘发作,持续沙丁胺醇雾化吸入优于或至少等同于间断的雾化吸入,且无明显心血管系统副作用。沙丁胺醇持续雾化吸入的剂量一般为0.15~0.5mg/(kg·h),不超过30mg/h。抗胆碱能药物吸入是儿童重症哮喘联合治疗的一部分,已确立了其安全性,对 β_2-受体激动剂疗效不佳者应尽早联合使用抗胆碱能药物,如异丙托溴铵,剂量:体重≤20kg,每次250μg;体重 >20kg,每次 500μg,加入 β_2-受体激动剂雾化溶液一起吸入。

(2)肾上腺素肌内注射:如无条件使用吸入型短效 β_2-受体激动剂,可以肌内注射肾上腺素,但应加强临床观察,预防心血管等不良反应的发生。药物剂量:每次肌内注射 1:1 000 肾上腺素 0.01mg/kg,最大剂量不超过 0.3mg。必要时可每 20 分钟 1 次,不超过 3 次。

(3)静脉注射支气管扩张剂:

1)硫酸镁:有助于危重哮喘症状的缓解,安全性良好。镁作为钙离子拮抗剂,可抑制平滑肌收缩使支气管扩张,减少胆碱能刺激和组胺释放。剂量:25~40mg/kg(≤2g/d),分 1~2 次,加入 10% 葡萄糖液 20ml 缓慢静脉输注(20 分钟以上),可酌情给予 1~3 日。不良反应包括一过性面色潮红、恶心、肌肉无力、低血压等,多发生在 Mg^{2+} 浓度 >9mg/dl,当 Mg^{2+} 浓度 >12mg/dl 可能会发生呼吸抑制和心律失常等严重副作用。如过量使用可给予静脉注射 10% 葡萄糖酸钙拮抗。

2)氯胺酮:具有拟交感神经和支气管扩张特性,在接受气管插管和机械通气的哮喘持续状态患儿,可考虑使用。

3)氨茶碱(aminophylline):平喘效应弱于 SABA,治疗窗窄,从有效性和安全性角度,以 GINA 为代表的国外指南已不再推荐作为急性发作的缓解药物,如经其他药物治疗仍不能有效控制哮喘发作,可酌情使用,并密切观察、监测心电图和血药浓度。初始剂量每次 4~6mg/kg,20~30 分钟缓慢静脉滴注,如在 6 小时内曾用过茶碱,开始剂量应减半。继之维持剂量每小时 0.7~1.0mg/kg 静脉滴注。如不用维持量,则可每 6~8 小时后重复初始剂量静脉注射。若有条件,应在使用氨茶碱过程中进行药物浓度测定,其有效浓度以 10~20ng/ml 为宜。

5. 糖皮质激素　全身应用糖皮质激素是治疗儿童哮喘重度发作的一线药物,早期使用可减轻疾病的严重度。严重哮喘发作患者往往不耐受口服或口服激素疗效难以确定,因此应尽早静脉给药,常用甲泼尼龙 1~2mg/(kg·次),或琥珀氢化可的松 5~10mg/(kg·次),间隔 4~8 小时;一般短期应用,当症状减轻,肺功能达到自身最佳状态,通常 5 天(3~10 天)左右全身激素停用或减量,吸入激素继续。

6. 机械通气支持

(1) 无创双水平正压通气:双水平正压通气可以减少呼吸肌做功,降低氧耗;能改变小气道的等压点位置,防止小气道闭合;能促进雾化药物到达通气不良的区域。通常初设参数为 IPAP 10cmH_2O,EPAP 5cmH_2O;然后根据情况调整。有效的无创双水平正压通气需要有与患儿面部紧密贴合的面罩,若贴合不紧密造成明显漏气,则效果不佳,年龄较大的学龄儿童大多能耐受面罩,但小婴儿可能不耐受,而需应用镇痛镇静药物。大多数无创呼吸机的峰流速较低,而危重的哮喘发作需要较高的吸气压,无创呼吸机多不能提供有效的吸气气流,也容易发生胃胀气;同时无创机械通气不利于气道分泌物的引流,呼吸力学的监测功能弱,不利于气道管理。因此在使用中需严密观察病情变化,一旦病情恶化,应及时改为气管插管机械通气。

(2) 高流量鼻导管通气(high-flow nasal cannula,HFNC)与持续气道正压通气(continuous positive airway pressure,CPAP):可提供加温加湿、浓度可控的氧气及一定的气道正压改善哮喘患儿的呼吸功能。哮喘持续状态时,可根据患儿病情的严重程度,考虑使用上述两种无创通气模式。如患儿病情恶化,出现呼吸衰竭等,应尽早气管插管,进行有创机械通气。

(3) 常频机械通气:对于极危重的急性哮喘发作,及时机械通气是挽救生命的重要措施。对于危重哮喘发作气管插管的指征没有明确定义,其中绝对指征包括:心搏呼吸骤停、严重发绀、低氧血症、明显的意识状态改变。血气分析不是决定气管插管的唯一依据,当患儿出现持续低氧血症、混合性酸中毒、意识改变时,多意味着发生呼吸衰竭,应立即气管插管。

所有严重哮喘患儿都存在动态肺过度充气,呼气末肺容量增加,有较高的内源性呼气末正压(PEEPi)。部分肺单位有严重气道阻塞和气体陷闭,气体陷闭的发生是由于气道阻塞的加重,或由于支气管痉挛,炎症或分泌物形成球形活瓣阻塞气道。危重哮喘患儿机械通气应密切关注严重肺过度充气和高水平的 PEEPi,可采用小潮气量和允许性高碳酸血症的通气策略。常频机械通气方式可分为定容和定压两大类:定容模式有恒定流速,峰压相对较高,潮气量能得到保证;定压模式是减速气流,峰压相对较低,具有较高的峰流速,有助于缩短吸气时间,但潮气量不能得到保证。对于 15kg 以上患儿,可采用定容模式,其他年龄段采用定压模式。呼吸机参数设定遵循低通气量通气和允许性高碳酸血症原则,有助于改善动态肺过度充气和 PEEPi;FiO_2 在初始的时候可以设定较高(60%~100%),待病情稳定后,在保证充分氧合时逐渐下调。潮气量控制在 6~8ml/kg 为宜,呼吸频率参考相应年龄的正常呼吸频率即可,甚至略慢,吸气时间尽量短,有利于肺内气体的排出,减轻过度充气,降低肺容量。低通气量通气必然带来较高的 PCO_2 水平,儿童肾功能较好,能充分代偿呼吸性酸中毒,对 CO_2 耐受性较好,可以允许 CO_2 逐渐升高,维持 pH 在 7.2 以上即可,因气压伤和低血压的风险要远远高于呼吸性酸中毒带来的危害。

对于哮喘患儿 PEEP 的设置有不同意见,有学者认为这类患儿存在 PEEPi,外源性 PEEP 可能会增加呼气末压力,加重肺过度充气,影响肺循环。但多数学者认为适当的 PEEP 可以改变小气道等压点的位置,对缩窄的支气管起机械性支撑作用,可改善肺通气正常区域的气体分布和氧合,保持这部分肺泡的稳定。一般认为外源性 PEEP 设置不应该大于 PEEPi 的 80%,应反复测定 PEEPi,避免测定不准确而造成 PEEP 设置不当。危重哮喘患儿的肺容积显著增大,有较高的气道阻力和 PEEPi,患儿的自主呼吸不容易触发呼吸机,易发生人机不协调、对抗,造成气道压力短期急剧升高,增加气压伤风险,因此哮喘患儿机械通气几乎都需要应用镇静药和镇痛药。

另外,充分镇静、镇痛可以改善患儿的舒适感,减少呼吸用力,减少呼吸机氧耗和 CO_2 的产生。镇静剂可选用咪达唑仑[2~4μg/(kg·min)],镇痛药可选择芬太尼[(0.5~1μg/(kg·h)],吗啡因为有促进组胺释放的作用,尽量不用。必要时可用麻醉剂氯胺酮,同时具有镇静、镇痛、扩张支气管的作用,首剂 2mg/kg 后,以 0.5~2mg/(kg·h)维持。部分患儿使用镇静、镇痛药物后仍有明显人机对抗,可考虑短暂使用肌松剂维库溴铵[50~75μg/(kg·h)],长时间应用肌松剂容易造成肌无力,合用糖皮质激素时更容易发生。

7. 体外生命支持和二氧化碳清除 极端情况下的哮喘持续状态可考虑采用体外生命支持和体外二氧化碳清除,但这些治疗可能伴随严重不良事件发生,一般作为挽救治疗手段。

【小结】

1. 哮喘持续状态多见于有反复哮喘发作史的患儿,多由感染和接触过敏物质诱发。

2. 气道广泛严重痉挛是造成呼吸困难和缺氧的主要原因,严重发作者肺部往往听不到明显哮鸣音,称为"静默肺",是呼吸衰竭的前兆。

3. 短效 β_2-受体激动剂吸入和静脉使用糖皮质激素是缓解哮喘持续状态的一线药物。

4. 治疗效果不佳,有呼吸衰竭的前兆及时收住重症监护病房,必要时机械通气。

▷ 附:哮喘持续状态诊治流程图

```
┌──────────────────┐      ┌──────────────────┐      ┌──────────────────┐
│ 病史:            │      │ 临床表现:        │      │ 鉴别:            │
│ 支气管哮喘病史,  │  +   │ 喘息、呼吸急促、  │  +   │ 心源性哮喘        │
│ 诱发危险因素      │      │ 辅助呼吸肌收缩    │      │ 大气道阻塞性疾病  │
└──────────────────┘      └──────────────────┘      └──────────────────┘
```

经合理应用支气管舒张剂和糖皮质激素等哮喘缓解药物后,仍有严重或进行性呼吸困难

一般治疗	支气管扩张剂	糖皮质激素	呼吸支持
• 心电监护 • 氧供、气道湿化 • 建立静脉通路 • 液体和酸碱平衡 • 镇痛镇静	• 气雾剂吸入:首选短效 $β_2$-受体激动剂(SABA) • 肾上腺素肌内注射 • 静脉注射:硫酸镁,氯胺酮,氨茶碱	全身应用糖皮质激素:甲泼尼龙 $1{\sim}2mg/(kg\cdot次)$,琥珀氢化可的松 $5{\sim}10mg/(kg\cdot次)$,间隔 $4{\sim}8$ 小时	无创双水平正压高流量鼻导管常频机械通气

极端情况下

挽救治疗:
体外生命支持、二氧化碳清除

(任　宏　王　莹)

参考文献

1. 洪建国. 儿童支气管哮喘规范化诊治建议(2020 年版). 中华儿科杂志,2020,58(9):708-717.

2. NIEVAS IF, ANAND KJ. Severe acute asthma exacerbation in children: a stepwise approach for escalating therapy in a pediatric intensive care unit. J Pediatr Pharmacol Ther, 2013, 18(2):88-104.

3. CARROLL CL, SALA KA. Pediatric Status Asthmaticus. Critical Care Clinics, 2013, 29(2):153-166.

4. 中华医学会儿科学分会呼吸学组. 儿童支气管哮喘诊断与防治指南(2016 年版). 中华儿科杂志,2016,54(3):167-181.

5. PARDUE JONES B, FLEMING GM, OTILLIO JK, et al. Pediatric acute asthma exacerbations: Evaluation and management from emergency department to intensive care unit. Journal of Asthma Research, 2016, 53(6):607-617.

6. 朱蕾. 机械通气. 3 版. 上海:上海科学技术出版社,2012:345-358.

第七章　急性心力衰竭

【概述】

小儿急性心力衰竭(简称急性心衰)是儿童时期常见的急危重症之一,是由多种因素引起的突然的心脏结构和功能异常,导致短时期内心排血量明显下降,器官灌注不足,肺毛细血管楔压增加,受累心室后向的静脉急性淤血。重症患儿可发生急性肺水肿及心源性休克,若不及时救治常导致死亡。慢性心力衰竭患儿在某种因素作用下(如感染、缺氧、酸中毒、心律失常等)可突发病情加剧,出现急性心衰的临床表现,此称为慢性心衰急性失代偿期,紧急抢救措施与急性心衰相似。

1. **病因**　引起小儿心力衰竭的病因较多,既有原发心血管疾病所致,也可并发于全身其他疾病,多见于暴发性心肌炎、心脏手术后低心排血量综合征(低心排),偶见于川崎病所致心肌梗死等疾病。先天性心脏病(先心病)、心肌病是婴儿时期导致慢性心衰的主要原因,在继发肺炎、全身严重感染等因素作用下可引起急性加剧。儿童心力衰竭的常见病因如表7-1。从血流动力学发病机制的角度病因分类如下:

(1)心脏容量负荷过重:如大型左向右分流型先心病(如室间隔缺损、室间隔缺损伴动脉导管未闭和/或伴房间隔缺损、完全型房室通道)、瓣膜反流性疾病(包括先天性瓣膜病变、感染性心内膜炎、风湿性心脏瓣膜病变)、输液过多过快等。

(2)心脏压力负荷过重:以左心发育不良综合征、主动脉狭窄、主动脉缩窄、肺动脉狭窄等先心病为多见。

(3)心肌收缩力降低:如感染性心肌炎(临床多见于病毒性心肌

炎的急性型或暴发型）、扩张型心肌病、代谢性心肌病变、川崎病（发生冠状动脉瘤并发心肌梗死可致心衰）、先心病手术后低心排、严重脓毒症或严重缺氧所致的心肌抑制等。

（4）心室充盈障碍：缩窄性心包炎、限制型心肌病、严重的快速性心律失常等。

表 7-1 儿童心力衰竭的常见病因

	病因
原发性心肌病	扩张型心肌病,肥厚型心肌病,限制型心肌病,致心律失常性右室心肌病,左室心肌致密化不全
先天性心脏病	左向右分流型先天性心脏病(如室间隔缺损,动脉导管未闭),瓣膜疾病(如主动脉瓣狭窄),主动脉缩窄,复杂先天性心脏病(如体循环右心室,单心室)
心律失常	心动过速,心动过缓(如完全性房室传导阻滞)
心肌缺血	冠状动脉畸形(如左冠状动脉起源于肺动脉),川崎病
浸润型	恶性肿瘤,心肌淀粉样变
感染	心肌炎,急性风湿热
中毒	化疗药物相关心肌损伤
其他	高血压,肺动脉高压

【诊断】

目前小儿急性心力衰竭的诊断是综合判断,以临床表现为主要依据,结合心电图、胸部 X 线检查、心功能检测和心脏生物学标志物检测可作出诊断和病因分析。

1. **临床表现** 小儿急性心力衰竭症状和体征往往缺乏特异性,但综合多种症状和体征分析可以提高诊断可靠性。呼吸急促、心动过速、心脏扩大、烦躁、喂养困难等表现考虑为心力衰竭,若伴有肝大或肺水肿(如肺部出现湿啰音或哮鸣音、咳泡沫血痰)或奔马律则可临床确诊心力衰竭。若出现四肢末端冷、外周脉搏搏动消失、中央脉搏搏动减弱、血压降低,则考虑诊断心源性休克。

急性心力衰竭在不同年龄段临床表现各异。年长儿临床表现与成人相似,如气促、心悸、发绀、不能平卧、端坐呼吸、咳泡沫样血痰、水肿等。新生儿期表现常不典型,如哭吵、拒乳、嗜睡等。婴儿期通常起病急骤,常在原发病基础上突然出现烦躁不安、呼吸困难、面色苍白、大汗淋漓等,病情进展迅速。

2. 心电图检查　可提示心律变化、心脏负荷、房室肥厚和心肌劳损等情况,有助于心衰病因的诊断和指导治疗。

3. 胸部 X 线检查　可见心脏扩大,透视下心脏搏动减弱,并可见肺淤血或肺水肿的表现。

4. 超声心动图　射血分数(EF)是最为常用的心功能测定指标,通常左室 EF≤55% 考虑收缩功能不全。测量左室舒张末期容量指数及左室收缩末期室壁应力,可分别反映左室前、后负荷的状况。婴幼儿心力衰竭以先心病多见,EF 大多在正常范围,其心力衰竭不是心肌收缩力减低,而与心脏容量或压力过负荷有关。超声心动图检查可了解心脏及血管结构、瓣膜功能,估测肺动脉压力和心输出量,对心衰病因有诊断价值。

5. 心脏生物学标志物检测　心肌炎和心肌缺血时,心肌酶可升高,其中肌酸激酶(CK)、同工酶(CK-MB)升高意义较大;心肌肌钙蛋白 T(cTnT)或心肌肌钙蛋白 I(cTnI)增高是心肌损伤的特异性标志,在心肌损伤早期即可出现。BNP>400pg/ml 和/或 NT-proBNP>1 500pg/ml,反映心室壁扩张和/或容量负荷过重,对充血性心力衰竭诊断、预后评估及治疗等方面有指导意义。

6. 心脏磁共振(CMRI)　CMRI 对原发性心肌病和获得性心肌炎具有重要的诊断价值,心肌炎患者 T2 加权像可显示心外膜下或跨心肌壁的心肌水肿,扩张型心肌病患者出现心肌纤维化时心肌壁可见延迟钆增强。

7. 其他检查

(1)中心静脉压测定:与右房压相关,如 >10mmHg(1.37kPa),提示容量负荷增加或右心衰竭。

(2)肺动脉楔压测定:采用气囊漂浮导管测定,正常值为

2~12mmHg(0.27~1.6kPa),估测平均左房压和左室充盈压,增高提示肺淤血或肺水肿(左心功能不全)。

(3) 动脉血气分析:评估 PaO_2 和 $PaCO_2$ 以了解动脉氧和二氧化碳浓度,呼吸性或代谢性酸碱平衡状况,急性心衰常有 PaO_2 降低,持续低氧可导致酸碱失衡。

(4) 检测血乳酸水平:反映心衰时组织灌注情况,如严重心衰、伴心源性休克时血乳酸持续升高,说明预后差。

(5) 常规检查项目:血常规、电解质、血糖、尿素氮、血肌酐、转氨酶、白蛋白、C 反应蛋白、凝血指标、甲状腺功能等,有助于急性心衰病因及并发脏器损害的鉴别诊断。

(6) 基因诊断:染色体检查、基因测序有助于不明原因心肌病的诊断。

【鉴别诊断】

年长儿典型心衰容易诊断,注意除外哮喘、急性呼吸窘迫综合征、肺栓塞、肺炎等临床表现相似的疾病,以呕吐、腹痛起病应与胃肠道疾病鉴别,谨防漏诊。婴儿急性心衰应与毛细支气管炎、支气管肺炎鉴别。婴儿心衰时由于哭吵、肺部干湿啰音和心动过速,常影响心脏听诊效果。心衰临床表现有时与肺部感染相似,易导致病情判断困难,需谨慎鉴别。

【治疗】

1. 一般治疗

(1) 氧疗:急性心力衰竭时体循环动脉氧分压通常降低,组织氧供少,所以急性心衰时需供氧以满足组织代谢的需要。一般可采用面罩或头罩吸氧,若缺氧无法改善则使用呼吸机辅助通气。新生儿时期需特别注意特殊类型的先心病(如室隔完整的大动脉转位或肺动脉闭锁等)需要依赖动脉导管开放才能生存,不能吸入高浓度氧。

(2) 减少心脏做功:烦躁、过度刺激、过冷或过热的环境均可造成患儿氧耗增加和心脏做功增加,使心衰症状加剧。所以适当的镇静、调节好环境温度(25℃)、治疗或护理尽量集中以避免不必要的干扰或刺激等是十分重要的。镇静可选用常规剂量地西泮或苯巴比妥钠,若严重烦躁可用吗啡,每次 0.1~0.2mg/kg 静脉注射。采取半卧位减轻心脏负荷,避免便秘及排便用力。

(3) 饮食控制:急性心衰时患儿呼吸增快或极其虚弱,为保证代谢需求和能量消耗的补充,可经鼻胃管喂养。病情稳定后热量供给,婴幼儿每天 90~100cal/kg。

(4) 维持水电解质平衡:一方面限制水和盐的摄取以避免加重心脏负担,婴儿每天液量 80~120ml/kg,钠摄入量 2~3mg/kg。另一方面需要监测出入量和电解质,避免利尿剂应用出现水电解质失衡,根据监测结果及时调整和纠正。

2. 药物治疗

(1) 利尿剂:减轻肺水肿,降低血容量、回心血量及心室充盈压,减轻心室前负荷(容量负荷)。目前急性心衰时常用静脉注射呋塞米[每次 0.5~2.0mg/kg,q.6~24h.; 最大剂量 6mg/(kg·d); 静脉维持 0.05~0.40mg/(kg·h)]或布美他尼(每次 0.01~0.02mg/kg,1~2 次/d,最大剂量为 5mg/d),以小剂量开始,病情稳定后改口服维持。同时加用保钾利尿剂(如螺内酯或氨苯蝶啶),避免造成低钾血症。螺内酯(安体舒通)口服每次 1~3mg/(kg·d),q.6~12h.。

(2) 血管扩张剂:心衰时后负荷稍有增加即可降低每搏量,因此减轻后负荷尤为重要。血管扩张剂主要通过扩张静脉容量血管和动脉阻力血管,减轻心室前、后负荷,提高心输出量;并可使室壁应力下降,心肌耗氧减低,改善心功能。常用硝普钠 0.5~8μg/(kg·min)静脉滴注;硝酸甘油 0.05~5μg/(kg·min)静脉滴注。使用时注意监测血压,避免低血压的发生。血管扩张剂禁忌证为血容量不足、低血压和肾衰竭。

(3) 正性肌力药物:

1) β-肾上腺素受体激动剂(儿茶酚胺类):主要与心肌细胞膜 $β_1$-受体结合,增强心肌收缩力和心排量。常用于低排出量性急性心衰、心脏术后低心排及休克患者。常用药物:多巴酚丁胺 2.5~10μg/(kg·min),多巴胺 5~10μg/(kg·min),肾上腺素 0.01~0.3μg/(kg·min),小剂量开始,微量输液泵调控速度。多巴酚丁胺对血压、外周血管阻力影响小,大剂量多巴胺[10~20μg/(kg·min)]和肾上腺素 >0.3μg/(kg·min)则有 α 肾上腺素能作用,升高血压。对于心源性休克患儿,多巴酚丁胺作为一线治疗药物,若用药后血压仍不能维持,则换用米力农联合肾上腺素。合并心律失常、左室流出道梗阻的患儿不宜应用 β-肾上腺素受体激动剂。

2)磷酸二酯酶Ⅲ抑制剂:通过抑制 cAMP 降解而提高细胞内 cAMP 浓度,增加 Ca^{2+} 内流产生正性肌力作用,增强心肌收缩力作用不受 β-肾上腺素受体影响,使心排量及每搏量增加,心室充盈压及体肺循环阻力降低,但并不明显增加心率和心肌氧耗。主要用于严重或难治性充血性心衰、低心排、心肺复苏后左心收缩功能不全者和先心病合并肺高压的患儿。常用药物:米力农负荷量 25~75μg/kg,静脉注射 >10 分钟,维持量 0.25~1.0μg/(kg·min),一般用药时间为 7~10 天。心源性休克患儿血压不稳定时,可选用米力农联合肾上腺素强心、维持血压。

3)强心苷(洋地黄制剂):可增强心肌收缩力、心排量;降低心室舒张末期压力,改善组织灌注及静脉淤血;作用于心脏传导系统减慢心率;还可兴奋迷走神经,对抗心衰时神经内分泌紊乱作用。多用于左向右分流型先心病导致的充血性心力衰竭。室上性心动过速或房性心动过速、心房颤动伴快速心室率者合并急性心衰时推荐"洋地黄化",但暴发性心肌炎、严重心肌缺血缺氧所致心衰以及合并室性心律失常、完全性房室传导阻滞等使用洋地黄应慎重,以防发生洋地黄中毒或诱发新的致命性心律失常。常用药物包括地高辛和毛花苷丙。地高辛常用剂量:洋地黄化量(饱和量):口服剂量为早产儿 0.01~0.02mg/kg,足月儿 0.02~0.03mg/kg,<2 岁 0.03~0.04mg/kg,>2 岁 0.02~0.03mg/kg;静脉剂量为口服剂量的 75%。洋地黄化:首剂给予洋地黄化量的 1/2,其余分 2 次给予,每次间隔 6~8 小时;洋地黄化后 12 小时开始维持量(维持量为每日给予,剂量是洋地黄化量 25%,分 2 次)。毛花苷丙常用剂量:洋地黄化量:早产儿和足月儿或肾功减退、心肌炎患儿 0.02mg/kg,<2 岁 0.03mg/kg,>2 岁 0.04mg/kg;洋地黄化:首次用洋地黄化量的 1/3~1/2,余量分 2~3 次,每次间隔 6~8 小时。

洋地黄类药物量大极易引起中毒,肾功能异常者需密切监测血药浓度,并根据肌酐清除率减量。中毒症状主要包括胃肠道反应、高钾血症、视觉改变和头痛、失眠、眩晕等,心律失常特别是室上性心动过速伴房室传导阻滞是洋地黄中毒的特征性表现。因缺乏足够的临床证据和关于洋地黄类毒性的考虑,地高辛已不作为儿童心力衰竭的首选药。

4）左西孟旦(levosimendan):为新一代抗心衰药物,是钙增敏剂,通过与心肌肌钙蛋白 C 结合增加心脏钙蛋白 C 对钙离子的敏感性,增强心肌收缩力,心排出量,扩张血管,降低前后负荷。在改善心泵功能时不增加心率和心肌氧耗。主要用于各种急性心衰,尤其心源性休克、脓毒性休克时左心功能不全和先心病围手术期心衰的治疗。负荷量 6~12μg/kg,静脉注射 >10 分钟,维持量 0.05~0.2μg/(kg·min),一般维持 24 小时。低血压时慎用负荷量。

（4）血管紧张素转换酶抑制剂(ACEI):抑制转换酶降低肾素-血管紧张素-醛固酮系统及缓激肽分解作用,减低心脏前后负荷及逆转心肌重塑,改善心肌功能。对大型室缺伴肺动脉高压者 ACEI 能减低左向右分流,改善心功能。临床用于扩张型心肌病、左向右分流先心病(如室缺伴肺高压)、二尖瓣或主动脉瓣反流等所致的心衰(主要用于慢性心衰)。儿童常用制剂卡托普利(短效制剂)和依钠普利(长效制剂)。卡托普利婴儿和儿童初始剂量 0.15mg/(kg·d),每 8~12 小时 1 次,口服,每周增加 1 次,渐增至 2.0mg/(kg·d),分 3 次,观察 3 个月,根据临床疗效可增至最大剂量6mg/(kg·d),持续应用至少 6 个月以上。ACEI 常与利尿剂、地高辛联合应用。

（5）心肌能量代谢赋活剂:增强心肌细胞线粒体功能,改善心肌能量代谢,稳定细胞膜和抗氧自由基作用,保护心肌。常用 1,6-二磷酸果糖(FDP)50~150mg/(kg·d)静脉滴注,q.d.;或磷酸肌酸 0.5~1g/(kg·d)静脉滴注,q.d.;辅酶 Q_{10} 5~10mg/(kg·d)口服。

（6）急性心衰伴心律失常治疗原则:严重心衰患者常伴有症状性或无症状性心律失常,少数发生晕厥或猝死。多种抗心律失常药有负性肌力作用,可使心衰加重,心律失常恶化,谨慎使用。一般认为胺碘酮较安全、有效,较少影响心功能,负荷量 5~7mg/kg,静脉滴注 1 小时,维持量 5~15μg/(kg·min)。

(7) 急性肺水肿治疗:及时应用利尿剂、血管扩张剂及正性肌力药物;应用地西泮或苯巴比妥镇静,严重者静脉或皮下注射吗啡 0.1~0.2mg/kg(增加静脉容量、降低左房压,同时缓解患者烦躁不安);机械通气有助于缓解肺水肿。

(8) 心源性休克治疗:镇静、舒适体位、供氧等一般治疗同前述。心室容量负荷不足时,给予 5~10ml/kg 晶体液扩容,输注 30 分钟,输液期间密切观察血压、脉搏、尿量、肢端温度变化及动态监测中心静脉压变化,必要时可重复 1 次。选用合适的正性肌力药物或血管活性药物(原则同上述)。慎用利尿剂,在休克纠正后有体、肺循环淤血时可应用。

3. 非药物治疗

(1) 人工机械辅助装置:机械辅助目的是暂时支持生命,等待心肺功能恢复或心脏移植。临床常用的体外膜氧合(ECMO)和离心泵心室辅助装置(CVAD)。目前儿科主要用于经药物治疗心衰难以控制的患者,如心脏病术后、急性暴发性心肌炎、终末期心脏病、等待心脏移植等。

(2) 血液净化治疗:适用于对利尿剂抵抗的高容量负荷或伴有低钠血症、肾损伤或肾衰竭的患儿。

4. 原发病治疗　对于严重的先心病并发心衰(如左心发育不良综合征)应及早手术甚至急诊手术。大型左向右分流型先心病常有慢性心衰,当继发肺部感染时,易导致急性失代偿,在积极控制感染、药物抗心衰治疗症状改善后,争取尽早手术根治或姑息手术。感染性心内膜炎导致难治性心衰时需手术治疗。对于终末期心肌病或其他原因造成的严重心衰药物治疗无效,心脏移植或心肺移植是唯一的治疗方法。

【小结】

1. 儿童急性心力衰竭起病急,进展快,如不及时诊断和处理,则严重威胁患儿的生命。

2. 急性心衰病因较多,各年龄段引起心力衰竭的疾病谱不同,既有心血管系统疾病,也可见于全身其他疾病或原因。

3. 以临床表现为主要依据,结合心电图、胸部 X 线检查、心功能检测和心脏生物学标志物检测可作出诊断。

4. 以利尿、强心、扩血管为治疗原则,合理应用血管活性药物。了解病因,去除诱因,给予正确的呼吸支持治疗,保护脏器功能,维持内环境稳定。

➢ 附:急性心力衰竭诊治流程图

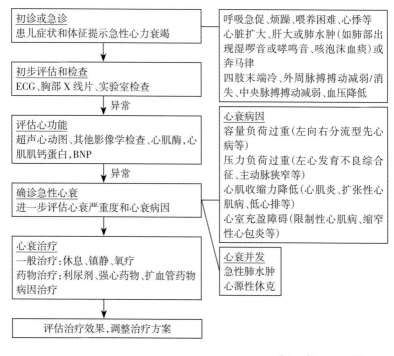

（任　宏　王　莹）

参考文献

1. 王天有,申昆玲,沈颖.诸福棠实用儿科学.9 版.北京:人民卫生出版社,

2022.

2. WATANABE K,SHIH R. Update of Pediatric Heart Failure. Pediatr Clin North Am,2020,67(5):889-901.

3. 杨思源,陈树宝.小儿心脏病学.4 版.北京:人民卫生出版社,2012.

4. 中华医学会儿科学分会心血管学组,中国医师协会心血管内科医师分会儿童心血管专业委员会,《中华儿科杂志》编辑委员会.儿童心力衰竭诊断和治疗建议(2020 年修订版).中华儿科杂志,2021,59(2):84-94.

5. BRISSAD O,BOTTE A,CAMBONIE G,et al. Experts' recommendations for the management of cardiogenic shock in children. Ann Intensive Care,2016,6(1):14.

6. CLARK JB,PAULIKS LB,MYERS JL,et al. Mechanical circulatory support for end-stage heart failure in repaired and palliated congenital heart disease. CurrCardiol Rev,2011,7(2):102-109.

第八章　脓毒症和脓毒性休克

【概述】

脓毒症（sepsis）是感染引起的失调的机体反应导致的危急生命的器官功能障碍。各种感染性疾病仍然是威胁人类健康的主要问题之一。脓毒症的概念正是人类同感染性疾病的斗争实践中提出的，并遵循着实践、认识、再实践、再认识的规律不断地提高完善。儿童脓毒症已成为世界范围内高发病率、高病死率及占用大量医疗资源的疾病。每年儿童发病率为 22/10 万，而新生儿有更高发病率，每年 2 202 例/10 万活产儿，全球每年有 120 万儿童罹患脓毒症，占 18 岁以下住院患者 4%，占 PICU 住院患者的 8%。病死率根据不同地区、高危因素及不同严重程度达 4%~50%。多数脓毒症患儿死于顽固性脓毒性休克和/或多脏器功能衰竭。多数死亡发生于入院后 48~72 小时，及时识别脓毒症及脓毒性休克，早期干预是降低病死率的关键。

1. 病因

（1）感染病原：脓毒症的致病微生物是各种细菌、病毒、真菌和寄生虫等，而以细菌占多数。引起儿童脓毒症最常见的细菌病原体是流感嗜血杆菌 b、肺炎链球菌、奈瑟氏脑膜炎双球菌和沙门氏菌属。随着侵入性操作（如静脉置管、手术等）和静脉营养应用日益增多，使表皮葡萄球菌和念珠菌感染率上升。呼吸机广泛应用增加了黏质沙雷、铜绿假单胞菌和不动杆菌的风险。对免疫功能抑制的宿主（如婴幼儿、免疫缺陷、器官移植、有严重基础疾病的患儿）条件致病微生物也可引起脓毒症。儿科患者的不同年龄对病原体有提示作用，故推断可能的病原体时应考虑年龄因素（表 8-1）。

表 8-1　儿科脓毒症患者常见的细菌病原体

年龄		常见病原体
新生儿期	早期发病	无乳链球菌、大肠埃希氏菌、克雷伯菌、肠杆菌属
	晚期发病	凝固酶阴性葡萄球菌、金黄色葡萄球菌、大肠埃希氏菌、克雷伯菌属、铜绿假单胞菌、肠杆菌属、沙雷菌、不动杆菌属及各种厌氧菌属
婴儿期		流感嗜血杆菌、肺炎链球菌、脑膜炎双球菌、沙门氏菌属
儿童	非中性粒细胞减少	肺炎链球菌、脑膜炎双球菌、金黄色葡萄球菌、流感嗜血杆菌
	中性粒细胞缺乏	耐药菌株或革兰氏阴性菌多见,如产超广谱 β-内酰胺酶(ESBLs)的大肠埃希氏菌、克雷伯菌属、肠杆菌属、多重耐药铜绿假单胞菌、不动杆菌属
		革兰氏阳性菌逐渐增多,如耐甲氧西林金黄色葡萄球菌(MRSA)、凝固酶阴性葡萄球菌、耐青霉素的肺炎链球菌、肠球菌

（2）感染原：脓毒症可由身体任何部位的感染引起,儿童最常见的感染部位是肺部和血流感染。<1 岁以血流感染最多见,其次是肺部感染,而≥1 岁则是肺部感染最多,其次是血流感染。其他常见感染原包括消化道、泌尿道、腹腔、中枢神经系统和皮肤软组织等。致死率最高的是心内膜炎和中枢神经系统感染。脓毒症也常是严重烧伤、创伤或多发伤、外科手术后等的并发症。

（3）基础状况：据美国报道,脓毒症儿童约 50% 有原发基础疾病,常见的是慢性肺疾病、先天性心脏病、神经肌肉疾病和肿瘤,而且具有年龄差异,婴儿以呼吸及心血管系统疾病为主,学龄前儿童是神经肌肉疾病,学龄期则是肿瘤,国内缺乏流行病学相关资料。

2. 发病机制　脓毒症是由病原微生物感染导致机体发生免疫、炎症及凝血异常等复杂的病理生理反应,其机制如下:

（1）脓毒症早期的非特异性（天然）免疫与炎症反应：病原微生物

感染机体后病原微生物及其代谢产物、毒素等(病原相关分子模式，PAMPs)、机体内源性的有害物质(损伤相关分子模式，DAMPs，如坏死组织细胞及代谢产物、热休克蛋白等)可以被机体免疫细胞的模式识别受体(PRRs)识别(如 TLR 受体)，激活和调动机体多系统、多种细胞组分的反应，目的是控制感染并最终恢复机体稳态使机体恢复正常，反应恰当则预后好，反应失调，则可造成机体自身损害甚至多脏器衰竭及死亡。如革兰氏阳性菌的肽聚糖和革兰氏阴性菌的脂多糖分别与 TLR-2 和 TLR-4 结合，激活细胞内信号转导通路，使促炎因子(如 TNF-α、IL-1β)和抗炎因子(如 IL-10)转录增加。促炎因子上调了中性粒细胞和内皮细胞的黏附分子表达。尽管激活的中性粒细胞可以杀死病原，但其释放的介质也损伤内皮细胞，增加血管通透性，导致富含蛋白的液体进入肺和其他组织。同时，激活的内皮细胞可以释放一氧化氮(NO)使血管扩张，NO 被认为是导致脓毒性休克的重要介质。

(2) 特异性(获得性)免疫反应和放大效应：病原微生物激活特异体液和细胞介导的获得性免疫反应，使自然免疫反应效应增大。B 细胞释放免疫球蛋白，后者结合病原体，由抗原呈递细胞呈递给自然杀伤细胞和中性粒细胞杀死病原微生物。脓毒症时辅助 T 细胞 Th1 分泌 TNF-α 和 IL-1β 等促炎因子，Th2 分泌 IL-4、IL-10 等抗炎因子。是 Th1 还是 Th2 为主取决于感染的病原体、感染负荷等因素。

(3) 促凝和抗凝功能紊乱：脓毒症时促凝因子增加，抗凝因子减少或消耗。脂多糖可以激活内皮细胞，上调组织因子表达，激活凝血，继而纤维蛋白原转变为纤维蛋白，形成微血栓，导致组织缺血缺氧加重损伤。抗凝因子(如蛋白 C、蛋白 S、抗凝血酶Ⅲ、组织因子途径抑制物)在脓毒症时减少，且减少的程度与疾病的严重度密切相关。

(4) 脓毒症后期的免疫抑制和凋亡：在脓毒症后期常出现治疗无效、淋巴细胞减少、低体温、继发院内感染，因此长期以来，宿主免疫抑制(免疫麻痹)被认为是导致脓毒症后期死亡的原因之一。脓毒症后期导致的多脏器功能障碍是由于向抗炎表型转化及主要免疫细胞、上皮细胞及内皮细胞的凋亡引起。另外，循环和组织中的淋巴细胞（B 细胞和 CD4$^+$T 细胞）凋亡也引起了免疫抑制。脓毒症时可引起细胞凋亡的促炎因子、活化 B 细胞和 T 细胞、糖皮质激素水平均升高。高水平的 TNF-α 和脂多糖可引起肺和肠上皮细胞的凋亡。

【诊断】

1. 儿童脓毒症定义及诊断的现状　1991 年 ACCP/SCCM 联席会议上提出的脓毒症的相关定义和标准都是针对成人的，所以上述概念并未很快运用于儿童。2002 年 2 月来自加拿大、法国、荷兰、英国和美国从事脓毒症临床研究的 20 余位专家组成国际小组，在美国得克萨斯州圣安东尼奥召开了儿童脓毒症定义大会。会议以成人脓毒症 1.0 及 2.0 医学定义为基础，结合儿童各年龄组生理值的不同特点（6 个年龄组）明确了儿童感染（infection）、全身炎症反应综合征（SIRS）、脓毒症（sepsis）、严重脓毒症（severe sepsis）、脓毒性休克（septic shock）和器官功能障碍（organ dysfunction）的概念（表 8-2）。并首次在儿科就脓毒症的相关概念达成共识，经过 3 年的实践，结果于 2005 年 1 月发表，成为到目前为止儿童脓毒症诊断主要采用的标准。

表 8-2　各年龄组特定生理参数和实验室变量
（低值取第 5 百分位，高值取第 95 百分位）

年龄组	心率/(次·min^{-1})		呼吸频率/(次·min^{-1})	白细胞计数/(10^3·mm^{-3})	收缩压/mmHg
	心动过速	心动过缓			
0~1 周	>180	<100	>50	>34	<65
1 周~1 个月	>180	<100	>40	>19.5 或 <5	<75
1 个月~1 岁	>180	<90	>34	>17.5 或 <5	<100
1~6 岁	>140	NA	>22	>15.5 或 <6	<94
6~12 岁	>130	NA	>18	>13.5 或 <4.5	<105
12~18 岁	>110	NA	>14	>11 或 <4.5	<117

注：NA，不适用。

（1）感染：存在任何病原体引起的可疑或已证实（阳性培养、组织染色或 PCR）的感染；或与感染高度相关的临床综合征。感染的证据包括临床查体、X 线片或实验室的阳性结果（如正常无菌体液中出现白细胞、内脏穿孔、胸部 X 线片示持续性肺炎、瘀斑或紫癜样皮疹、暴发性紫癜）。

（2）全身炎症反应综合征，至少出现下列 4 项标准的 2 项，其中 1 项必须包括体温或白细胞计数异常：①中心温度 >38.5℃或 <36℃。②心动过速，平均心率 > 同年龄组正常值 2 个标准差以上（无外界刺激、慢性药物或疼痛刺激）；或不可解释的持续性增快超过 0.5~4.0 小时；或 <1 岁出现心动过缓，平均心率 < 同年龄组正常值第 10 百分位以下（无外部迷走神经刺激及先天性心脏病，亦未使用 β-受体阻滞剂药物）；或不可解释的持续性减慢超过 0.5 小时。③平均呼吸频率 > 各年龄组正常值 2 个标准差以上；或因急性病程需机械通气（无神经肌肉疾病，且与全身麻醉无关）；④白细胞计数升高或下降（非继发于化疗的白细胞减少症）；或未成熟中性粒细胞 >10%。

（3）脓毒症：SIRS 出现在可疑或已证实的感染中或为感染的结果。

（4）严重脓毒症，为脓毒症 + 下列之一：心血管功能障碍；急性呼吸窘迫综合征；2 个或更多其他器官功能障碍（表 8-3）。

表 8-3　器官功能障碍标准

心血管功能障碍

1 小时内静脉输入等张液体≥40ml/kg 仍有：

- 血压下降且 < 该年龄组第 5 百分位或收缩压 < 该年龄组正常值 2 个标准差以下

或

- 需用血管活性药物始能维持血压在正常范围［多巴胺 >5μg/（kg·min）］或任何剂量的多巴酚丁胺、肾上腺素、去甲肾上腺素
- 具备下列中两条：

不可解释的代谢性酸中毒：碱缺失 >5.0mEq/L

动脉血乳酸增加：为正常上限的 2 倍以上

无尿：尿量 <0.5ml/（kg·h）

毛细血管再充盈时间延长：>5s

中心与周围温差 >3℃

呼吸

- $PaO_2/FiO_2<300mmHg$，无青紫性先心病、病前亦无肺疾病
- $PaCO_2>65mmHg$ 或超过基线 20mmHg 以上
- 证明需要高氧或 $FiO_2>0.5$ 始能维持氧饱和度 $\geqslant92\%$
- 需紧急侵入或非侵入性机械通气

神经

- Glasgow 昏迷评分 $\leqslant11$
- 精神状态急性改变伴 Glasgow 昏迷评分从基线下降 $\geqslant3$ 分

血液

- 血小板计数 $<80\,000/mm^3$ 或在过去 3 天内从最高值下降 50%（适用于慢性血液/肿瘤患儿）
- 国际标准化比值 >2（标准化的 PT）

肾脏

- 血清肌酐为各年龄组正常值上限的 2 倍及以上或较基线增加 2 倍

肝脏

- 总胆红素 $\geqslant4mg/dl$（新生儿不适用）
- ALT 2 倍于同年龄正常值上限

（5）脓毒性休克：脓毒症并心血管功能障碍。

2. 儿童脓毒症诊断标准的展望　脓毒症 3.0 定义更新聚焦成人，新的脓毒症定义为感染引起的失调的机体反应导致的危及生命的器官功能障碍，器官功能障碍取代 SIRS 成为脓毒症的标识符，成人脓毒症诊断标准是：感染 +SOFA 评分 $\geqslant2$ 分；SOFA 评分是序贯器官功能障碍评分。但此次并未提出儿童脓毒症的诊断标准，因此新的诊断标准包括快速筛查指标运用到儿童还需要相关专家的努力。但新的定义及标准所体现的意义应该贯彻到儿童感染患者的管理中。

虽然目前已经启动了儿童脓毒症标准制定的工作，期望能很快出台儿童标准，按新的脓毒症定义儿童如何界定危及生命的器官功能障碍是今后若干年需要做的工作。在新的儿童脓毒症诊断标准出台之前，临床研究、临床诊断暂时仍然使用 2005 年共识标准。

3. 儿童脓毒性休克的诊断　新的脓毒性休克的定义是脓毒症的

一种亚型或表现型,其明显的循环和细胞代谢异常显著增加病死率。脓毒性休克是休克的一种特殊类型,通常归类于分布性休克,但常常有低血容量、心源性因素、超敏反应等混杂因素,不同的个体、不同的时期、不同的基础疾病和遗传特质导致脓毒性休克具有个体差异(异质性)。新的成人脓毒性休克诊断标准:脓毒症患者尽管充分的液体复苏仍存在持续的低血压需要用升压药维持平均动脉压在 65mmHg 以上,血乳酸在 2mmol/L 以上。由于儿童不是成人的缩小版,脓毒症及脓毒性休克的定义虽然可以采用新的定义,但诊断标准不能照搬成人,需要考虑到儿童病理生理的特殊性和儿童感染患者大数据分析的结果,比如儿童休克不能强调低血压及高乳酸血症作为休克的必要条件。在新的儿童脓毒症和脓毒性休克的诊断标准尚未出台之前,仍使用 2005 年国际儿童脓毒症共识关于脓毒性休克的诊断标准,此外根据国际共识和结合我国实际情况 2015 年由中华医学会儿科学分会急救学组制定了《儿童脓毒性休克(感染性休克)诊治专家共识(2015 版)》。与 2005 版国际共识不同,国内诊断标准并未强调要充分扩容后再来判断有无脓毒性休克的发生,因为在我国,儿童脓毒性休克的诊断常是延误诊断的更多。以下是国内标准:

(1) 儿童脓毒性休克诊断标准:脓毒症(或明确的重症感染)患者出现组织灌注不足和心血管功能障碍即可诊断为脓毒性休克,表现为:

1) 低血压:血压 < 该年龄组第 5 百分位,或收缩压 < 该年龄组正常值 2 个标准差以下,需用血管活性药物始能维持血压在正常范围[多巴胺 >5μg/(kg·min)]或任何的多巴酚丁胺、去甲肾上腺素、肾上腺素。

2) 具备下列组织低灌注表现中 3 条以上:①心率、脉搏变化:外周动脉搏动细弱,心率、脉搏增快。②皮肤改变:面色苍白或苍灰,湿冷,大理石样花纹。如暖休克可表现为四肢温暖、皮肤干燥。③毛细血管再充盈时间(CRT)延长(>3 秒)(需除外环境温度影响),暖休克时 CRT 可以正常或出现闪烁充盈。④意识改变:早期烦躁不安或萎靡,表情淡漠。晚期意识模糊,甚至昏迷、惊厥。⑤液体复苏后尿量仍

<0.5ml/(kg·h),持续至少 2 小时。⑥乳酸酸中毒(除外其他缺血缺氧及代谢因素等),动脉血乳酸 >2mmol/L。以上 3 条标准中满足任何一条即可诊断儿童脓毒性休克。

(2) 脓毒性休克分期:

1) 代偿期:儿童脓毒性休克的诊断与成人不同之处在于不一定具备低血压。当患儿感染后出现上述 3 条或以上组织低灌注表现,此时如果血压正常则诊断脓毒性休克代偿期。

2) 失代偿期:代偿期灌注不足表现加重伴血压下降,则进展为失代偿期。不同年龄低血压标准参考见表 8-4。

表 8-4　同年龄儿童低血压标准

年龄	收缩压/mmHg
≤1 个月	<60
>1 个月 ~1 岁	<70
>1~9 岁	$< [70+(2 \times 岁)]$
≥10 岁	<90

【鉴别诊断】

1. **与非感染性疾病鉴别**　容易与以炎症反应为特点的免疫性疾病或血液肿瘤疾病相混淆,特别在疾病初期,以发热、外周血白细胞和 C 反应蛋白增高为主要临床表现的疾病,如川崎病、特发性幼年型类风湿关节炎及白血病等。应该详细了解病史和体格检查,监测病程的进展,完善影像学检查,并结合特异性的免疫指标或骨髓细胞学等检查,以明确诊断。

2. **与低血容量性和心源性休克鉴别**　无论何种原因导致的休克,均会出现组织灌注不足及心血管功能障碍。低血容量性休克往往有明确的液体摄入不足或液体丢失过多导致的绝对有效循环血量不足,且对液体复苏反应良好,休克较容易救治。脓毒性休克是毛细血管渗漏、血流异常分布造成相对有效循环血量不足,且儿童脓毒性休克常与低血容量性休克同时存在,其组织低灌注情况更严重,如果炎症反应持续存在,液体复苏往往难以奏效,此时需要临床医生应用无创或有创血流动力学监测手段,密切监测液体复苏和血管活性药物的反应性。儿童脓毒性休克易与心源性休克相混淆,如重症心肌炎患儿,前期常有感染史,往往缺乏正确或特异的主诉,休克发生突然,需要通过仔细的体格检查,尤其是心肺听诊(如心音低钝、奔马律及肺部细湿啰音和肝大等),结合心电图(尤其电压、T 波、ST 段)、胸部 X 线片(心影、肺水肿)和心脏超声、心肌酶谱等检查结果,可以明确诊断。但脓毒症本身也会引起心肌抑制、心功能不全,特别是有基础疾病的患儿,可出现脓毒性休克合并心源性休克,这给液体复苏方案的实施带来极大挑战,需要通过各种有创或无创的监测手段,持续或反复评估血管容量状态及心脏功能,以避免容量超负荷导致不良预后。

【治疗】

脓毒症及脓毒性休克治疗关键在于早发现、早干预,包括纠正血流动力学异常、及时清除病原微生物和病灶及调节机体反应、器官功能支持等。其中液体复苏和血管活性药物使用是逆转休克的关键。

1. 脓毒性休克治疗目标 脓毒性休克的早期识别、及时诊断、及早治疗是改善预后、降低病死率的关键。脓毒性休克治疗目标同休克治疗。

2. 呼吸、循环支持 为便于记忆采用 ABC 治疗法则:开放气道(A)、提供氧气(B)、改善循环(C)。

(1) 呼吸支持:确保气道畅通(A),给予高流量鼻导管供氧或面罩氧疗(B)。如鼻导管或面罩氧疗无效,则予以无创正压通气或尽早气管插管机械通气。在插管前,如血流动力学不稳定应先行适当的液体复苏或血管活性药物输注,以避免插管过程中加重休克。如果患儿对液体复苏和外周正性肌力药物输注无反应,应尽早行机械通气治疗。并发急性呼吸窘迫综合征(acute respiratory distress syndrome,ARDS)时使用肺保护性通气策略。推荐小潮气量(6ml/kg)通气,低平台压(≤30cmH_2O),适当高 PEEP(6~8cmH_2O)。对难治性低氧血症,可采用肺复张手法,或加用俯卧位通气。当 ARDS 患儿给予高 PEEP、高气道峰压时会引起静脉回流减少而增加血流动力学不稳定或加重休克,此时可能需要加大液体复苏或升压药物。

(2) 循环支持:通过液体复苏达到最佳心脏容量负荷,应用正性肌力药以增强心肌收缩力,或应用血管舒缩药物以调节适宜的心脏压力负荷,最终达到改善循环和维持足够的氧输送。

1) 液体复苏:充分液体复苏是逆转病情、降低病死率最关键的措施。需迅速建立2条静脉或骨髓输液通道。条件允许应放置中心静脉导管。

A. 第1小时快速输液常用等张晶体液,可用0.9%氯化钠或林格液,首剂20ml/kg,5~10分钟推注。然后评估体循环及组织灌注情况(心率、血压、脉搏、毛细血管再充盈时间等)。若循环无明显改善,可再予第2剂、第3剂,每剂均为10~20ml/kg。1小时内总量可多达40~60ml/kg甚至更多。如仍无效或存在毛细血管渗漏或低蛋白血症可给予等量5%白蛋白。第1小时输液既要重视液量不足,又要注意心肺功能(如肺部啰音、氧合障碍加重、肝大、呼吸做功增加等)。条件允许应监测中心静脉压(CVP)或被动抬腿试验或每搏输出量变异率等评估液体反应性。需注意CVP来判断容量是否充足有其局限性,正常或偏高不一定代表液体充足。第1小时液体复苏不用含糖液,血糖应控制在正常范围,若有低血糖可用葡萄糖0.5~1g/kg纠正。

B. 继续和维持输液。由于血液重新分配及毛细血管渗漏等,脓毒性休克的液体丢失和持续低血容量可能持续数日。继续输液可用1/2~2/3张液体,可根据血电解质测定结果进行调整,6~8小时内输液速度5~10ml/(kg·h)。维持输液用1/3张液体,24小时内输液速度2~4ml/(kg·h),24小时后根据情况进行调整。目前已不主张补充碳酸氢钠。可适当补充胶体液,如白蛋白、血浆等。一般不输血,若HCT<30%,应酌情输红细胞悬液或鲜血,使Hb>100g/L。继续及维持输液阶段也要动态观察循环状态,评估液体量是否恰当,随时调整输液方案,本阶段仍要注意液体过负荷问题。

2) 血管活性药物:在液体复苏基础上休克难以纠正,血压仍低或仍有明显灌注不良表现,可考虑使用血管活性药物以增加心肌收缩力、提高血压、改善脏器灌注和氧输送。需要注意血压显著降低时应同时给予液体和升压药等,延迟给予血管活性药会增加病死率。

A. 肾上腺素 0.05~2μg/(kg·min)持续静脉泵注,目前儿童脓毒性休克倾向于首选肾上腺素,临床研究表明优于多巴胺。

B. 去甲肾上腺素 0.05~1μg/(kg·min)持续静脉泵注,目前暖休克时更倾向首选去甲肾上腺素,次选多巴胺作为升压药。对儿茶酚胺反应的个体差异很大,用药要注意个体化原则。若有 α 受体敏感性下调,出现对去甲肾上腺素抵抗,有条件可试用血管紧张素或精氨酸血管升压素,此类药物发挥作用不受 α 受体影响。

C. 多巴胺 5~10μg/(kg·min)持续静脉泵注,根据血压监测调整剂量,最大不宜超过 20μg/(kg·min)。

D. 其他正性肌力药物:对于低心排量和高血管阻力的休克(液体复苏之后仍有肢端凉、毛细血管再充盈时间延长、尿量少)除肾上腺素、多巴胺也可给予多巴酚丁胺。常用多巴酚丁胺 5~10μg/(kg·min)持续静脉泵注,根据血压调整剂量,最大不宜超过 20μg/(kg·min)。若存在儿茶酚胺抵抗,可选用磷酸二酯酶抑制剂氨力农、米力农或钙增敏剂左西孟旦。米力农:属磷酸二酯酶抑制剂Ⅲ,具有增加心肌收缩力和扩血管作用,用于低排高阻型休克。可先予以负荷量 25~50μg/kg(静脉注射,>10 分钟),然后维持量 0.25~1.00μg/(kg·min)静脉输注。

E. 莨菪类药物:主要有阿托品、山莨菪碱(654-2)、东莨菪碱。有改善微循环的作用。

F. 硝普钠:心功能障碍严重且又存在高外周阻力的患儿,在液体复苏及应用正性肌力药物基础上,可使用半衰期短的血管扩张剂,如硝普钠 0.5~8μg/(kg·min),应从小剂量开始,避光使用。在治疗过程中进行动态评估,适时调整药物剂量及药物种类,使血流动力学指标达到治疗目标。切勿突然停药,应逐渐减少用药剂量,必要时小剂量可持续数天。

3)血流动力学监测:在实施目标导向治疗策略时除密切监测临床体征(如 CRT、外周和中央脉搏、肢端温度、尿量、意识等)变化外,如有条件应监测与氧输送相关的一些指标,对指导治疗和疗效判断尤为重要。

A. CVP 监测治疗目标:CVP 至少达到 8mmHg,机械通气患者需达到 12mmHg。CVP 数值本身并不能反映患者实际的液体前负荷,而当补液过程中,CVP 数值的动态变化却能更好地体现液体复苏的反应性。当液体复苏后 CVP 升高不超过 2mmHg 时,提示心脏对容量的反应性良好,可以继续快速输液治疗;反之,机体不能耐受快速补液。

B. 动脉收缩压:监测经集束化治疗后需维持收缩压在同等年龄正常值范围。脓毒性休克患儿需要建立有创动脉血压监测,可获得真实可靠的动脉血压数据,且有利于监测动脉血气。无创动脉血压监测因袖带、体位等因素可能存在较大误差。

C. $ScvO_2$ 和 $P(cv-a)CO_2$ 监测:混合静脉血氧饱和度(SvO_2)是反映组织氧输送的一个有效指标,但临床上获得该项指标有困难,目前应用 $ScvO_2$ 替代,$ScvO_2$ 达到 70% 反映氧输送良好。混合静脉血和动脉血 CO_2 分压差[$P(cv-a)CO_2$]<6mmHg 也是反映组织灌注良好的指标。目前认为 $ScvO_2$ 与[$P(cv-a)CO_2$]同时达标更能反应脓毒症患者组织氧合的改善。

D. 每搏量和心输出量监测:有条件行有创(PiCCO)或无创连续心排量监测能更精确反映血流动力学的状态,并有针对性的指导休克的治疗。

E. 血乳酸和血气监测:高乳酸血症和代谢性酸中毒不仅反映疾病的严重程度,也是判断复苏治疗效果的指标,血乳酸持续不降预后不佳。

(3) 积极控制感染和清除病灶:诊断脓毒症 3 小时内和脓毒性休克后的 1 小时内应静脉使用有效抗微生物制剂。需依据流行病学和地方病原流行特点选择覆盖所有疑似病原微生物的经验性药物治疗,如粒细胞缺乏症、难治性或多重耐药菌感染等可联合用药治疗。如诊断病毒感染所致的严重脓毒症,应尽早抗病毒治疗。尽可能在应用抗生素前获取血培养(外周、中央或深静脉置管处各 1 份)或其他感染原培养(如尿、脑脊液、呼吸道分泌物、伤口及其他体液等),但也不能因获取感染原培养困难而延误抗生素治疗。每天评估抗微生物治疗方案,经验性治疗≤3~5 天。一旦明确病原应降阶梯到恰当的单药治疗。疗程一般 7~10 天,如果患者病情改善缓慢、存在不能引流的脓腔、金黄色葡萄球菌血症、真菌与病毒混合感染、免疫缺陷,可延长疗程。积极寻找感染原,可选择合适的影像学检查,尽快确定和去除感染灶,如采取清创术、引流、冲洗、修补、感染装置去除等,这对治疗极其重要。

(4)肾上腺皮质激素:对液体复苏无效、儿茶酚胺(肾上腺素或去甲肾上腺素)抵抗型休克,或有暴发性紫癜、因慢性病接受肾上腺皮质激素治疗、垂体或肾上腺功能异常的脓毒性休克患儿应及时应用肾上腺皮质激素补充治疗,可用氢化可的松,应急剂量 $50mg/(m^2 \cdot d)$,维持剂量 $3\sim5mg/(kg \cdot d)$,最大剂量可至 $50mg/(kg \cdot d)$ 静脉输注(短期应用)。也可应用甲泼尼龙 $1\sim2mg/(kg \cdot d)$,分 $2\sim3$ 次给予。一旦升压药停止应用,肾上腺皮质激素逐渐撤离。对无休克的脓毒症患儿或经足够液体复苏和升压药治疗后血流动力学稳定的脓毒性休克患儿,无需肾上腺皮质激素治疗。

(5)抗凝治疗:脓毒性休克患儿因内皮细胞损伤常诱发凝血功能异常,尤其易导致深静脉栓塞。儿童深静脉血栓的形成往往与深静脉置管有关,肝素涂层的导管可降低导管相关性深静脉血栓的发生风险。对高危患儿(如青春期前)可应用普通肝素或低分子量肝素预防深静脉血栓的发生。如出现血栓紫癜性疾病(包括弥散性血管内凝血、继发性血栓性血管病、血栓性血小板减少性紫癜)时,给予新鲜冷冻血浆治疗或血浆置换。目前不推荐在儿科使用活化蛋白 C(rhAPC)。

(6)应激性溃疡的预防:儿童脓毒症并胃肠道出血的发生率与成人相似。凝血功能紊乱和机械通气是儿科脓毒症发生消化道出血的重要危险因素。机械通气的患儿常用 H_2 受体阻滞剂预防应激性溃疡,但疗效尚不明确。

(7)控制血糖:脓毒性休克可诱发应激性高血糖,如连续 2 次血糖超过 10mmol/L(180mg/dl),可予以胰岛素静脉输注,剂量 $0.05\sim0.10U/(kg \cdot h)$,血糖控制目标值≤10mmol/L。胰岛素治疗过程中需严密监测血糖以防止低血糖的发生,根据血糖水平和下降速率随时调整胰岛素剂量。开始每 $1\sim2$ 小时监测血糖 1 次,达到稳定后 4 小时监测 1 次。小婴儿由于糖原储备及肌肉糖异生相对不足,易发生低血糖,严重低血糖者可给予 25% 葡萄糖 $2\sim4ml/kg$ 静脉输注,并注意血糖检测。

(8)肾脏替代疗法及其他血液净化:在下列情况可考虑行连续血

液净化治疗（CBP）：①AKI Ⅱ期；②脓毒症至少合并一个器官功能不全时；③休克纠正后存在液体负荷过多经利尿剂治疗无效，可予以 CBP，防止总液量负荷超过体重的 10%。有肝衰竭、TTP 或 HUS 可以行血浆置换等。

（9）镇静或镇痛：推荐对机械通气的脓毒症患儿建立镇静目标。适当的镇静/镇痛是机械通气患儿的标准治疗方法。

（10）血液制品：建议脓毒症患儿血红蛋白（Hb）治疗目标值与成人相近（70~90g/L），在脓毒症患儿休克复苏过程中当 $ScvO_2$<70%，输血治疗的目标值为 Hb=100g/L。休克和低氧血症被纠正后，一般情况稳定时维持 Hb>70g/L 即可。血小板 <10×10^9/L（没有明显出血）或血小板 <20×10^9/L（伴明显出血），应预防性输血小板；当活动性出血、侵入性操作或手术时，需要维持较高血小板（>50×10^9/L）。

（11）静脉注射免疫球蛋白：不建议对脓毒症患儿常规使用丙种球蛋白治疗，脓毒性休克患儿可酌情使用。

（12）体外膜氧合（ECMO）：对儿科难治性脓毒性休克和/或 ARDS 患者可考虑用 ECMO。通常采用 VA 模式，ARDS 时可采用 VV 模式。

（13）营养支持：能耐受肠道喂养的脓毒症患儿及早予以肠内营养支持，如不耐受可予以肠外营养。

【小结】

1. 脓毒症是感染引起的失调的机体反应导致的危及生命的器官功能障碍。器官功能障碍取代全身炎症反应综合征，成为脓毒症的标识符。脓毒性休克是脓毒症的一个亚型，有明显的循环障碍及代谢异常，病死率显著高于一般脓毒症。

2. 成人脓毒症诊断标准　感染 +SOFA≥2；脓毒性休克是在充分液体复苏后仍有低血压血乳酸增高。

3. 新的儿童脓毒症诊断标准尚未出台，但可沿用 2005 国际儿童脓毒症共识关于严重脓毒症、器官障碍的判定标准来识别重症感染或称脓毒症相关器官功能障碍及脓毒性休克。

4. 儿童脓毒症治疗关键在于早发现、早期识别器官功能障碍并早期干预，给予积极液体复苏及血管活性药使用，并给予有效抗生素和病灶清除,给予有效器官功能支持。

> ➤ **附:儿童脓毒性休克诊治流程图**

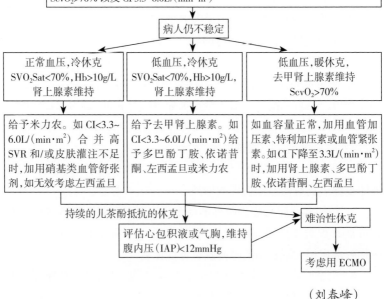

（刘春峰）

参考文献

1. SHANKAR-HARI M, PHILLIPS GS, LEVY ML, et al. Sepsis Definitions Task Force. Developing a new definition and assessing new clinical criteria for septic shock：for the Third International Consensus Definitions for Sepsis and Septic Shock（Sepsis-3）. JAMA, 2016, 315（08）：775-787.

2. GOLDSTEIN B, GIROIR B, RANDOLPH A, et a1. International pediatric sepsis consensus conference：definitions for sepsis and organ Dysfuncfion in pediatrics. Pedia Crit Care Med, 2005, 6（1）：2-8.

3. 中华医学会儿科学分会急救学组, 中华医学会急诊医学分会儿科学组. 儿童脓毒性休克（感染性休克）诊治专家共识（2015 版）. 中国小儿急救医学, 2015, 22（11）：739-743.

4. DAVIS AL, CARCILLO JA, ANEJA RK, et al. American College of Critical Care Medicine Clinical Practice Parameters for Hemodynamic Support of Pediatric and Neonatal Septic Shock. Crit Care Med, 2017, 45：1061-1093.

5. WEISS SL, PETERS MJ, ALHAZZANI W, et al. Surviving Sepsis Campaign International Guidelines for the Management of Septic Shock and Sepsis-Associated Organ Dysfunction in Children. Pediatric Critical Care Medicine, 2020, 21：e52-e106.

第九章　休　　克

第一节　心源性休克

【概述】

心源性休克是由各种心脏疾病导致心排血量下降、组织器官氧供不足的病理生理状态,是休克的一种常见类型之一。各种先天、后天心脏疾病累及心肌,导致心肌收缩力降低,引起收缩期或舒张期心功能障碍,如先天性心脏病手术前或术后,各种原因导致的心肌炎、心肌病,心肌缺血缺氧,严重离子紊乱,心律失常等。

【诊断】

1. **临床表现**　心脏原发疾病的表现,如先天性心脏病、心肌病、心内膜弹力纤维增生症,常有慢性充血性心力衰竭的表现,心肌炎可有感染的前驱症状,并可出现心悸、胸闷、呼吸急促等,严重心律失常不仅表现出心悸,也可表现为心源性脑缺血发作,以抽搐为首发症状,某些心肌炎有腹痛、腹肌紧张。常有心率或心律的改变,心音低顿、奔马律等,心界扩大,肝大、水肿等。由于心排血量下降及代偿性外周血管收缩,可有心率增快,四肢末梢凉,毛细血管充盈时间延长,外周或中心动脉搏动减弱,意识状态改变和尿量减少。血压下降提示休克失代偿,病情危重。

2. **辅助检查**　胸部 X 线片常有心脏增大,肺充血或淤血,心脏彩超常可明确有无先天或后天性心脏病,并对心功能作出判断,心电图可发现心律失常及是否心肌缺血,心肌酶谱在心肌炎常有增高,尤其是 CK-MB 同工酶,肌钙蛋白增高提示心肌损害,脑钠肽测定对辅助心力衰竭诊断有帮助。心肌炎时病原学检查对判断病因有益。

【鉴别诊断】

注意与其他类型休克相鉴别,如感染性休克、低血容量性休克和神经源性休克等。

【治疗】

1. 一般治疗 如给予镇静、吸氧、卧床制动、限制液体入量等。

2. 液体补充 与感染性休克或低血容量休克不同,心源性休克补液应慎重,通常给予少量液体,5~10ml/kg 液体,通常情况下给予液体复苏后病情迅速加重需考虑心源性休克可能。心源性休克通常要限制液体入量,但也要注意混合的血容量不足的情况,尤其对慢性心力衰竭的患者长期限制液量或利尿的患者,要注意血容量不足的问题。

3. 心血管活性药物 心源性休克主要以正性肌力药增加心排血量为主,常用多巴酚丁胺、多巴胺和肾上腺素,米力农等非儿茶酚胺类药近来也常使用。心源性休克常伴有外周血管阻力增高,使用正性肌力药心排血量正常后仍有外周循环差,代谢性酸中毒时可考虑使用扩血管药,如硝普钠,使用兼具正性肌力作用又有扩血管作用的药物如米力农、多巴酚丁胺、左西孟旦等也是经常的选择。对快速心律失常性心力衰竭患者或慢性充血性心力衰竭患者等可使用洋地黄类药物。需根据不同情况使用不同的血管活性药。

4. 病因治疗 根据不同病因进行相应治疗。如病毒性心肌炎需抗病毒、营养心肌等治疗,心律失常给予相应的抗心律失常处理,对心动过缓如严重房室传导阻滞者可安装起搏器。先天性心脏病如动脉导管未闭等,在内科保守治疗效果不佳时可行手术根治,常可挽救生命。

5. 心脏辅助治疗 不断滴定调整血管活性药等以达到最佳化治疗目的,包括尿量增加、代谢性酸中毒纠正、外周循环改善和意识改善。通过增加外周血管阻力增加血压的药物尽量不用,如去甲肾上腺素、升压素等,这些药物会增加后负荷,增加心肌负担,顽固性低血压需要使用时,通常与正性肌力药同时使用。根据每个患者的不同情况常规治疗难以逆转的休克或心力衰竭可采用体外膜氧合(ECMO)或左心辅助装置,年长儿可采用主动脉反搏技术。

6. 其他脏器支持 同脓毒性休克,近年来对心源性休克患者常予机械通气辅助治疗,尤其合并肺水肿患者,可减少患者做功消耗,改善氧合。液体负荷过重时可采用 CRRT 脱去过多水分,减轻心脏负担。

【小结】

1. 心源性休克常由各种先天或后天的心脏疾病引起,注意与其他原因引起的休克相鉴别。

2. 治疗以改善心脏功能为主,不宜大量扩充容量。

3. 注意各种病因治疗很重要。

➤ 附:心源性休克治疗流程图

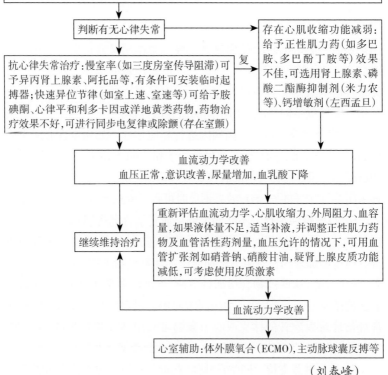

心源性休克

吸氧、镇静、卧床制动、限制液体入量,严重者可以机械通气及其他器官功能支持,如液体超负荷或肾功能障碍可行连续性肾脏替代治疗(continuous renal replacement therapy,CRRT),注意针对病因的治疗

判断有无心律失常

复

存在心肌收缩功能减弱:给予正性肌力药(如多巴胺、多巴酚丁胺等)效果不佳,可选用肾上腺素、磷酸二酯酶抑制剂(米力农等)、钙增敏剂(左西孟旦)

抗心律失常治疗:慢室率(如三度房室传导阻滞)可予异丙肾上腺素、阿托品等,有条件可安装临时起搏器;快速异位节律(如室上速、室速等)可给予胺碘酮、心律平和利多卡因或洋地黄类药物,药物治疗效果不好,可进行同步电复律或除颤(存在室颤)

血流动力学改善
血压正常,意识改善,尿量增加,血乳酸下降

继续维持治疗

重新评估血流动力学、心肌收缩力、外周阻力、血容量,如果液体量不足,适当补液,并调整正性肌力药物及血管活性药剂量,血压允许的情况下,可用血管扩张剂如硝普钠、硝酸甘油,疑肾上腺皮质功能减低,可考虑使用皮质激素

血流动力学改善

心室辅助:体外膜氧合(ECMO),主动脉球囊反搏等

(刘春峰)

参考文献

1. 中华医学会儿科学分会心血管学组,中国医师协会心血管内科医师分会儿童心血管专业委员会,《中华儿科杂志》编辑委员会. 儿童心力衰竭诊断和治疗建议(2020年修订版). 中华儿科杂志,2021,59(2):84-94.
2. TEWELDE SZ,LIU SS,WINTERS ME. Cardiogenic shock. Cardiol Clin,2018,36(1):53-61.
3. MENDELSON J. Emergency Department Management of Pediatric Shock. Emerg Med Clin North Am,2018,36(2):427-440.

第二节　低血容量性休克

【概述】

低血容量性休克是儿科最常见的一种休克类型,常由于腹泻、呕吐、失血等导致有效循环血容量不足。心率增快和外周阻力增加是最初的代偿反应以维持心排量和血压,如果没有及时给予液体复苏,会发生低血压,继之组织缺血和临床状况恶化,如果有预先存在的胶体渗透压降低的情况,如营养不良、肾病综合征、肝衰竭和严重烧伤等,由于内皮损伤和毛细血管渗漏,液体丢失会更严重,休克也会更严重。

儿童低血容量性休克的主要原因是体液的大量丧失,主要有以下原因:

1. 水分丢失过多　儿童最常见的是腹泻,内外科疾病导致的呕吐,如各种原因导致的重型腹泻病,短时间内大量水分丢失,导致血容量不足,是小儿腹泻病的一个重要死因之一。

2. 失血　内外科疾病导致大出血,导致失血性休克。机体大范围软组织及内脏损伤、血管破裂,手术损伤,各种出血性疾病,如血液系统疾病、急性肝衰竭、白血病、DIC等导致出血不止,某些先天性胃肠畸形、胃肠炎症溃疡等。要注意一些闭合腔隙的出血如颅内出血、腹腔和胸腔的出血,常容易误诊。

3. **肾病综合征**　由于低蛋白血症,常导致胶体渗透压降低,血管内液体向血管外组织间隙渗漏。大量胸腹水等也常导致有效血容量不足,致低血容量休克。

4. 烧烫伤、创伤致广泛大量渗出,体液重新分布,亦是低血容量性休克的重要原因。

【诊断】

根据病因、临床表现和体征很容易作出低血容量性休克的诊断。

1. **临床表现**　低血容量性休克根据不同的病因有不同表现,如腹泻病常有呕吐、发热、腹泻,失血性休克会有失血的表现,如呕血、便血等。腹泻脱水的患儿会有皮肤黏膜干燥、弹性差,眼窝、囟门凹陷,泪少,少尿等,失血的患者可见明显的贫血貌,面色苍黄或苍白。休克时可出现组织低灌注的各种表现,如心跳快、脉弱、呼吸快、意识改变、四肢凉和尿少,严重者血压降低,脉压变小。

2. **辅助检查**　根据原发病不同,如腹泻常有离子紊乱、代谢性酸中毒,失血者常有血红蛋白显著降低,表现正细胞正色素贫血。烧伤、烫伤、肾病常有低白蛋白血症。

【鉴别诊断】

低血容量性休克需与脓毒性休克、心源性休克等鉴别。

【治疗】

低血容量休克治疗的关键是扩充血容量,必要时辅以血管活性药,并积极针对病因进行治疗。

1. **液体复苏**　补液治疗是低血容量性休克治疗的关键。

(1) 如果是腹泻等引起的脱水,补液以晶体液为主,给予生理盐水、林格液进行补液,并根据失液量及脱水性质(高渗、低渗或等渗)适当调整补液的张力,代谢性酸中毒显著时可适当补充碳酸氢钠,一般最初以 20ml/kg 静脉快速补液,5~10 分钟内输入,视脱水量和休克纠正情况可给予第 2 剂或第 3 剂。通常给第 3 剂时最好应用胶体液,条件允许时行中心静脉压监测指导补液。

（2）失血性休克：首先给以晶体（如生理盐水）或血浆代用品、胶体液快速扩容，补液的速度同上，通常补液的量要多于失血量2~3倍，通常失血性休克在未处理伤口或找到出血点止血情况下，不推荐血压完全恢复正常甚至超过正常血压，尤其有创面的情况下，过高的血压会加重出血，大量的晶体液输注还要注意造成体温过低、凝血障碍加重出血、心律失常等。失血性休克在输注了晶体液后一定要输注一定量的红细胞，尤其出血量较大者仅给予晶体或胶体液不能改善携氧能力，不能达到治疗目的。输血量（ml）=Hct（预测值）−Hct（实测值）× 血容量/Hct（输入血），小儿血容量一般按80ml/kg计算，输入血 Hct 按40%计算。目前多为成分输血，建议血浆∶血小板∶悬浮红比例为1∶1∶1。

2. 血管活性药 在最初的扩容后血压回升不显著，则要给予血管活性药。

3. 脏器功能支持 休克严重、持续时间较长会导致多脏器功能障碍或衰竭，则按脓毒性休克所述处理。

4. 病因治疗 在抗休克的同时要给予病因治疗，尤其失血性休克要及时给予包括外科干预在内的止血治疗。

【小结】

1. 结合失血失液的病史，临床表现出休克、低灌注的表现不难作出诊断。

2. 治疗的关键是及时扩充血容量，失血性休克应该输血，失血性休克时血压不可过高，失血性休克补液量应为失血量的2~3倍。

3. 病因治疗很重要，尤其是失血性休克一定要采取内外科方法止血。

➤ 附:低血容量性休克治疗流程图

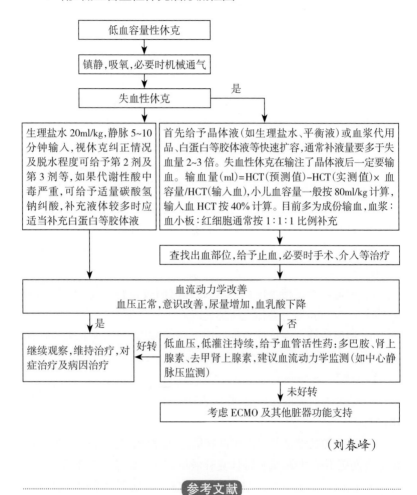

低血容量性休克

镇静,吸氧,必要时机械通气

失血性休克 ——是——

生理盐水 20ml/kg,静脉 5~10 分钟输入,视休克纠正情况及脱水程度可给予第 2 剂及第 3 剂等,如果代谢性酸中毒严重,可给予适量碳酸氢钠纠酸,补充液体较多时应适当补充白蛋白等胶体液

首先给予晶体液(如生理盐水、平衡液)或血浆代用品、白蛋白等胶体液等快速扩容,通常补液量要多于失血量 2~3 倍。失血性休克在输注了晶体液后一定要输血。输血量(ml)=HCT(预测值)−HCT(实测值)× 血容量/HCT(输入血),小儿血容量一般按 80ml/kg 计算,输入血 HCT 按 40% 计算。目前多为成份输血,血浆:血小板:红细胞通常按 1:1:1 比例补充

查找出血部位,给予止血,必要时手术、介入等治疗

血流动力学改善
血压正常,意识改善,尿量增加,血乳酸下降

——是—— 好转
继续观察,维持治疗,对症治疗及病因治疗

——否——
低血压,低灌注持续,给予血管活性药:多巴胺、肾上腺素、去甲肾上腺素,建议血流动力学监测(如中心静脉压监测)

——未好转——
考虑 ECMO 及其他脏器功能支持

(刘春峰)

参考文献

1. MENDELSON J. Emergency Department Management of Pediatric Shock. Emerg Med Clin North Am, 2018, 36(2): 427-440.

2. KALKWARF KJ, COTTON BA. Resuscitation for Hypovolemic Shock. Surg Clin North Am, 2017, 97(6): 1307-1321.

第三节　过敏性休克

【概述】

常由于机体对某些药物、食物过敏引起的免疫介导的过敏反应综合征，严重者引起过敏性休克、上下气道梗阻，危及患者生命。过敏性休克是一种分布性休克。

引起过敏的原因如药物（如青霉素过敏、造影剂过敏）、食物等。

【诊断】

1. 临床表现　过敏反应常有皮肤充血、瘙痒、荨麻疹、喘息、面部水肿、腹痛及腹泻等，休克发生前这些过敏反应的表现常提示休克是过敏性休克，某些患者有既往过敏史。过敏反应的症状体征见表 9-1。

表 9-1　过敏反应的症状和体征

	症状	体征
轻度	口腔烧灼感 唇、口腔、喉痒感 周身热感、厌食、腹痛	荨麻疹 血管神经性水肿 结膜炎
中度	咳嗽/喘息、肠活动亢进、出汗、激惹	支气管痉挛、心动过速、苍白
重度	呼吸困难、衰竭、呕吐、便失禁	严重支气管痉挛、喉水肿、休克、呼吸心跳停止

2. 辅助检查　血嗜酸性粒细胞增高，IgE 增高。

【治疗】

迅速脱离过敏原，如输注药物应迅速终止可疑药物输注，保持气道通畅和吸氧，迅速给予肾上腺素肌内注射，休克者给予晶体液扩容，休克纠正不满意者，肾上腺素可每 5 分钟重复，必要时静脉给予或持续输注，液体复苏第 1 剂效果不好，可给予第 2 或 3 剂，在第 2 或 3 剂时可用胶体液，以上效果不佳，可加用其他血管活性药。待最初的抗休克处理后应给予抗过敏药及皮质激素。出现脏器衰竭时给予对症支持治疗。

有过敏史者应尽量避免接触过敏原,如对青霉素等过敏或有家族史者,使用青霉素类药要慎重。

【小结】

1. 过敏性休克常迅速发生,处理不及时可危及生命。

2. 注意询问过敏史,过敏体质者使用药物要慎重。

3. 治疗应迅速脱离过敏原,并迅速给予肌内注射肾上腺素,并给予扩容、血管活性药及其他治疗,包括抗过敏治疗和对症治疗。

➤ 附:过敏反应的急救措施流程图

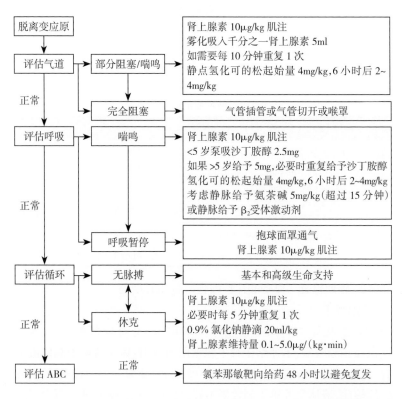

（刘春峰）

1. CARDONA V, ANSOTEGUI IJ, EBISAWA M, et al.World allergy organization anaphylaxis guidance 2020.World Allergy Organ J, 2020, 13(10):100472.
2. MENDELSON J. Emergency Department Management of Pediatric Shock. Emerg Med Clin North Am, 2018, 36(2):427-440.

第四节 神经源性休克

【概述】

在正常情况下,血管运动中枢不断发放冲动沿传出的交感缩血管纤维到达全身小血管,使其维持着一定的紧张性。当血管运动中枢发生抑制或传出的交感缩血管纤维被阻断时,小血管就将因紧张性的丧失而发生扩张,结果是外周血管阻力降低,大量血液淤积在微循环中,回心血量急剧减少,血压下降,引起神经源性休克(neurogenic shock)。此类休克常发生于深度麻醉或强烈疼痛刺激后(由于血管运动中枢被抑制)或在脊髓高位麻醉或损伤时(因为交感神经传出径路被阻断)。本类休克的病理生理变化和发生机制比较简单,预后也较好,有时不经治疗即可自愈,有的则在应用缩血管药物后迅速好转。有人认为这种情况只能算是低血压状态(hypotensive state),而不能算是休克,因为从休克的概念来看,在这种患者,微循环的灌流并无急剧的减少。神经源性休克一般属于分布性休克的范畴。

常见病因如下:

1. 严重创伤、剧烈疼痛刺激 如胸腹腔或心包穿刺时,周围血管扩张,大量血液淤积于扩张的微循环血管内,反射性的血管舒缩中枢被抑制,导致有效血容量突然减少而引起休克。

2. 药物 许多药物可破坏循环反射功能而引起低血压休克,如盐酸氯丙嗪、地西泮、降血压药物(神经节阻滞剂、肾上腺素能神经元阻滞剂和肾上腺素受体拮抗剂)以及麻醉药物(包括全麻、腰麻、硬膜外麻醉),均可阻断自主神经,使周围血管扩张,血液淤积,发生低血压休克。尤其当患者已有循环功能不足因素存在时,应用上述药物更易出现低血压。

3. 脊柱外伤或复合外伤患者 其中高位脊柱损伤更多见,偶尔脊髓出血炎症等也可导致神经源性休克发生。

【诊断】

根据脑、脊髓损伤等的病因和血压下降、心率缓慢,排除其他原因可作出诊断。

临床表现常有外伤病史,感觉和运动障碍提示脊髓损伤,放射线检查提示脊柱损伤骨折的证据。

急性脊髓损伤可能导致心率减慢、低血压、心律失常、心排血量下降及外周血管阻力下降,肢端温暖。脊髓损伤的严重程度常与心血管功能障碍的程度相关。损伤严重的机动车损伤发生神经源性休克较损伤轻者常更需要血管加压药。

患者由于常有多发创伤包括头部损伤,在最初的运动和感觉缺失的评估中有困难,另外相关的损伤可能导致低血容量,使临床情况复杂化。在穿通伤患者大多数有低血压者有失血致低血容量性休克,而非神经源性休克。

【鉴别诊断】

在多发性损伤患者,其他原因引起的休克注意排除:失血性休克、张力性气胸及心源性休克。

【治疗】

1. 一般治疗 如外伤患者需按外伤的处理原则对患者进行气道、呼吸、循环及神经等的评估,并给予畅通气道和维持通气等处理。患者应保持安静,取平卧位,除去枕头,下肢抬高 15°~30°,使其处于头低脚高的休克体位,以增加回心血量,增加脑部血供。如有意识丧失,应将头部置于侧位,抬起下颌,以防舌根后坠堵塞气道。

2. 液体复苏 液体复苏扩容会改善神经源性休克的灌注。大多数神经源性休克扩容本身即可改善,纠正低血压和改善灌注。

3. 血管加压药 能够改善外周血管张力,减少血管床容积、增加静脉回流,但必须在排除低血容量休克情况下并且明确神经源性休克的诊断后使用。如果认为扩容量已经充分的情况下血压仍无改善,可首先给予多巴胺,也可选择 α 受体兴奋剂如盐酸去氧肾上腺素注射液,尤其对多巴胺反应不好的情况下。血管收缩剂通常持续 24~48 小时。另一方面,危及生命的心律失常和低血压可能发生在脊髓损伤后 14 天,神经源性休克需要血管加压药维持的时间可能与预后及神经功能恢复有关,恰当的迅速血压和循环灌注的改善可能改善脊髓的灌注,防止进行性脊髓缺血,减少二次脊髓损伤,在任何稳定脊柱骨折的手术前应恢复血压和灌注。紧急情况下可给予肾上腺素皮下或肌内注射。

4. 镇痛、镇静药物 由于剧烈疼痛引起的休克需要应用镇痛药物,可用吗啡、哌替啶等;情绪紧张患者应给予镇静药物如地西泮或苯巴比妥钠肌内注射。

5. 糖皮质激素 该药能改善微循环,提高机体的应激能力。可给予地塞米松或氢化可的松、甲泼尼龙静脉滴注。

6. 对因治疗 根据导致患者神经源性休克的不同病因进行相应处理。

预防儿童损伤是关键,尤其对婴幼儿要注意跌落伤、车祸伤等。此外,注意医源性因素损害。

【小结】

1. 神经源性休克多见于脊柱外伤后,临床以血压下降、心率缓慢为特点。

2. 应注意与失血性休克、张力性气胸等鉴别。

3. 治疗以扩充血容量和血管升压药为主。

> 附：神经源性休克治疗流程图

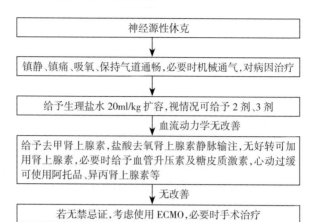

（刘春峰）

参考文献

1. RUIZ IA，SQUAIR JW，PHILLIPS AA，et al. Incidence and Natural Progression of Neurogenic Shock after Traumatic Spinal Cord Injury. J Neurotrauma，2018，35（3）：461-466.

2. MENDELSON J. Emergency Department Management of Pediatric Shock. Emerg Med Clin North Am，2018，36（2）：427-440.

3. DEWITT KM，PORTER BA. Emergency Neuropharmacology. Emerg Med Clin North Am，2021，39（1）：133-154.

第十章　急性肾损伤

【概述】

急性肾损伤（acute kidney injury，AKI）由 2005 年急性肾损伤网络（acute kidney injury network，AKIN）于荷兰阿姆斯特丹正式提出，并逐渐替代了急性肾衰竭的概念。AKI 系指肾脏生理功能急剧下降甚至丧失，导致肾小球滤过率、尿量下降，或两者同时出现突然和持续下降，产生氮质血症、水和电解质代谢异常、酸碱失衡等而引起内环境紊乱的综合征。儿童急性肾损伤（pediatric acute kidney injury，pAKI）可由多种病因所致，小儿各年龄阶段常见病因不一。新生儿期以围产期缺氧、败血症、严重溶血或出血多见；婴幼儿期以腹泻、脱水、感染、先天性泌尿系统畸形引起者多见；儿童则多见于各种类型的肾炎、中毒及休克。住院患儿 AKI 发生率约 0.59%~0.8%，危重患儿 AKI 发生率达 26.9%，发生 AKI 的儿童中，约 27% 的患儿转归为慢性肾脏病，病死率高达 12%~25%，自血液净化应用于 pAKI 后病死率有所降低，且早期应用血液净化可提高 pAKI 生存率。

【病因】

根据受损的部位和原因，可分为肾前性、肾性和肾后性肾损伤。

1. 肾前性因素　任何原因引起血容量减少，导致肾血流下降，肾血流灌注减少所致的肾脏损害。此种情况如能及时纠正，恢复肾血流灌注，则肾功能可迅速恢复；若灌注不足持续不缓解，则可发展为肾实质损伤。常见于如下因素：

（1）低血容量：如重度脱水、大失血、大面积烧伤等。

（2）心搏出量减少、低血压：如心源性休克、心力衰竭、心脏压塞、心搏骤停、严重心律失常等。

（3）低氧血症：重症肺炎、急性呼吸窘迫综合征等。

（4）全身性血管扩张：过敏反应，使用降压药，败血症和扩血管药物过量等。

（5）全身性或肾血管收缩：麻醉，大手术，儿茶酚胺风暴或 α-肾上腺素能激动药剂量过大。

（6）肾脏自身调节紊乱：如非甾体抗炎药物、血管紧张素转换酶抑制剂药物的应用。

2. 肾性因素　由肾实质损害引起，是儿科最常见的 AKI 原因。常由肾小球、肾小管、肾间质、肾血管的疾病引起；还可由于肾前性损伤持久不得缓解发展而来。

（1）肾小球疾病：急性链球菌感染后肾炎、急进性肾炎是儿童时期最常见的 AKI 原因。过敏性紫癜、系统性红斑狼疮等全身性疾病也常引起 pAKI，还可见于溶血尿毒症综合征、肺出血肾炎综合征等。

（2）肾小管疾病：

1）肾脏缺血：由于烧伤、大手术、大出血、休克持续时间长，肾小动脉痉挛引起肾缺血。

2）肾小管上皮坏死：由肾毒性物质损伤引起，常见的有：

A. 外源性：如抗生素（如氨基糖苷类、头孢菌素类、四环素、两性霉素 B、万古霉素、多黏菌素等）；X 线造影剂；重金属类（如汞、铅、砷、铋等）；化疗制剂（如顺铂、甲氨蝶呤、丝裂霉素）；免疫抑制剂（如环孢素）；有机溶剂（如乙醇、四氯化碳）；杀虫剂；杀真菌剂；生物毒素（如蛇毒、蝎毒、蜂毒、生鱼胆、毒蕈等）。

B. 内源性：如横纹肌溶解，溶血，尿酸，草酸盐，浆细胞病恶病质（如骨髓瘤）。

（3）急性间质性疾病：急性间质性肾炎，感染变态反应，药物变态反应（如青霉素类、磺胺药、止痛药或非甾体抗炎药等），感染本身所致（如流行性出血热等）。

（4）急性肾实质坏死:急性肾皮质坏死,急性肾髓质坏死。

（5）肾血管疾病:坏死性血管炎,过敏性血管炎,恶性高血压,肾动脉血栓形成或栓塞,双侧肾静脉血栓形成,弥散性血管内凝血等。

（6）其他:移植肾的急性排斥反应等。

3. 肾后性因素　下尿路梗阻引起肾盂积水、肾间质压力升高,肾实质因受挤压而损害,时间久后反射性使肾血管收缩,肾发生缺血性损害,若继发感染,更加重损害。

（1）尿道梗阻:尿道狭窄,先天性尿道瓣膜,包茎,骑跨伤,尿道损伤。

（2）膀胱颈梗阻:神经源性膀胱,结石,癌瘤,血块。

（3）输尿管梗阻:输尿管先天性狭窄,结石,血块或坏死肾组织(乳头)脱落,肿瘤压迫,腹膜后纤维化。

另外,在小儿时期 AKI 原因分析时需考虑先天发育异常,如先天性肾不发育或发育不良、多囊肾、尿路结构异常等。

【诊断】

1. AKI 的程度　目前,常用的 pAKI 诊断和分期标准有 pRIFLE 和 KDIGO 的分期标准(表 10-1、表 10-2)均是根据血清肌酐以及尿量变化来判断 AKI 的程度。但由于儿童个体肌肉容量、饮食习惯、生活方式等的不同,正常肌酐值范围差异较大,并且肌酐对于肾功能的监测不够敏感,一旦升高意味着肾脏功能已有较大损伤,由此必然导致 AKI 的治疗不及时。因此,如何早期发现 AKI 高危风险患儿显得非常必要。虽然目前有众多关于 AKI 早期生物标志物的研究,但是生物标志物在 pAKI 预测中的临床应用仍不明确。

2. AKI 的临床表现　AKI 根据临床表现可分为少尿期、多尿期和恢复期,小儿各期间分界往往不明显。

（1）少尿期:AKI 特别是急性肾小管坏死,常有明显少尿期,持续 10~14 天左右。少尿期存在的主要问题有:

表 10-1 儿童修正的 RIFLE 标准

分期	eCCl	尿量
危险（risk）	eCCl 下降 >25%	<0.5ml（/kg·h）时间超过 8h
损伤（injury）	eCCl 下降 >50%	<0.5ml（/kg·h）时间超过 16h
衰竭（failure）	eCCl 下降 >50% 或 eCCl<35ml/（min·1.73m^2）	<0.3ml/（kg·h）时间超过 24h 或无尿 12h
肾功能丧失（loss）	持续肾功能损伤 >4 周	
终末期肾病（ESRD）	肾功能彻底丧失 >3 个月	

注：eCCl,估计肌酐清除率。

表 10-2 KDIGO AKI 诊断标准

分期	血肌酐标准	尿量标准
1 期	升高达基础值的 1.5~1.9 倍；或升高值 ≥26.5μmol/L	<0.5ml（/kg·h），持续 6~12h
2 期	升高达基础值的 2.0~2.9 倍	<0.5ml/（kg·h），持续≥12h
3 期	升高达基础值的 3.0 倍或升高值 ≥353.6μmol/L 或开始肾脏替代治疗法；或 eGFR 下降至 <35ml/（min·1.73m^2）	<0.3ml/（kg·h），时间超过 24h 或无尿 12h

注：eGFR,肾小球滤过率。

1）少尿：少尿[<1ml/（kg·h）]或无尿[<0.5ml/（kg·h）]。

2）氮质血症：血清肌酐（Scr）≥176μmol/L、血尿素氮（BUN）≥15mmol/L, 或每日 Scr 增加≥44μmol/L 或 BUN 增加≥3.57mmol/L。新生儿 Scr≥88μmol/L,BUN≥7.5 mmol/L,或 Scr 每日增加≥44μmol/L,BUN 增加≥3.57mmol/L。

3）水潴留：全身水肿、血压升高,并可出现肺水肿、脑水肿、心力衰竭等表现。

4）电解质紊乱：表现为三高三低,即高钾、高镁、高磷和低钠、低钙、低氯血症。

A. 高钾血症:血钾高于 5.5mmol/L。肾脏排钾减少,使血钾升高;感染、组织坏死、溶血等使钾向细胞外转移,引起高钾血症。可表现为烦躁、恶心、呕吐、嗜睡、四肢麻木、胸闷、憋气、心率缓慢、心律不齐,ECG 示 T 波高尖、QRS 波增宽等。超过 6.5mmol/L 为危险界限,是此期死亡首要原因。

B. 高镁血症:血镁高于 1.05mmol/L。可引起肌肉无力、瘫痪、血压下降和深反射消失、心传导阻滞。

C. 高磷:血磷高于 1.9mmol/L。由于组织坏死及肾功能不全,磷在体内蓄积,使血磷升高。

D. 低钠血症:血钠低于 135mmol/L。可出现表情淡漠、反应差、恶心呕吐甚至抽搐等。可分为两种情况:①稀释性低钠血症:体内总钠不少,由于水潴留血钠被稀释引起。常伴水肿、体重增加。②缺钠性低钠血症:钠丢失过多引起,常伴腹泻、呕吐、大面积烧伤等体液丢失。

E. 低钙血症:血清总钙低于 2.2mmol/L。钙在肠道内与磷结合,从肠道排出,引起低血钙。可出现手足搐搦、惊厥等。

F. 低氯血症:血氯低于 96mmol/L。因使用大量的利尿剂,或者是出汗过多未补充足量的氯化钠。可引起乏力、恶心、呕吐、神经疼痛等症状。

5) 代谢性酸中毒:表现为疲乏、嗜睡、面色潮红、恶心、呕吐、呼吸深大,甚至昏迷、休克等。

6) 内分泌及代谢改变:PTH 升高、降钙素下降;T_3、T_4 下降,TSH 正常;促红细胞生成素降低;ADH 及肾素-血管紧张素-醛固酮活性均升高;生长激素也升高;糖耐量降低及胰岛素抵抗,胰岛素、胰高血糖素水平升高。

7) 继发感染:约有 35%~40% 的 AKI 患儿可能发生感染。感染的常见部位多在肺、尿路、腹腔、静脉导管或其他部位的伤口。易感因素包括皮肤黏膜的完整性受损,创伤性检查、导管留置及预防性使用抗生素等。

(2) 多尿期：当尿量 >2 500ml/m^2 时即进入多尿期，肾功能逐渐恢复，血 BUN 及 Cr 下降，毒物积蓄所引起的各系统症状减轻。在多尿期易出现脱水及低血钾、低血钠。

(3) 恢复期：多尿期后尿量渐恢复正常，血 BUN、Cr 逐渐正常，肾小管浓缩功能和酸化功能亦逐步恢复，少数可遗留不同程度的肾功能损害，表现为慢性肾功能不全，需维持透析治疗。

3. 辅助检查

(1) 血常规：常见血红蛋白及红细胞轻度降低。

(2) 尿液检查：尿常规常见尿比重减低和蛋白尿。沉渣镜检可见红细胞、白细胞及管型。如为肾前性因素所致者，早期尿比重常偏高，尿沉渣镜检及尿蛋白定性多无异常发现；肾性因素所致者常有明显的蛋白尿及沉渣镜检的异常。

(3) 血生化测定：少尿期改变最为显著，常见尿素氮、肌酐明显上升，碳酸氢根明显下降，可出现多种电解质紊乱，以高钾及低钠最为多见。多尿期早期也多有明显的代谢性酸中毒和氮质血症，血电解质常有异常改变，尤易发生低钾或高钠。

(4) 超声波检查：可观察肾脏大小，同时可提示有无肾脏结石及肾盂积水。如检查示肾脏大小正常，有明显肾盂积水，则强烈提示肾后性病因。

(5) 腹部 X 线片：用于观察肾脏大小，同时能发现阳性结石。

(6) 肾穿刺：适应证为原因不明的急性肾实质性肾衰竭，可了解肾脏病变的病理类型及程度，有助于制订治疗方案及判断预后。

【鉴别诊断】

1. 肾前性 AKI 与肾性 AKI 的鉴别　对于 AKI 患儿，应进一步确定是肾前性或肾性 AKI，因为两者的处理原则不同。当可能为肾前性时，可做补液试验。2：1 等渗液体，15~20ml/kg 快速输注(30 分钟输完)，如尿量明显增加，为肾前性少尿。如尿量 <17ml/kg，则可能为肾实质性 AKI。如补液试验后无反应，可使用 20% 甘露醇 0.5~1g/kg(或呋塞米 1.5~3mg/kg)，在 20~30 分钟推注，如尿量 >40ml/h，表明为肾前性，需继续补液改善循环。如尿量增加不明显，表明为肾实质性 AKI，临床上常参考一些数据来进行鉴别(表 10-3)。

表 10-3　肾前性 AKI 与肾性 AKI 的鉴别

		肾性	肾前性
1. 症状及体征	脱水征	无或有	有
	血压	正常或增高	下降
2. 血生化	Hb	正常或下降	增高
	BUN	增高	正常或增高
	血钾	增高	正常增高
3. 尿检查	常规	异常	正常
	比重	1.010	>1.030
4. 尿诊断指标	尿钠排出量	40mmol/L	20mmol/L
	尿渗透压	<350mOsm/L	>500mOsm/L
	尿/血渗透压	<1.2	>1.5
	钠排泄分数	>3	<3
	肾衰指数	>1	<1

2. 抗利尿激素分泌异常综合征(syndrome of inappropriate secretion of antidiuretic hormon, SIADH)　SIADH 可由机械通气时静脉回心血量减少引起,也可因颅内高压、颅内出血或药物引起。这类患儿尿量显著减少,但血 BUN 及肌酐正常;血清钠、血清渗透压非常低而尿钠、尿渗透压明显增高。

3. 腹内压增高引起的少尿或无尿　当腹内压为 2kPa(15mmHg)时可引起少尿,在 4kPa(30mmHg)时可引起无尿。腹压增高所引起的少尿或无尿是由于下腔静脉压升高而非下尿路梗阻。临床上腹内出血、紧缩腹带、新生儿脐疝修补术、巨大脐疝还纳术后都可引起腹内压的急剧升高而造成少尿或无尿。

【治疗】

对 AKI 总的治疗原则是去除病因,维持水、电解质及酸碱平衡,减轻症状,改善肾功能,防止并发症发生。对肾前性 AKI,主要是补充液体、纠正细胞外液量及溶质成分异常,改善肾血流,防止演变为肾性 AKI。对肾后性 AKI 应积极消除病因,解除梗阻。无论肾前性与肾后性均应在补液或消除梗阻的同时,维持水电解质与酸碱平衡。对肾实质性 AKI 治疗原则如下:

1. 鉴别少尿原因 可以试探性补液(用 2:1 等渗液),或利尿疗法:

(1) 2:1 液,20ml/kg,30 分钟有尿则为肾前性,如无尿则肾性。

(2) 20% 甘露醇 0.5~1g/kg 或呋塞米 1~3mg/kg,如 1~3 小时尿量达 6~10ml/kg,为肾前性,如仍无尿则肾性。

2. 少尿期治疗

(1) 严格控制液体入量,"量出为入":

1) 24 小时入量 = 日需量 + 显性丢失量 + 前一日尿量。

2) 入量包括口服、静脉、药物等总液量。

3) 显性丢失量包括吐、泻、引流液、渗出液等。

4) 日需量按 1~10kg,25ml/kg

11~20kg,250ml+12×(体重-10)kg

>21kg,370ml+6×(体重-20)kg

(2) 热量及蛋白质入量:给予基础代谢热量:儿童 30cal/(kg·d),婴儿 50cal/(kg·d)。蛋白质以优质蛋白为主,0.5~1g/(kg·d)。不能口服者,给予静脉营养。

(3) 纠正高钾血症:

1) 避免高钾饮食。

2) 避免输入含钾液体。

3) 给予足够热量,防止组织分解。

4) 血钾 >6.5mmol/L 为危险界限,或出现明显症状时,需积极处理。

A. 重碳酸盐:可纠正酸中毒,促使钾进入细胞内。可用 5% 碳酸氢钠 2~5ml/kg 静脉注射,在 5~10 分钟静脉滴注;如未恢复,15 分钟后可重复 1 次。需注意的是碳酸氢钠虽可快速降钾,但持续时间短,仅维持 30~90 分钟,随着酸中毒的再次加重,血钾会再次升高。

B. 胰岛素:促进钾向细胞内转移。可静脉滴注胰岛素(同时需滴注葡萄糖避免胰岛素所致低血糖),每 4g 葡萄糖配 1U 胰岛素,每次 0.05U/kg 胰岛素可暂时降血钾 1~2mmol/L,15 分钟开始起作用,可持续 12 小时或更长。

C. 钙剂:拮抗钾对心肌的毒性。可给予 10% 葡萄糖酸钙 0.5~1ml/kg,5 分钟左右开始起效。

D. 血钾持续升高时,应进行血液净化治疗。

(4) 纠正酸中毒:轻度酸中毒不必特殊治疗,严重酸中毒应给予碳酸氢钠。5% 碳酸氢钠 1ml/kg 可提高 HCO_3^- 1mmol/L。以后根据血气分析结果调整:所需碳酸氢钠的 mmol 数 =(24-患儿实测 CO_3^{2-} mmol/L 值)× 体重 ×0.3 计算,先给计算量的 1/2。如出现难以纠正的严重酸中毒,则应采取血液净化。

(5) 纠正低钠血症:通常为稀释性,不需特殊治疗;如血钠低于 120mmol/L,又伴有明显症状,可补充 3% 氯化钠,1.2ml/kg 可提高血钠 1mmol/L,可先给 3~6ml/kg 提高 2.5~5mmol/L。

(6) 血液净化:是治疗 AKI 的最有效措施,凡上述治疗无效者均应尽早进行血液净化。血液净化的指征:①血浆尿素氮 >28.56mmol/L,或血浆肌酐 >530.4μmol/L;②血钾≥6.5mmol/L,或心电图有高钾表现,严重酸中毒,血浆 HCO_3^- <12mmol/L;③严重水潴留,有肺水肿、心力衰竭;④尿毒症症状明显,少尿 2~3 天,有周围神经或精神症状者。根据病情,可选用腹膜透析、血液透析、连续性血液滤过三种方式。

(7) 高血压、心力衰竭及肺水肿:多与容量过大有关,应严格限制水分入量、限盐及利尿。

1) 扩张血管:

A. 酚妥拉明 1~10μg/(kg·min),静脉持续输入。

B. 硝普钠 1~12μg/(kg·min),静脉持续输入。

C. 巯甲丙脯酸 1~2mg/(kg·d)。

D. 硝苯地平 0.25~0.5mg/(kg·次)。

2）利尿：可用呋塞米 2~3mg/(kg·次)，2~3 次/d 或 0.1~0.4mg/(kg·h)持续泵注。

3）慎用洋地黄：因心肌缺血、水肿及少尿，对洋地黄制剂非常敏感，易中毒。

4）肺水肿：加压给氧，可用吗啡 0.1~0.2mg/kg 皮下注射。

（8）低钙抽搐：可予葡萄糖酸钙 0.5~1ml/kg，1~2 次/d，可适当加用止惊剂如地西泮或咪达唑仑。

3. 多尿期

（1）注意水电解质酸碱平衡。

（2）防止感染。

（3）增加钾及富蛋白饮食。

（4）避免损害肾脏的一切因素。

（5）纠正贫血。

4. 恢复期治疗　应注意休息，补充营养并坚持随访肾功能与影像学变化，直至完全正常。

5. 原发病的治疗　对肾小球疾病及间质小管疾病、肾血管疾病所引起的 AKI，还应针对原发病进行治疗。

【预防】

积极控制因肾血容量不足所致急性肾前性 AKI 和肾后性 AKI 的病因，避免进展为肾性 AKI，避免肾毒性药物的使用。

【小结】

1. pAKI 是儿科危重病症之一，若不能及时控制，可导致患儿死亡。

2. pAKI 主要表现为尿量显著减少、氮质血症、酸中毒和电解质紊乱。

3. pAKI 主要采取控制液体入量、纠正电解质紊乱和酸碱失衡、对症支持和血液净化等综合治疗。

▶ 附：儿童急性肾损伤诊治流程图

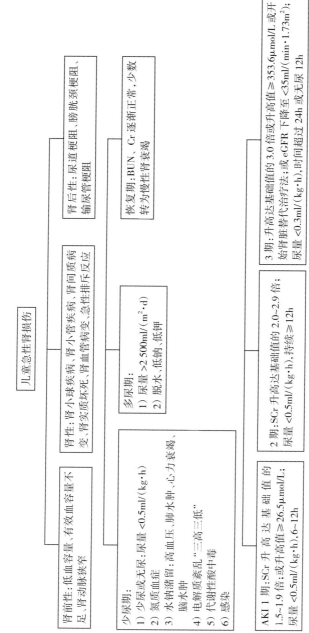

1. 严格控制入量
（每日入量＝日需量＋前一日尿量＋显性丢失量）
日需量按 1~10kg　25ml/kg
　　　　11~20kg　250ml+12×（体重-10）kg
　　　　21kg~　370ml+6×（体重-20）kg
2. 高钾：①RI 0.05U/kg+GS 2g/kg ivgtt,30min;②5%SB 2~5ml/kg,5~10min,IV;③10% 葡糖酸钙 0.5~1ml/kg,15~30min,IV;④d. PD,HD 或 CRRT。
碳酸氢钠的 mmol 数＝(24-患儿实测 HCO_3 mmol/L 值)×体重×0.3。
3. 代酸：限液、限盐、利尿。①酚妥拉明 1~10μg/(kg·min),IV;②硝普钠 1~12μg/(kg·min),IV。③巯甲丙脯酸 1~2mg/(kg·d);④心痛定 0.25~0.5mg/(kg·次)。
4. 高血压：限盐、限液、利尿。
5. 低钠：限液，仅当 Na^+<120mmol/L 伴低钠表现时予以补钠;3% 氯化钠,1.2ml/kg 可提高血钠 1mmol/L，可先给 3~6ml/kg 提高血钠 2.5~5mmol/L。
6. 低蛋白低盐低钾低磷饮食，热卡 30kcal/(kg·d)，蛋白质 0.5~1g/(kg·d)
7. 充血性心衰：利尿、扩管、强心。

PD:AKI 2 期
CRRT 指征:(1) 严重水潴留，有脑水肿、肺水肿、充血性心衰和严重高血压的倾向;(2) 血钾≥6.5mmol/L;(3) 血浆尿素氮 >28.6mmol/L，或血浆肌酐 >353.6μmol/L;(4) 严重酸中毒、血浆 HCO_3<12mmol/L 或动脉血 pH<7.2。
CRRT 模式:CVVHDF 或 CVVHD;超滤量;严重水潴留时 3~5ml/(kg·h);CRRT 时营养支持蛋白 1~1.5g/(kg·d)

机械通气指征:
1. 呼吸窘迫症状明显，且经氧疗无改善
2. 肺水肿明显 P/F 值 <200

（许　峰）

参考文献

1. 刘大为. 实用重症医学. 北京:人民卫生出版社,2010:593.

2. 王天有,申昆玲,沈颖. 诸福棠实用儿科学. 9 版. 北京:人民卫生出版社, 2022.

3. Ashraf M,Shahzad N,Hussain A,et al. Incidence of Pediatric Acute Kidney Injury in Hospitalized Patients. Saudi J Kidney Dis Transpl,2016,27(6):1188-1193.

4. Keenswijk W,Vanmassenhove J,Raes A,et al. Epidemiology and outcome of acute kidney injury in children,a single center study. Acta Clinica Belgica, 2017:1-8.

5. Kaddourah A,Basu RK,Bagshaw SM,et al. Epidemiology of acute kidney injury in critically ill children and young adults.The New England Journal of Medicine, 2017,376(1):11-20.

第十一章　小儿急性胃肠功能衰竭

【概述】

随着危重医学研究的不断发展和深入,胃肠功能的受损在危重症防治中越来越受到关注和重视,其主要表现为应激性溃疡合并出血和/或中毒性肠麻痹等,部分学者将这种胃肠道的损害定义为胃肠功能衰竭。儿科危重症时受累脏器越多,胃肠功能衰竭发生率越高;而当多器官功能障碍综合征(MODS)患儿出现胃肠功能衰竭时,病死率明显增加,因此对危重症儿胃肠功能衰竭的早认识,早干预,采取有效治疗措施,是降低病死率的关键。

【病因】

1. **急性严重感染**:如脓毒性休克、脓毒症、严重肺炎、中毒性痢疾等,都可引起微循环障碍,有效循环血量减少,使黏膜遭受缺血缺氧的损坏,而致屏障功能破坏。

2. **非感染性疾病**　如窒息、中毒、创伤、腹部大手术等。

3. **菌群失调**　正常条件下,肠道内益生菌与有毒菌保持动态平衡,对机体起着有益的作用,如促进肠蠕动、合成维生素、拮抗致病微生物等,如滥用抗生素后使肠道内益生菌数量减少,而耐药菌、致病菌过度增生,导致菌群平衡失调,而招致有害病菌感染。

4. **炎性介质超长释放与全身炎症反应综合征**　内毒素血症激活体内补体系统,产生活性产物激活单核细胞,释放大量炎性介质,如肿瘤坏死因子、白细胞介素、血小板活化因子等,造成对机体的第二次打击,导致全身炎症反应综合征(SIRS)。SIRS是一种超长的应急反应,可以启动和加速多器官功能障碍的发展,对机体所造成的损害往往比原发打击所致的损害还要严重,如未能及时终止其发展,则可引起多器官功能衰竭。

【诊断】

1. 病史　对于多器官功能障碍综合征(MODS)且伴有腹胀、消化道出血的患儿,要随时注意可能发生胃肠功能障碍及衰竭。

2. 临床表现

(1)腹胀、肠鸣音减弱或消失,是最常见的体征,主要是由于肠麻痹所致,因此常称为"中毒性肠麻痹",开始出现轻微腹胀时常被忽略,致腹胀持续加重,肠鸣音消失,甚至胃管抽气、肛门排气均无效时,虽然明确胃肠功能衰竭的诊断,但病程已达到晚期,预后不良。

(2)应激性溃疡消化道出血是重要的症状早期在胃管抽出液中有咖啡色样液体或大便隐血试验阳性,可作为早期诊断的指标,重者有呕血和便血,机体在应急状态下,肠黏膜遭受缺血缺氧及能量代谢障碍,迅速出现浅表糜烂、充血水肿,而导致出血,患者除腹胀外,可有恶心不适、腹痛等症状,呕吐咖啡色液体或解黑色大便等。

3. 辅助检查

(1)监测胃黏膜下 pH 值(pHi):危重症时,为保证心、脑等重要脏器的血供,胃肠道血流减少,故胃肠道是最早受缺血缺氧脑损害的器官。缺血缺氧后细胞代谢障碍,pH 值下降,而胃黏膜下 pH 值下降幅度较肠黏膜更为突出,故胃黏膜下 pH 值可作为诊断、治疗及判断预后的指标。

(2)D-乳酸水平检测:D-乳酸由肠道固有细菌产生,D-乳酸水平越高,反应肠黏膜缺氧缺血的损害越严重,可作为早期诊断的依据。

(3)二胺氧化酶(DAO)测定:肠黏膜缺血缺氧可导致肠黏膜酶释放增加,故血浆中 DAO 活性变化能反映肠黏膜缺血缺氧及屏障功能损伤的程度。

(4)肠黏膜通透性测定:肠黏膜遭受缺氧缺血的损害后,肠黏膜通透性升高,故肠黏膜通透性能反映肠黏膜的屏障功能受损程度。

4. 诊断标准　按中华医学会学儿科学分会 1995 年 5 月通过的多器官功能衰竭诊断标准,小儿胃肠系统功能衰竭诊断标准:①应激性溃疡出血需输血者;②出现中毒性肠麻痹,有高度腹胀者。

【治疗】

1. 控制原发病　控制原发病是治疗的关键,如为感染性疾病,应清除病灶,选用有效的抗生素控制感染,如为非感染性疾病应采用相应的治疗措施。

2. 保护和恢复肠黏膜的屏障功能 避免和纠正持续低灌注,使胃肠道尽早摆脱缺氧状态。由于胃肠道内营养可促进消化液和酶的分泌,促进肠蠕动的恢复,有利于肠道菌群平衡,故尽早恢复经口摄食。补充肠道的有益菌,维持菌群平衡。合理使用抗生素。

3. 上消化道出血的治疗 ①禁食,胃内注入 H_2 受体拮抗剂西咪替丁 10~20mg/kg,可抑制胃酸分泌,对应激性溃疡的上消化道出血有明显的疗效。②生长抑素治疗:危重症时生长抑素水平明显下降,减弱了对胃泌素的抑制作用,导致胃酸、胃蛋白酶分泌过多,损伤胃黏膜出血。奥曲肽(生长抑素八肽、善得定)是一种合成的生长抑素类药物,可抑制胃酸、消化酶等分泌,保护出血灶血痂免受侵蚀,促进肠黏膜上皮修复。③大出血者:适当使用凝血酶粉或云南白药胃管内注入,静脉滴注垂体后叶升压素、立止血等止血药物。

4. 腹胀的治疗 ①禁食:在腹胀持续存在且进食后腹胀加重或有胃潴留和上消化道出血时宜禁食,至症状好转后及时喂养。②胃肠减压可减少吞咽气体的存积,吸出消化道内滞留的液体和气体,减低胃肠道内压力,还可以尽早发现胃内咖啡样液体。③肠管排气或促进肠管蠕动:应用新斯的明抑制胆碱酯酶,增加肠管蠕动,促进排气;应用酚妥拉明扩张肠系膜小动脉,兴奋胃肠道平滑肌使肠蠕动增加而减轻腹胀。④纠正电解质紊乱:缺钾者尽量补充氯化钾。

5. 代谢支持疗法 提供足够的热量,阻断无氧酵解,限制分解代谢,维持正氮平衡,防止内源性蛋白过量消耗,以恢复机体的免疫功能。

6. 中成药治疗 ①大黄:可促进胃肠蠕动,改善胃肠黏膜血液循环,加快胃肠内细菌和毒素排泄,杀灭肠道内细菌,促进损伤的胃肠黏膜修复,阻止肠道内细菌移位。它还可提高危重症患者对胃肠营养的耐受性,拮抗炎症反应。②热毒清、血必净:能解除内毒素血症,防止脂质过氧化,稳定细胞膜和溶酶体膜,清除炎症介质等。③五味消毒饮加减:可清热解毒,除降解内毒素血症外,尚有降低炎症介质水平的作用。

【预防】

1. 消除病因及诱因。

2. 合理选用抗生素,避免菌群失调。

3. 尽量胃肠道进食。

【小结】

1. 在全身感染、脓毒症、休克等严重疾病下,出现高度腹胀、中毒性肠麻痹及应激性溃疡出血需输血等情况,即可诊断急性胃肠功能衰竭。

2. 目前缺乏早期实验室诊断指标,pHi、D-乳酸、DAO 等检测指标尚处于摸索阶段。

3. 积极治疗原发病,合理选用抗生素,保护胃肠黏膜的屏障功能,对症支持是治疗原则。

➤ 附:急性胃肠功能衰竭抢救流程图

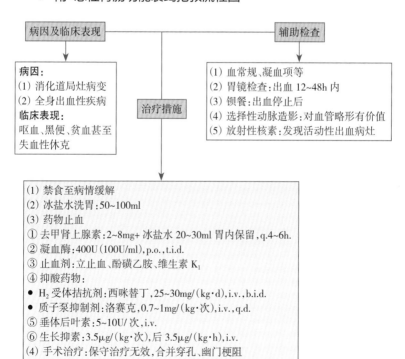

（许　峰）

参考文献

1. HATHERILL M, TIBBY SM, EVANS K, et al. Gastric tonometry in septic shock. Arch Dis child, 1998, 78(2): 151-158.

2. 张英谦, 李兰风, 胡皓夫. 乳酸和二胺氧化酶对呼吸衰竭患儿胃肠功能障碍的监测意义. 中国危重病急救医学, 2006, 18(10): 630.

3. 中华急诊医学会儿科学分会急救学组. 第 4 届全国小儿急救医学研讨会纪要. 中华儿科杂志, 1995, 33: 371-373.

第十二章 肝 衰 竭

【概述】

肝衰竭(hepatic failure/liver failure)是多种因素引起的严重肝脏损害,导致其合成、解毒、排泄和生物转化等功能发生严重障碍或失代偿,出现以凝血机制障碍和黄疸、肝性脑病、腹水等为主要表现的一组临床综合征,临床过程凶险,病死率极高。目前被国际上广泛接受并一直沿用的定义为无肝硬化的患者在发病 26 周内出现凝血功能障碍,其中国际标准化比值(international-normalize ration,INR)≥1.5,以及不同程度精神障碍(肝性脑病),也包括可能发生肝硬化但在 26 周内被诊断的急性起病的肝豆状核变性、自身免疫性肝炎或垂直传播的病毒性肝炎。我国于 2006 年 10 月出台了国内第一部《肝衰竭诊疗指南》,但该指南针对成人制定,目前在世界范围内对儿童肝衰竭的研究仍然有限,尚无统一的命名、分类及诊断标准。尽管国内外关于儿童和成人的肝衰竭分类、诊断等仍存在分歧,但对于其救治均强调优良的重症监护、积极的人工肝及肝移植治疗,这些是提高其存活率的重要手段。

【病因】

儿童肝衰竭病因与成人不尽相同,除存在地域差异外,尚与年龄有较大关系,且有很大部分患儿病因不明。已知病因包括:①感染,包括各型肝炎病毒(主要是乙型肝炎病毒)、巨细胞病毒、EB 病毒、肠道病毒、疱疹病毒和水痘带状疱疹病毒等病毒感染及败血症、血吸虫病等细菌、寄生虫及其他病原体感染。其中乙型肝炎病毒感染是国内年长儿及成人肝衰竭的主要原因,有报道巨细胞病毒感染是国内婴儿肝衰竭的主要病因之一。此外,EB 病毒引起的肝衰竭在临床中并不少见,常是噬血细胞性淋巴组织细胞增生症的临床表现之一,病死率较高。②药物和肝毒性物质中毒,如对乙酰氨基酚、异烟肼、乙醇、胺碘酮、苯妥英钠、卡马西平、异烟肼、苯巴比妥、红霉素等药物性中毒,其中对乙酰氨基酚中毒是导致欧美国家成人急性肝衰竭的主要病因。另外,在我国中药引起的肝衰竭也较常见,毒蕈中毒、鱼胆中毒、农药中毒、蛇咬中毒是目前毒物性中毒的主要原因。③遗传代谢性肝病,如肝豆状核变性(威尔逊病)、遗传性糖代谢障碍、血色病、遗传性酪氨酸血症、线粒体呼吸链酶缺陷、脂肪酸氧化缺陷或先天性胆汁酸合成障碍等,在小婴儿特别是新生儿一旦出现肝衰竭的表现,首先要排除先天性遗传代谢性疾病的可能,在年长儿中肝豆状核变性是较常见的肝衰竭的原因。④先天性胆道闭锁。⑤其他:Budd-Chiari 综合征、静脉闭塞性血管疾病等血管性疾病、自身免疫性疾病、白血病和淋巴瘤等恶性肿瘤是引起儿童肝衰竭的少见原因。休克、中暑、创伤等引起的严重低血压和低血容量可引起肝脏缺血缺氧从而导致休克肝的发生。

【诊断】

1. **病史**　病史询问包括发病症状(如黄疸、精神改变、出血倾向、呕吐和发热等),有无肝炎接触史、输血史,使用处方药和非处方药的情况,静脉用药史,有无毒蕈食入史,以及有无肝豆状核变性、胆道闭锁、感染性肝炎病史及自身免疫性疾病家族史。

2. **临床表现**　肝衰竭包括了以肝坏死为主和失代偿为主的两大类综合征。急性肝衰竭主要表现为急性肝细胞广泛坏死导致的临床综合征,慢性肝衰竭则主要表现为进行性肝功能减退失代偿导致的临床综合征。常见的临床表现为:①黄疸:无论是急性还是慢性肝衰竭,均有黄疸出现,急性肝衰竭黄疸在短期内进行性加深。②消化道症状:有明显的乏力、厌食、腹胀、恶心和呕吐等,可伴腹水,以慢性肝衰竭多见。③肝性脑病(hepatic encephalopathy, HE):可有不同程度的神经精神症状和意识障碍。由于 HE 在肝衰竭患儿中出现晚甚至不出现且诊断困难,故目前 HE 已不作为儿童急性肝衰竭的诊断标准。④脑水肿表现:可有头痛、呕吐、血压增高、前囟隆起、呼吸节律和瞳孔改变等。⑤出血倾向：由于凝血功能异常、血小板减少或功能障碍等，可有全身不同程度的出血，重者可发生 DIC。慢性肝衰竭因门静脉高压可出现消化道大出血。⑥低血糖：因肝糖原贮存减少、分解减弱，加之进食减少，易导致低血糖。⑦继发感染：可继发菌血症、原发性腹膜炎、肺部和泌尿系统感染等，产生相应的临床表现。⑧多器官功能障碍或衰竭：可发生肝肾综合征导致少尿、电解质和酸碱平衡紊乱，累及心脏可致心律失常、血压下降，累及肺可致肺水肿、呼吸困难等。

3. **辅助检查**　①肝功能检查：血清总胆红素多≥171μmol/L 或每天上升≥17.1μmol/L，丙氨酸转氨酶(ALT)在早期增高，随着病情加重，黄疸加深而转氨酶反而降低，出现胆酶分离现象；白蛋白降低，球蛋白升高，两者比值倒置；前清蛋白减少，其减少程度可反映肝脏受累程度。②凝血检查：凝血酶原时间在早期就可明显延长，凝血酶原活动度(prothrombin activity, PTA)≤40%，血小板计数可降低。③血氨检查：多数有明显增高。④血生化检查：多数有低血糖，可有低血钾、低血钠、低血镁和碱中毒等。⑤血氨基酸测定：正常时支链氨基酸与芳香族氨基酸比值为 3~3.5，肝衰竭时两者比值 <1。⑥病因学检查：血肝炎病毒学检测、可疑毒物药物检测、自身免疫性疾病及肝豆状核变性的相关检测。⑦肝活检：对肝衰竭的病因、诊断、分类及预后判定上具有重要价值，但由于肝衰竭患者的凝血功能严重降低，实施肝穿刺具有一定的风险，在临床工作中应特别注意，目前多数儿科肝病专家不建议对急性肝衰竭患儿进行肝活检。

【鉴别诊断】

瑞氏综合征：本病是全身线粒体障碍性疾病，临床特点为在前驱病毒感染以后出现呕吐、意识障碍、抽搐等脑病表现，伴肝大，转氨酶增高，早期可有血氨增高、低血糖等代谢紊乱表现和凝血酶原时间延长，故需与肝衰竭鉴别，但本病多无黄疸，肝功能及凝血功能异常恢复较快，肝活检可予确诊和鉴别。

【治疗】

肝衰竭至今无特效治疗方法，目前仍强调综合治疗，在密切监护的基础上加强基础支持治疗,及早诊断,进行多环节阻断和治疗,积极防止各种并发症,如内科综合治疗效果不佳,则应尽快行人工肝及肝移植治疗。应根据患儿的具体情况制订治疗计划,尤其要考虑到病因,因为病因不同预后有很大差别。

1. 内科综合治疗

(1) 一般支持治疗:①应将患儿收入重症监护室,加强病情监护;②卧床休息,减少体力消耗;③给予高碳水化合物、低脂、适量蛋白质饮食;④纠正低蛋白血症、补充白蛋白和新鲜血浆,并酌情补充凝血因子;⑤纠正水、电解质酸碱失衡,特别注意纠正低钾、低钠、低氯血症和碱中毒。

(2) 针对病因和发病机制的治疗:①药物所致肝衰竭,应停用一切非必需药物。乙酰氨基酚中毒者,给予 N-乙酰半胱氨酸(NAC)治疗。②毒蕈中毒者根据欧美临床经验可应用青霉素 G 或水飞蓟素。③对 HBV DNA 阳性的肝衰竭患者,在知情同意的基础上可尽早酌情使用核苷类似物如拉米夫定、阿德福韦酯和恩替卡韦等。④已知或疑似疱疹病毒、水痘带状疱疹病毒感染者可使用阿昔洛韦;巨细胞病毒感染者可使用更昔洛韦。⑤自身免疫性肝病和急性乙醇中毒(急性酒精性肝炎)可应用肾上腺皮质激素。⑥为调节免疫功能,可酌情使用胸腺肽 α_1 及 IVIG。⑦为促进肝细胞再生,可酌情使用促肝细胞生长素和前列腺素 E_1 脂质体。⑧可应用肠道微生态调节剂、乳果糖以减少肠道细菌异位或内毒素血症,维持肠道微生态平衡。

(3) 防治肝性脑病:①去除诱因,如严重感染、出血及电解质紊乱。②限制蛋白质(尤其是动物蛋白)饮食。③清洁肠道以减少肠道内氨及其他有害物质的产生和吸收:可口服新霉素、甲硝唑等抑制肠道细菌生长;乳果糖口服或高位灌肠,或生理盐水灌肠后用食醋 10~20ml(加等量生理盐水)保留以酸化肠道,促进氨的排出。④视电解质和酸碱平衡情况酌情选择精氨酸、门冬氨酸-鸟氨酸、谷氨酸盐等降血氨药物。⑤口服或静脉输注以支链氨基酸为主的氨基酸混合液,改善氨基酸平衡。⑥人工肝支持治疗。

（4）防治脑水肿：①适当控制液体入量，量出为入保持患儿轻度脱水状态；②有颅内压增高者，应使用高渗性脱水剂如 20% 甘露醇或甘油果糖，可辅以利尿剂交替使用，但合并肾衰竭时甘露醇应慎用；③其他辅助治疗：如亚低温治疗、氧疗等；④人工肝支持治疗。

（5）防治肝肾综合征：①去除诱因，如严重感染、出血及低血钾等；②大剂量袢利尿剂冲击或持续泵入；③严格限制液体入量；④肾灌注不良者可应用白蛋白扩容；⑤人工肝支持治疗。

（6）防治出血：应针对出血的原因进行处理。①凝血功能明显异常伴活动性出血或准备实施侵入性手术时，应输注新鲜血浆、凝血酶原复合物和维生素 K_1 等；②发生 DIC 者，可给予新鲜血浆、凝血酶原复合物和纤维蛋白原等补充凝血因子，血小板显著减少者可输注血小板，可酌情给予小剂量肝素（每次 100U/kg，每 4~6 小时 1 次）或低分子量肝素，对有纤溶亢进证据者可应用氨甲环酸或止血芳酸（氨甲苯酸注射液）等抗纤溶药物；③H_2 受体拮抗剂如西咪替丁或雷尼替丁可预防消化道出血，如存在门脉高压性出血，首选生长抑素类药物或垂体后叶素，也可考虑内镜下硬化剂注射、套扎治疗和三腔管压迫止血。

（7）防治感染：患儿应严密隔离，严格消毒隔离制度和无菌操作。一旦发生感染，应积极控制。

2. 人工肝支持治疗　人工肝是指借助体外机械、化学或生物学装置使得肝衰竭所产生的各种有害物质得以清除，降低颅内压、改善肾功能，有助于脑水肿、肝肾综合征及多器官功能衰竭的防治，并替代肝脏的部分代谢功能，为病变肝脏再生恢复或肝移植争取时间。人工肝支持系统分为非生物型、生物型和组合型三种。常用的非生物型人工肝方法包括血浆置换（plasma exchange，PE）、血液灌流（hemoperfusion，HP）、血浆胆红素吸附（plasma bilirubin absorption，PBA）、血液滤过（hemofiltration，HF）、血液透析（hemodialysis，HD）、持续性血液净化疗法（continuous blood purification，CBP）和白蛋白透析（albumin dialysis，AD）等。目前已应用于肝衰竭的血液净化技术包括连续性血液滤过透析联合治疗与分子吸附再循环系统、连续白蛋白净化系统、血浆成分分离和吸附系统。生物型人工肝是目前国内外研究的热点,可较全面代替肝脏的功能(包括代谢和分泌等功能),目前该项研究还处于动物模型阶段。

3. 肝移植　对于急性肝衰竭的患儿,未实施肝移植死亡率高达70%以上,肝豆状核变性所致急性肝衰竭死亡率几乎为100%。因此肝移植是急性肝衰竭患儿切实有效的治疗手段,可以显著提高其的生存率。对于慢性肝衰竭中晚期和各种类型的终末期肝硬化,肝移植是最有效治疗手段。儿童肝移植的适应证包括先天性胆道闭锁、代谢性疾病、急性肝衰竭、原发性肝脏肿瘤及肝纤维化等。

【预防】

1. 积极预防和治疗原发病　做好产前代谢性疾病筛查;加强健康卫生宣教,防止药物、食物中毒和疾病的传播;做好预防接种等。一旦发现肝病,应针对病因积极治疗。

2. 避免促发肝衰竭的诱因　包括重症肝病患者限制动物蛋白饮食;防止内脏大出血;减少麻醉剂、镇静剂及胺类药物的使用;防治感染;及时补钾,避免过快、过多放腹水,避免过劳和饮酒等。

【小结】

1. 肝衰竭是多种病因导致的严重肝病综合征,临床过程凶险,病死率极高。目前在世界范围内对儿童肝衰竭尚无统一的命名、分类及诊断标准。

2. 主要临床表现为黄疸、消化道症状、出血和肝性脑病,易继发感染和多脏器功能衰竭。

3. 实验室检查有血清总胆红素明显增高,重者酶胆分离,白蛋白降低,PTA≤40%,多伴高血氨。

4. 诊断主要依据病史、临床表现和实验室检查。

5. 本病至今无特效治疗方法,目前仍强调综合治疗。

➤ 附：急性肝衰竭抢救流程图

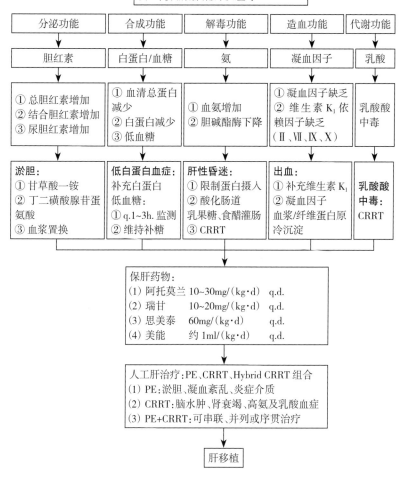

病因：
(1) 感染：嗜肝病毒、细菌、寄生虫
(2) 中毒：药物、毒物
(3) 遗传代谢：糖、脂、氨基酸代谢异常
(4) 变态反应：结缔组织病
(5) 梗阻性：肝动、静脉，胆道
(6) 缺氧
(7) 外伤、肿瘤、排斥反应等

分泌功能	合成功能	解毒功能	造血功能	代谢功能
胆红素	白蛋白/血糖	氨	凝血因子	乳酸

| ① 总胆红素增加
② 结合胆红素增加
③ 尿胆红素增加 | ① 血清总蛋白减少
② 白蛋白减少
③ 低血糖 | ① 血氨增加
② 胆碱酯酶下降 | ① 凝血因子缺乏
② 维生素 K_1 依赖因子缺乏
（Ⅱ、Ⅶ、Ⅸ、Ⅹ） | 乳酸酸中毒 |

| 淤胆：
① 甘草酸一铵
② 丁二磺酸腺苷蛋氨酸
③ 血浆置换 | 低白蛋白血症：
补充白蛋白
低血糖：
① q.1~3h. 监测
② 维持补糖 | 肝性昏迷：
① 限制蛋白摄入
② 酸化肠道
乳果糖、食醋灌肠
③ CRRT | 出血：
① 补充维生素 K_1
② 凝血因子
血浆/纤维蛋白原
冷沉淀 | 乳酸酸中毒：
CRRT |

保肝药物：
(1) 阿托莫兰 10~30mg/(kg·d) q.d.
(2) 瑞甘 10~20mg/(kg·d) q.d.
(3) 思美泰 60mg/(kg·d) q.d.
(4) 美能 约 1ml/(kg·d) q.d.

人工肝治疗：PE、CRRT、Hybrid CRRT 组合
(1) PE：淤胆、凝血紊乱、炎症介质
(2) CRRT：脑水肿、肾衰竭、高氨及乳酸血症
(3) PE+CRRT：可串联、并列或序贯治疗

肝移植

（胡兰 许峰）

参考文献

1. BARIS Z, SALTIK TEMiZEL IN, USLU N, et al.Acute liver failure in children：20-year experience. Turk J Gastroenterol, 2012, 23（2）：127-134.

2. 王志刚. 血液净化学. 3 版. 北京：北京科学技术出版社, 2010：621-674.

3. 王天有, 申昆玲, 沈颖. 诸福棠实用儿科学. 9 版. 北京：人民卫生出版社, 2022.

4. 封志纯, 祝益民, 肖昕. 实用儿童重症医学. 北京：人民卫生出版社, 2016.

5. 赵祥文, 肖政辉. 儿科急诊医学. 5 版. 北京：人民卫生出版社, 2022.

第十三章　脑水肿与颅内高压

【概述】

　　脑水肿(brain edema,BE)是脑组织水分异常地增加,导致脑容积增大和重量增加,当脑容积增大到一定程度时,颅内压(intracranial pressure,ICP)即增高形成颅内高压(intracranial hypertension,ICH)。脑水肿与颅内高压是 ICU 最常见危急重症,小儿尤其多见,严重的颅内高压可使部分脑组织由压力较高处向压力较低处移动,形成脑疝,若不能及时诊断并给予恰当处理可致严重的脑损伤,是患儿致死致残的重要原因。

【病因】

　　不同年龄期脑水肿常见原因不同,新生儿期窒息最多见,婴幼儿颅内外感染最常见,儿童脑外伤,肿瘤最常见。临床常见导致脑水肿的疾病如下:

　　1. 感染性疾病

　　(1)颅内感染:各种病原所致的脑炎、脑膜炎、脑膜脑炎、脑脓肿、脑寄生虫病。

　　(2)颅外感染:各种病原感染所致的中毒性脑病,如中毒型菌痢、重症肺炎、脓毒症等。

　　2. 非感染性疾病

　　(1)颅内非感染性疾病:癫痫、颅内出血、颅内肿瘤、颅内创伤。

　　(2)颅外非感染性疾病:中毒、水电解质酸碱紊乱,各种原因引起的脑缺血缺氧、休克、溺水、窒息等。

【诊断】

　　脑水肿初期虽有颅内容积增加,但颅内压力升高并不明显,临床可无明显症状,但 CT 扫描和磁共振影像(MRI)可发现水肿,小儿脑

水肿发展迅猛,常于1~2天内出现颅内高压征,任何原因的脑水肿与颅内高压其主要临床表现如下:

1. 主要体征

(1) 呼吸不规律:由于小儿中枢神经系统发育尚不成熟,脑干受压可引起呼吸节律不齐。呼吸暂停,叹息样呼吸,双吸气样呼吸,潮式呼吸,多为脑疝前驱症状,常提示中枢呼吸衰竭,脑干受压。

(2) 高血压:血压升高为延髓血管运动中枢的代偿性加压反应,又称为Cushing反应。常见于脑外伤所致的颅内高压。

(3) 视神经乳头水肿:为慢性颅内高压主要临床表现,系因眼底静脉回流受阻所致,儿童多为急性颅内高压,故临床较少见。

(4) 瞳孔改变:为小儿颅内高压的重要体征,可见双侧大小不等,忽大忽小,形态不规则。常提示脑疝发生。

(5) 前囟门紧张或隆起:新生儿颅内高压常表现为前囟门紧张或隆起,骨缝裂开,头围增大,头面部浅表静脉怒张。

2. 次要体征

(1) 昏迷:脑水肿的患儿均有不同程度的意识障碍,当只是大脑皮层受累,患儿只表现轻度的意识障碍,当大脑皮层和网状结构均受累时,患儿表现重度昏迷,一般血管源性脑水肿意识障碍较轻,细胞毒性脑水肿意识障碍较重。

(2) 惊厥:常为来院就诊主述,因脑缺氧或炎性刺激大脑皮层,导致部分神经元异常放电,可引起惊厥甚至癫痫样发作。惊厥发作时间长短不一,发作后神志不清,反复发作长达30分钟以上者称惊厥持续状态,为导致颅内高压的重要病因。

(3) 呕吐:由延髓呕吐中枢受刺激所致,喷射样呕吐在儿童难于发现,故与其他疾病所引起的呕吐无明显差别。

(4) 头痛:因脑膜、血管或神经受压牵扯及炎性变化刺激神经,颅内压增高的患儿多有头痛,常为弥漫性并无特异性,咳嗽、排便用力及头位改变时可加重。年龄较小的婴儿则表现为烦躁不安,尖叫哭闹。

(5) 使用甘露醇后症状明显好转:在颅内高压阶段,及时应用甘露醇使脑容积较快地缩小,颅内压骤降,颅内高压症状在几小时内明显好转。

凡主要体征 1 项,次要体征 2 项,即可诊断。从以上临床表现可以看出,小儿脑水肿产生颅内高压征与成人不同,成人以头痛、呕吐与视神经乳头水肿为颅内高压的三大主征,小儿常不能述头痛,其发生较低。脑水肿发展快,病程短,视神经乳头水肿发生率较低。然而呼吸不规律、惊厥、意识障碍、瞳孔改变则为常见临床表现,脑疝发生率亦较高。

3. 其他表现

(1)肌张力的改变:脑干、基底节、大脑皮层和小脑的锥体外系受压,导致大脑皮层不能控制下运动神经元,可使肌张力增高,主要表现为去皮质强直(上肢屈曲内收,下肢伸直内旋)和去大脑强直(四肢外展伸直,严重者呈角弓反张),当病变向下蔓延累及网状结构,并进一步加重提示患者已濒于死亡,称为中枢神经休克状态,此时肌张力下降。

(2)CT 和 MRI 影像:CT 和 MRI 是目前脑水肿临床早期诊断最可靠的方法。影像中颅内出现低密度区即可诊断。MRI 对软组织有更高的分辨率、多参数、多层面、无电子辐射等优点。更适合于婴幼儿。

(3)B 型超声图:新生儿和婴幼儿前囟未闭,超声扫描可诊断较重脑水肿和脑室变化。

(4)颅内压的监测:直接测定颅内压力为诊断脑水肿和颅内高压的最直接的方法,临床常用的测定方法为脑脊液压力的直接测定,有脑室穿刺或腰椎穿刺测压法,国际指南公认颅内压力高于 20mmHg 为诊断颅内高压阈值。在有明确颅内高压时,腰椎穿刺测压和检查常致脑脊液引流过快发生脑疝,因此颅内高压征一般不行腰椎穿刺。

4. 脑疝 脑疝系指颅内压不断增高,脑实质受压,迫使较易移位的脑组织在颅腔内的位置发生改变,部分脑组织可由压力较高处通过解剖上的裂孔向压力偏低处移位,发生嵌顿而压迫邻近脑组织及脑神经,属于颅内高压危象,临床上常见脑疝有小脑切迹疝和枕骨大孔疝。它们的共同特点是都有脑干和重要神经受压,同时脑脊液循环受到阻碍,使颅内压进一步增高。

(1)小脑幕切迹疝:幕上占位病变导致颅内压不断增高时,其压力可使同侧的颞叶海马沟回等结构疝入小脑幕切迹。小脑幕切迹有动眼神经、大脑后动脉、小脑上动脉等重要血管和神经通过。由于动眼神经损伤,可导致脑疝侧瞳孔缩小,继之扩大,对光反射消失,如进一步发展,对侧也按此规律变化。对侧肢体瘫痪,眼睑下垂,其余眼外肌麻痹,最后眼球固定。

(2) 枕骨大孔疝:颅内压过高使脑干下移,小脑扁桃体首先被挤入枕骨大孔,继而压迫延髓。患儿迅速昏迷,双侧瞳孔散大,对光反射消失,眼球固定,常因中枢性呼吸衰竭而呼吸突然停止。

【鉴别诊断】

在颅内高压治疗时应与高渗性脱水脑病鉴别,尤其是后者为甘露醇等高渗液体的禁忌证,高渗状态发生过快,则易造成颅内负压增加,脑血管受牵拉扭曲甚至撕裂引起硬脑膜下血肿,脑实质、软脑膜等出血及血栓形成,颅内负压还可使血管扩张,血浆成分渗入硬膜下腔形成硬膜下水囊。患儿也会出现惊厥、意识障碍等临床表现。

【治疗】

治疗的原则主要是迅速解除引起颅内高压的病因和有效控制颅内压力,后者实际上就是对抗脑水肿。脑水肿是导致颅内高压的各种因素中最常见者,因此,治疗脑水肿是治疗颅内高压的重要措施。

1. 一般治疗 脑水肿和颅内高压患儿应收入 ICU,并密切监护患儿意识、瞳孔、血压、呼吸、脉搏、体温等生命体征。并注意:①侧卧位,防止胃内容物反流,引起窒息。②上半身抬高 20°~30°,利于静脉回流,这是一种简单而快速的降低颅内压的方法,但对休克未纠正患儿易采用平卧位以防脑灌注压降低,加重脑水肿。移动头部时需极为小心,避免脑疝的发生。③体温控制在 35~37℃。④保持气道通畅。昏迷和频繁惊厥者应气管插管。⑤液体入量限于 60~80ml/kg,1/5~1/3张含钠液,记录尿量,入量应少于出量。

2. 病因治疗 儿童脑水肿多继发于细菌感染或其释放的毒素,故需及早明确感染病灶,选择合适的抗生素。抗生素治疗原则是早期、足量、覆盖感染的病原。颅内占位性病变是导致颅内高压常见的外科疾病,需立即切除颅内肿瘤,清除颅内血肿,穿刺引流脓液缓解颅内高压的症状。

3. 抗脑水肿与颅内高压药物治疗 脱水治疗:通过提高血内渗透压及利尿的方法使脑组织内水分及脑脊液减少从而起到降低颅内压的目的。常用药物特性见表 13-1。

表 13-1 常用降颅内压药物

药品	首剂量
甘露醇	0.5~1g/(kg·次),于 30 分钟内 IV 注入,q.4~6h.
甘油氯化钠溶液	0.5~1g/(kg·次),于 60~120 分钟 i.v. 滴入,q.6~8h.
呋塞米	1~2mg/(kg·次),肌内注射或静脉注射
白蛋白	每次 2.5~5g,1~2 次/d,结合呋塞米应用,有较好的效果
3% 高渗盐水	6.5~10ml/(kg·次) 0.1~1.0ml/(kg·h)

4. 抗脑水肿与颅内高压特殊疗法

(1)亚冬眠疗法:该疗法的理论基础是亚低温可使脑血流量下降,脑体积缩小,颅内压降低,并且能够降低脑代谢率,保护血-脑屏障,增强对缺氧的耐受力,近年来在临床广泛应用。特别适用于颅内高压伴高热者。亚低温治疗仪联合机械通气及镇静、镇痛、肌松剂为目前国内外临床亚低温治疗的主要方案。

(2)过度换气疗法:对机械通气伴颅内高压的患儿可采用过度换气疗法。该疗法主要通过降低 $PaCO_2$ 来完成。当 $PaCO_2$ 下降时脑血管收缩,一般 $PaCO_2$ 降至 25~30mmHg,维持 1~2 小时可达治疗目的,但 $PaCO_2$ 不能 <20mmHg,否则可造成脑细胞缺血缺氧。因此过度换气疗法只适用于短期颅内高压的急诊处理,并需同时监测脑氧饱和度。

(3)控制惊厥疗法:小儿脑水肿常伴有惊厥或惊厥持续状态,必须立即控制,否则每一次惊厥都将加重脑水肿甚至引起脑疝。常用控制惊厥的药物如下:

1)地西泮:地西泮属苯二氮䓬类药物,脂溶性,能很快通过血-脑屏障进入脑组织而控制惊厥,为控制惊厥的常用药物,用法 0.2~0.3mg/(kg·次),静脉推注,地西泮可导致呼吸抑制,因此静脉推注速度应控制在 0.5~1mg/min。

2）咪唑安定：咪唑安定属苯二氮䓬类药物，与地西泮比较，该药具有镇静催眠、抗惊厥、抗焦虑的作用，近年来广泛应用于脑水肿、颅内高压和惊厥持续状态的治疗，咪唑安定用法为持续静脉泵注 [1~5μg/(kg·min)]。使用该药最好在气管插管情况下，并严密监测呼吸、脉搏、血压和血氧饱和度。

3）鲁米那：应用最广泛的长效巴比妥类镇静药，随着剂量的增大依次产生镇静、催眠、抗惊厥及麻醉作用，显效时间 0.5~1 小时，作用持续 6~8 小时，通常首剂可给予 5~10mg/(kg·次)，静脉注射，以后用 5mg/kg 每天静脉注射维持，主要用于惊厥伴颅内高压的患儿。

（4）穿刺降压术：严重急性颅内压增高，特别是脑外伤或脑积水伴颅内高压患儿，视病情，可及早行脑室内、蛛网膜下腔、硬脑膜下、硬脑膜外和腰椎等多种形式穿刺降压术。穿刺降压术的目的是脑脊液引流而达到降低脑室内压的作用，是抢救颅内高压患者的重要手段之一。临床常用侧脑室穿刺法，一是较安全，二是在引流脑脊液的同时可进行颅内压监测，但应注意避免脑室内压下降过快而导致的脑室塌陷和低颅内压综合征。每分钟引流脑脊液 2~3 滴，每天引流 100~200ml，控制性引流和颅内压的监测需同时进行，维持颅内压在正常范围。颅内占位性病和腰椎穿刺降压术应慎用，以免发生脑疝。

（5）脑水肿的液体疗法：脑水肿需进行脱水治疗，但又要保持酸碱及水电解质平衡，维持有效血容量。输液过多，张力过低，可加重脑水肿；输液不足，有效血容量不足，血压下降和脑灌注降低也可使脑水肿加重，故应根据患儿的病情，严密监测中心静脉压、尿量、尿比重、血钠、血渗透压。如脑水肿合并休克时应先补后脱，或快补慢脱，脑疝合并有效血容量不足时应快脱慢补，脑水肿合并心肾功能不全时应慢脱慢补。

【预防】

不同年龄分期的患儿脑水肿常见原因不同，新生儿期窒息最多见，婴幼儿期颅内外感染最常见，儿童期脑外伤、肿瘤最常见。一旦考虑有脑水肿和颅内高压患儿应收入 ICU，密切监护患儿意识、瞳孔、血压、呼吸、脉搏、体温等生命体征。防止脑疝的发生。

➤ 附:急性脑水肿和颅内高压诊治流程图

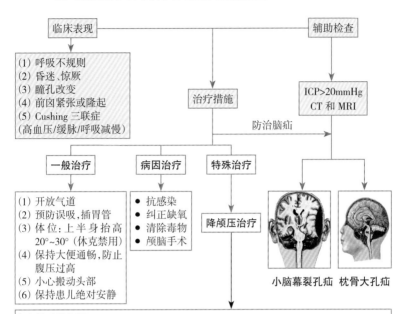

(1) 缩减脑组织:
① 20% 甘露醇:2.5~5ml/(kg·次),i.v.,30min 完成,q.4h.
48~72 小时后需和其他降颅压药交替使用
② 10% 甘油果糖 5~8ml/(kg·次),i.v.,q.12h.
③ 白蛋白 + 呋塞米:q.d.
④ 3% 高渗盐水:6.5~10ml/(kg·次),0.1~1.0ml/(kg·h),i.v.
保持血钠正常高值范围
⑤ 激素不推荐使用
⑥ 有心功能和肾功能障碍患儿应慎用甘露醇
(2) 减少脑氧代谢:
① 亚低温治疗
② 控制惊厥
③ 过度换气:一般 $PaCO_2$ 降至 25~30mmHg,维持 1~2h,但 $PaCO_2$ 不能 <20mmHg,最好在脑氧监护情况下使用
(3) 减少脑脊液量:
① 侧脑室穿刺降压术
② 脑室-腹腔 (V-P) 分流术
(4) 手术:
① 去骨瓣减压术
② 原发病灶清除术

注:ICP,颅内压

(许　峰)

参考文献

1. KOCHANEK PM, CARNEY N, ADELSON PD, et al. Guidelines for the acute medical management of severe traumatic brain injury in infants, children, and adolescents—second edition. Pediatr Crit Care Med, 2012, 13 (Suppl 1): S1-82.

2. TELLEN DB, JAY RC, HEATHER TK, et al. Variation in Intracranial Pressure Monitoring and Outcomes in Pediatric Traumatic Brain Injury. Arch Pediatr Adolesc Med, 2012, 166 (7): 641-664.

3. 王天有, 申昆玲, 沈颖. 诸福棠实用儿科学. 9 版. 北京: 人民卫生出版社, 2022.

4. 封志纯, 祝益民, 肖昕. 实用儿童重症医学. 北京: 人民卫生出版社, 2016.

5. 赵祥文, 肖政辉. 儿科急诊医学. 5 版. 北京: 人民卫生出版社, 2022.

第十四章　重症型多形红斑

【概述】

重症型多形红斑又称 Stevens-Johnson 综合征(以下简称 SJS),是由多种致病因素引起的一种以水肿性鲜红色或暗红色虹膜样斑点或瘀斑为特点的急性炎症性皮肤病,可累及多部位黏膜,并发坏死性胰腺炎、肝肾功能损害,也可因继发感染引起血流感染,短期可进展为衰竭状态。临床上,常把 SJS 与中毒性表皮坏死松解症(toxic epidermal necrolysis,TEN)相提并论,两者确有共同点:是一类迟发型过敏反应,与药物不良反应密切相关,可留有严重的长期后遗症;其唯一的区别在于表皮脱离的程度。介于两者之间称为 SJS/TEN 重叠征,可通过 SCORTEN 评分量表对 TEN/SJS 严重程度进行特异性评分。美国报道 SJS 的儿科发病率为 6.3/100 000 人,11~15 岁的发病率最高。SJS 的复发率较高,可达到 1/5。死亡率 7.5%~23%,以 0~5 岁儿童的死亡率最高。

1. **病因**　引起 SJS 的病因主要有以下几方面:①药物:抗菌药物、抗惊厥药物、非甾体抗炎药物、别嘌呤醇等更为常见;②感染:包括细菌、病毒、支原体等;③恶性肿瘤;④放射线治疗:特别是照射下丘脑垂体区可能激发该综合征的产生。

亦存在 5%~18% 的儿童 SJS 属于特发性。

2. **发病机制**　SJS 的发病机制尚未完全明确,传统上认为 SJS 是由 T 细胞介导的免疫反应:角质形成细胞发生 T 细胞介导的细胞毒反应,继而发生凋亡;且大量凋亡介质的释放,导致机体对药物特异性的免疫监控发生改变或缺失。

【诊断】

1. 临床表现

(1) 前驱症状:SJS 在发病前往往会有 1~7 天的前驱非特异症状,包括:眼部瘙痒感、吞咽不协调、躯体不适感,随后再出现高热、呼吸道症状、皮肤黏膜症状(水疱疹、损伤样皮疹)。

(2) SJS 皮肤症状的形成:面部和躯干出现疼痛性红斑并有迅速融合的趋势,皮疹呈多种不规则形态(红斑)、猩红热样、麻疹样,早期疹间可以有正常皮肤;皮疹可迅速蔓延至全身,变为紫红、暗红或灰黑色,皮损处触痛明显。红斑样皮疹可迅速出现不规则的松弛水疱,早期疱液清亮。一旦水疱破裂,即可裸露糜烂的皮肤角质层下疏松组织,每日可有大量组织液从破损的皮疹处渗出,呈烫伤样改变,并易继发感染而不易愈合结痂。早期皮肤病变呈圆形,只有两个边缘不清楚的区域,称为"非典型靶型红斑"。典型的皮肤损伤检测为尼氏征(棘细胞松解征)阳性:①牵扯破损的水疱壁可将角质层剥离相当长的一段距离,甚至包括看来是正常的皮肤;②推压两个水疱中间的外观正常的皮肤时角质层易被擦掉、裸露出糜烂面;③推压从未发生过皮疹的完全健康的皮肤时多部位的角质层亦被剥离;④以手指加压在水疱上,可见到水疱内容物随表皮隆起而向周围扩散。

几乎所有 SJS 患者的眼睛、口腔和生殖器黏膜受累。眼睛的受累主要表现为干眼、结膜炎、角膜溃疡等。在严重的情况下,可能出现失明。在伴有吞咽困难的患者中应考虑食管黏膜水疱和溃疡可能。生殖器黏膜受累可表现为糜烂和溃疡。

除了黏膜皮肤受累之外,多数患者还出现不同的器官受累。如肾功能不全、肝炎、胃肠道症状(恶心、呕吐、腹泻)、脑病(谵妄、昏迷)、心肌炎和弥散性血管内凝血等并发症(图 14-1)。

由于皮肤剥脱并感染是 SJS 患者常见的并发症,并与再上皮化受损有关,可能导致脓毒症,脓毒症是导致 SJS 患者死亡的主要原因。

2. 辅助检查　SJS 外周血常规的异常以贫血和淋巴细胞减少为特征,约有 1/3 患者存在中性粒细胞减少症,并与不良预后相关。需要注意的是:若类固醇皮质激素全身性给药可导致中性粒细胞去边

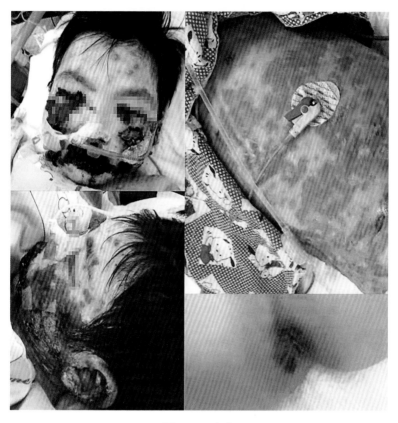

图 14-1　皮疹

缘化和动员进入循环,这可能掩盖中性粒细胞减少症。早期 C 反应
蛋白(CRP)可以增高,继发全身性血流感染后,降钙素原(PCT)亦可
升高。

　　由于大量透皮体液丢失和过度分解代谢状态,容易出现低白蛋
白血症、电解质失衡以及血尿素氮和葡萄糖增加,并与病情的严重程
度相匹配。部分 SJS 患者出现血清转氨酶水平轻度升高(正常值的
2~3 倍),而大约 10% 的患者会出现明显的肝炎。由于实验室检查无
明显特异性,对疑似 SJS/TEN 患者进行早期皮肤活检和皮肤培养等皮
肤病学评估是鉴别 SJS/TEN 与其他严重皮肤病的关键。

目前存在一些新型用于 SJS 诊断或预后生物标志物：①T 细胞特异性趋化因子 CCL-27：由角质形成细胞通过 NF-κB 介导的活化途径产生，与疾病活动性相关；②IL-15：通过增强 NK 细胞和 T 细胞介导的免疫反应，与 SJS 的死亡率和严重程度相关。

3. 诊断标准 诊断基于临床评估和相应的组织病理学检查，病理检查可见皮下水疱伴大面积坏死和角质形成细胞凋亡，伴有少量淋巴细胞炎症浸润。

鉴于 60%~90% 的儿童 SJS 由药物引起，应加强相关病史的问询，抗惊厥药、抗生素和非甾体抗炎药（NSAIDs）是最常见的药物，抗惊厥药包括卡马西平、拉莫三嗪、苯巴比妥、苯妥英钠、左乙拉西坦、丙戊酸；抗生素：磺胺类、大环内酯类（阿奇霉素、红霉素）、β-内酰胺类（阿莫西林、氯唑西林、头孢噻肟等）、万古霉素。

儿童患者中感染的病原体是导致 SJS 的重要诱发因素，包括：肺炎支原体、人类疱疹病毒（Ⅵ和Ⅶ型）、流感病毒、Epstein-Barr 病毒、巨细胞病毒、柯萨奇病毒、细小病毒、A 族 β-溶血性链球菌、分枝杆菌、立克次体等。

【鉴别诊断】

SJS 需与自身免疫性大疱性疾病、自身免疫性疾病、金黄色葡萄球菌性烫伤样皮肤综合征、全身大疱性固定药疹和急性泛发性发疹性脓疱病等疾病鉴别。

【治疗】

针对 SJS 应体现早诊断、早治疗的原则。在 SJS 的初始管理中，立即停用疑似药物是非常重要的。此外，包括液体治疗、营养评估及支持、镇痛镇静、抗感染和氧疗等对症治疗是必要的。由于皮肤感染是 SJS 患者常见的并发症，且机体的再上皮化功能受损，常引发血流感染，甚至导致严重脓毒症、脓毒性休克，故此皮肤护理是影响预后的关键点。一旦临床证实或疑似皮肤感染时应给予抗生素治疗。

针对 SJS 的最佳治疗策略仍在不断研究和改进中，临床上一些全身治疗方法被证实有利于疾病的控制与好转：

1. 糖皮质激素 糖皮质激素仍是该疾病的一线治疗药物，但目前国内外对糖皮质激素的治疗剂量有所不同。常规使用剂量:甲泼尼龙 1~2mg/(kg·d),短期使用 1~2 周。最新的研究表明大剂量皮质类固醇激素可以降低死亡率,但不增大感染的风险,即 15~30mg/(kg·d),连续 3 天,然后可以减量 2mg/(kg·d),再逐步减量,总疗程 1~2 周。应根据病情的严重程度确定糖皮质激素的初始量,病情重者可考虑给予较高的初始量,以便尽快达到最大控制量。更换激素类型需运用激素间的换算,同时建议使用前、后进行肾上腺皮质功能和免疫活化功能的追踪检测,这可以帮助对皮质类固醇激素使用的调整。

值得注意的是,病情早期有水肿性红斑皮损者糖皮质激素疗效更好,当病情进展形成大片糜烂时,仅增大糖皮质激素剂量并不能收到好的治疗效果。同时患者本身状况对激素水平影响有待进一步讨论。

2. 免疫球蛋白　该方法可以抑制 Fas-FasL 介导的角质形成细胞凋亡,同时可以中和毒素,基于此机制,免疫球蛋白作为一种治疗 SJS 的方式被广泛接受。荟萃分析显示,免疫球蛋白(<2g/kg)在降低 SJS 的死亡率方面具有有益的作用。

3. 血浆置换　血浆置换的目的是去除患者血液中的致病因素,如药物、药物代谢物和疾病诱发的细胞因子/趋化因子。每次使用 1.5~2 倍患者血浆量进行置换,可以在 2 周内间断地完成 3~5 次。

4. TNF-α 拮抗剂(英夫利西单抗、依那西普)　由于 SJS 的发生涉及角质形成细胞的凋亡,且在患者血清及水疱疱液中可检测到较高水平的 TNF-α,因此近年来国际上有运用 TNF-α 拮抗剂治疗 SJS 和 TEN 的报道。

5. 环孢素　环孢素 A 是一种钙调神经酶抑制剂,由于其理论上可以选择性抑制淋巴细胞的活性,还可以阻止细胞凋亡,近年来在治疗 SJS 和 TEN 上受到了关注。

6. 抗感染　由于皮肤本身可以有定植菌,故在抗生素的选择上,不能忽略阳性球菌的感染。疱疹破裂后大量体液渗出与丧失,可能造成有效循环容量不足,故慎用肾毒性强的抗生素。一旦确定存在病毒感染,应启动抗病毒治疗。

7. 每日需要评估进出液体量的平衡,以此为依据选择需使用的液体量及性质。一旦发生低蛋白血症,可以补充人血白蛋白或新鲜冷冻血浆。

8. 营养支持是在评估患儿营养状态和能量需求后,给予相应的蛋白质-能量的补充。早期有部分患者发生消化道出血,故选择肠内、肠外营养时需要充分考虑;针对胃肠功能正常的病例,应尽早开展肠内营养为主的营养支持。

9. 镇痛镇静　SJS皮损会造成患儿反复、多部位疼痛,需要及时镇痛镇静。病程早期,建议使用静脉制剂而非口服给药。阿片类制剂(吗啡、芬太尼等)是常选用的药品,需注意该类药品使用后,应做好每日评估和缓慢减量,以防止发生戒断综合征。

10. 皮肤护理　预防皮肤发生次生感染是关键,对于疱疹性皮疹可以通过微量针筒抽吸皮疹液来减少皮肤的破损;一旦皮肤角质层剥脱,裸露皮下组织,就可考虑使用油类制剂进行涂抹,以隔绝与空气的接触,最大程度地预防皮肤感染,笔者单位使用的锌氧油曾获得较好的疗效。含抗生素、皮质类固醇激素的软膏可以在必要时使用,但不能列为常规方法(图14-2)。

11. 针对出现不同脏器功能损伤、障碍,应给予严密观察和持续追踪,给予相关的对症处理。

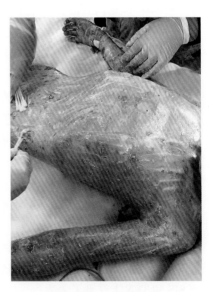

图14-2　皮肤护理

➢ 附:重症型多形红斑诊治流程图

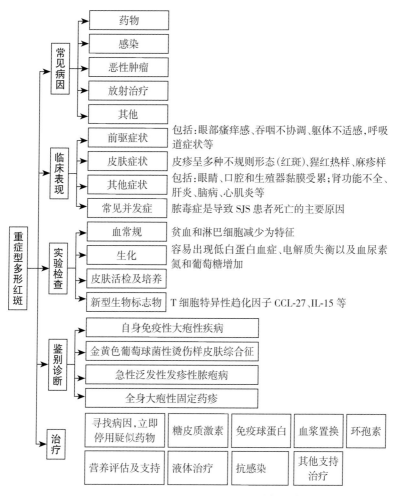

常见病因
- 药物
- 感染
- 恶性肿瘤
- 放射治疗
- 其他

临床表现
- 前驱症状　包括:眼部瘙痒感、吞咽不协调、躯体不适感,呼吸道症状等
- 皮肤症状　皮疹呈多种不规则形态(红斑)、猩红热样、麻疹样
- 其他症状　包括:眼睛、口腔和生殖器黏膜受累;肾功能不全、肝炎、脑病、心肌炎等
- 常见并发症　脓毒症是导致 SJS 患者死亡的主要原因

实验检查
- 血常规　贫血和淋巴细胞减少为特征
- 生化　容易出现低白蛋白血症、电解质失衡以及血尿素氮和葡萄糖增加
- 皮肤活检及培养
- 新型生物标志物　T 细胞特异性趋化因子 CCL-27、IL-15 等

鉴别诊断
- 自身免疫性大疱性疾病
- 金黄色葡萄球菌性烫伤样皮肤综合征
- 急性泛发性发疹性脓疱病
- 全身大疱性固定药疹

治疗
- 寻找病因,立即停用疑似药物
- 糖皮质激素
- 免疫球蛋白
- 血浆置换
- 环孢素
- 营养评估及支持
- 液体治疗
- 抗感染
- 其他支持治疗

（朱晓东　许雅雅）

参考文献

1. 黄莉,李甜.Stevens-Johnson 综合征/中毒性表皮坏死松解症.中国小儿急救医学,2019,26(5):326-331.

2. 宋奋光. 放射治疗引起的 Stevens-Johnson 综合征. 国际皮肤性病学杂志, 1987(01):49-50.

3. HASEGAWA A, ABE R. Recent advances in managing and understanding Stevens-Johnson syndrome and toxic epidermal necrolysis. F1000 Res, 2020, 9: F1000 Faculty Rev-612.

4. WEINKLE A, PETTIT C, JANI A, et al. Distinguishing Stevens-Johnson syndrome/toxic epidermal necrolysis from clinical mimickers during inpatient dermatologic consultation-A retrospective chart review. J Am Acad Dermatol, 2019, 81(3):749-757.

5. MCINNES IB, LEUNG BP, STURROCK RD, et al. Interleukin-15 mediates Tcell-dependent regulation of tumor necrosis factor-alpha production in rheumatoid arthritis. Nat Med, 1997, 3(2):189-195.

6. 陈伟, 单葵. 重症多形红斑及中毒性表皮坏死松解症研究进展. 皮肤性病诊疗学杂志, 2019, 026(002):125-128.

7. SCHNECK J, FAGOT JP, SEKULA P, et al. Effects of treatments on the mortality of Stevens-Johnson syndrome and toxic epidermal necrolysis: A retrospective study on patients included in the prospective EuroSCAR Study. J Am Acad Dermatol, 2008, 58(1):33-40.

8. KARDAUN SH, JONKMAN MF. Dexamethasone pulse therapy for Stevens-Johnson syndrome/toxic epidermal necrolysis. Acta Derm Venereol, 2007, 87(2): 144-148.

9. BARRON SJ, DEL VECCHIO MT, ARONOFF SC. Intravenous immunoglobulin in the treatment of Stevens-Johnson syndrome and toxic epidermal necrolysis: a meta-analysis with meta-regression of observational studies. Int J Dermatol, 2015, 54(1):108-115.

第十五章　弥散性血管内凝血

【概述】

弥散性血管内凝血(disseminated intravascular coagulation, DIC)是由多种致病因素引起的临床出血综合征,病理生理学特征以弥漫性微血管内血栓形成、消耗性凝血功能障碍、继发性纤维蛋白溶解等为主,临床上出现全身广泛出血、微循环障碍、休克,可导致脏器功能衰竭并危及生命。严重者发病急骤,病死率高达50%~60%。

1. **病因**　儿科以感染为最常见,引起 DIC 的病因主要包括:①各类致病菌所致严重感染,以革兰氏阴性的细菌更为常见。②恶性肿瘤:各类实体瘤、急性髓性白血病(M3)。③各种创伤:多发创伤、挤压伤、脂肪栓塞和烧伤。④免疫反应:输血反应和排斥反应。⑤其他:脓毒性休克、失血性休克、溶血尿毒症综合征、肾衰竭、阵发性睡眠性血红蛋白尿、中毒、溺水、体外循环、大手术后、新生儿硬肿症等。

2. **发病机制**　上述各种因素(细菌内毒素、血管内皮损伤、促凝物质进入血流)影响下激活凝血系统产生大量病理性凝血酶,使循环血液出现高凝状态,微循环内发生血小板集聚和广泛的纤维蛋白沉积,形成大量的微血栓。由于凝血因子和血小板大量消耗形成"消耗性凝血障碍",血液从高凝状态转变为低凝状态,随即激活了纤维蛋白溶解系统,引起继发性纤维蛋白溶解亢进,从而导致广泛性出血、循环障碍、栓塞和溶血等临床表现。这一病理过程相继发生,但几乎同时并进、交叉进行,早期以凝血为主,后期以纤溶亢进为主。最新提出脓毒症引起的凝血病(sepsis-induce coagulopathy, SIC)定义为感染引起的器官功能障碍和凝血功能障碍,主要特征是纤维溶酶原激活物抑制物-1(PAI-1)过量产生,导致纤维蛋白溶解受到抑制,而容易引发血栓形成。

【诊断】

1. 临床表现

(1)出血:自发、广泛的出血是儿童DIC的最突出、最常见的症状,多发生于低凝血期和纤溶亢进期,而DIC早期(高凝血期)不明显。轻症者仅表现为皮肤出血点或大便隐血试验阳性,重者则为自发性多部位出血。皮肤出血表现为出血点、瘀点或瘀斑,多见于躯干和四肢,鼻黏膜、牙龈、胃肠道、泌尿道出血也较为常见。伤口和注射部位渗血不止,可呈大片瘀斑;严重者可出现颅内出血,出血量多者可休克甚至死亡(图15-1)。

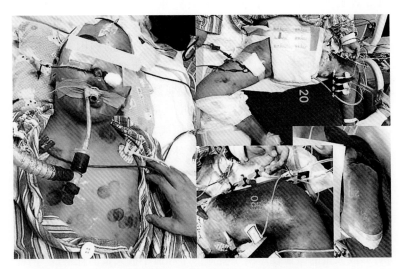

图15-1　腹腔空腔脏器破裂、脓毒性休克、多脏器功能衰竭(含DIC)

(2)栓塞:微血栓可发生于各组织和器官,临床表现根据栓塞的部位、程度、持续时间而定。皮肤栓塞易见肢端、鼻尖和耳垂等,皮肤部位导致发绀、疼痛甚至坏死。肺栓塞可有呼吸困难、发绀、胸闷、咯血和呼吸衰竭。肾血管栓塞时可见少尿、血尿,严重者肾衰竭。胃肠道栓塞时可见腹痛、腹泻、呕吐、呕血和便血等。肝血管栓塞可致肝大、黄疸和腹水。脑栓塞时可有抽搐和昏迷。

（3）休克:DIC 与休克之间互为因果,可形成恶性循环,甚至发生难治性休克。表现为面色青灰或苍白、皮肤冰凉或发绀、精神萎靡或意识障碍、尿量减少、心率增快、代谢性酸中毒等。

（4）微血管病性溶血:血管内凝血使血管腔变窄,管腔内纤维蛋白条索可引起红细胞机械性损伤和碎裂,甚至溶血。临床上可出现发热、黄疸、血红蛋白尿和贫血,末梢血涂片可见破碎红细胞。

2. 辅助检查

（1）反映消耗性凝血障碍的检查:

1）血小板减少:常降至 $100 \times 10^9/L$ 以下或进行性下降。血栓弹力图（TEG）中 MA 值降低（图 15-2）,MA 为 TEG 图上的最大幅度,即最大切应力系数（mm）,反映正在形成的血凝块的最大强度及血凝块形成的稳定性。有研究表明 MA<43.2 在诊断 DIC 中有一定意义。

2）出血时间和凝血时间延长:在高凝状态下出血时间可缩短。TEG 中 R 值（见图 15-2）是指血样置入 TEG 开始到描记图达 2mm 所

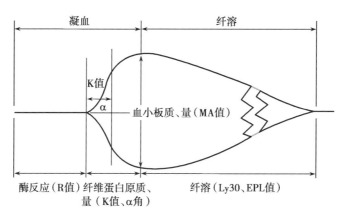

图 15-2 血栓弹力图（临床分析图示）

需的时间（分钟），高凝状态可 <4 分钟，且对高凝状态的敏感度高于传统凝血功能检测；R 值延长提示存在凝血因子的消耗：11~14 分钟提示较低的凝血因子活性，>14 分钟提示极低的凝血因子活性。研究表明 DIC 中 R 值 >8.4 有诊断意义。

3）凝血酶原时间（PT）：延长超过正常对照 3 秒以上才有意义（出生 4 日内的新生儿 PT 超过 20 秒才有临床意义）。

4）纤维蛋白原：低于 1.6g/L 有意义，个别高凝期病例可升高超过 4.0g/L。TEG 中 a 角（图 14-2）降低提示存在纤维蛋白原消耗，<52.5° 有一定诊断意义。

5）活化部分凝血活酶时间（KPTT）：年长儿正常 42 秒，新生儿 44~73 秒，早产儿范围更宽，KPTT 比正常对照延长 10 秒以上才有临床意义。高凝期 KPTT 可缩短，低凝血期及继发纤溶期 KPTT 延长。

6）抗凝血酶Ⅲ（AT-Ⅲ）：正常值为 80% ~ 100%（活性），DIC 早期血浆中 AT-Ⅲ即明显减少，<60% 即有临床意义。

7）因子Ⅷ活性：在 DIC 时浓度下降，血浆Ⅷ：C 活性 <50% 有意义。

（2）反映纤维蛋白形成及纤维蛋白溶解亢进的检查：

1）血浆鱼精蛋白副凝试验（3P 试验）：DIC 早期多为阳性，但晚期以纤溶亢进为主者，3P 试验常为阴性；新生儿 3P 试验应在出生 2 日后检测才有临床意义。

2）优球蛋白溶解时间：正常为 >120 分钟，<70 分钟提示纤溶亢进。

3）FDP 含量测定：正常人血清 FDP<10mg/L，超过 20mg/L 提示纤溶亢进。

4）凝血酶时间（TT）：正常值为（20±1.6）秒，比正常对照延长 3 秒以上有诊断意义。

5）D-二聚体（D-dimer）：>0.5mg/L 即有意义，此项检测对 DIC 有特异性。

6）血栓弹力图（TEG）：LY30≥7.5%，CI<1 提示原发性纤溶亢进；

LY30≥7.5%,CI>3 提示继发性纤溶亢进。

另外,观察外周血涂片中红细胞和血小板形态有一定的诊断价值,如红细胞呈盔状、三角形、新月形和碎片等有意义。

3. 诊断标准

(1) 存在引起 DIC 的原发疾病。

(2) 存在以下 4 项中 2 项以上临床表现:①严重或多发出血;②原发病无法解释的循环衰竭或休克;③多发性微血管栓塞的症状与体症;④抗凝治疗有效。

(3) 实验室检查是诊断的重要依据,动态观察相应指标的变化对确立诊断意义更大。有下列 3 项以上的异常者,结合临床特点可诊断:血小板计数、凝血酶原时间、纤维蛋白原含量、3P 试验,若仅有 2 项阳性,则增加测定 FDP 含量、优球蛋白溶解时间、凝血酶时间,如有 1 项阳性,结合临床特点,亦可诊断。有条件时可测定 AT-Ⅲ、Ⅷ因子活性、D-二聚体、血栓弹力图等指标协助诊断。

临床上根据病程进展快慢将 DIC 分为三型:①急性型:大多数 DIC 表现为此型。通常在数小时至 1~2 日内发病,常见严重感染或大手术后;起病急骤、病情凶险、出血严重,往往因休克或大出血而在短期内死亡。②亚急性型:病程持续数日至数周,可出现动静脉栓塞症状。③慢性型:较少见,起病缓慢,病程可达数月,出血不严重,可仅见瘀点或瘀斑,多见于慢性疾病,如巨大血管瘤、系统性红斑狼疮等。

根据国际血栓与止血学会(ISTH)将 DIC 分为显性 DIC 和非显性 DIC。由于 DIC 病因不同,触发凝血紊乱机制不同,日本止血与血栓协会最新提出在诊断 DIC 时需区分是否存在造血功能异常和感染。因此为早期干预脓毒症引起的凝血紊乱,ISTH 提出脓毒症相关性凝血病(SIC)的概念。SIC 诊断标准包括:血小板计数、PT-国际标准化比值(INR)和 SOFA 评分(表 15-1)。

表 15-1　ISTH 显性 DIC 和 SIC 评分系统

项目	得分	显性 DIC 标准范围	SIC 范围
血小板计数（10⁹/L）	2	<50	<100
	1	≥50,<100	≥100,<150
FDP/D-二聚体	3	明显升高	—
	2	轻度升高	—
凝血酶原时间（PT 比值）	2	≥6s	（>1.4）
	1	≥3s,<6s	（>1.2,≤1.4）
纤维蛋白原（g/ml）	1	<100	
SOFA 评分	2	—	≥2
	1	—	1
总分		≥5	≥4

【治疗】

早期诊断、及时治疗是提高 DIC 治愈率的关键。

1. 积极治疗原发疾病　去除 DIC 的诱发因素,控制感染、防治休克、纠正酸中毒、改善缺氧,可预防或阻止 DIC 的发生、发展,促进机体凝血-抗凝血、凝血-纤溶之间平衡的恢复。

2. 改善微循环　低分子右旋糖酐:首剂 10ml/kg 静脉滴注,维持 5ml/kg,每 6 小时 1 次,日剂量不超过 30mg/kg。山莨菪碱(654-2):0.5~1mg/kg,每天 3~4 次;亦可选用酚妥拉明等。

3. 抗凝治疗

(1) 肝素:肝素是抗凝血酶-Ⅲ（AT-Ⅲ）的辅助因子,对凝血的三个阶段都有抑制作用,但不能溶解已形成的血栓,肝素多在 DIC 早期使用,是主要的抗凝治疗药物。适应证:①血液高凝状态;②有明显的栓塞症状;③消耗性凝血期表现为凝血因子、血小板、纤维蛋白原进行性下降,出血逐渐加重,血压下降或休克者,此种情况肝素的使用与凝血因子的补充应同时进行。禁忌证或慎用肝素：①DIC 晚期以继发性纤溶为主；②有血管损伤或新鲜创面出血；③活动性出血（颅内出血或脊髓内出血、溃疡出血、肺结核空洞出血等）；④原有重度出血性疾病，如血友病等；⑤严重肝病伴有多种凝血因子减少。

普通肝素用法用量：①间歇静脉滴注：60~125U/kg（1mg=125U），加入生理盐水或 5%~10% 葡萄糖 50~100ml 中 1 小时滴注完毕，每 4~6 小时重复 1 次；②持续静脉滴注：10~15U/（kg·h）持续滴注；③皮下注射：50~100U/kg，每 4~6 小时 1 次。近年来肝素的用量已趋小剂量化，可较长时间应用并防止出血等副作用。

低分子量肝素：现临床使用低分子量肝素治疗 DIC 同样有效，可对抗凝血酶活性而不延长 APTT；使用剂量为 75U/（kg·d），皮下注射，每天 1~2 次。低分子量肝素安全、作用稳定、不良反应小、无需监测凝血指标。

停用肝素指征：①诱发 DIC 的原发病已经控制；②用药后休克纠正或改善，出血停止，血压稳定；③凝血酶原时间和纤维蛋白恢复正常或接近正常（前者多于 24 小时内恢复，后者于 1~3 内天恢复）时即可逐渐减量至停药，切不可骤停，以免复发，一般用 3~7 天。血小板回升缓慢（数天至数周），故不宜作为停药的指标。

在应用肝素期间必须密切观察病情变化并监测凝血功能，要求凝血时间控制在 20~30 分钟，若 <20 分钟则肝素剂量加大，>30 分钟可能为肝素过量，应停用，必要时给鱼精蛋白中和。

（2）抗血小板聚集的药物：能阻抑血小板黏附和凝集，减轻微血栓的形成，从而抑制 DIC 的进展，适用轻型 DIC、疑似 DIC 而未肯定诊断者或处于高凝状态者。在控制原发病基础上可单独应用此类药物治疗，常用药物：①阿司匹林：10mg/（kg·d），分 2~3 次口服；②双嘧达莫：10mg/（kg·d），分 3 次口服。

4. 抗凝血因子的应用已有临床应用

（1）AT-Ⅲ浓缩剂：现强调在肝素治疗的同时须补充 AT-Ⅲ，使其在体内的活性达到 100%，AT-Ⅲ的活性低于 50% 时，肝素治疗效果不满意；若低于 30% 时肝素治疗无效。用量：30U/（kg·d）；需注意：低分子量肝素的作用则不依赖于 AT-Ⅲ。

（2）蛋白 C 浓缩剂：除抗凝作用外，还具备抗炎和抗细胞凋亡的作用。活动性脏器出血、血小板 <30×10⁹/L 者禁用。目前脓毒症国际指南已不推荐。

5. 补充凝血因子和血小板 机体因大量的凝血因子消耗而存在活动性出血时在应用肝素的同时应补充凝血因子。

（1）新鲜血浆：含较多凝血成分，每次 10~20ml/kg。

（2）血小板悬液：血小板应维持在 >50×10⁹/L，低于此值应输注浓集的血小板，每次 0.2U/kg，输入有效时间约为 48 小时；DIC 未控制者，可在 24~72 小时内重复。

（3）纤维蛋白原（FIB）：FIB 水平低时可输注 FIB，首次为 2~4g 静脉滴注，使血浆 FIB 含量 >1.0g/L 为适宜，因其半衰期为 100 小时，故24 小时后不再使用。

（4）凝血酶原复合物（PPSB）：每瓶 200U 内含有凝血因子-Ⅱ、Ⅶ、Ⅸ、Ⅹ，相当于 200ml 新鲜血浆中的含量，用 5% 葡萄糖稀释后 30 分钟内滴完。可根据病情重复 1~2 次/d，因 PPSB 内含有肝素 200U，故同时使用肝素时要注意剂量。

6. 抗纤溶药物 作用机制是竞争性抑制纤溶酶原激活物，DIC早期高凝状态时应禁用抗纤溶药物，只有在继发性纤溶亢进时，在肝素化基础上给药。

（1）6-氨基己酸（EACA）：每次 0.08~0.12g/kg，1~3 次/d，缓慢静脉推注或稀释后静脉滴注。

（2）氨甲苯酸（PAMBA）：每次 8~12mg/kg，静脉滴注，每天 2 次。

（3）氨甲环酸（AMCA）：每次 10mg/kg，静脉滴注，1~3 次/d。

7. 溶栓治疗 尚在试验探索阶段，只用于纤溶功能低下、血栓形成为主、经前述治疗未能有效纠正的 DIC 患儿。

➢ 附：DIC 诊治流程图

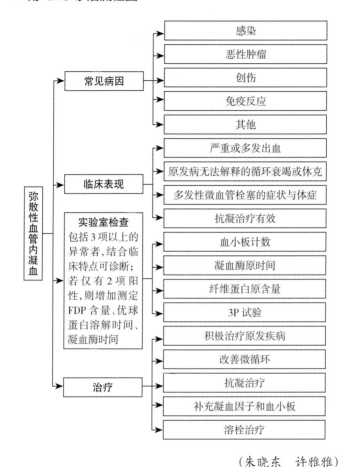

（朱晓东　许雅雅）

参考文献

1. 王天有,申昆玲,沈颖.诸福棠实用儿科学.9 版.北京:人民卫生出版社, 2022.

2. 张琪,王天有.弥散性血管内凝血的诊断和治疗.中国循证儿科杂志,2008, 3(增刊):59-61.

3. 潘华,孙立荣.儿童弥散性血管内凝血研究进展.临床儿科杂志,2008,26
(8):731-734.

4. ASAKURA H,TAKAHASHI H,UCHIYAMA T,et al. Proposal for new
diagnostic criteria for DIC from the Japanese Society on Thrombosis and
Hemostasis.Thrombosis Journal,2016,14:42.

5. IBA T,LEVY JH,RAJ A,et al.Advance in the Management of Sepsis-Induced
Coagulopathy and Disseminated Intravascular Coagulation.J Clin Med,2019,8
(5):728.

6. 王影,阎妍,王忠利.血栓弹力图对急性弥散性血管内凝血诊断价值的研
究.中国实验血液学杂志,2020,28(5):1699-1703.

第十六章 代 谢 危 象

【概述】

遗传性代谢病（inborn errors of metabolism, IEM）的代谢危象常指由于某种酶或其辅酶因子缺如或异常引起特定的代谢物蓄积或缺乏，导致危及生命的急性代谢失代偿状态。对急性代谢失代偿症状和体征的识别、及时评估以及治疗可以改善预后；诊断延迟可能导致急性代谢失代偿、严重并发症、进行性神经系统损伤，甚至死亡。

【病因】

IEM 根据机制不同，引起急性代谢失代偿的病因可分为中间代谢障碍（经典 IEM）、复合物分子生物合成和分解障碍，以及神经递质代谢障碍。很多中间代谢障碍可表现为危及生命的代谢性急症状态，特别是线粒体病、有机酸血症、氨基酸代谢障碍、尿素循环障碍、枫糖尿病和脂肪酸氧化障碍等。神经递质缺陷及相关障碍可表现为严重的代谢性脑病。而复合物分子相关障碍疾病通常进展缓慢，通常不会导致代谢性急症状态。

当毒性代谢物蓄积和能量产生严重不足时会发生代谢危象（表16-1）。诱发因素包括：增加分解代谢的因素（急性感染；手术、创伤甚至是分娩过程；禁食），增加特定食物成分的摄入（母乳喂养改为牛乳时蛋白质摄入增加）。急性代谢失代偿通常发生在一段明显的健康期之后，无症状期可能为数小时至数月甚至数年不等。

【诊断】

1. 临床表现　急性代谢失代偿的临床表现缺乏特异性，累及多系统的急性表现高度提示 IEM，主要包括：呕吐和厌食或不能进食、生长迟缓；深快呼吸，可进展为呼吸暂停；嗜睡、疲乏，可进展至昏迷，肌

表 16-1　代谢危象常见病因

发生机制	常见疾病	诱因
毒性产物蓄积(氨、有机酸、氨基酸、长链乙酰肉碱、乙酰辅酶 A 酯)	尿素循环障碍 有机酸、氨基酸代偿障碍 脂肪酸氧化障碍 半乳糖血症 果糖不耐受	进食相关物质 急性感染 手术 创伤 禁食等
血糖稳定障碍	糖原贮积症 糖原异生障碍 先天性高胰岛素血症	
酮体合成障碍	脂肪酸氧化障碍 酮体生成或分解障碍	
线粒体能量代谢障碍	丙酮酸激酶复合物和呼吸链缺陷	

张力低下;癫痫发作,特别是难治性的;低体温(与疾病相关,并不是某种特殊代谢通路所特有的);横纹肌溶解症;婴儿意外死亡或明显危及生命事件(表 16-2)。

　　根据代谢危象机制不同,代谢危象的发生年龄亦有不同。小分子毒性产物蓄积产生的代谢危象多见于新生儿和婴儿期,外源性毒物蓄积产生的代谢危象如半乳糖血症多见于 1 岁左右食物种类、进食量增加时期,能量代谢障碍相关代谢危象多见于新生儿期伴明显乳酸酸中毒,能量不足代谢危象多见于生后 6 个月停止夜间喂养时。

　　2. 辅助检查　大多数 IEM 所致代谢失代偿发作会表现以下 1 种或多种代谢紊乱:酸碱失衡(包括乳酸酸中毒、高阴离子间隙性酸中毒)、高氨血症、低血糖、酮症、继发于骨髓抑制的脓毒症表现(表 16-3)。完善血常规、血糖、血氨、乳酸、阴离子间隙、血尿酮体、肝肾功能、血气分析、电解质、尿酸、肌酸激酶、尿液分析和尿中减少的物质分析。

表 16-2　代谢危象多系统表现

受累部位	症状	常见相关疾病
消化系统	呕吐、脱水 喂养困难、生长迟缓 肝大伴低血糖或肝衰竭	氨基酸代谢障碍 有机酸血症 尿素循环障碍 糖原贮积症
神经系统	嗜睡、昏迷 癫痫发作 精神运动性延迟 肌张力低下	氨基酸代谢障碍 有机酸血症 尿素循环障碍 脂肪酸氧化缺陷 线粒体病 碳水化合物代谢障碍 神经节苷脂沉积症 过氧化物酶体病
呼吸系统	呼吸深或快 呼吸暂停	有机酸血症 尿素循环障碍
肌肉	横纹肌溶解	极长链酰基辅酶 A 脱氢酶缺乏 肉碱棕榈酰转移酶和其他脂肪酸氧化障碍 糖原贮积症,特别是麦卡德尔病
恶性事件	婴儿猝死综合征 危及生命事件	脂肪酸氧化缺陷(最常见的为中链酰基辅酶 A 脱氢酶缺乏症) 氨基酸代谢障碍 尿素循环障碍 有机酸血症 线粒体病

表 16-3 代谢危象常见的代谢紊乱

代谢紊乱	有机酸血症	碳水化合物代谢障碍	脂肪酸氧化障碍	线粒体病	枫糖尿病	尿素循环障碍	溶酶体贮积病	过氧化物酶体病
代谢性酸中毒	++	±	±	±	±	-	-	-
乳酸性酸中毒	±	+	±	++	±	-	-	-
呼吸性碱中毒	-	-	-	-	-	+	-	-
低血糖	±	+	+	±	±	-	±	-
高酮体	+	+	-	±	±	-	-	-
高血氨	+	-	±	-	±	++	±	±

注：++，明显升高；+，升高；±，可能升高；-，正常。

3. 诊断标准 对有可疑的 IEM 临床表现患儿,尤其某些关键表现(如低血糖或高氨血症),应保持高度警惕,考虑代谢危象的可能。对可疑 IEM 代谢危象患儿尽快完善基础检测,发现 IEM 的诊断线索和特异性治疗方案。

(1) 急性常规基础检测:血常规、血糖、血氨、乳酸、血气分析、电解质、尿酸、肝肾功能、尿常规。存在肌肉无力、压痛、痉挛痛、萎缩或运动不耐受考虑横纹肌溶解时,完善乳酸脱氢酶、醛缩酶、肌酸激酶和尿肌红蛋白;存在持续性癫痫发作、肌张力障碍或神经系统定位体征时,完善脑脊液葡萄糖(联合同步血糖)和蛋白质等检查,可预留脑脊液样本 1 份以备日后检查。通过常规检测可初步指导 IEM 代谢危象的诊断流程。

(2) 特异性检测:根据初始评估的结果,决定是否需要进行血浆氨基酸定量检测、酰基肉碱谱、尿液有机酸定性检测、乳酸盐、基因测序等。

【鉴别诊断】

新生儿及低龄小婴儿的鉴别诊断,包括脓毒症、先天性病毒感染、导管依赖性心脏病、药物戒断和先天性肾上腺皮质增生等。较大年龄儿童的鉴别诊断,包括糖尿病、摄食或中毒、脑炎和肾上腺皮质功能减退症等。以上疾病大多可通过各自特有的实验室检查结果与 IEM 相鉴别。评估有无 IEM 的同时,应酌情针对这些疾病开展评估和/或经验性治疗,因为早期开始支持性治疗和确定性治疗对 IEM 和其他疾病都至关重要。

【治疗】

考虑代谢危象的患儿需立即接受抢救治疗,防止代谢危象进一步恶化,出现长期后遗症。治疗主要包括三部分:支持性干预,如通气支持和液体复苏、清除蓄积的代谢产物和预防分解代谢(通过促进合成代谢);提供代谢辅助因子,酌情给予一些特定辅助因子,某些情况下可支持诊断;特异性治疗,通常在确诊后开始,由遗传学或代谢病专科医生会诊,共同制订治疗方案。

1. 支持治疗

(1) 通气支持:当代谢产物的直接毒性作用引起呼吸抑制、严重呼吸窘迫、呼吸衰竭或脑水肿等情况,根据需要提供通气支持。

(2)循环支持:根据循环情况给予生理盐水或平衡液进行液体复苏,以维持循环稳定;根据临床状态和血清电解质浓度给予维持液体,避免应用低张液体,可能导致脑水肿;避免使用乳酸盐(乳酸林格液),可能会加重乳酸酸中毒。

(3)维持血糖水平:低血糖治疗应尽快开始,维持血糖浓度为100~120mg/dl(5.6~6.7mmol/L)。首次给予 0.20~0.25g/kg(单次最大剂量 25g)葡萄糖静脉推注,慢推,2~3ml/min。10% 葡萄糖 2.5ml/kg 通常即可达到该剂量,避免出现急性高血糖。

静脉给予葡萄糖(和电解质)可提供能量及防止分解代谢。可通过外周静脉导管输注葡萄糖含量高达 10% 的葡萄糖溶液,葡萄糖以8~10mg/(kg·min)的速度输注,有时可达 12~15mg/(kg·min),以抑制分解代谢。如果开始经口摄入的时间将延迟 24 小时以上,则可能需要通过中心静脉通路给予更高浓度的葡萄糖。

(4)纠正酸碱紊乱:血浆碳酸氢根 <10mmol/L 时可补充碳酸氢钠,0.25~0.5mmol/(kg·h),根据血气分析结果调整碳酸氢钠用量。避免快速或过度纠正酸中毒,以免对中枢神经系统产生不良影响。如果酸中毒是未治疗的有机酸血症造成,碳酸氢盐不太可能有显著疗效;高氨血症避免用碳酸氢钠,因可能导致脑水肿和尿氨排泄减少。

(5)清除蓄积的代谢毒物:血液净化、药物治疗和促进转运等可以清除体内蓄积的代谢毒物。

血液净化可快速有效清除血氨、有机酸等小分子毒性物质,药物治疗不能纠正的代谢和电解质紊乱,如重度高钾血症或代谢性酸中毒、严重高氨血症,多脏器功能障碍,以及重度液体过负荷导致的高血压、肺水肿或心力衰竭可考虑血液净化治疗,同时应根据病情选择血液净化方案和方式如腹膜透析、血液透析或者持续肾替代治疗。

高血氨药物治疗:伴脑病者,可予苯甲酸钠或苯乙酸钠治疗,负荷量均为 250mg/kg(5.5g/m²),以 10% 葡萄糖 20ml/kg 稀释,1~2 小时静脉输入,维持量均为 250~500mg/(kg·d)持续静脉输入。不伴酸中毒时,可予 10% 盐酸精氨酸治疗,负荷量 200~600mg/kg 持续输注 90 分钟,维持量 200~600mg/(kg·d)持续静脉输入。以上药物首选经中心静脉导管输注,输注药物浓度稀释至 1%~2%。

(6)避免外源性毒物摄入:暂停肠内或肠外营养,停止经口摄入蛋白质或特定碳水化合物。给予的氨基酸如果是通过有缺陷的代谢途径代谢则会增加毒性代谢产物浓度,加重临床病情。尿素循环障碍者限制摄入蛋白质,果糖不耐受者限制摄入果糖。

(7)治疗危象诱因:对可能为脓毒症或严重细菌感染的患者,需予以经验性抗生素治疗。未治疗的半乳糖血症患者有可能发生脓毒症,未治疗的某些有机酸血症患者可能出现中性粒细胞减少和感染。因此,诊断为 IEM 不能排除可能合并有严重感染。

(8)其他:输注新鲜冷冻血浆治疗肝功能障碍相关凝血病,治疗脑水肿等。

2. 提供代谢辅助因子 在等待确诊期间可给予辅因子,在特定情况下可能也需要给予辅因子。

(1)钴胺素(维生素 B_{12}):1mg/次皮下或肌内注射,可用于代谢性酸中毒及疑似有机酸血症患者(例如维生素 B_{12} 治疗有效的甲基丙二酸血症)。

(2)对于常规抗癫痫药治疗无效的癫痫发作新生儿,应使用吡多醇(维生素 B_6)100mg/次静脉给药或磷酸吡哆醛 10mg/(kg·次)静脉给药;若吡多醇无效,则可能为亚叶酸反应性癫痫发作,应给予亚叶酸 2.5mg/次静脉给药。

(3)反复癫痫发作的新生儿可能为生物素反应性多发性羧化酶缺乏症,应给予生物素 10mg/次口服或经鼻胃管给予。

(4)对于有机酸血症、脂肪酸氧化障碍和原发性或继发性肉碱缺乏症患者,补充肉碱 100mg/(kg·d),分 3 次口服或静脉给药。危重情况下可能需用更高剂量,如 200mg/(kg·d)静脉给药或 300mg/(kg·d)口服,以促进有机酸排泄。

➤ 附1：代谢危象诊断流程图

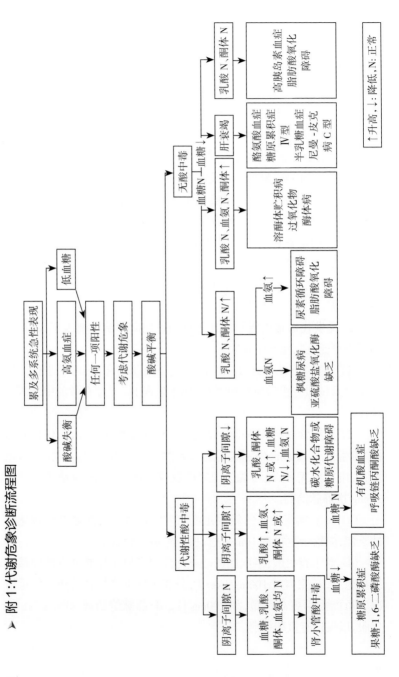

➢ 附2：代谢危象治疗流程图

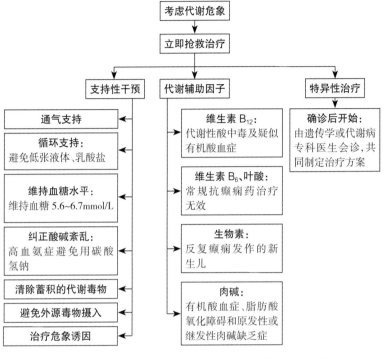

（戈海延　曲　东）

参考文献

1. WEINER DL. Metabolic emergencies//FLEISHER GR, LUDWIG S, HENRETIG FM. Textbook of pediatric emergency medicine. 5th ed. Philadelphia：Lippincott, Williams and Wilkins, 2006：1193.

2. GUERRERO RB, SALAZAR D, TANPAIBOON P. Laboratory diagnostic approaches in metabolic disorders. Ann Transl Med, 2018, 6(24)：470.

3. SAUDUBRAY JM, GARCIA-CAZORLA À. Inborn Errors of Metabolism Overview：Pathophysiology, Manifestations, Evaluation, and Management. Pediatr Clin North Am, 2018, 65(2)：179-208.

4. YLDZ Y, AKCAN YLDZ L, DURSUN A, et al. Predictors of acute metabolic decompensation in children with maple syrup urine disease at the emergency department. Eur J Pediatr, 2020, 179 (7): 1107-1114.

5. 高恒妙. 先天性代谢病代谢危象的急诊识别与处理. 中国小儿急救医学, 2014, 21 (6): 346-350.

第十七章　危重病例评估

第一节　急诊预检分诊

一、概述

医院急诊是急诊医疗体系（emergency medical system，EMS）重要又复杂的关键环节，是 24 小时不间断地为各类伤患提供急诊和紧急救治服务的场所。目前急诊室拥挤已成社会性问题，如何在众多患者中及时准确地识别区分危重和急症患者，使其得到及时、适宜的诊治是急诊工作的关键环节和重要前提。按病情的危急程度分诊是目前国际分诊的主流，正确应用分诊工具，迅速收集患者主观信息、客观信息，询问病情并测量生命体征，在较短时间内，获得有价值的病情信息，综合分析，作出正确病情判断，使危重患儿按病情程度优先诊疗，避免遗漏重症患者是急诊分检的主要目的。各国根据其国情、医疗体系特点、急诊资源配置情况采用了相应的急诊分诊系统，各国国情不同，急诊分诊系统也各不相同。但实用、有效、易于操作是其共同追求的目标。目前我国内地尚缺乏统一的儿科急诊预检分诊标准。

二、发达国家儿科急诊检诊体系

应用较为广泛的包括：①加拿大儿科分诊及疾病严重程度分级（Paediatric Canadian Triage and Acuity Scale，paedCTAS）；②英国：曼彻斯特分诊系统（The Manchester Triage System，MTS）；③美国：急诊严重性指数（Emergency Severity Index，ESI）；④澳大利亚分诊评分（The Australasian Triage Scale，ATS）。

1. **加拿大儿科分诊及疾病严重程度分级** 在一些国家应用,我国一些儿童医院也采用 paedCTAS 进行儿科急诊检诊分级。paedCTAS 在 20 世纪 90 年代逐步发展建立,2001 年正式发表,经过不断修改完善,目前使用的主要是 2008 年版本,2014 年和 2016 年进行了修订。其内容包括疾病主诉、生理参数变化,强调体现儿科年龄特征标准的生命指征的早期评估。完整评估包括呼吸、循环状态、神经系统、肌肉骨骼、皮肤、消化道、泌尿生殖、五官、血液免疫和内分泌等多个系统,还包括精神心理、行为、感染、儿童虐待和疼痛评估等其他方面。初次评估应在到达急诊 10 分钟内开始进行。paedCTAS 将病情分为 5 个等级,以不同颜色代表:

Ⅰ级(蓝色):立即救治。

Ⅱ级(红色):15 分钟内救治。

Ⅲ级(黄色):30 分钟内诊治。

Ⅳ级(绿色):60 分钟内诊治。

Ⅴ级(绿色):120 分钟内诊治。

图 17-1、图 17-3 显示出生 ~2 岁呼吸频率、心率评估等级的划分。

图 17-2、图 17-4 显示 2~18 岁呼吸频率、心率评估等级的划分。

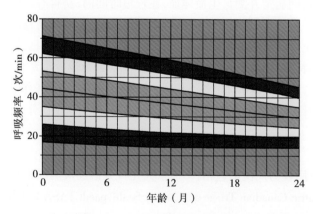

图 17-1 0~2 岁 CTAS 呼吸频率

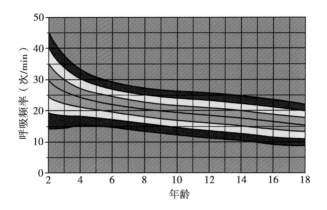

图 17-2　2~18 岁 CTAS 呼吸频率

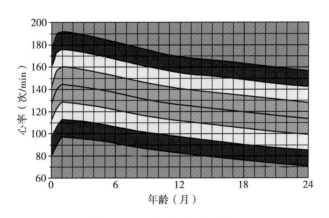

图 17-3　0~2 岁 CTAS 心率

2. 曼彻斯特分诊体系　由曼彻斯特分诊小组制定,也为 5 级分诊体系,目前应用的主要为 2014 年修订版:

1 级:为威胁生命的危重状态,即刻救治。

2 级:非常紧急状态,10 分钟内救治。

3 级:为紧急状态,60 分钟内救治。

4 级:普通急诊患者 120 分钟内诊治。

5 级:为非急诊患者,240 分钟内诊治。

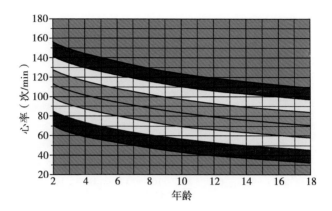

图 17-4 2~18 岁 CTAS 心率

MTS 共计包含 55 个应用流程表,包含患者一般状况信息和特定系统、特定症状、体征评估。一般状况评估包括威胁生命的症状和体征、疼痛、出血、意识状态水平、体温和急性状态。特定系统和状态评估包含多种情况,儿科特有的包括忧虑的父母(worried parent)、儿童腹痛(abdominal pain in children)、婴儿哭闹(crying baby)、儿童呼吸急促(shortness of breath in children)、跛行患儿(limping child)、不舒服的孩子(unwell child)和易激惹的孩子(irritable child)等。儿童呼吸急促的分诊流程见附图。根据患儿年龄、突出症状、一般特征选择相应的流程表进行评估。

3. 美国急诊严重性指数 ESI 也为 5 级急诊分诊体系,根据患者危急程度和对急诊资源需求程度决定其等级,设立 ABCD 四个分检关键点,有经验的急诊护士可应用 ESI 迅速、准确地分检急诊患者(见附图)。ESI 最初于 1998 年建立,经过临床实践及应用验证,由急诊护士、医师、管理人员、培训人员和研究人员组成的 ESI 小组,根据临床应用和研究反馈,不断改进 ESI 体系。2002 年 ESI 实施手册出版,是其使用指南,旨在帮助急诊医师、护士应用 ESI。并配以应用培训和质量改进项目。目前应用的 ESI 是 2012 年发布的第 4 版。

1 级:为最紧急状态,需即刻救治;

2 级:为危重状态,1~14 分钟内救治;

3 级：为急重状态，15~60 分钟内救治；

4 级：相对为半急重状态，1~2 小时内诊治；

5 级：为非急重状态，2~24 小时诊治。

其培训手册中有专门章节说明在儿科患者应用的流程和细节。

4. 澳大利亚分诊评分　1994 年建立并开始临床应用，也为 5 级急诊分检评估体系，首次评估应在患者到达急诊室 2~5 钟内进行，内容包涵就诊主要问题、一般表现和相关生理指标等，生命指征在需要或时间允许时测量。

1 级：危及生命状态，立即救治；

2 级：随时有危及生命的可能，10 分钟内救治；

3 级：有潜在的危及生命的风险，30 分钟内救治；

4 级：患者状态有恶化加重可能，60 分钟内诊治；

5 级：患者状态相对稳定，120 分钟内诊治。

在通用的评估标准中，有三项专为儿科设立：休克儿童或婴儿应为 1 级；所有状态稳定的新生儿应定为 3 级，有加重风险的儿童而应定为 3 级。

5. 四种急诊分诊体系的应用研究　上述四种急诊分检体系均经过多年临床应用验证并不断改进，已证实其准确性和可靠性并被广泛应用。四种均为 5 级急诊分检体系，均具体规定了相应级别对应的最迟救治时间，多列出评估的关键症状、体征，在实际推广过程中，均配有培训项目。多项临床验证研究及荟萃分析研究结论并不完全一致。总体而言，研究显示 5 级急诊检诊体系的准确性、可靠性明显优于 3 级急诊检诊体系。有研究显示 CTAS 和 ESI 有良好的准确性和可靠性，其准确可靠性优于 ATS 和 MTS，而另一荟萃分析研究收集了 1999—2009 年 PubMed 发表的与儿科急诊检诊相关的文献，发现应用最多的急诊检诊体系即为上述四种包含儿科相关内容的急诊分检系统，MTS 和 paedCTAS 可用于儿科急诊患者分检，MTS 可靠性良好，ESI 可靠性中度~良好，paedCTAS 可靠性中等，ATS 可靠性相对较低。最新荟萃分析显示 PaedCTAS、MTS、ESI V.4 在中等质量的研究中表现出一致的可靠性。研究结论不一致与其应用的国家、地区不同，医疗体系和医疗资源配置不同有关,也与研究人群差异、临床病例数差异、研究方法不同有关。一方面急诊分检体系的建立和发展需要更深入、广泛的应用研究,另一方面区域医疗体系和资源配置不同,急诊分检方案也应适应不同条件有所差异。

三、发展中国家儿科急诊检诊体系

发展中国家儿科急诊检诊体系目前主要有:①南非分诊分级评分(paediatric South African Triage Scale,paedSATS);②世界卫生组织急诊分诊评估和治疗体系(WHO Emergency Triage Assessment and Treatment)。

1. 南非分诊分级评分(paedSATS) 基于发展中国家医护人员相对短缺,医师、护士与患者配比明显低于发达国家,急诊分检体系也应基于不同资源配置情况进行设计。SATS 也为 5 级分检体系,但具体内容和工作流程明显不同。其具体实施包括 5 个操作步骤、5 级分检划分及可放入一张 A4 打印纸内的流程图和具体评估内容,实用而简单。5 个操作步骤先后为:

第 1 步:是否有危及生命的紧急征象并询问病史;

第 2 步:是否存在非常急重或急重的征象;

第 3 步:检测生命指征,评估 TEWS(triage early warning score);

第 4 步:其他应了解的重要临床表现;

第 5 步:确定检诊分级。

具体的 5 级分诊划分见表 17-1。

表 17-1 SATS 5 级检诊划分

对应颜色	目标时间	处置
红色	即刻	抢救室复苏
橘红	<10 分钟	非常紧急救治
黄色	<1 小时	紧急救治
绿色	<4 小时	转至非急诊区域
蓝色	<2 小时	上述之外情况,由医师确定

评估流程及内容：①确定患者是否有生命危险需即刻救治，概括为 ABC-c-c-DO，即 Airway and Breathing（气道阻塞/无呼吸）；Circulation（休克征象、心搏骤停）；Coma（昏迷、仅对疼痛刺激有反应）；Convulsions（抽搐）；Dehydration（腹泻、呕吐及脱水表现）；Other（面部烧伤或气道灼伤、低血糖 <3mmol/L、紫癜样皮疹等）。②确定患者是否需要非常紧急（10 分钟内）或紧急（1 小时内）救治。非常急重状态：包括严重创伤、意识障碍（儿童包括无法安抚的哭闹和嗜睡）、咯血、胸痛、呕血、中毒、严重疼痛、糖尿病血糖 >11mmol/L 并伴酮尿症等，<2 个月婴儿均划为橘红色，应在 10 分钟内诊治。急重状态：可控的出血、局部创伤、腹痛、持续呕吐、糖尿病血糖 >17mmol/L 不伴酮症、中度疼痛等。③生命指征和 TEWS 评估（表 17-2、表 17-3）。超过 12 岁儿童采用成人 TEWS。TEWS≥7——红色；TEWS 5 或 6——橘红色；TEWS 3 或 4——黄色；TEWS 0,1 或 2——绿色。④其他重要临床表现：儿童包括中毒及药物过量、体温 >38.5℃或 <35℃、腹泻呕吐、闭合骨折和活动性出血等。⑤综合上述信息，根据流程图表确定分诊等级。配有详尽清晰的工作手册，每一步、每种情况均注明如何划分等级及如何处置。

2. 世界卫生组织急诊分诊评估和治疗体系 为三级分诊体系，包括 E（emergency）——紧急、P（priority）——优先、Q（queue，non-urgent）——可等候 3 级。E 相关内容以 ABCD 代表：Airway-气道；Breathing-呼吸；Circulation-循环，Coma-昏迷，Convulsion-抽搐；Dehydration（severe)-严重脱水。P 相关内容以 3TPR-MOB 代表（表 17-4），其余可归为 Q。配有培训及使用手册、流程图表。

四、儿科急诊检诊体系中应特别重视的几项内容

如重视不足可能出现分检错误，遗漏应重视的急重状态和疾病。

1. 疼痛 几乎所有急诊分诊体系均将疼痛列入评估项目并有较大权重，如 MTS、paedCTAS、ESI、ATS 和 SATS 均将严重疼痛划为 2 级危重状态，应在 10~15 分钟内救治。可见在急诊分检时应十分重视严重疼痛，无论任何原因、部位的严重疼痛，均可能是非常危重情况，严重疼痛本身也可导致机体非常强烈的应激反应。中度~轻度疼痛

表 17-2　婴幼儿 TEWS* (Triage Early Warning Score)

	3	2	1	0	1	2	3
活动性 (Mobility)				正常 (对应年龄)		不正常	
呼吸 (RR)	<20	20~25		26~39		40~49	≥50
心率 (HR)	<70	70~79		80~130		131~59	≥160
体温 (Tem)		触感-凉 <35℃		35~38.4℃		触感-热 >38.4℃	
AVPU#				清醒，警觉 (Alert)	对声音有反应 (Reacts to Voice)	对疼痛有反应 (Reacts to Pain)	无反应 (Unresponsive)
创伤				无	有		

注：* 年龄 <3 岁，身长 <95cm；# AVPU= Alert，Reacts to Voice，Reacts to Pain，Unresponsive。

表 17-3　儿童 TEWS*

	3	2	1	0	1	2	3
活动性 (Mobility)				正常 (对应年龄)		不正常	
呼吸 (RR)	<15	15~16		17~21	22~26	≥27	
心率 (HR)	<60	60~79		80~99	100~129	≥130	
体温 (Tem)		触感-凉 <35℃		35~38.4℃		触感-热 >38.4℃	
AVPU#		混乱 Confused		清醒，警觉 Alert	对声音有反应 Reacts to Voice	对疼痛有反应 Reacts to Pain	无反应 Unresponsive
创伤				无	有		

注：* 年龄 3~12 岁，身长 95~150cm；# AVPU= Alert，Reacts to Voice，Reacts to Pain，Unresponsive。

表 17-4　P(Priority)相关内容

3T:	Tiny baby <2 个月婴儿
	Temperature 体温高热
	Trauma or other urgent surgical condition 创伤或其他紧急外科情况
3P:	Pallor(severe)严重苍白
	Poisoning 中毒
	Pain(severe)严重疼痛
3R:	Respiratory distress 呼吸窘迫
	Restless,continuously irritable,or lethargic 烦躁,易激惹、嗜睡
	Referral(urgent)紧急转诊
MOB:	Malnutrition:Visible severe wasting 营养不良,可见的严重消耗
	Oedema of both feet 双足水肿
	Burns 烧伤

在各种评估体系中的划分有差异,甚至未纳入评估。

2. **创伤**　各急诊分检体系几乎均将严重复合伤及局部严重创伤划为 1~2 级状态。创伤评估体系与内科疾病评估不同,应重视创伤发生机制及解剖结构损伤程度与范围。

3. **体温变化**　发热是儿科常见临床症状,因年龄差异,高热相关的主要临床问题差异较大。各急诊分检体系均较重视新生儿和小婴儿高热状态。paedCTAS 将 <3 个月婴儿低体温或体温 >38℃划为 2 级;MTS 将体温 >38.5℃并有伴发全身及局部症状或体征患儿,均划为 2 级;ESI 将体温 >38℃,年龄 <28 天新生儿划为 2 级;SATS 将体温 >38.4℃及体温低于 35℃患儿均划为 2 级。可见体温评估在儿科急诊分检的重要性。

急诊预检分诊的关键是划分出与病情程度适应的急诊救治优先次序,并与现实具备的人力、资源配置情况相适宜。患者得到及时救治,同时不过度配置医疗资源,造成浪费;或面对急诊医疗资源配置不足,不断加大投入并持续改进,是各国都面临的问题。我国幅员辽阔,各地经济发展水平有较大差异,医疗资源配置状况不同,需要适宜各地自身状况和医疗体系情况的急诊预检分诊体系。

➤ 附 1:MTS 儿童呼吸急促的分诊流程图

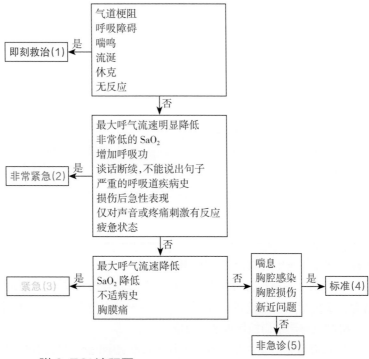

➤ 附 2:ESI 流程图

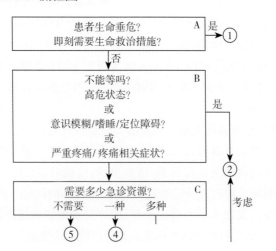

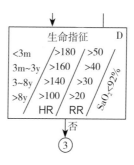

（刘　霜　任晓旭）

参考文献

1. WARREN DW,JARVIS A,LEBLANC L,et al. Revisions to the Canadian
Triage and Acuity Scale Paediatric Guidelines (PaedCTAS). CJEM,2008,10
(3):224-232.

2. BULLARD MJ,CHAN T,BRAYMAN C,et al. Revisions to the Canadian
Emergency Department Triage and Acuity Scale (CTAS) Guidelines. CJEM,
2014,16(6):485-489.

3. BULLARD MJ,MUSGRAVE E,WARREN D,et al. Revisions to the Canadian
Emergency Department Triage and Acuity Scale (CTAS) Guidelines 2016.
CJEM,2017,19(S2):S18-S27.

4. Group Manchester Triage. Emergency triage third edition:Mackway-Jones K.
Oxford:John Wiley & Sons Ltd,2014.

5. GILBOY N,TANABE T,TRAVERS D,et al. Emergency Severity Index (ESI):
A Triage Tool for Emergency Department Care,Version 4. Implementation
Handbook 2012 Edition AHRQ Publication No.12-0014. Rockville,MD. Agency
for Healthcare Research and Quality. November 2011.

6. GREEN NA, DURANI Y, BRECHER D,et al. Emergency Severity Index
version 4:a valid and reliable tool in pediatric emergency department triage.
Pediatr Emerg Care, 2012,28(8):753-757.

7. MAGALHÃES-BARBOSA MC, ROBAINA JR, PRATA-BARBOSA A, et al.
Reliability of triage systems for paediatric emergency care: a systematic review.
Emerg Med J, 2019, 36(4): 231-238.

8. Western cape government health. The South African Triage Scale (SATS)
Training manual, 2012, Cape Town, 2012.

9. World Health Organization. Emergency Triage Assessment and Treatment
(ETAT). Manual for participants-Facilitator guide. Geneva: Switzerland WHO
Press, 2005: 6.

第二节 儿科危重病例评分

一、概述

小儿危重病例评分(pediatric critical illness score, PCIS)为生理学评分法,是评估危重患儿病情和预后的应用工具。

病情评估涉及患者及临床工作方方面面,不同疾病对人体危害程度不同,相同疾病病情也有很大差别。年龄大小、疾病不同发展阶段、治疗是否及时、治疗方法是否得当等多种因素与疾病的严重程度密切相关。客观、准确地评估危重症的病情是临床救治的基础。现代急诊医学的发展,ICU 的出现,对危重症病情评估提出了更迫切的需求:什么样的患者应进入 ICU?病情至何种程度需要转上级医院治疗?采用何种转运工具最适宜?医疗资源如何合理利用?危重患者死亡风险有多大?均需要客观指标,因此国际上出现了各种危重病例评估方法,最常见的是生理学评分法,如成人的 APACHE(acute physiology and chronic health evaluation)、儿童的 PRISM(pediatric risk of mortality)和新生儿的 SNAP(the score for neonatal acute physiology)均为生理学评分法。生理学评分法的基本原理,是根据患者生理环境紊乱程度评估病情,不论病因与诊断,仅依全身各器官系统生理指标测值决定病情轻重,测值异常程度越大,病情越重。通过对人体重要生理参数等进行赋值,量化评价疾病的严重程度。

随着我国儿科急诊、重症医学快速发展,迫切需要简便、量化、有效评估危重病情程度的工具。1995 年中华医学会急诊医学分会儿科学组、中华医学会儿科学分会急诊学组总结过去的经验,借鉴国际先进经验,广泛征求意见,经国内急诊专家反复论证,制定了"小儿危重病例评分法(草案)"(pediatric critical illness score,PCIS)(表 17-5)。小儿危重病例评分法(草案)是在认真总结以往经验教训,借鉴国际经验,广泛征求意见和反复讨论的基础上建立的。作为评估患儿病情的工具,判断危重程度的标尺,PCIS 采用生理学危重评分的原则,力求客观、简便、适合国内情况、体现儿科特点。

表 17-5　小儿危重病例评分法

检查项目	测定值及表现		分值
	<1 岁	≥1 岁	
心率 (次/min)	<80 或 >180	<60 或 >160	4
	80~100 或 160~180	60~80 或 140~160	6
	其余	其余	10
血压(收缩压) [kPa(mmHg)]	<7.3(55)或 >17.3(130)	<8.7(65)或 >20.0(150)	4
	7.3~8.7(55~65)或 13.3~17.3(100~130)	8.7~10.0(65~75)或 17.3~20.0(130~150)	6
	其余	其余	10
呼吸 (次/min)	<20 或 >70 或明显节律 不齐	<15 或 >60 或明显节 律不齐	4
	20~25 或 40~70	15~20 或 35~60	6
	其余	其余	10
PaO_2 [kPa(mmHg)]	<6.7(50)		4
	6.7~9.3(50~70)		6
	其余		10
pH	<7.25 或 >7.55		4
	7.25~7.30 或 7.50~7.55		6
	其余		10

续表

检查项目	测定值及表现		分值
	<1 岁	≥1 岁	
Na⁺（mmol/L）	<120 或 >160		4
	120~130 或 150~160		6
	其余		10
K⁺（mmol/L）	<3.0 或 >6.5		4
	3.0~3.5 或 5.5~6.5		6
	其余		10
Cr［μmol/L（mg/dl）］或 BUN［mmol/L（mg/dl）］	>159（1.8）		4
	106~159（1.2~1.8）		6
	其余		10
	>14.3（40）		4
	7.1~14.3（20~40）		6
	其余		10
Hb［g/L（g/dl）］	<60（6）		4
	60~90（6~9）		6
	其余		10
胃肠系统	应激性溃疡出血及肠麻痹		4
	应激性溃疡出血		6
	其余		10

注:1. 本评分体系满分为 100,>80 为非危重;71~80 为危重;≤70 为极危重。

2. 选最异常检测值进行评分,BUN 和 Cr 评分时计一项,总分 100。

3. 1mmHg=0.133kPa。

二、多中心临床验证及应用标准建立

1995—1997 年全国 12 家三级甲等医院多中心协作,对 PCIS 进行了大规模临床应用验证。1 235 例临床验证资料,以每 10 分为 1 组进行对比分析,结果显示 PCIS 从高至低分为 90~100、70~80、60~70

三组,其病死率分别为 3.2%、10.2%、25.2%,可代表病情非危重、危重、极危重。连续进行动态评分,有助于更准确地判断预后和死亡危险,如首次评分≤70 分,病死率为 25%,连续评分均≤70 分,病死率升至 50%~60%,死亡危险明显增加。证实 PCIS 可以准确判断病情轻重,预测死亡危险;作为危重评估的标尺,还可评估 ICU 工作效率,进行医护质量管理;有利开展临床科研工作。经对个别指标进行修改,建立了 PCIS 临床应用标准。

此后 10 年,PCIS 在全国各地广泛应用,很多医院及医师对 PCIS 进行了多层面的深入研究,如探讨 PCIS 与国外常用的 PRISM 评分的相关性和应用特点,PCIS 与全身炎症反应综合征、多脏器功能不全在评估病情上的意义,PCIS 在儿科急救各环节应用意义等。随着应用的普及,发现基层医院使用 10 项指标的 PCIS 有困难,学组于 1999—2000 年组织了第二次大规模临床观察,旨在简化 PCIS,经对 1 036 例的观察分析,建立了简化小儿危重病例评分和相应的临床应用标准。

三、临床应用及意义

小儿危重病例评分所选生理学指标体现了机体主要器官、系统和内环境的生理状态,如心率、呼吸、血压、血气指标和血液生化指标等,覆盖了呼吸、循环、肾脏、血液和消化等主要器官系统。所选指标在国内一般三级医院均可完成。评分设置为百分制,评分越低,病情越危重,适合国内应用习惯。小儿生理正常值与年龄关系密切,细分年龄组,可提高准确性,但应用时较烦琐,PCIS 将年龄分为 <1 岁和 ≥1 岁两组,兼顾儿科年龄特点和临床的实用性。

小儿危重病例评分特点:①客观:所用指标均为可反复测量的临床常用客观指标,可避免主观因素的影响;②全面:所选指标覆盖了机体主要器官、系统;③简便:仅有 10 项指标,利于推广;④适合国内情况:所选指标一般三级医院均可完成,简化后在一般二级医院亦可完成;⑤符合儿科特点。小儿危重病例评分(PCIS)的建立、发展和完善经历了 10 余年历程,是我国儿科急诊领域近 20 年来最重要的工作之一。其在全国各地广泛应用,范围涉及儿科急诊、重症救治各个环节,包括院前转运、急诊室、ICU 和危重症临床研究等,从基层到三级甲等医院均有应用。PCIS 客观、全面、简便、符合我国国情和儿科特点,是目前国内应用最广泛、有效的危重患儿病情评估方法。PCIS 可准确判断病情轻重,预测死亡危险;作为危重评估的标尺,还可评估 ICU 工作效率,进行医护质量管理,有利开展临床科研工作。

四、新生儿的危重病例评分

随着我国新生儿重症医学的迅速发展和新生儿重症监护病房(NICU)的普遍建立,如何简便快速地早期发现危重新生儿并客观评估病情,对指导救治和开展转运至关重要,直接影响患儿的疾病转归和预后,因此需要一个国内统一的危重新生儿评估标准。新生儿危重病例评分法(neonatal critical illness score, NCIS)于 2001 年正式公布(表 17-6),临床使用多年,证实可以准确评估病情、判断预后。其简化评分方法和应用标准也已建立,是目前国内常用的新生儿病情评估方法和预后评估工具。

表 17-6 新生儿危重病例评分法

检查项目	测定值	评分值
心率(次/min)	<80 或 >180	4
	80~100 或 160~180	6
	其余	10
收缩压(mmHg)	<40 或 >100	4
	40~50 或 90~100	6
	其余	10
呼吸(次/min)	<20 或 >100	4
	20~25 或 60~100	6
	其余	10

续表

检查项目	测定值	评分值
PaO$_2$(mmHg)	<50	4
	50~60	6
	其余	10
pH 值	< 7.25 或 >7.55	4
	7.25~7.30 或 7.50~7.55	6
	其余	10
Na(mmol/L)	<120 或 >160	4
	120~130 或 150~160	6
	其余	10
K(mmol/L)	>9 或 <2	4
	7.5~9 或 2~2.9	6
	其余	10
Cr(μmol/L)	>132.6	4
	114~132.6 或 <87	6
	其余	10
或 BUN(mmol/L)	>14.3	4
	7.1~14.3	6
	其余	10
血细胞比容	<0.2	4
	0.2~0.4	6
	其余	10
胃肠表现	腹胀并消化道出血	4
	腹胀或消化道出血	6
	其余	10

注:1. 本评分体系满分为 100,>90 为非危重;70~90 为危重;<70 为极危重。

2. 选最异常检测值进行评分,BUN 和 Cr 评分时计一项,总分 100。

3. 1mmHg=0.133kPa。

五、新生儿危重病例单项指标

凡符合下列指标一项或以上者可确诊为新生儿危重病例：

1. 需行气管插管机械辅助通气者或反复呼吸暂停对刺激无反应者。

2. 严重心律失常,如阵发性室上性心动过速并心力衰竭、心房扑动和心房纤颤、阵发性室性心动过速、心室扑动和颤动、房室传导阻滞(Ⅱ度Ⅱ型以上)和心室内传导阻滞(双束支以上)。

3. 弥散性血管内凝血者。

4. 反复抽搐,经处理抽搐仍持续 24 小时以上不能缓解者。

5. 昏迷患儿,弹足底 5 次无反应。

6. 体温≤30℃或≥41℃。

7. 硬肿面积≥70%。

8. 血糖 <1.1mmol/L(20mg/dl)。

9. 有换血指征的高胆红素血症。

10. 出生体重≤1 000g。

(任晓旭)

参考文献

1. 中华医学会儿科学分会急救学组.小儿危重病例评分法(草案).中华儿科杂志,1995,33:371.

2. 中华医学会急诊学分会儿科学组,中华医学会儿科学分会急诊学组、新生儿学组.新生儿危重病例评分法(草案).中华儿科杂志,2001,39:42.

3. 小儿危重病例评分试用协作组.小儿危重病例评分法(草案)临床应用的评价.中华儿科杂志,1998,36:370-373.

4. 简化小儿危重病例评分试用协作组.简化小儿危重病例评分法的临床应用.中华儿科杂志,2003,41:565-569.

5. 任晓旭,宋国维,廖斌,等.小儿危重病例评分、全身炎症反应综合征在病情判断及预后评估中的作用.实用儿科临床杂志,2003,18:105-107.

6. 任晓旭,宋国维,宋慧琴.应用评分法评估儿科危重患儿病情与预后.小儿急救医学,1998,5:165-167.

7. 任晓旭,宋国维,宋慧琴.小儿危重评分在儿科加强监护病房(PICU)的应用.实用儿科临床杂志,1998,13:311-313.

8. 王菲,胡风华,宋国维,等.简化新生儿危重病例评分法的临床应用评价.中华急诊医学杂志,2011,20(5):469-472.

第三节　脑死亡评估

一、概述

死亡是一种不可逆的生物学事件,心跳停止曾经是临床对死亡的唯一定义。随着医学科学的发展,挽救生命和延长生理功能的技术手段日臻成熟,死亡的内涵开始改变。1959 年,首次提出脑死亡(brain death,BD);1968 年首次公开发表"脑死亡"的临床定义,即"哈佛脑死亡标准"。60 年来,全球范围内制定了诸多包括儿童在内的脑死亡判定指南或共识。2014 年,在国家卫生和计划生育委员会脑损伤质控评价中心(BQCC)的主持下,我国推出了《脑死亡判定标准与技术规范(儿童质控版)》;2019 年,BQCC 再次组织专家修改并完善 2014 版中国儿童规范,发布了《中国儿童脑死亡判定标准和技术操作规范》。两版规范均将脑死亡定义为包括脑干在内的全脑功能不可逆转的丧失。判定标准的推出对规范我国儿童脑死亡判定、有序推动器官移植的开展具有重要意义,也有助于国际同仁了解中国儿童脑死亡判定现状。

脑死亡的评估通常分两部分,即临床判定和辅助确认试验。当前,各国关于脑死亡的判定方法和标准虽不尽相同,但达成共识的是,无论是成人还是儿童,均强调脑死亡的判定必须基于临床,且临床判定的项目也基本一致。脑死亡判定方面分歧较大的是辅助确认试验涵盖的项目以及实施的必要性或条件。包括美国在内的部分国家认为只有临床判定或自主呼吸激发试验无法完成,或不能排除药物干扰等特殊情况时,才须行辅助检查;但包括我国在内的一些国家和地区要求临床判定和辅助确认试验均为脑死亡判定的必备条件。2015 年的一项研究显示,70 个制定了脑死亡判定标准的国家中,有 22 个国家要求判定脑死亡时,须强制性完成辅助检查。

我国儿童脑死亡判定标准明确要求,在临床判定的基础上必须强制性实施辅助确认试验,其原因包括:我国的儿童脑死亡评估相关工作起步较晚,临床研究有限,广大民众对脑死亡概念的接受程度仍偏低,社会传统观念和器官移植伦理需求,加之儿童尤其是低龄儿童的脑死亡判定较成人面临更多困难和不确定性等。中国儿童判定规范推荐的确认试验项目为脑电图(electroencephalography,EEG)、经颅多普勒超声(transcranial Doppler,TCD)、短潜伏期体感诱发电位(short latency somatosensory evoked potential,SLSEP)。

二、我国与国外儿童脑死亡评估的主要差异

总体来看,我国的儿童脑死亡判定标准较国外判定标准更严格。

由于缺乏相关经验和临床研究,我国的儿童判定标准未包括新生儿,而国外标准多数包含足月新生儿。国内外指南或标准均未涵盖早产儿。

我国儿童脑死亡判定标准要求在满足临床判定标准的基础上强制性实施辅助确认试验(包括 EEG、TCD 和 SLSEP),且要求 3 项确认试验中至少 2 项符合脑死亡判定标准。但是,在以美国为代表的很多国家中,辅助确认试验并非判定脑死亡的必备条件,只要临床判定符合标准,即可判定为脑死亡;当临床判定或自主呼吸激发试验无法完成或存在其他干扰因素导致判定结果存在疑惑时,才采用辅助确认试验。关于辅助确认试验的项目选择也存在一定差异,我国根据国情、可操作性以及临床研究的相关结果,选择 EEG、TCD 和 SLSEP 作为确认试验,而国外则有选择放射性核素扫描、脑血管造影、EEG 等。我国也进行了一些关于脑血管造影和灌注的临床研究,并取得了一定结论,可能会在今后的标准中纳入。

自主呼吸激发试验是我国儿童脑死亡判定的必备条件,如果无法完成或不满足脑死亡判定标准,则患儿不能被诊断脑死亡,且不能用辅助检查结果替代。与美国等国家可以采用辅助确认试验替代自主呼吸激发试验不同。

我国儿童脑死亡判定标准要求,1 岁以内婴儿的两次判定间隔时间为 24 小时,长于大多数国家 12 小时的要求。

三、我国的儿童脑死亡的判定标准

我国目前的儿童脑死亡判定规范适用于 29 天 ~18 岁的人群,其内容包括先决条件、临床判定和辅助确认试验。

(一) 先决条件

先决条件包括:昏迷原因明确,排除各种原因的可逆性昏迷。常见的昏迷原因包括原发性脑损伤(如颅脑外伤、中枢神经系统感染、脑血管疾病等)和继发性脑损伤(如心搏骤停、溺水、窒息、麻醉意外等所致的缺血缺氧性脑病)。可逆性昏迷的原因包括:急性中毒(如一氧化碳中毒、酒精中毒等),镇静催眠药、抗精神病药、全身麻醉药等过量或作用消除时间延长或中毒,低温(膀胱或直肠温度 <32℃),严重电解质及酸碱平衡紊乱,休克;严重代谢及内分泌功能障碍(如肝性脑病、尿毒症性脑病、低血糖性脑病或高血糖性脑病等),以及先天性遗传代谢性疾病等。昏迷原因不明确者不能实施脑死亡判定。

(二) 临床判定

在实施临床判定前,必须排除肌肉松弛药、镇静催眠药、全身麻醉药的影响。临床判定包括 3 个内容:深昏迷;脑干反射消失;无自主呼吸,靠呼吸机维持通气,自主呼吸激发试验证实无自主呼吸。上述 3 项临床判定必须全部符合。

1. 深昏迷　即拇指分别强力按压患儿两侧眶上切迹或针刺面部,面部未出现任何肌肉活动。儿童格拉斯哥昏迷量表(Glasgow coma scale,GCS)(表 17-7)评分为 2T(睁眼 =1 分,运动 =1 分,语言 =T)。

表 17-7　儿童改良 Glasgow 昏迷评分量表

功能评估			评分
0~23 个月	2~5 岁	>5 岁	
言语反应（V）			
微笑,发声	适当的单词,短语	能定向说话	5
哭闹,可安慰	词语不当	不能定向	4
持续哭闹,尖叫	持续哭闹,尖叫	语言不当	3
呻吟,不安	呻吟	语言难于理解	2
无反应	无反应	无反应	1
<1 岁	≥1 岁		
睁眼反应（E）			
自发	自发		4
声音刺激时	语言刺激时		3
疼痛刺激时	疼痛刺激时		2
刺激后无反应	刺激后无反应		1
非偏瘫侧运动反应（M）			
自发	服从命令动作		6
因局部疼痛而动	因局部疼痛而动		5
因疼痛而屈曲回缩	因疼痛而屈曲回缩		4
因疼痛而屈曲回缩（似去皮质强直）	因疼痛而屈曲回缩（似去皮质强直）		3
因疼痛而屈曲回缩（似去大脑强直）	因疼痛而屈曲回缩（似去皮质强直）		2
无运动反应	无运动反应		1

应注意,任何刺激必须局限于头面部,并观察面部肌肉活动。三叉神经或面神经病变时,应慎重判定。由于脑死亡时,脊髓仍可能存活,故脑死亡患儿可能存在脊髓反射和/或脊髓自动反射,其存在不能除外脑死亡。脊髓反射包括各种深反射和病理反射,大多与刺激部位

相关。脊髓自动反射需与肢体自发运动相鉴别,前者主要固定出现于特定的刺激相关部位,后者则常在无刺激时发生。脑死亡时不应有去大脑强直、去皮质强直和痉挛发作。

2. 脑干反射 需完成 5 项脑干反射,且全部消失,方能判定为脑干反射消失。

(1) 瞳孔对光反射:用强光照射瞳孔,观察有无缩瞳反应。包括直接对光反射和间接对光反射。上述检查需重复进行。双侧直接和间接对光反射检查均显示无缩瞳反应,可判定为瞳孔对光反射消失。不能将瞳孔的大小和形状作为判定的必要条件。

(2) 角膜反射:向上轻推一侧上眼睑,露出角膜,用棉花丝触及角膜周边部,观察双眼有无眨眼动作。双侧都必须检查,并重复进行。双眼均无眨眼动作时,可判定为角膜反射消失。

(3) 头眼反射:用手托起头部,撑开双侧眼睑,将头从一侧快速转向对侧,观察眼球是否向反方向转动。双侧都必须检查。当头部向左或右侧转动时,眼球无相反方向转动,可判定为头眼反射消失。

(4) 前庭眼反射:头抬高 30°,注射器抽吸 0~4℃生理盐水 20ml,注入一侧外耳道,注入时间为 20~30 秒;注水的同时和注水后 1~3 分钟,须撑开两侧眼睑,观察有无眼球震颤。双侧都必须检查。若双眼均无眼球震颤或眼球运动,可判定为前庭眼反射消失。

(5) 咳嗽反射:用长度超过人工气道的吸引管刺激患儿气管黏膜,观察有无咳嗽动作。如无咳嗽动作或胸、腹运动,可判定为咳嗽反射消失。

3. 无自主呼吸 即患儿无自主呼吸,必须依赖呼吸机维持通气。除肉眼观察胸、腹部无呼吸运动和呼吸机无自主触发外,需通过自主呼吸激发试验验证,步骤如下:

(1) 先决条件:核心体温 >35℃,如低于该要求,应予升温处理;收缩压达同年龄正常值,如存在低血压,应予升压治疗;动脉氧分压 $PaO_2 \geq 200mmHg$(1mmHg=0.133kPa),如 PaO_2 低于该标准,可吸入高浓度氧;动脉二氧化碳分压($PaCO_2$)35~45mmHg,如 $PaCO_2$ 低于该标准,可减少分钟通气量,慢性二氧化碳潴留者的 $PaCO_2$ 可 >45mmHg。实施自主呼吸激发试验前,应加强生命支持和器官功能支持。

(2) 操作步骤:吸入 100% 氧气 10 分钟,然后脱离呼吸机,并即刻将输氧导管通过人工气道置于隆突水平,输入 100% 氧气(4L~6L/min)。此过程中,密切观察胸、腹有无呼吸运动。脱离呼吸机 8~10 分钟,抽取动脉血检测 $PaCO_2$,并恢复机械通气。

(3) 结果判定:如先决条件为 $PaCO_2$ 35~45mmHg,试验结果显示 $PaCO_2 \geq 60$mmHg 且 $PaCO_2$ 超过原有水平 20mmHg 时,仍无呼吸运动,即判定为无自主呼吸。如果先决条件为 $PaCO_2 > 45$mmHg,试验结果显示 $PaCO_2$ 超过原有水平 20mmHg 时,仍无呼吸运动,可判定为无自主呼吸。

自主呼吸激发试验的实施过程中,如出现明显的血氧饱和度下降、血压下降、心率减慢及心律失常等,须即刻终止试验,并宣告本次试验失败。自主呼吸激发试验至少由 2 名医师(一名医师监测呼吸、心率、心律、血压和血氧饱和度,另一名医师观察胸腹有无呼吸运动)和 1 名医师或护士(负责呼吸机和输氧管道管理、抽取动脉血)完成。须严格按照规范的步骤实施,方能提高自主呼吸激发试验的完成率。

(三) 辅助确认试验

辅助确认试验包括 EEG、TCD 和 SLSEP。3 项确认试验应至少 2 项符合脑死亡判定标准,若因各种原因导致脑干反射检查缺项时,需增加确认试验项目(即需完成全部 3 项确认试验)。确认试验实施的优选顺序依次为 EEG、TCD 和 SLSEP。联合实施确认试验可降低脑死亡判定的假阳性率,提高与临床判定的一致性。

1. EEG　记录电极按照国际 10-20 系统至少安放 8 个,分别为 Fp1、Fp2、C3、C4、O1、O2、T3、T4。参考电极安放于双侧耳垂或乳突(A1、A2);接地电极安放于额极中点 FPz,公共参考电极安放于中央中线点 Cz。电极与头皮间阻抗 >100Ω 并 <5 000Ω,两侧对应电极的阻抗基本匹配。高频滤波 30~75Hz,低频滤波为 0.5Hz,陷波滤波为 50Hz,灵敏度设置为 $2\mu V/mm$。EEG 所有导联描记至少 30 分钟(年龄≤2 月龄时至少 60 分钟),采用单极和双极两种方式描记。描记过程中,需行脑电图反应性检查,即分别重复(≥2 次/侧)双手甲床疼刺

激、耳旁声音呼唤刺激,观察脑电图波幅和频率变化。

如 EEG 长时程(≥30 分钟,≤2 月龄者应≥60 分钟)呈电静息状态(脑电波活动≤2μV),认为其符合儿童脑死亡判定标准。

需注意的是,镇静麻醉药可能干扰 EEG 的判定,如 EEG 检查距最后一次应用镇静麻醉药≤5 个药物半衰期或被评估患儿体内仍可检测到相关药物时,EEG 结果仅供参考,脑死亡判定须以其他确认试验为依据。

2. TCD　TCD 检查部位包括:①颞窗:仰卧位,眉弓和耳缘上方水平连线区域内,检测双侧大脑中动脉(middle cerebral artery,MCA)或颈内动脉终末段。②枕窗或枕旁窗:仰卧位(抬高头部使颈部悬空)或侧卧体位,于枕骨粗隆下方枕骨大孔或枕骨大孔旁检测椎动脉和基底动脉。③眼窗:仰卧位,于闭合上眼睑处检测对侧 MCA 和同侧颈内动脉虹吸部各段。不同血管的探测深度:MCA 经颞窗,深度为<1 岁 25~55mm,1~6 岁 30~60mm,>6~18 岁为 40~65mm;收缩期血流方向朝向探头,还可通过颈总动脉压迫试验予以确认;颈内动脉虹吸部经眼窗深度 40~70mm,血流方向朝向或背离探头;椎动脉经枕窗或枕旁窗深度 48~80mm,收缩期血流方向背离探头。基底动脉经枕窗或枕旁窗深度 54~120mm,收缩期血流方向背离探头。

前循环以双侧 MCA 为主要判定血管,后循环以基底动脉为主要判定血管。当血流频谱出现以下任一血流频谱,即符合 TCD 脑死亡判定标准:①振荡波:即一个心动周期内出现收缩期正向和舒张期反向血流信号,脑死亡血流指数(direction of flowing index,DFI)<0.8,DFI=1-R/F(R 系反向血流速度,F 系正向血流速度);②收缩早期尖小收缩波:即收缩早期单向性血流信号,持续时间 <200 毫秒,流速<50cm/s;③血流信号消失。

需注意的是,当 TCD 首次检查未检测到血流信号,此时 TCD 的结果仅供参考,脑死亡判定应以其他确认试验为依据。颅骨密闭性受损可能影响判定结果,此时 TCD 结果若阴性,仅供参考,脑死亡判定应以其他确认试验为依据;此时 TCD 未谈及血流信号,则可进行脑死亡判定。如 TCD 检查受限,可参考 CT 血管造影或数字减影血管造影的检查结果。

3. SLSEP SLSEP 检查时,应将环境温度调控在 20~25℃,使用独立电源,尽量暂停其他可能干扰的医疗仪器设备。电极安放参考 EEG 国际标准 10-20 系统,C'3 和 C'4 分别位于 C3 和 C4 后约 2cm,Cv6 位于第六颈椎棘突,CLi 和 CLc 分别位于同侧或对侧锁骨中点 1cm。记录电极至少 4 通道,带通为 10~2 000Hz:第 1 通道 C'c-Fz 或 C'c-FPz(N20),第 2 通道 C'c-CLc(P14,N18),第 3 通道 Cv6-Fz 或 Cv6-FPz(N13),第 4 通道 CLi-CLc(N9)。记录、参考电极阻抗≤5 000Ω,地线电极放置于刺激点上方约 5cm,阻抗≤7 000Ω。刺激电极安放在腕横纹中点上 1~2cm 正中神经走行的部位,刺激方波时程为 0.1~0.2 毫秒,必要时可 0.5 毫秒,刺激频率 1~5Hz,刺激电流一般控制在 5~25mA。刺激强度以诱发出该侧神经支配肌肉出现轻度收缩为宜,即拇指屈曲约 1cm。平均每次叠加 500~1 000 次,直到波形稳定光滑,每侧至少重复测试 2 次。分析时间 50 毫秒,必要时 100 毫秒。

如双侧 N9 和/或 N13 存在,双侧 P14、N18 和 N20 消失,符合 SLSEP 脑死亡判定标准。需注意的是,被检测肢体的皮温应正常,以免发生低温所导致的电位潜伏期延长;另外,电极安放位置、外伤或水肿、正中神经病变、颈髓病变及周围环境电磁场干扰等均可影响结果判定,此时的脑死亡判定应以其他确认试验为依据。

(四)判定步骤

脑死亡判定主要分为 3 个步骤:第 1 步为脑死亡临床判定,符合判定标准(深昏迷、脑干反射消失、无自主呼吸)的进行下一步;第 2 步为脑死亡确认试验,至少 2 项符合脑死亡判定标准的进行下一步;第 3 步完成自主呼吸激发试验,验证自主呼吸消失。两次完成上述 3 个步骤并均符合脑死亡判定标准时,方确定为脑死亡。

(五)判定时间

满足脑死亡判定先决条件的前提下,3 项临床判定和 2 项确认试验结果均符合脑死亡判定标准可首次判定为脑死亡;如脑干反射缺项,须增加确认试验项目(即 3 项须全部完成)。29 日龄~1 岁以内婴儿,须首次判定 24 小时后再次复判,结果仍符合脑死亡判定标准,方最终确认为脑死亡；1~18 岁儿童，须首次判定 12 小时后再次复判，结果仍符合脑死亡判定标准，方最终确认为脑死亡。严重颅脑损伤或心搏呼吸骤停复苏后，应至少等待 24 小时再行脑死亡判定。

（六）判定人员要求

儿童脑死亡判定医师应为从事临床工作 5 年以上的执业医师(仅限于儿科医师、神经内科医师、神经外科医师、重症医学科医师、急诊科医师和麻醉科医师)，并经过规范化脑死亡判定培训获得资质者。脑死亡判定时，应至少两名临床医师同时在场，分别判定，且意见一致。

四、小结

规范地进行儿童脑死亡判定，对有序推动器官移植工作、合理分配医疗资源等意义重大。儿童脑死亡判定是一项严谨而审慎的工作，所有参与评估的医务人员都应经过规范化培训，与器官移植工作无利益冲突，并具备一定的严重脑损伤患儿管理知识和技能。在儿童脑死亡判定的临床实践中，仍有一些问题需要解决，包括无法完成自主呼吸激发试验的患儿如何判定、新生儿的判定、脑死亡判定的最佳启动时机、是否存在更客观准确有效的辅助确认试验等，均需要我们进一步明确。

（王　荃）

参考文献

1. 国家卫生健康委员会脑损伤质控评价中心.中国儿童脑死亡判定标准与操作规范.中华儿科杂志,2019,57(5):331-335.

2. WAHLSTER S,WIJDICKS EFM,PATEL PV,et al. Brain death declaration：practices and perceptions worldwide. Neurology,2015,84(18):1870-1879.

3. GREER DM,SHEMIE SD,LEWIS A,et al. Determination of brain death/death by neurologic criteria：The World Brain Death Project.JAMA,2020,324(11):1078-1097.

4. TA NW,ASHWAL S,MATHUR M,et al.Guidelines for the determination of brain death in infants and children：an update of the 1987 task force recommendations-executive Summary.Ann Neurol,2012,71(4):573-585.

第十八章 急 性 中 毒

第一节 中毒的概念及分类

【概述】

某些物质进入人体后造成功能性或器质性脏器和组织损害并出现异常的症状和体征称为中毒。如果接触后未出现器官及组织的损害且无相应的异常症状和体征称为误服或者过量。儿童中毒多发生在婴幼儿期,常与其居住及活动的环境有关,以误服最多见,常为急性中毒。近年来学龄期儿童中毒有增多趋势,以青春期儿童居多,多为因心理及情绪障碍引发的自杀行为。

【分类】

1. 依据毒物性质 可分为食物中毒、有毒植物中毒、有毒动物中毒、农药中毒、金属中毒、药物中毒及有毒气体中毒。

2. 依据毒物吸收方式 共分5种:①消化道中毒:最常见;②呼吸道中毒:是有毒气体吸入中毒的主要方式;③接触中毒:脂溶性毒物更易经皮肤及黏膜吸收;④注入中毒:包括注射药物、蜇伤、咬伤中毒;⑤直肠吸收中毒:较少见,常由灌肠所致。

【诊断】

当有家长在现场目睹的情况下,儿童急性中毒的诊断可很快明确。当儿童脱离家长视线或者独处时,家长往往不能提供明确的毒物接触史,而且大部分的中毒症状和体征缺乏特异性,加之低龄患儿自身不能用语言清晰表达,往往造成诊断延误或者误诊。当出现以下线索时应考虑中毒的可能:①健康儿童突然发病,无前驱症状,且症状与体征不符,不能用一种疾病解释;②多名患儿集体同时发病或先后发病,并且症状相似;③有多器官受累或者意识状态改变而诊断不明确的患儿;④具有某种毒物中毒的特征性症状及体征;⑤发病前患儿有脱离家长视线的时段;⑥患儿居住或活动的周围环境中有接触到药物及毒物的可能。

疑似中毒的患儿,应从以下几个方面诊断:①仔细询问病史,包括病前饮食内容、活动范围、家长是否从事接触毒物的职业,环境中有无放置杀虫、灭蚊、灭鼠等有毒药物,家中有无儿童可以接触到的常备药品。是否有同行的小伙伴同时发病。②对有明确中毒史患儿的家长应仔细询问毒物名称、剂量、中毒发生时间、途径,将中毒现场遗留的毒物保留。③认真查体:尤其重点关注有诊断意义的特异性体征,包括肤色、瞳孔大小、特殊气味、口腔黏膜、心率与心律、肺水肿、肌肉震颤、神经反射及意识状态变化,还须检查衣服及口袋中是否遗留毒物。④毒物鉴定:采集患儿呕吐物(或洗胃液)、血、尿、便等进行毒物鉴定。若家长可提供可疑毒物种类则能够提高鉴定的准确性。⑤诊断性治疗:当家长无法提供中毒病史而临床高度怀疑为某一种毒物中毒时,可试验性应用特效解毒剂观察患儿对治疗的反应。

【处理原则】

急性中毒的处理原则是:争分夺秒抢救,诊断未明确之前积极进行细致的对症处理和支持治疗。清除毒物减少进一步吸收,促进毒物排出体外。诊断一旦明确,如果有特效解毒剂尽早足量应用。

1. 支持治疗　支持治疗是最重要、最先实施的抢救措施。尤其当具体毒物不明、病情危重、无特效解毒剂时。应当特别关注呼吸困难、血流动力学紊乱、持续惊厥及昏迷、心律失常、严重电解质紊乱等危及生命安全的情况。由于大千世界中毒物种类繁多,而有特效解毒药物的毒物占比极低,故大部分中毒患者需要在危重阶段依靠强有力的各类支持治疗手段安全度过。

2. 清除毒物

(1)口服中毒者:洗胃、催吐、导泻、应用活性炭。洗胃一般应在口服毒物后4~6小时内进行,但有些毒物可在胃黏膜皱襞中残留12小

313

时以上,所以对于一些毒性强及严重危及生命安全的毒物,虽然此时胃已排空,洗胃仍有必要。洗胃方法是经鼻或经口插入胃管,用50ml注射器每次注入少量生理盐水后反复抽吸,直至洗出液清澈为止。常用的洗胃液有生理盐水、0.45%氯化钠溶液、高锰酸钾(1:10 000)和硫酸氢钠(2%~5%)等。禁止应用自来水或者白开水洗胃,因为此种方法会造成大量胃液快速丢失,极易导致严重低钠血症,与成人相比其发生可能性更高。强酸强碱性腐蚀类毒物中毒为洗胃禁忌证,可用中和法处理。强酸宜用镁乳、氢氧化铝凝胶和淡肥皂水等,强碱宜用淡醋、果汁等,牛奶亦可起中和和保护胃黏膜的作用。

催吐在儿科应用有限,因其可刺激迷走神经而引起心率下降甚至心搏骤停,同时造成儿童误吸的风险较大,不推荐常规应用。仅对某些神志清楚、合作性好、病情较轻、年龄较大的儿童考虑应用。可用压舌板或者口服吐根糖浆等方法催吐。对于6个月以下小婴儿、惊厥昏迷、镇静剂中毒、有严重先天性心脏疾病、汽油等挥发性较强的毒物中毒等情况不能催吐。

导泻的药物常选择硫酸镁、硫酸钠或甘露醇。方法是硫酸镁或硫酸钠0.4~0.5ml/kg溶液或20%甘露醇2ml/kg口服或鼻饲。但应注意引起儿童电解质紊乱及酸碱失衡的可能性较高,此方法近年来应用逐渐减少。

活性炭可吸附多种生物碱、药品、毒素等,并阻止毒物在胃肠道吸收。方法是1g/kg加水稀释后饲入胃中,以后每2~4小时应用0.5g/kg,直至排出含活性炭大便为止,不用泻剂。应用活性炭前需确定患者肠道蠕动功能良好,且不能与吐根糖浆同时应用。

(2)接触性中毒者:立即脱去被污染的衣服,并用25~33℃清水冲洗皮肤、毛发及指甲缝隙。注意不要用热水以免血管扩张促进毒物吸收。对于腐蚀性毒物禁忌用中和剂,以免发生化学反应加重损伤。

(3)吸入性中毒者:立即脱离现场,呼吸新鲜空气、保持呼吸道通畅,有缺氧症状时吸氧。注意是否存在上气道梗阻(如喉头水肿)及肺水肿引发的低氧血症。一氧化碳中毒时需要大流量吸氧,并尽早进行高压氧治疗。

3. 促进毒物排出

（1）利尿：大多数毒物进入人体后经肾脏排泄，所以加强利尿是加速毒物排出的有效措施之一。静脉输入5%~10%葡萄糖溶液可增加尿量促进排泄，然后应用利尿剂。最常用的是呋塞米，剂量1~2mg/kg，静脉缓注，或者20%甘露醇0.5~1g/kg静脉滴注。应用利尿剂前应评估患儿容量状态，如果容量不足、血流动力学不稳定，应先补足入量。同时注意利尿剂可能引起的低钾血症等电解质紊乱问题。

（2）血液净化：主要包括血液透析、腹膜透析、血液灌流、连续性血液滤过、连续性血液透析滤过、血浆置换等。依据毒物分子量、血浆蛋白结合率、腹膜条件、是否有急性肾损伤等情况选择适合的模式。对于中至重度中毒病情危重、无特效解毒药物且合并心、脑、肾等重要脏器损害的患儿，建议积极行血液净化治疗。

4. 特效解毒剂　有些中毒有特效解毒剂，应尽早应用（表18-1）。

表18-1　常见毒物的解毒剂名称、剂量和用法

中毒种类	有效解毒剂	剂量、用法
砷、汞、金、锑、铋、铜、铬、镍、钨、锌	二巯丙醇（BAL）	每次3~5mg/kg，深部肌内注射，每4小时1次，常用7~10天1个疗程
	二巯丙磺酸钠	每次5%溶液0.1ml/kg，皮下或肌内注射，第1天3~4次，第2天2~3次，第3天以后每天1~2次，共用3~7天。总剂量30~50ml
	二巯基丁二酸（DMSA）	每次10mg/kg，口服，q.8h.，共5天，然后减为q.12h.，共14天，停服2周。依据病情可重复以上治疗2~3次
	硫代硫酸钠	每次10~20mg/kg，配成5%~10%溶液，静脉注射或肌内注射，每天1次，3~5天。或10~20ml口服，每天2次（口服只能作用于胃肠道内未被吸收的毒物）

续表

中毒种类	有效解毒剂	剂量、用法
铅、锰、铀、镭、钒、钴、硒、镉、铜、铬、汞、铁	依地酸二钠钙（CaNa₂EDTA）	$1\sim1.5g/(m^2\cdot d)$，分 2 次给予，肌内注射，疗程不超过 5 天
	促排灵（CaNa₃DTPA）	每次 $15\sim30mg/kg$，配成 10%～25% 溶液肌内注射，或以生理盐水稀释成 0.2%～0.5% 溶液静脉滴注，每天 2 次，3 天为 1 疗程，间隔 3 天再用第 2 个疗程
	去铁胺	治疗铁中毒，每 $15mg/kg$，肌内注射，q.6h.，每天总量不超过 6g，重症可静脉输注，速度低于 $15mg/(kg\cdot h)$
	青霉胺	治疗慢性铅、汞中毒，剂量 $100mg/(kg\cdot d)$，分 4 次口服 5～7 天为 1 个疗程
高铁血红蛋白血症、亚硝酸盐、苯胺、非那西丁、硝基苯、安替比林、氯酸盐类、磺胺类	亚甲蓝（美蓝）	每次 $1\sim2mg/kg$，配成 1% 溶液，静脉注射，或每次 $2\sim3mg/kg$，口服，若症状不消失或重现，30 分钟～1 小时后可重复上述治疗
	维生素 C	每天 500～1 000mg，加在 5%～10% 葡萄糖溶液内静脉滴注，或每天口服 1～2g（作用比亚甲蓝慢）
氢氰酸及氰酸化合物（桃仁、杏仁、李子仁、樱桃仁、枇杷仁、亚麻仁、木薯）	亚硝酸异戊酯	吸入剂用时压碎，每 1～2 分钟吸入 15～30 秒，反复吸入至亚硝酸钠注射为止
	亚硝酸钠	$6\sim10mg/kg$，配成 1% 溶液，静脉注射，3～5 分钟注入，每次注射前备好肾上腺素，当血压急剧下降时应予注射肾上腺素
	硫代硫酸钠	每次 $0.25\sim0.5g/kg$，配成 25% 溶液，静脉缓慢注射（10～15 分钟内注射完）
	亚甲蓝（美蓝）	每次 $10mg/kg$，配成 1% 溶液静脉缓慢注射，注射时观察口唇，至口唇变暗紫色即停止
	以上 3 种药物，最好先注射亚硝酸钠，继之注射硫代硫酸钠，或先注射亚甲蓝，继之注射硫代硫酸钠，重复时剂量减半。注意血压下降时应予注射肾上腺素	

中毒种类	有效解毒剂	剂量、用法
有机磷化合物类（1605、1059、3911、敌百虫、敌敌畏、乐果，其他有机磷农药）	碘解磷定氯解磷定	每次 15~30mg/kg，配成 2.5% 溶液静脉缓慢注射或静脉滴注，严重患儿 2 小时后可重复注射，并与阿托品同时应用，至肌肉颤动停止、意识恢复，氯解磷定可肌内注射，剂量同上
	双复磷	每次 15~20mg/kg 皮下、肌内或静脉注射均可
	阿托品	用法详见农药中毒
烟碱、毛果芸香碱、新斯的明、毒扁豆碱、槟榔碱、毒蕈	碘解磷定，氯解磷定或双复磷阿托品	对烟碱、新斯的明、毒扁豆碱中毒有效，剂量同上 每次 0.03~0.05mg/kg，皮下注射，必要时 15~30 分钟 1 次
氟乙酰胺	乙酰胺（解氟灵）	0.1~0.3g/（kg·d），分 2~4 次肌内注射，可连续注射 5~7 天，危重症第 1 次可注射 0.2g/kg，并缩短间隔时间和增加给药频次
阿托品、莨菪碱类、曼陀罗、颠茄	毛果芸香碱（匹罗卡品）	每次 0.1mg/kg，皮下或肌内注射，15 分钟 1 次，本药只能对抗阿托品类引起的副交感神经作用，对中枢神经中毒症状无效，故应加用短效巴比妥类药物，如戊巴比妥钠或异戊巴比妥等
	水杨酸毒扁豆碱	重症患儿用 0.02mg/kg 缓慢静脉注射，至少 2~3 分钟；如不见效，2~5 分钟后再重复 1 次，一旦见效则停药。复发者缓慢减至最小用量，每 30~60 分钟 1 次。能逆转阿托品类中毒引起的中枢神经系统及周围神经系统症状
四氯化碳、草酸盐	葡萄糖酸钙	10% 溶液 10~20ml 加等量的 5%~25% 葡萄糖溶液静脉滴注
氟化物	氯化钙	3% 溶液 10~20ml 加等量 5%~25% 葡萄糖溶液静脉缓慢注射

续表

中毒种类	有效解毒剂	剂量、用法
麻醉剂:阿片、吗啡、可待因、海洛因、哌替啶、美沙酮	纳洛酮	每次 0.01mg/kg,静脉注射,如无效增加至 0.1mg/kg,必要时每 2~3 分钟重复应用,直至抑制作用消失。可静脉滴注维持,5~20μg/(kg·h)
	烯丙吗啡	每次 0.1mg/kg,静脉、皮下或肌内注射,需要时隔 10~15 分钟再注射 1 次
苯二氮䓬类(地西泮类)	氟马西尼	每次 0.01mg/kg(最大量 0.2mg)缓慢静脉注射。需要时间隔 1 分钟重复给药,最大累积剂量 1mg
氯丙嗪(冬眠灵)	苯海拉明	每次 1~2mg/kg,口服或肌内注射,只对抗肌肉震颤
苯丙胺(安非他明)	氯丙嗪	每次 0.5~1mg/kg,肌内注射或静脉注射,q.6h.,若已用巴比妥类,剂量应减少
异烟肼中毒	维生素 B_6	剂量等于异烟肼用量
双苯杀鼠酮钠盐(敌鼠钠盐)	维生素 K_1	每次 10mg,每天 3 次,肌内注射,严重者可达每天 100~300mg
β- 受体阻滞剂钙通道阻滞剂降糖药	高血糖素	首剂 0.15mg/kg,静脉注射,最大剂量 10mg,后以 0.05~0.1mg/(kg·h)持续输注
对乙酰氨基酚	N-乙酰半胱氨酸	首剂 140mg/kg,每 4 小时 1 次直至 72 小时。如严重肝损害需延长用药至肝损害缓解
一氧化碳(煤气)肉毒中毒	氧气 抗肉毒血清	100% 氧气吸入,高压氧舱婴儿型一般不用。儿童 1 万 ~2 万 U 肌内注射或静脉滴注,不超过 0.8ml/kg,每天 2 次,视病情减量
高锰酸钾(氧化剂)	0.5% 维生素 C 溶液	口服及擦拭口腔黏膜,同时静脉注射维生素 C

➤ 附:急性中毒诊治原则流程图

出现以下情况应考虑中毒:
(1) 健康儿童突然发病;
(2) 多名儿童同时发病,且症状相似;
(3) 多器官受累而诊断不明确;
(4) 具有某种毒物中毒的特征性症状及体征;
(5) 发病前患儿曾有脱离家长视线的时段;
(6) 患儿有接触到药物及毒物的可能。

⬇

血、尿、便、呕吐物或胃液、可疑毒物残留物送检进行毒物鉴定

⬇

支持治疗:病情危重者首先评估生命体征是否平稳。需要特别关注呼吸困难、血流动力学紊乱、持续惊厥及昏迷、心律失常、严重电解质紊乱等,需要积极对症支持治疗

⬇

口服中毒者:洗胃、催吐、导泻、应用活性炭。
1. 强酸强碱性腐蚀类毒物中毒禁止洗胃,可用中和法处理。
2. 不推荐常规催吐,尤其6个月以下小婴儿、惊厥昏迷、镇静剂中毒、有严重心脏疾患、汽油中毒等。
3. 导泻可选择硫酸镁、硫酸钠或甘露醇,应用较少。
4. 活性炭吸附,1g/kg加水稀释后饲入胃中,以后每2~4小时应用0.5g/kg

接触中毒者:脱去被污染衣物,用25~33℃清水冲洗皮肤、毛发及指甲缝隙。不要用热水清洗以免血管扩张促进毒物吸收。
吸入中毒者:立即脱离现场,呼吸新鲜空气、保持呼吸道通畅,有缺氧症状时吸氧

⬇

促进毒物排除:
1. 利尿 静脉输入5%~10%葡萄糖溶液增加尿量促进排泄,然后应用利尿剂。最常用呋塞米,剂量1~2mg/kg,静脉缓注,或者20%甘露醇0.5~1g/kg静脉滴注。
2. 血液净化 依据毒物分子量、血浆蛋白结合率、腹膜条件、是否有急性肾损伤等情况选择适合的模式。对于中~重度中毒病情危重、无特效解毒药物且合并心、脑、肾等重要脏器损害的患儿,建议积极行血液净化治疗

⬇

特效解毒剂:尽早应用。见表18-1。

(王晓敏)

------- 参考文献 -------

1. 赵祥文,肖政辉. 儿科急诊医学. 5版. 北京:人民卫生出版社,2022.
2. 王卫平,孙锟,常立文. 儿科学. 9版. 北京:人民卫生出版社,2018:294-295.
3. 中国医师协会急诊医学分会,中国毒理学中毒与救治专业委员会. 急性中

毒诊断与治疗中国专家共识. 中华急诊医学杂志, 2016, 25(11): 1361-1375.

4. 儿童危重症连续性血液净化应用共识工作组. 连续性血液净化在儿童危重症应用的专家共识. 中华儿科杂志, 2021, 59(05): 352-360.

第二节 食 物 中 毒

食物中毒依据毒物性质分为细菌性、真菌性、植物性、动物性和化学性食物中毒。本节只介绍细菌性食物中毒。

细菌性食物中毒主要是食物在制作、储存过程中被细菌污染所致。病因分两种情况：①细菌在肠道中大量繁殖产生肠毒素或者内毒素；②细菌在肠道内大量繁殖引起的急性感染。常见细菌有沙门氏菌属、大肠埃希氏菌、变形杆菌、葡萄球菌、肉毒杆菌、副溶血弧菌等。

【临床表现】

首发症状以胃肠道症状为主，表现为呕吐、腹泻、腹痛等，常伴有发热，重症可出现脱水、休克、昏迷等。

1. 沙门氏菌 潜伏期 4~24 小时。病初即发热，可持续高热、腹泻，大便呈黄绿水便，也可黏液血便。

2. 大肠埃希氏菌 大肠埃希氏菌、变形杆菌和产气梭状芽胞杆菌等均是条件致病菌。潜伏期短，恶心、呕吐、腹痛较剧，大便为水样便，可含黏液，无便血。大肠埃希氏菌感染者大便有特殊腥臭味。

3. 葡萄球菌 主要由葡萄球菌(以金黄色葡萄球菌为主)产生的肠毒素引起，以肠道症状尤其是剧烈呕吐为特征，吐重于泻，发热不明显。恢复快。

4. 肉毒杆菌 多因食用罐头、腌肉、鱼、豆制品和蜂蜜等引起，小婴儿多因食用污染的奶粉所致。肉毒杆菌为厌氧的革兰氏阳性菌，产生外毒素可累及脑神经核、外周神经肌肉连接及自主神经末梢。中毒后胃肠道症状少，小婴儿可首先表现为便秘、腹胀，多无发热。神经系统症状更明显，首先出现头痛、头晕、无力，随后眼睑下垂、复视、斜视、瞳孔散大，可有失声、吞咽困难、拒乳等，严重时出现肌肉麻痹症状如呼吸困难、四肢对称性迟缓性瘫痪，可因呼吸衰竭死亡。潜伏期长达 12~48 小时甚至几天。

5. 副溶血性弧菌　由食用被该菌污染的海产品及盐腌食物引起。临床表现为发热、腹泻,大便为水样、洗肉水样或者脓血便,可引起脱水。

【诊断】

病史中有可疑不洁食物接触史,结合胃肠道症状为主的临床表现,诊断较容易,有多人同时发病者更易明确。根据大便细菌培养确定中毒细菌种类。肉毒杆菌中毒的小婴儿常因污染食物接触史隐匿而延迟诊断,需检测血或大便中毒素明确诊断。

【治疗】

1. 对症治疗　轻症经禁食、补液即可,重症患儿需要积极纠正脱水、酸碱失衡、电解质紊乱等,合并休克患儿需要按照脓毒性休克治疗原则抢救。

2. 抗感染治疗　中毒细菌种类未明确以前,可经验性应用阿莫西林、头孢菌素等。明确细菌种类后立即改为针对性治疗。如为大肠埃希氏菌中毒,可应用阿莫西林或第三代头孢菌素。肉毒杆菌中毒应尽早以 1∶4 000 高锰酸钾或 5% 碳酸氢钠溶液洗胃,因为肉毒杆菌毒素在碱性条件下易被破坏,在氧化剂作用下毒力可减弱。同时尽快注射多价抗肉毒血清 5 万 U,必要时 6 小时左右重复一次,每日 2 次。

➤ 附:食物中毒治疗流程图

常见细菌性食物中毒治疗流程图

对症治疗: 1. 轻症予禁食、补液。 2. 重症需要积极纠正脱水、酸碱失衡、电解质紊乱等。 3. 合并休克者,按照脓毒性休克治疗原则抢救,予积极液体复苏、血管活性药物、呼吸支持、营养支持等。

抗感染治疗: 1. 未明确致病菌前,可经验性应用阿莫西林、头孢菌素等。 2. 明确细菌种类后改为针对性治疗。 3. 肉毒杆菌中毒,应尽早以 1∶4 000 高锰酸钾或 5% 碳酸氢钠溶液洗胃,并尽快注射多价抗肉毒血清 5 万 U,必要时 6 小时左右重复 1 次,每日 2 次

(王晓敏)

参考文献

1. 国家卫生和计划生育委员会,国家食品药品监督管理总局.食品安全国家标准食品微生物学检验沙门氏菌检验:GB4789.4-2016.北京:中国标准出版社,2016.
2. 封志纯,祝益民,肖昕.实用儿童重症医学.北京:人民卫生出版社,2012.
3. 刘辉,任婧寰,伍雅婷,等.2018年全国食物中毒事件流行特征分析.中国食品卫生杂志,2022,34(1):147-153.

第三节　有毒植物中毒

　　可引起中毒的植物种类较多,如毒蕈、曼陀罗、白果、苍耳、蓖麻子、发芽马铃薯、棉籽、木薯和含氰苷果仁等,其中最常见的是毒蕈,其外观与香蕈相似,但含有剧毒,误食后病死率很高。本节只介绍毒蕈中毒。

　　蕈俗称蘑菇,种类繁多。目前已知的毒蕈约400多种,其外观与可食用蕈相似,易被误食。毒蕈含有多种毒素及成分,依据毒素结构和毒性将已知毒素分类为环形多肽、环丙-2-烯羧酸、2-氨基-4,5-己二烯酸、甲基肼化合物、丝膜菌毒素、毒蕈碱、裸盖菇素、异噁唑衍生物、胃肠刺激毒素等。

【临床分型】

　　目前毒蕈中毒尚无统一的分型标准,通常依据累及的主要器官损害及临床表现,将其分为以下7型:

　　1. 胃肠炎型　最常见。主要毒蕈有红菇属、乳菇属、牛肝菌属等。潜伏期一般10分钟~6小时,以消化道症状为主,如恶心、呕吐、腹痛、腹泻,可有头痛、无力。出现呕血、休克、昏迷等重症较少,致死率低,易恢复。

　　2. 急性肝损害型　是导致死亡最高的类型。多由鹅膏属野生菌引起。毒素作用于肝细胞核和内质网导致肝细胞坏死,同时对肾小管、血管内皮细胞、中枢神经系统等造成损害。病程大致分5期:①潜伏期:较长,多在进食后8~12小时出现症状。②胃肠炎期:以恶心、呕吐、腹痛为主,严重者可导致低血容量休克及严重酸碱失衡、电解质紊乱。持续24~36小时后逐渐减轻。③假愈期:虽然原有胃肠道症状好转,但肝损害已经开始,轻症可由此进入恢复期,重症仍持续进展或无假愈期。④内脏损害期:可累及肝、脑、心、肾等,以肝损害最严重,出现黄疸、出血、休克、少尿等症状,可迅速进展至急性肝衰竭,未有效治疗者多死于此期。⑤恢复期:轻症者一般2~3周后进入恢复期。

3. 急性肾损害型 常见类型之一。可见于欧式鹅膏、丝膜菌等,潜伏期多为 8~12 小时,以消化道症状首发,2~5 天后出现肌酐和尿素氮升高、少尿或无尿。有些毒蕈中毒于 4~20 天后出现迟发性肾衰竭。

4. 神经精神型 主要是由 4 类毒素引起,包括鹿花菌素、裸盖菇素、异噁唑衍生物、毒蝇碱。临床出现癫痫样抽搐、共济失调、幻觉、行为异常、昏迷等,可产生胆碱能神经毒性症状如心动过缓、多汗、流涎、气道分泌物增多等。

5. 溶血型 误食卷边桩菇、东方桩菇等引起。出现症状快,一般30 分钟 ~3 小时,首先出现消化道症状,1~2 天后很快出现急性贫血、酱油色尿等溶血症状,严重者可继发肝肾损害。

6. 横纹肌溶解型 以亚稀褶红菇和黄色马口菌中毒多见。潜伏期短,10 分钟 ~1 小时,在消化道症状后出现弥漫性肌肉疼痛、血肌酸肌酶和尿肌红蛋白急剧升高,通常伴有肝肾功能损伤。

7. 光过敏性皮炎型 此类型少见,毒蕈种类主要是胶陀螺和叶状耳盘菌。表现为日照部位出现皮炎、红肿、疼痛。潜伏期 1~2 天。

【治疗】

1. 排出毒物 可以洗胃、催吐、导泻或洗肠。洗胃液用 1 : 5 000 高锰酸钾、浓茶水、活性炭混合液或 1%~2% 碘酒 20 滴加水 5 000~10 000ml 洗胃(用以沉淀或氧化生物碱),洗胃后灌入活性炭,再注入硫酸钠或硫酸镁 20~30g 导泻。如中毒时间已超过 8 小时可用温盐水做高位结肠灌洗。同时静脉输注电解液促进毒物排泄,积极纠正脱水、酸中毒及电解质紊乱。

2. 阿托品 有毒蕈碱中毒症状者可用阿托品每次 0.03~0.05mg/kg,每 15~30 分钟注射一次,严重者可加大剂量,直到阿托品化(皮肤干燥、颜面潮红、心率增快、瞳孔扩大、分泌物减少等),然后逐渐将阿托品减量和延长时间。

3. 巯基解毒药物　对于引起肝损害的毒蕈如毒伞、白毒伞等应用阿托品无效,可用二巯基丁二酸钠或二巯基丙磺酸钠,它们通过与某些毒素结合,打断其硫醚键而保护体内含巯基酶的活力。即使在肝炎假愈期而无明显内脏损害表现时也应给予。

4. 糖皮质激素　适用于发生溶血、心脑肝等重要脏器严重损害和出血倾向者。

5. 脏器功能支持　重症患儿发生肝肾等器官功能衰竭时,可尽早应用血液净化治疗。依据毒蕈种类和受累器官不同可采取血液灌流、血浆置换、血液滤过及血液透析等不同模式。

6. 抗蕈毒血清　对于绿帽蕈、白毒伞等毒性强的毒蕈中毒,可酌情应用抗蕈毒血清肌内注射(注射前需做皮肤过敏试验)。

【预防】

加强宣传教育,切勿随意采食蕈类。

➤ **附:毒蕈中毒治疗流程图**

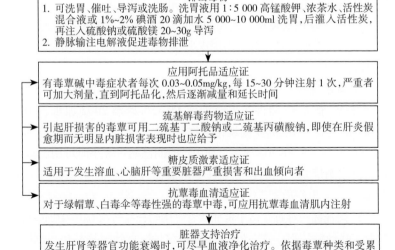

毒蕈中毒治疗流程图

排出毒物
1. 可洗胃、催吐、导泻或洗肠。洗胃液用 1∶5 000 高锰酸钾、浓茶水、活性炭混合液或 1%~2% 碘酒 20 滴加水 5 000~10 000ml 洗胃,后灌入活性炭,再注入硫酸钠或硫酸镁 20~30g 导泻
2. 静脉输注电解液促进毒物排泄

应用阿托品适应证
有毒蕈碱中毒症状者每次 0.03~0.05mg/kg,每 15~30 分钟注射 1 次,严重者可加大剂量,直到阿托品化,然后逐渐减量和延长时间

巯基解毒药物适应证
引起肝损害的毒蕈可用二巯基丁二酸钠或二巯基丙磺酸钠,即使在肝炎假愈期而无明显内脏损害表现时也应给予

糖皮质激素适应证
适用于发生溶血、心脑肝等重要脏器严重损害和出血倾向者

抗蕈毒血清适应证
对于绿帽蕈、白毒伞等毒性强的毒蕈中毒,可应用抗蕈毒血清肌内注射

脏器支持治疗
发生肝肾等器官功能衰竭时,可尽早血液净化治疗。依据毒蕈种类和受累器官不同可采取血液灌流、血浆置换、血液滤过及血液透析等不同模式

(王晓敏)

参考文献

1. 于学忠. 协和急诊医学. 北京:科学出版社,2011.
2. 中国医师协会急诊医师分会,中国急诊专科医联体,中国医师协会急救复苏和灾难医学专业委员会,等. 中国蘑菇中毒诊治临床专家共识. 中国急救医学,2019,39(8):717-725.
3. 周静,袁媛,郎楠,等. 中国大陆地区蘑菇中毒事件及危害分析. 中华急诊医学杂志,2016,25(6):724-728.

第四节 有毒动物中毒

儿童发生有毒动物中毒的常见原因包括被有毒动物蜇伤、咬伤及误食等。本节主要介绍蜂类蜇伤和食用有毒贝类。

一、蜂类蜇伤

很多蜂类如蜜蜂、黄蜂、大黄蜂、土蜂和狮蜂等,其腹部末端有与毒腺相连接的螯刺。蜜蜂蜇伤人后毒刺弃于刺伤处,有的蜂类(如黄蜂)蜇伤人后毒刺可继续反复使用。

不同种类的蜂所分泌的毒汁成分不同。黄蜂属的毒液成分主要有组胺、5-羟色胺、胡蜂激肽、磷脂酶 B 和透明质酸酶等。蜜蜂毒液则含蚁酸、组织多肽、蜂毒多肽、胆碱、色氨酸、类脂类、透明质酸酶、磷脂酶、硫酸镁和挥发油等。这些毒液除引起局部刺激外,还可引起溶血、出血、中枢神经系统损害和中毒性肝炎等,严重溶血时可导致急性肾衰竭。

【临床表现】

从轻微的皮肤反应到严重的过敏性休克及多脏器功能障碍均可出现。常出现四种毒性反应:局部反应、中毒反应、全身过敏反应、迟发型过敏反应。

1. 局部反应 局部反应是最常见的血管效应,通常症状较轻微。大部分患者仅有皮肤红肿、灼痛及水疱形成,少数可有蜇伤部位坏死,残留的蜂刺还可引起局部化脓。但如果刺伤舌、咽喉部,患者常出现喉水肿和窒息等上气道梗阻症状。如蜇伤眼睛可致视网膜炎、视神经脱髓鞘病变等,导致视力障碍甚至失明。

2. 中毒反应 中毒反应是机体各器官对毒液的反应,患者被群蜂(不包括黄蜂)或黄蜂蜇伤后可能出现中毒反应。可有胃肠道症状(恶心、呕吐、腹胀、腹泻等)、发热、头痛、头晕、烦躁不安,严重者肌肉痉挛、昏迷、休克、肺水肿、肝损害等,亦可出现横纹肌溶解和弥散性血管内凝血,危重者可导致呼吸衰竭和心搏骤停,于数小时至数日内死亡。

3. 全身过敏反应 全身过敏反应是 IgE 介导的超敏反应,其机制是肥大细胞和嗜碱性粒细胞释放炎症因子。一般症状较轻微,但严重者可致死亡。患者在蜇伤 10 分钟左右即出现症状,6 小时内出现全部过敏反应症状。初期典型反应是眼睛瘙痒、面部潮红、全身荨麻疹,然后快速进展为喉部水肿、喘憋、呼吸困难和休克等。死亡者主要是由于上气道梗阻和休克。

4. 迟发型过敏反应 一般在蜇伤 1~2 周出现症状,表现为发热、头痛、荨麻疹、精神萎靡和关节症状等。

【治疗】

1. 局部处理 有断刺时立即用镊子拔出,用火罐或用吸奶器吸出毒液,被蜇伤处可选用 3% 氨水、5%~10% 碳酸氢钠溶液或肥皂水清洗伤口。被黄蜂蜇伤时可用弱酸类溶液如食醋等涂抹伤口。如蜇伤在口咽部,可在患处以 0.5%~1% 麻黄碱、0.1% 肾上腺素喷涂。

2. 全身处理 主要治疗药物是肾上腺素,1∶1 000 肾上腺素 0.01mg/kg 皮下注射或者稀释 10 倍后静脉注射,无效时 15 分钟后可以重复给药。可以同时给予抗组胺类药物及糖皮质激素。气道梗阻时需要早期气管插管辅助通气,休克时需要积极液体复苏。重症患者并发急性肾衰竭或多器官功能障碍时应尽早给予血液净化治疗。

二、有毒贝类中毒

近年我国食用有毒贝类引起中毒的事件呈明显增加趋势。可造成中毒的贝类种类很多,如蛤贝、扇贝、蚌类、牡蛎、贻贝、织纹螺等。

贝类通过食用赤潮藻类摄入毒素,最常见、最具特征性的毒素是石房蛤毒素,它属于神经性毒素,通过阻断钠的传导来抑制神经肌肉传导,还可引起肝萎缩。

【临床表现】

1. 胃肠型　发病时间多在 12 小时内,可出现恶心、呕吐、腹痛、腹泻等症状,通常是自限性的,大多数患者 3~4 天内恢复。

2. 神经型　潜伏期短,食用几分钟至几小时发作,首先是口唇麻木,迅速进展至颈部和肢体麻痹,可出现肢体活动不协调、瘫痪、构音障碍、流涎、吞咽困难、眼球震颤、头痛、口渴等,严重者可因呼吸肌麻痹而死亡。

3. 肝型　潜伏期长短不等,从 12 小时 ~7 天,首先出现消化道症状,后出现急性肝衰竭表现,如出血、黄疸、肝性脑病等。

【治疗】

1. 促进贝类排出　食用 6 小时内均应催吐、洗胃。后予活性炭和导泻,并输液促进排出。

2. 保肝治疗　由于目前无法鉴定是何种贝类毒素,故均应予保肝治疗,密切监测肝功能变化,积极对症处理,必要时人工肝治疗。

3. 针对呼吸肌麻痹治疗　表现为神经型患者应住院观察至少 24 小时,以便动态评价是否有进展至呼吸衰竭的迹象。对于进展速度快的重症患者,积极机械通气可以挽救生命并预防缺氧性脑损伤。

➢ 附:有毒动物中毒治疗流程图

蜂类蜇伤治疗流程图

局部处理
1. 立即用镊子拔出断刺,用火罐或吸奶器吸出毒液。
2. 局部可用 3% 氨水、5%~10% 碳酸氢钠溶液或肥皂水清洗。
3. 被黄蜂蜇伤时可用弱酸类溶液如食醋等涂抹伤口。
4. 如蜇伤在口咽部,以 0.5%~1% 麻黄碱、0.1% 肾上腺素喷涂。

全身处理
1. 肾上腺素,1:1 000,0.01mg/kg 皮下注射或者稀释 10 倍后静脉注射,无效时 15 分钟后可重复。
2. 抗组胺类药物及糖皮质激素。
3. 气道梗阻时需要早期气管插管辅助通气。
4. 休克时需要积极液体复苏。
5. 并发急性肾衰竭或多器官功能障碍时尽早给予血液净化治疗。

```
┌──────────────────────────────────────────────────────────┐
│                    贝类中毒治疗流程图                         │
└──────────────────────────────────────────────────────────┘
                            ↓
┌──────────────────────────────────────────────────────────┐
│ 促进贝类排出,食用 6 小时内均应催吐、洗胃,后予活性炭和导泻,并输液促进排出 │
└──────────────────────────────────────────────────────────┘
                            ↓
┌──────────────────────────────────────────────────────────┐
│ 保肝治疗,所有患者均应予保肝治疗,积极对症处理,必要时进行人工肝治疗       │
└──────────────────────────────────────────────────────────┘
                            ↓
┌──────────────────────────────────────────────────────────┐
│ 针对呼吸肌麻痹治疗,对于进展速度快的重症患者需动态评价呼吸状况,并积极机械   │
│ 通气治疗,预防缺氧性脑损伤                                       │
└──────────────────────────────────────────────────────────┘
```

(王晓敏)

————— 参考文献 —————

1. ROBERT W.Schatemeye,Miton Tenenbain,Charles G. Madas,et al. 斯特兰奇儿科急诊学. 封志纯,许峰,肖政辉,主译. 北京:科学出版社,2019.
2. 姚蓉. 四川省蜂蜇伤规范化诊治专家共识. 华西医学,2013,28(9).
3. LI L,BO W,CHEN H,et al. Hemoperfusion plus continuous veno-venous hemofiltration in the treatment of patients with multiple organ failure after wasp stings.Int J Artif Organs,2020,43(3):143-149.
4. 岳立达,雷苏文. 贝类毒素食物中毒研究综述. 中国公共卫生管理. 2021,37(5):689-691.

第五节 吸入气体中毒

【概述】

一氧化碳中毒(carbon monoxide poisoning)是儿童最常见的气体中毒形式之一,俗称煤气中毒。大量吸入的一氧化碳(CO)气体与血红蛋白结合形成稳定的碳氧血红蛋白(COHb),使血红蛋白丧失携氧能力并抑制氧合血红蛋白(O_2Hb)的分解,进而影响组织细胞供氧。吸入的 CO 还可以与含铁的组织呼吸酶结合,致使组织缺氧,重度中毒会造成严重的循环及神经系统障碍,危及生命。

1. 病因 生活中常见 CO 中毒原因是燃烧相关性烟雾吸入,由于含碳物质不充分燃烧产生大量 CO,如各种燃炉、取暖设备(煤、煤油、木柴等为燃料),若室内通风不良或烟囱设计不合理,可使空气中 CO 浓度升高引起中毒。火灾时的烟雾吸入及机动车尾气高浓度吸入是室外 CO 中毒的常见原因。

2. 发病机制

(1) 降低氧转运能力:CO 可跨过肺毛细血管膜迅速弥散,并以约为氧气 240 倍的亲和力与血红素中含铁的部分结合,随之发生的变构性变化从而削弱了血红蛋白上其他 3 个氧结合位点释放氧至外周组织的能力,导致氧合血红蛋白解离曲线的变形和左移,加重组织氧输送损害。

(2) 干扰外周氧利用:10%~15% 的 CO 在血管外,并与一些分子结合,如肌红蛋白、细胞色素等,导致线粒体水平的氧化磷酸化受损,可引起心肌顿抑,CO 还可使细胞色素氧化酶失活,从而干扰外周氧的利用。

(3) 迟发性神经系统后遗症(delyed neurologic sequelae,DNS):DNS 的机制尚不完全清楚,可能涉及由黄嘌呤氧化酶产生的有毒活性氧引起的脂质过氧化反应。在 CO 暴露的恢复过程中,类似于缺血-再灌注的事件和高氧暴露可能加重初期的氧化损伤。

【临床表现】

1. 症状和体征 CO 中毒的临床表现非常多变且主要为非特异性。轻度 CO 中毒(血中 COHb 浓度为 10%~30%)或中度 CO 中毒(血中 COHb 浓度为 30%~40%)患者通常表现为全身症状,包括头痛(最常见的主诉症状)、不适、恶心及头晕,并可能被误诊为急性病毒性综合征。除了当前症状外,临床医生还应特别询问患者和/或目击者患者是否有意识丧失的情况。

在没有并发创伤或烧伤的情况下,CO 中毒的体格检查发现通常仅限于精神状态的改变,因此仔细进行神经系统检查非常重要。症状轻的患者表现为轻度意识模糊、重则表现为昏迷,容易与其他中毒相混淆。尽管一些教科书认为嘴唇和皮肤出现"樱桃红"提示 CO 中毒,但该表现并不敏感。重度 CO 中毒(血中 COHb 浓度为 >40%)可引起神经系统症状,如癫痫发作、晕厥或昏迷,还可引起心血管和代谢表现,如心肌缺血、室性心律失常、肺水肿、脑水肿和严重的乳酸酸中毒。

年幼儿童 CO 中毒的征象可能更细微且更不具特异性。易激怒和喂养困难可能为婴儿 CO 中毒后的唯一表现。由于具有较高的氧利用和分钟通气量,年幼儿童可能比同样暴露程度的年龄较大儿童和成人(如居住在有燃炉故障的同一间房屋内的家人)更早出现 CO 中毒的症状和体征。

2. 心肌损伤　急性心肌损伤常见于 CO 中毒患者,且与远期死亡率增加相关,一项纳入 230 例患者的回顾性研究显示,中度或重度 CO 中毒患者中 1/3 患者存在心肌缺血的表现,即特征性心电图改变或血清心肌生物标志物升高,随访发现心肌损伤者的死亡率是 CO 中毒但没有心肌损伤证据患者的 2 倍多。

3. 迟发性神经精神综合征　多达 40% 的显著 CO 暴露患者中,在已恢复后的 3~240 天可出现 DNS 综合征,表现为不同程度的认知缺陷、人格改变、运动障碍及局灶性神经功能缺陷,通常发生在 CO 中毒后 20 天内,缺陷可能持续 1 年或更久。DNS 的发生与 COHb 水平相关性较低,但大多数病例存在急性中毒期意识丧失。DNS 在儿童中的发病率介于 3%~17%,低于成人发病率。

【诊断及鉴别诊断】

CO 中毒的诊断依据主要是存在相符合的病史和体格检查结果,并且一氧化碳血气分析仪测得动脉血气样本中 COHb 水平升高,标准脉搏血氧测定(SpO_2)无法区分氧合血红蛋白和 COHb。具有提示意义的病史对怀疑急性 CO 中毒有帮助,而对于慢性 CO 中毒则比较困难。在基线状态下,非吸烟者的 COHb 最高达到 3%,而吸烟者的水平可能为 10%~15%,若 COHb 水平分别高于以上水平则可考虑 CO 中毒。COHb 测定对于确定 CO 暴露很重要,但其水平并不严格与中毒程度相关,并且不能预测 DNS。应根据患儿的症状和体征选择治疗方法而不是 COHb 水平。

突然出现昏迷、晕厥、胸痛、头痛的患者,如合并有呼吸困难、恶心等症状,要常规与 CO 中毒鉴别,重视询问病史,追问周围人有无不适反应。

【治疗】

CO 几乎只能通过氧气竞争性结合血红蛋白而经由肺循环去除。因此,处理 CO 中毒患者时最重要的措施是立即脱离一氧化碳源,并通过面罩呼吸高流量氧气。对于疑似 CO 中毒患者,若医院不能进行 COHb 测定,则应通过非再呼吸面罩呼吸 100% 氧气进行治疗。对于昏迷或精神状态严重受损的患者,应立即气管插管并使用 100% 氧气进行机械通气。对于吸入烟雾后发生 CO 中毒的患者,应考虑可能同时存在氰化物中毒,因其可进一步损害组织的氧气利用并加重细胞缺氧。大多数患者可以在急诊科进行处理,因为大多数症状经吸入高流量氧后可消退。症状未消退、有心电图或实验室检查证据显示重度中毒的患者(如存在酸血症、心电图示缺血性变化、持续性胸痛或神志改变)应住院给予持续治疗和高压氧治疗。

如果使用高压氧(hyperbaric oxygen,HBO)治疗,则尽早开始的获益最大,理想的治疗时间是在中毒后 6 小时内。一般建议在下列情况下使用 HBO 治疗:COHb 浓度 >25%、意识丧失、重度代谢性酸中毒(pH<7.1)、有器官缺血的证据(如心电图变化、胸痛或神志改变)。对于所有被选择进行 HBO 治疗的患者,应尽快在 2.5~3.0 个大气压下进行至少 1 次治疗,以扭转 CO 中毒的急性效应。不符合 HBO 治疗指征的患者,应进行高流量吸氧,直至 COHb 浓度低于 5%。

对于年幼儿童使用 HBO 时,必须注意:患儿是否有活动性中耳炎或者无法平衡中耳压力,如果存在需要耳科协助处理;婴儿进行 HBO 时必须注意保暖;应通过胸部影像学检查排除先天性畸形如可能导致气胸的大叶性肺气肿;对未缓解的导管依赖性先天性心脏病患儿行 HBO 治疗时应谨慎,因为氧气可能促使导管关闭。

对于出现抽搐、肺水肿、脑水肿、心肌损伤等脏器损伤的患者应给予相应的对症处理及器官功能支持,如止抽、改善代谢、脑保护、维持血糖离子内环境稳定、液体管理等,以保证患者生命体征平稳,保护脏器,减少并发症及后遗症。

➤ 附:CO 中毒诊治流程图

可疑 CO 中毒的病史(如燃烧相关性烟雾吸入、有群体暴露及发病史)

↓

通过病史鉴别并排除症状及体征相似的其他疾病(如感染等)

↓

有条件的情况下检测动脉血气样本中 COHb 水平,或结合临床表现分为轻、中、重度,临床表现缺乏特异性,神经、心肌损伤多常见

↓

迅速脱离 CO 源,尽早给予高浓度氧吸入(面罩)及高压氧治疗,年幼儿童注意保暖及禁忌证

给予相应的对症处理及器官功能支持,如止抽、保持气道通畅、改善代谢、脑保护、维持血糖离子内环境稳定、液体管理等

(杨　妮)

参考文献

1. CHENOWETH JA, ALBERTSON TE, GREER MR. Carbon Monoxide Poisoning. Crit Care Clin, 2021, 37(3):657-672.

2. 朱婉秋,张奕,高宇,等. 重度急性一氧化碳中毒迟发性脑病的临床特点及危险因素. 中华航海医学与高气压医学杂志,2021,28(3):309-314.

3. MATTIUZZI C, LIPPI G. Worldwide epidemiology of carbon monoxide poisoning. Hum Exp Toxicol, 2020, 39(4):387-392.

4. JIMÉNEZ FÀBREGA FX, MARTÍNEZ SÁNCHEZ L, SOLÀ MUÑOZ S, et al. Carbon monoxide poisoning in children: It should be measured to be improved. Arch Pediatr, 2020, 27(3):170-171.

5. MACNOW TE, WALTZMAN ML. Carbon Monoxide Poisoning In Children: Diagnosis And Management In The Emergency Department. Pediatr Emerg Med Pract, 2016, 13(9):1-24.

第六节　急性有机溶剂中毒

【概述】

有机溶剂是一大类在生活和生产中广泛应用的有机化合物,分子量不大,常温下呈液态。有机溶剂包括多类物质,脂肪烃类、胺类、烷烃、脂环烃类、酯类、芳香烃类、醇类、卤代烃类、酮类、醛类、醚类等,多数对人体有一定毒性,儿童常因意外接触摄入后常引发急性中毒。

1. **病因**　有机溶剂常温下多为液体,儿童因好奇心强而出现误服是最常见的原因,其次儿童所处环境中的有机溶剂被打翻或挥发性气体吸入也是常见的中毒原因。生活中较常见的导致急性中毒的有机溶剂如指甲油修复液、辛那水、松香水、汽油、柴油、缝纫机油、松节油、液体蚊香、有机酸清洗剂、空调涂料、空调清洗剂、除胶剂等。

2. **发病机制**　有机溶剂成分复杂,其毒性主要取决于每种组成成分的占比及其理化性质,有机溶剂多具有挥发性,挥发性高的有机溶剂对呼吸道均有一定的刺激作用,高浓度的醇、酮和醛类还会使蛋白变性。通常情况下溶解度高、刺激性强的溶剂对上呼吸道刺激明显,如甲醛类;而极端高浓度有机溶剂还会对下呼吸道肺泡造成损伤,形成急性肺水肿及慢性支气管炎。有机溶剂多数还具有可溶性(脂溶性、水溶性),富含脂肪的组织更容易吸收,如皮下脂肪、肝脏和神经系统,进而造成中枢神经系统的抑制及相应的脏器损伤。

【临床表现】

1. **皮肤损伤**　有机溶剂使皮肤脱脂或使脂质溶解而成为原发性皮肤刺激物,典型溶剂皮炎具有急性刺激性皮炎的特征,如红肿、水肿,亦可见慢性裂纹性湿疹。

2. **呼吸系统损伤**　有机溶剂中某些成分低黏度和高挥发性的特性使其更易被吸入,在进入气管和支气管后对呼吸道上皮、肺泡和肺毛细血管产生直接损伤;进入肺泡腔的脂类物质可引起外源性类脂性肺炎,形成肺实质和/或肺间质性炎症。临床上可表现为咳嗽、气促、发热、发绀伴低氧血症、喘息、肺出血等症状,极少数会发展成急性呼吸窘迫综合征。多数患儿在摄入后短时间内即可出现上述症状,患儿在化学性肺炎过程中可能会继发细菌或病毒感染,延长肺炎病程。肺炎临床表现与胸部 X 线片相关性较差,有的患者临床表现不明显但肺部影像学已非常明显,故应尽早进行肺部影像学评估,肺部影像学可有多种表现,常见的如双肺渗出、实变,其他征象包括肺囊泡改变、过度通气、磨玻璃样改变、小结节形成及胸腔积液等。

3. 神经系统损伤　急性有机溶剂中毒后可短时间出现神经系统症状,常见如意识障碍、抽搐、眼球震颤等表现,抽搐严重者可出现呼吸心搏骤停,患儿还可表现出锥体束征,如病理征阳性及肌张力增高,个别患儿可出现共济失调、精神行为异常等表现。

4. 消化系统损伤　消化道黏膜与有机溶剂直接接触刺激后可能会导致化学烧伤,出现口腔咽喉损伤、胸腹部灼痛、呕吐、腹泻,重者甚至胃穿孔,某些氯代烃有机溶剂易造成肝损伤,肝功能化验可见转氨酶明显升高。

5. 循环系统损害　在急性中毒中较为少见,主要表现有早期心脏电活动异常,特别是卤代烃中毒会增加心肌对儿茶酚胺类的敏感性产生非灌注节律,完善心电图可出现室性心律失常,特别是暴露早期,应注意监测及时处理。

【诊断】

诊断有机溶剂急性中毒难度不大,结合明确的有机溶剂接触史,根据黏膜损伤、咳嗽、呕吐、腹痛、腹泻、抽搐、嗜睡、意识不清等临床表现以及相关异常辅助检查结果,即可明确诊断。最重要在于了解中毒物质成分,保证中毒后生命体征稳定,减轻远期系统损害。

【治疗】

有机溶剂中毒一般无特效解毒剂,中毒后应该第一时间明确中毒的溶剂种类及成分,尽早进行毒物清除,保护脏器,对症治疗。

1. 促进毒物清除,减少吸收　有机溶剂大多经消化道吸收较少,尤其是烃类,且肺毒性远高于肠毒性,故一般不建议催吐以免引起误吸加重肺损伤。建议用洗胃、导泻、利尿的方式清除毒物,促进代谢减少毒物吸收,一般可用温盐水或温水洗胃,如汽油、机油、柴油类中毒使用食用油洗胃效果更好,对于有强腐蚀性的溶剂如有机酸类中毒,则不采取洗胃方式,应用蛋清或牛奶。

2. 器官功能支持

(1) 呼吸系统:有机溶剂挥发及吸入会造成化学性肺损伤,甚至出现 ARDS,治疗上可给予吸氧等呼吸支持,呼吸衰竭患儿应积极采取机械通气,部分患儿中毒后期会继发细菌或病毒感染,导致肺部症状加重,应积极使用广谱抗生素或抗病毒药抗感染治疗,针对间质肺炎可采用小剂量激素抑制炎症反应、大剂量沐舒坦减轻氧化性肺损伤。急性外源性类脂性肺炎,主要是对症支持治疗,早期积极的支气管肺泡灌洗对于清除油脂、减少炎性细胞浸润、预防肺纤维化可能有意义。

(2) 神经系统:有机溶剂中毒后会出现嗜睡、意识不清甚至抽搐的表现,对症处理包括积极降颅压减轻脑水肿,镇静止抽,脑保护策略,对于中枢性呼吸衰竭的患儿积极给予机械通气。可适当应用维生素 C 减少自由基积蓄,减少氧化性损伤。

(3) 消化系统:若出现消化道灼伤或黏膜溃疡,可以给予黏膜保护剂、禁食、抑酸药等对症治疗,为防止消化道粘连可留置胃管,要注意消化道穿孔的表现,如呕吐、腹痛、腹胀等,及时外科处理。

(4) 循环系统:少数有机溶剂可能会造成心律失常,给予相应的抗心律失常治疗,防止恶性心律失常的出现,维持血流动力学稳定,营养心肌对症治疗。

➢ 附:有机溶剂中毒诊治流程图

有机溶剂接触史(如汽油、缝纫机油、松节油、液体蚊香等)

尽量明确有机溶剂的成分

常见临床表现:皮肤损伤、呼吸系统损伤、神经系统损伤、消化道黏膜损伤、心律失常等

清除毒物减少吸收:不建议催吐、温盐水/食用油洗胃或蛋清牛奶口服(腐蚀性溶剂)	器官功能支持: ● 呼吸系统:呼吸支持及化学性肺炎的治疗 ● 神经系统:镇静止抽降颅压 ● 消化系统:黏膜保护、抑酸、防粘连及穿孔 ● 循环系统:抗心律失常

(杨 妮)

参考文献

1. 彭俊争,童志杰,曾森强,等.儿童急性外源性类脂性肺炎的临床特征及随访研究.中华实用儿科临床杂志,2020,35(6):458-461.

2. BRAUNER C,JOVELEVITHS D,ÁLVARES-DA-SILVA MR,et al. Exposure to organic solvents and hepatotoxicity. J Environ Sci Health A Tox Hazard Subst Environ Eng,2020,55(10):1173-1178.

3. 邱茂青,梁复欣.白电油中毒60例临床病例分析.临床急诊杂志,2019,20(2):159-161.

4. 李继如,王丽杰,关文贺,等.口服氯氟醚菊酯中毒一例并文献复习.中国小儿急救医学,2019,26(7):558-560.

5. 耿立坚,李性天,吴国明,等.甲醛中毒及其诊治.中国药师,2006,9(8):767-769.

第七节　农药中毒

农药在农业生产中的应用很广泛,农药中毒的途径可为食入、吸入或经皮肤吸收。小儿农药中毒多为误食农药或被农药污染的食物,或家庭使用灭蚊、蝇剂等被小儿吸入,在喷洒过农药的田地玩耍时吸入,母亲接触农药后未认真洗手或未换衣服而给婴儿哺乳等情况。

农药的种类很多,如杀虫剂,包括有机磷农药、有机氯农药、有机氮农药、氨基甲酸酯类农药、有机汞农药、有机硫农药、除虫菊酯类农药和有机氟农药等;除草剂,包括敌草快等。本节只阐述有机磷农药和敌草快。

一、有机磷农药中毒

我国常用的有机磷农药有对硫磷(1605)、内吸磷(1054)、甲拌磷(3911)、敌百虫、乐果、硫特普、敌敌畏和马拉硫磷等。当有机磷进入机体后与胆碱酯酶结合,形成磷酰化胆碱酯酶而失去水解乙酰胆碱的能力,造成体内乙酰胆碱大量蓄积,并抑制仅有的胆碱酯酶活力,使胆碱能神经过度兴奋,引起生理功能紊乱,最后转入抑制和衰竭。

【临床表现】

急性中毒多在 12 小时内发病,大量食入或吸入浓度高的毒物可在 3~5 分钟内出现症状,皮肤接触中毒发病时间较为缓慢,但症状严重。

1. 副交感神经和分布于汗腺的交感神经节后纤维的胆碱能受体兴奋,表现为腺体分泌增加,可见大汗、流涎和支气管分泌增多,肺部干湿啰音、呼吸困难、肺水肿、瞳孔缩小;胃肠平滑肌兴奋引起恶心、呕吐、腹泻、腹痛;心血管系统受抑制时心率减慢、血压下降。这些表现称为毒蕈碱样症状(M 样症状)。

2. 运动神经肌肉连接点胆碱能受体兴奋,表现肌肉纤维颤动或抽搐,晚期肌肉麻痹、反射消失。交感神经节前纤维和支配肾上腺髓质的交感神经胆碱能受体兴奋,可见血压上升、心率加快、体温升高等症状,称为烟碱样症状(N 样症状)。

3. 中枢神经细胞突触间胆碱能受体兴奋,早期有头晕、头痛、嗜睡,以后出现语言障碍、神志不清、惊厥和脑水肿。

【诊断】

1. 确定或可疑食入、吸入或接触有机磷农药史。

2. 有典型的临床表现,其中以大汗、流涎、肌束震颤、瞳孔缩小和血压升高为主要表现。

3. 呼出气、呕吐物或体表可有蒜臭味。皮肤接触农药吸收致中毒者可有皮肤红斑、水疱。

4. 实验室检查 ①胆碱酯酶活性 <80%,即有诊断意义;②有机磷化合物的检测。将患儿的呕吐物或初次提取的胃内容物,以及呼吸道分泌物、尿液、被污染皮肤的冲洗液、衣服做有机磷分析,证明有机磷化合物的存在,有诊断意义。

5. 试验性治疗 对于临床可疑但又不能确诊的患儿,经注射常规剂量阿托品后,若未出现阿托品化现象(颜面潮红、瞳孔散大、心动过速及口鼻干燥等),提示有机磷中毒,如给常规剂量阿托品出现阿托品现象表明非有机磷中毒,或仅为轻度中毒。

【鉴别诊断】

对不典型病例或病史不清楚者应注意排除其他疾病,如食物中毒、毒蕈中毒、脑炎、中毒性痢疾、胃肠炎和药物中毒等。

【治疗】

1. 口服中毒者,尽早洗胃,即使中毒已超过 12 小时,仍应洗胃,以清除胃内残留毒物。最好用 0.9% 盐水洗胃。洗胃溶液的温度以 32~38℃为宜。

2. 接触及吸入中毒者,立即使患儿脱离中毒现场,迅速去除被污染的衣物、鞋袜等,用肥皂水或 2%~5% 碳酸氢钠(敌百虫中毒则用清水或生理盐水)彻底清洗皮肤等被污染部位,特别注意头发、指甲等体外潜藏的毒物。如眼睛被污染,用 1% 碳酸氢钠或生理盐水冲洗,至少 10 分钟,然后滴入 1% 阿托品溶液 1 滴。

3. 尽快应用解毒剂　一类是胆碱能神经抑制剂,即阿托品类;一类是胆碱酯酶复能剂,常用的有碘解磷定、氯磷定及双复磷。

(1) 阿托品:阿托品可拮抗乙酰胆碱的毒蕈碱样作用,以达到和维持"阿托品化"为度(即瞳孔散大不再缩小、颜面潮红,皮肤干燥,心率增快、肺部啰音减少或消失,意识障碍减轻,有轻度躁动等)。故应早期、足量用药。用法如下:

1) 轻度中毒:阿托品每次 0.02~0.03mg/kg,静脉注射,每 2~4 小时重复一次,至症状消失为止。

2) 中度中毒:阿托品每次 0.03~0.05mg/kg,静脉注射,根据病情 30~60 分钟重复一次,阿托品化后,逐渐减少药物剂量即延长给药时间。

3) 重度中毒:阿托品每次 0.05~0.1mg/kg,静脉注射,特别危重患者,首次可用 0.1~0.2mg/kg,静脉注射,以后改为每次 0.05~0.1mg/kg,10~20 分钟一次,必要时 5 分钟一次。至瞳孔开始散大,肺水肿消退后,改为每次 0.02~0.03mg/kg,15~30 分钟一次,直至意识开始恢复,改为 0.01~0.02mg/kg,30~60 分钟一次。

一般达阿托品化后,仍需维持用药 1~3 天,以后逐渐减少剂量及延长给药间隔时间。

（2）常用胆碱酯酶复能剂：碘解磷定、氯磷定和双复磷。在急性中毒后早期的 2 小时内可视为"黄金"时间，用足量复能剂既可减少阿托品用量，又可有效地预防呼吸肌麻痹的发生。

1）碘解磷定：轻度中毒：每次 10~15mg/kg；中度中毒：每次 15~30mg/kg；重度中毒：每次 30mg/kg。用 5%~10% 的葡萄糖稀释成 2.5% 的溶液，静脉缓慢注射或静脉滴注。严重患者可于 2~4 小时后重复，病情好转后逐渐减量并延长用药间隔时间。如症状无好转，可于 0.5~1 小时后重复一次，剂量减半或 20mg/kg，以后视病情需要，可每 2~4 小时一次。

2）氯磷定：现国内推荐使用的复能剂为氯磷定，水溶性好，发挥作用时间快，疗效高，副作用小。剂量按轻、中、重度中毒，首次量分别为 0~15mg/kg、15~30mg/kg、30mg/kg，一般肌内注射给药，1~2 分钟开始显效，半衰期 1.0~1.5 小时，根据患儿胆碱酯酶活力、肌颤，可间隔 0.5~2.0 小时重复一次。直到症状消失。

4. 血液净化治疗　包括血液灌流、血浆置换和全血交换等。

5. 对症治疗　保持呼吸道通畅，及时清除呼吸道、口腔分泌物，必要时吸氧。有呼吸衰竭时应用人工呼吸机。纠正水和电解质紊乱。

【预防】

1. 加强农药管理，专人管理。家中存放应妥善安置，防止孩子拿到。

2. 禁止用剧毒类农药灭蚊蝇、虱子。

3. 哺乳期妇女不要接触农药。

4. 禁用农药的包装袋放置粮食或食物。

5. 禁食被农药毒死的牲畜或家禽。

二、敌草快中毒

敌草快（diquat，DQ）是一种非选择性速效灭生性除草剂，与百草枯（paraquat，PQ）同属联吡啶类化合物。敌草快化学名为 1,1'-亚乙基-2,2'-联吡啶。我国目前市售多为 20%（质量/体积）溶液。敌草快可通过消化道、呼吸道、眼或皮肤黏膜途径吸收。

【中毒机制】

敌草快中毒的主要毒理机制是通过还原-氧化过程在细胞内产生活性氧（reactive oxygen species，ROS）和活性氮（reactive nitrogen species，RNS），导致氧化应激，进而导致细胞功能障碍。另外，敌草快中毒死亡患者有相似的神经系统病变：包括轴突变性和脑桥髓鞘溶解，考虑其可引起神经变性。

【临床表现】

1. 全身毒性　经口摄入大量［200~300ml（含 40~60g）］敌草快会导致消化道广泛溃疡甚至出血，吸收后快速分布到全身各组织器官，引起以肾、肝为主的多脏器功能障碍。

2. 消化道　消化道症状是早期最突出的临床表现。腐蚀性损害包括口腔灼痛、溃疡、黏膜水肿，食管损伤、恶心、呕吐、腹痛、腹泻等。1~4 天内可出现麻痹性肠梗阻。

3. 肾脏　肾脏是敌草快吸收后主要排泄器官，也是损伤的主要靶器官。肾损害严重程度可从单纯蛋白尿到急性肾衰竭。

4. 肝脏　敌草快可致肝损伤，表现为转氨酶、乳酸脱氢酶、碱性磷酸酶以及胆红素等的升高。

5. 中枢神经系统　敌草快对中枢神经细胞具有毒性作用，中枢神经系统症状相对常见，表现为头晕、嗜睡、抽搐、昏迷，也可表现为兴奋、烦躁不安及定向力障碍，部分患者影像学可有脑水肿、脑干梗死或出血。

6. 呼吸系统　敌草快造成的肺内渗出性病变程度轻；而气道内直接给药时，敌草快要达到百草枯剂量的 16 倍才能导致程度相近的肺损伤。

7. 血液系统　早期可出现白细胞总数显著增加、中性粒细胞增多。

8. 局部损伤　皮肤接触后产生局部腐蚀性损伤，眼部接触可出现结膜充血水肿、水疱形成、眼睑炎表现。

【诊断】

根据短期接触到较大剂量或高浓度的敌草快病史，出现急性肾损伤为主,严重者伴有心脏、中枢神经系统、肝脏等多器官损害的临床表现,参考血液或尿液中敌草快含量的测定,排除其他原因所致的类似疾病后,可作出诊断。

辅助检查:①精准毒物检测和快速毒物检测,快速半定量技术建议留取尿液标本,毒物定量检测应采用血浆样本;②三大常规、血生化、凝血功能、心肌损伤标志物、脑钠肽、心电图、超声心动、胸腹 CT 及颅脑磁共振。

【治疗】

1. 现场急救及一般治疗　包括洗胃、吸附。建议尽早洗胃,对于胃排空障碍及摄入量大者,6 小时仍考虑洗胃。吸附剂多采用蒙脱石和活性炭,减少毒物的吸收。对于局部接触者,应尽快脱去被污染的衣物,立即用清水冲洗被污染的部位,并尽快就医。

2. 积极开展早期血液灌流 +CRRT　KDIGO 指南建议在肾功能下降至急性肾损伤(AKI)分级 1 级血清肌酐达基础值 1.5~1.9 倍或上升≥0.3mg/dl(≥26.5μmol/L)尿量 <0.5ml/(kg·h)持续 6~12 小时开始肾脏替代治疗。

3. ECMO　对于难以纠正的循环和/或呼吸衰竭为主要表现的敌草快中毒患者,可考虑尝试 ECMO 治疗。

4. 呼吸支持　氧气可能促进敌草快致氧化应激的损害加重,因此不推荐积极主动的氧疗。但当患者出现低氧血症时,可成为氧疗指征,必要时考虑人工气道、机械通气治疗。

5. 对症治疗　早期胃肠营养给予流质饮食,确保大便通畅。胃黏膜保护、肝功能保护、维持水电解质平衡等。

6. 其他　糖皮质激素、免疫抑制剂、中医药治疗等。

【预后】

摄入敌草快的剂量是影响其预后的关键。如敌草快阳离子摄入量 <1g 时预后较好;而摄入量 >12g,多在 48 小时内死亡;摄入量 1~12g,主要表现为多器官功能障碍,尤以急性肾衰竭最常见。意识障碍抽搐、肾衰竭、心力衰竭和肌溶解称为"致死四联症",病情恶化进展以小时计。

【预防】

加强除草剂的管理,建立监管机制,禁止青少年购买。家中的除草剂应妥善放置于孩子接触不到的地方。

（张　慧）

参考文献

1. 王顺年.实用急性中毒救治手册.北京:人民军医出版社,2012.
2. 刘大为,杨荣利,陈秀凯.重症血液净化.北京:人民卫生出版社,2017.
3. 王顺年.实用急性中毒救治手册.北京:人民军医出版社,2012.
4. 急性敌草快中毒诊断与治疗专家共识组.急性敌草快中毒诊断与治疗专家共识.中华急诊医学杂志,2020,29(10):1282-1289.

第八节　金属和类金属中毒

金属和类金属毒物指金属或类金属元素本身即其盐,与侵入途径及剂量有关。大剂量、短时间接触毒物可引起急性中毒,长期接触可发生慢性中毒。引起金属和类金属中毒的有铅中毒、汞中毒、钡中毒、铊中毒和砷中毒等。本节只涉及急性铅中毒和汞中毒。

一、急性铅中毒

小儿急性铅中毒大多经消化道摄入引起,如婴儿吸吮舔食母亲面部含有铅质的化妆品,抚弄妈妈染发后的头发、食入含铅器皿内煮放的酸性食物,饮服被铅污染的水和食物,食入含铅爆米花,误食过量含铅药物(某些中药含铅),及吸入含铅气体等。

【原理】

铅进入体内主要抑制细胞内巯基的酶的活性,使细胞代谢障碍和结构受损。对红细胞有直接破坏作用,导致溶血;抑制巯基酸,干扰自主神经或直接作用于血管平滑肌,引起血管痉挛,内脏缺血,出现铅容,腹绞痛,干扰脑的代谢,引起中毒性脑病;阻碍肌肉内磷酸肌酸的合成,引起铅麻痹。

【临床表现】

1. 一般表现　表现口内有金属味、流涎、恶心、呕吐、呕吐物常有白色块状物(为氯化铅)、腹痛、腹胀、出汗、烦躁、拒食、排黑便(含硫化铅)、肝大、肝功能受损和轻度黄疸等。

2. 腹绞痛　发作时面色苍白、焦虑不安、出冷汗、躯体呈蜷曲状,在重症铅中毒时常见。

3. 贫血和铅容　可发生贫血和面色苍灰,伴心悸、气促、乏力等。

4. 铅中毒麻痹　表现为运动和感觉障碍,四肢麻木和肢体远端出现腕垂、踝垂症,指/趾麻木则为较大患儿常诉的症状。有时可见肢体瘫痪、伸肌无力,小腿和前臂沉重感,肌肉疼痛,常为肢体闪电样疼痛。

5. 中毒性脑病　有神经衰弱综合征,突然出现顽固呕吐、头痛、躁狂、惊厥和昏迷,可伴高血压和视神经乳头水肿等。

【诊断要点】

主要依据铅接触病史和具有上述典型的临床表现。

实验室检测:血铅升高、尿铅升高,血中点彩红细胞增高。尿中氨基乙酰丙酸(aminolevulinic acid, ALA)和红细胞游离原卟啉(free erythrocyte protoporphyrin, FEP)明显增高可作为辅助诊断。

【治疗】

1. 洗胃　用 1% 硫酸钠或硫酸镁洗胃。洗胃后,随后服用较大量牛奶或蛋清液保护胃黏膜及沉淀铅。

2. 驱铅治疗

(1) 依地酸钙钠($CaNa_2$-EDTA):首选。每次 15~25mg/kg(每天总量 <50mg/kg),加入 5% 葡萄糖配成 0.3%~0.5% 浓度缓慢静滴,每天 2 次,连用 3 天一疗程,隔 3~4 天后再给一疗程,一般治疗 3~5 疗程。

(2) 二巯基丁二酸钠(Na-DNS):急性中毒时首剂 2g,加入注射用水 10~20ml 中静脉注射,以后每次 1g,每天 2~3 次,持续时间视病情而定。

(3) 对症处理及支持疗法:腹绞痛时用 10% 葡萄糖酸钙静脉注

射,选用阿托品、654-2 和维生素 K 等解痉,颅高压可用脱水剂和地塞米松治疗,惊厥时选用地西泮止惊,注意水、电解质和酸碱平衡,保肝等对症治疗。

【预防】

1. 父母应注意凡含铅器皿和铅量较高的食物小儿不宜食用。

2. 含铅的药物应妥善保管,防止儿童误服、误用。

二、急性汞中毒

金属汞是一种液态银白色金属,在常温下易蒸发。其黏度小,流动性大,洒落地面或桌面形成无数的小汞珠。金属汞以蒸汽形态经呼吸道进入人体引起中毒,也可经皮肤接触吸收。消化道吸收甚微,在0.01% 以下,口服金属汞不会引起中毒,儿童测口温时嚼碎体温计误服金属汞是安全的,无中毒危险。金属汞吸收后易透过血-脑屏障,蓄积在脑干和小脑,体内的汞主要蓄积在肾脏,排泄主要通过肾脏,由粪便、唾液、汗液、乳汁可排出少量。

【原理】

汞与蛋白质巯基有特殊的亲和力,与酶的巯基结合,抑制含巯基酶的活性,造成机体代谢障碍是汞中毒的生化基础。在体内生成花生四烯酸及其代谢产物(血栓素、丙二醛、白三烯)、氧自由基,造成细胞的损伤,特别是中枢神经系统和自主神经的功能受到损害。汞由唾液腺排出与口腔内食物残渣分解产生的硫化氢相结合生成硫化汞,对口腔黏膜有强烈的刺激作用。吸入 $1\sim3mg/m^3$ 的汞蒸汽数小时可发生急性中毒。

【临床表现】

1. 一般表现 短期内吸入大量的金属汞蒸汽后常数小时内发病,出现头昏、头痛、乏力、低热或中度发热等全身症状,严重者可有情绪激动、烦躁不安、失眠、手指震颤甚至精神失常或抽搐、昏迷等。

2. 口腔炎或胃肠道症状 表现为齿龈红肿、酸痛、糜烂、出血、口腔黏膜溃疡,牙齿松动、流涎,口内腥臭味,食欲减退、恶心、呕吐、腹痛、腹泻。

3. **过敏性皮炎** 部分患者吸入汞蒸汽或皮肤大面积接触汞蒸汽后,皮肤可出现红斑或斑丘疹,有融合倾向,经脱离接触,对症治疗,一般 1~3 周内消退。

4. **间质性肺炎** 少数严重患者可出现咳嗽、胸痛、呼吸困难、发绀等。胸部 X 线检查肺纹理增粗、紊乱及模糊阴影。

5. **肾脏病变** 部分患者可出现蛋白尿、管型尿及肾功能障碍,个别严重患者发生急性肾衰竭。

【诊断要点】

主要依据汞接触病史和具有上述典型的临床表现。实验室检测:血汞及尿汞明显升高。

【治疗】

1. 立即脱离中毒环境,清洗污染皮肤,房屋内残存不易清除的汞可用碘加热熏蒸(按 $1g/m^3$ 用量)。

2. **驱汞治疗** 及早使用巯基络合剂驱汞,可用二巯丙磺钠 0.5~0.75g/d,分 2~3 次肌内注射。连用数天,以后改为 0.125g 肌内注射,1 天 2 次,连用 3 天,休息 4 天为一疗程,直至临床症状消失,尿汞正常。也可使用 Na-DMS 1g 稀释后静注,1 天 2 次,连用数天后改为 1g/d 静脉注射,或 0.5g 肌注,1 天 2 次,疗程同前。发生急性肾衰竭者不宜立即驱汞,应积极处理急性肾衰竭,在血液透析的配合下有尿后再驱汞治疗。

3. 注意保护肝肾功能,可用大剂量维生素 C、B 族维生素,以及 ATP、辅酶 A、细胞色素 C 等药物。

4. 常规使用青霉素预防继发感染,明确合并感染时加强抗生素使用。

5. **对症治疗** 口腔炎可用 3% 过氧化氢或 1/5 000 高锰酸钾溶液,或 0.1%~0.2% 依沙吖啶溶液漱口;腹痛酌情使用解痉剂和镇静剂;发生间质性肺炎或过敏性皮炎,可应用肾上腺糖皮质激素,并吸氧、止咳等对症治疗。

6. 口服少量金属汞(如咬破水银温度计)不必治疗,汞可自行经粪便排出;口服大量金属汞可给予牛奶、蛋清口服保护胃肠黏膜,拍摄腹部 X 线片观察金属汞在肠内部位,采取变换体位促进排出,如尿汞升高,可给予络合剂治疗。

【预防】

1. 父母应注意看护好孩子,不要玩耍水银体温计。

2. 如体温计破裂,水银溢出,应将散落的水银用硬纸片收集进可密封的小瓶内,并注意充分开窗通风。

（张　慧）

参考文献

1. 王顺年.实用急性中毒救治手册.北京:人民军医出版社,2012.

2. 孟昭泉.实用急性中毒急救.济南:山东科学技术出版社,2009.

3. 桂永浩.小儿内科学高级教程.北京:人民军医出版社,2014.

4. ROBERT WS,MITON T,CHARLES GM,et al.斯特兰奇儿科急诊学.封志纯,许峰,肖政辉,主译.北京:科学出版社,2019.

第九节　常用药物中毒

小儿药物中毒是由于药品存放不当被误服,或药品用量、用法不当所致。年幼儿常为误服特别是有糖衣的药品,学龄儿童为心因问题而大量服用。降糖药物、心脏病药物等被误服后会产生严重后果。本节只介绍镇静、安眠类药物的中毒。

一、巴比妥类药中毒

急性巴比妥类药物中毒时,主要表现为中枢神经系统抑制症状,有嗜睡、语言障碍、震颤和瞳孔缩小,中毒后期因缺氧麻痹瞳孔可散大,腱反射消失,病理反射阳性。可有呼吸困难及发绀,脉搏细弱,血压下降严重者除昏迷外,可出现呼吸衰竭和休克。

急救措施:

1. 口服中毒时立即洗胃,即使超过 6 小时仍应洗胃,此类药物可致幽门痉挛,在胃内停留的时间较长。洗胃用 0.9% 生理盐水。

2. 输液利尿,促进药物排泄　可适当用利尿剂,巴比妥类药物为弱酸性物质,在碱性尿中易解离,可用碳酸氢钠碱化尿液。

3. 血液净化治疗　严重患儿经上述治疗效果不佳时,可行血液净化治疗或腹膜透析。

4. 中枢兴奋剂弊多利少,一般不常规使用,呼吸抑制时应用呼吸机及时给氧、保证通气等。

5. 可试用纳洛酮。

二、安定类药中毒

这一类药物包括地西泮、舒乐安定、硝基安定、三唑氨安定和氯硝基安定等。安定类药物口服吸收快,一般口服 1~4 小时达血液高峰浓度。毒性作用主要对中枢神经系统产生抑制作用。可表现眩晕、头昏、多语、共济失调、语言不清、昏睡、胃烧灼感等胃肠刺激症状。一次大剂量服用或静脉输注过快可造成呼吸抑制,导致呼吸暂停。

急救措施:

1. 口服中毒时,立即用生理盐水反复洗胃。

2. 静脉输液、利尿、增加排泄。

3. 有呼吸暂停、呼吸抑制者可行机械辅助通气。

4. 烦躁不安者不宜用巴比妥类药物,以免加重抑制。

5. 严重者可用血液净化方法。

（张　慧）

参考文献

1. 王顺年. 实用急性中毒救治手册. 北京:人民军医出版社,2012.

2. 孟昭泉. 实用急性中毒急救. 济南:山东科学技术出版社,2009.

第十九章 意外事故

第一节 动物咬伤

【概述】

动物咬伤在儿科急诊并不少见,以猫狗等宠物咬伤为主,可导致严重并发症。动物咬伤确切的发生率较难获取。美国大约每年有40万成人和儿童被猫咬伤,450万被狗咬伤,狗咬伤占急诊就诊咬伤患者的60%~90%,猫咬伤约占1%~15%。我国最新公布的儿童动物伤害(包含但不限于动物咬伤)的人数发生率为0.70%,人次发生率0.72%,男多于女,73.2%发生于家中,63.15%的伤害在玩耍或娱乐时发生,损伤部位以上肢(47.89%)、下肢(35.31%)和头部(8.44%)最多见。

除猫狗咬伤外,动物咬伤还包括人咬伤、爬行类动物咬伤、虫咬伤、啮齿类咬伤、海洋动物咬伤及其他哺乳动物咬伤。不同的动物咬伤存在性别和年龄差异,儿童较成人更易被咬伤。狗咬伤多见于15岁以下男孩,15岁及以上动物咬伤患者无明显性别差异;猫咬伤多见于女性,儿童更易被关系亲密的宠物咬伤。约10%的动物咬伤发生于面部,其中2/3为10岁以下儿童。10岁以下儿童在致死性狗咬伤中占有相当比例,尤其是1岁以内婴儿更甚,随年龄增加,死亡率下降。

动物咬伤可为抓伤、撕裂伤、挫裂伤、穿通伤等,可造成皮肤、肌肉、肌腱、血管、神经、骨和关节损伤。动物咬伤后感染较常见,主要因口腔菌群所致,巴斯德菌是猫狗咬伤最常分离出的微生物。所有咬伤都可能发生破伤风。

【常见动物咬伤】

1. **狗咬伤** 狗咬伤是最常见的动物致伤机制。由于身高的原因,

5岁以下儿童容易发生头颈部咬伤,年长儿和青少年则以四肢为主,咬伤时的抵挡可造成优势手受伤。伤口可因狗的体型和种类不同而程度不一,成年狗咬合时的力量可接近1 400kPa。所幸的是,狗牙多数不锋利,咬伤后多数为面积较大但相对表浅的挤压伤,以皮肤软组织和肌肉损伤为主,较少累及深部肌腱、骨关节和神经。但部分大型犬的咬合力很强,可造成严重撕裂伤和穿通伤,甚至可咬穿儿童颅骨造成颅骨骨折、颅脑损伤和颅内感染等。致死性狗咬伤主要见于头颈部损伤和严重穿通伤。

狗咬伤后的继发感染多为口腔正常菌群,儿童狗咬伤的感染率约为20%,厌氧菌和需氧菌常同时存在。常见需氧菌包括金黄色葡萄球菌、α/β溶血性链球菌、克雷伯菌、假单胞菌、肠杆菌等;厌氧菌包括拟杆菌属、梭形杆菌属、消化链球菌属等。25%~30%的狗咬伤伤口可分离出巴斯德菌属。从狗口腔分离出的常见巴斯德菌包括犬巴斯德菌和达可马巴斯德菌,两者致病力不强。但应关注犬咬二氧化碳嗜纤维菌,其为狗猫口腔中的正常菌群,咬伤感染后可致脓毒症和脓毒性休克,病死率可达24%~30%;约60%的病例在发病前数天有狗咬伤病史,24%有被狗抓伤、舔舐或其他接触史,仅3%病例因猫致伤。慢性基础病和免疫缺陷者为易感人群。临床表现包括紫癜或瘀斑、弥散性血管内凝血、溶血性尿毒综合征、血栓性血小板减少性紫癜、肢端坏疽等,可致腹部不适、脑脊膜炎、腹膜炎、肺炎、出血性肾上腺综合征(Waterhouse-Friderichsen综合征)等并发症。狗咬伤部位出现皮肤坏疽时,高度提示狗咬伤二氧化碳嗜纤维菌感染。

狂犬病是狗咬伤的严重问题,病死率极高,存活者罕见。野生或流浪狗咬伤是导致狂犬病的重要原因。如果动物的袭击并非因激惹所致,或袭击动物呈病态时,要高度警惕狂犬病。

2. 猫咬伤 猫的牙齿较尖利,故多为刺伤,也可呈擦伤或撕裂伤,可致深部肌腱、骨关节损伤,易引起深部感染,如软组织脓肿、坏死性感染、化脓性关节炎及骨髓炎等。猫咬伤多见于女性,以四肢受伤为主。

猫咬伤感染率高,可达30%~50%。猫抓伤甚至猫舔也可致感染,可能与其经常舔舐爪子有关。手部伤口可增加感染概率;刺伤的清创难度较大,也可增加感染机会。超过 70% 的猫口腔和鼻咽部可检测到革兰氏阴性小杆菌——多杀巴斯德菌(出血性败血性巴斯德菌)。这是猫咬伤后伤口感染的主要病原体,且经常是唯一致病菌。多杀巴斯德菌所致皮肤损害程度与咬伤的范围和深度相关,一般咬伤后12~24 小时即可出现明显红肿热痛、红斑等,病情进展迅速,早期即可呈蜂窝织炎样改变,受伤部位还可出现脓肿、化脓性关节炎和骨髓炎等,严重者可播散至全身,导致脓毒症或脓毒性休克、感染性心内膜炎或心包炎、化脓性脑膜炎等。婴幼儿和免疫缺陷者病情更重。

猫咬伤还可感染汉赛巴尔通体导致猫抓病,该病可仅表现为受伤部位的局部感染(如局部皮肤和淋巴结病变),也可经血或淋巴液播散而侵犯眼、肝、脾及中枢神经系统等。85%~90% 的猫抓病患儿为局部病变,呈自限性。皮损一般在猫咬或猫抓后 3~10 天出现,可呈水疱、红斑和丘疹,少数呈脓疱或结节样。孤立性淋巴结肿大是猫抓病的典型病变,多数有压痛,且与皮损位置相关,为同侧引流淋巴结,如腋窝、颈部、锁骨下、下颌下、腹股沟淋巴结等。部分可为化脓性淋巴结炎,肿大淋巴结多 1~4 个月后消退。播散性猫抓病并不多见,可引起全身并发症而加重病情,可持续发热,脏器损害以肝脾多见;影像学检查可见肝脾多发病变,病理检查为坏死性肉芽肿样改变。儿童不明原因持续发热,应警惕猫抓病。汉赛巴尔通体感染还可累及眼部,导致视网膜炎、视神经炎及脉络膜炎等;累及神经系统导致脑病、脊髓炎、小脑共济失调和神经根炎等;累及肌肉骨骼出现肌痛、关节炎、关节痛等。研究发现,猫抓病相关骨感染的中位年龄为 9 岁,多累及脊柱和骨盆,以骨痛和发热为主要表现。血清学检查、PCR 和高通量二代测序等有助于诊断。

3. 人咬伤 儿童咬伤常见于玩闹或相互攻击时,伤口多于面部、上肢或躯干。可根据上下牙咬痕间的距离判定患儿被成人(≥3cm)还是儿童咬伤。成人咬伤应警惕儿童虐待。儿童一些特殊部位(如乳房、生殖器等处)的咬伤应警惕性侵。青少年发生的人咬伤多为握拳伤,即掌指关节处的小伤口,多因互殴时握紧的拳头碰上对方的牙齿所致。

人咬伤的伤口感染率约 2%~25%,主要系口腔菌群和皮肤菌群,包括厌氧菌和需氧菌,可导致蜂窝织炎、淋巴管炎、脓肿、化脓性关节炎甚至骨髓炎等;还可引起某些传染性疾病,如乙肝、丙肝、梅毒、放线菌病和单纯疱疹病毒感染等。从咬伤到首次发现感染迹象的中位时间约22小时。免疫缺陷患儿可引起严重的全身感染。临床医生检查手部伤口时,应让患儿伸出双手并握紧拳头了解肌腱有无受累,怀疑骨关节损伤时,需行X线检查。

4. 啮齿类动物咬伤　啮齿类动物的牙齿尖利,以刺伤为主,可致感染。常见感染性疾病包括钩端螺旋体病、鼠咬热、肾出血热综合征(流行性出血热)等。

鼠咬热是由念珠状链杆菌或鼠咬热螺旋菌所致,虽不常见,但几乎所有啮齿类动物咬伤都可引起该病。鼠咬伤后感染的风险约为10%,日常亲吻宠物鼠也可致病,约30%的鼠咬热患者并未被咬伤或抓伤过。该病潜伏期1~3天,症状轻重不一,以突然出现的发热、肌痛、头痛、呕吐、关节炎等为主要表现,可伴黄色斑丘疹、紫癜、局部水肿和溃疡等,部分可累及心脑等重要脏器。

啮齿类动物是汉坦病毒的天然宿主,可导致肾出血热综合征和汉坦病毒肺综合征,后者虽罕见,但可致急性呼吸窘迫综合征,病死率高。

5. 海洋动物咬伤　海洋动物致伤包括咬伤、蜇伤和刺丝囊。咬伤主要见于头足类动物,如章鱼等。章鱼可分泌毒素,导致血管扩张和神经肌肉传导阻滞,可致死。鲨鱼等咬合力极强的海洋动物可造成皮肤软组织大面积撕脱、深部组织损伤等,导致休克甚至死亡。

6. 其他哺乳动物咬伤　猪、马、猴、骆驼等咬伤虽少见,但也有发生。家中的兔子、雪貂等宠物也可咬伤儿童。感染是哺乳动物咬伤后最主要并发症,常见病原包括产气巴斯德菌、多杀巴斯德菌、大肠埃希氏菌、拟杆菌、α/β溶血性链球菌等。部分动物还可携带病毒,如B病毒(猴疱疹病毒)、狂犬病毒等,致死率高,需早期识别并正确清创,及时注射疫苗。

【伤口评估】

很多动物咬伤后都可引起感染。如患儿在咬伤后数日出现持续性发热、疼痛、关节肿胀等,应考虑深部感染可能,尤其是存在免疫缺陷的患儿。因手部毛细血管丰富,血管壁薄、脆性大,故咬伤后更易感染,且一旦感染,容易迅速蔓延至整个手部。手部狗咬伤的感染率达30%,而其他部位狗咬伤的感染率仅9%。面颈部狗咬伤感染率较低,但需住院修复的严重外伤者感染率较高。

除感染外,还应对伤口性质、深度、程度及周围组织结构的损伤情况做全面评估。所有的咬伤伤口都应评估局部有无明显污染、血管和神经是否受累及程度。深部损伤应评估是否存在功能受损,如有无肌腱断裂或骨关节损伤等。头皮咬伤应评估有无颅骨骨折和颅内损伤等。

完成伤口局部和全身情况评估的同时,应完成相应的化验检查。明确感染或怀疑感染者,应行全血细胞计数、C反应蛋白、降钙素原和红细胞沉降率等检查。但这些化验检查仅为辅助手段,其结果正常并不能排除感染,仍需基于伤口本身的临床评估。使用抗菌药物前应完成病原学检查,如伤口分泌物或渗液涂片和培养;如高度怀疑感染,但涂片和培养等结果阴性,可根据临床需要采用高通量二代测序或PCR等手段明确病原;伤口有明确感染和/或存在全身感染中毒症状者,在使用抗菌药前,应完成需氧菌和厌氧菌的血培养。如怀疑头部损伤或骨关节损伤,应完成影像学检查,如超声、X线片、CT等。超声检查有助于了解局部有无异物或脓肿形成。头颅CT有助于了解是否存在颅骨骨折、脑脓肿、颅内出血或积气等。2岁以下婴幼儿存在头皮咬伤时,应行头CT;青少年头皮损伤时,头CT或X线片并非必需。怀疑化脓性肌炎、化脓性关节炎或骨髓炎等深部感染时,首选MRI。

【急诊处置】

1. 现场急救和伤口处置 动物咬伤的处理包括准确评估伤情,正确处理伤口,保证血流动力学和呼吸稳定,预防和/或治疗感染及抗过敏等。作为急诊接诊医生,应首先判断患儿的生命体征,了解是否存在气道、呼吸、循环不稳定。如存在意识障碍,应注意开放气道并保持通畅;如存在呼吸心搏骤停,立即开始心肺复苏。此外,还应对咬伤部位、性质、程度、范围、感染情况及致伤动物特点等做全面评估,仔细查看伤口内有无异物和其他污染,并大致评估伤口远端区域的神经血管损伤情况及相应肢体血供等。如伤口有活动性出血,直接压迫至少 10 分钟。用肥皂和清水充分清洗伤口后，用干净纱布覆盖。受伤 3 小时内充分冲洗和清洁，可减少罹患狂犬病的风险。如有条件，可局部冰敷并抬高患肢。

2. 急诊处置 当被咬伤的患儿送入急诊后，接诊医生应详细询问受伤环境和具体过程，袭击动物的特点，包括动物是否接种疫苗、家养动物还是流浪动物、袭击的诱因和袭击时的状态等；了解患儿的基础健康情况及有无基础病，如糖尿病、免疫缺陷、是否正在使用激素、是否做过脾切除术等；询问伤者的破伤风疫苗接种史和药物过敏史等。如无明确感染，急诊动物咬伤处理包括止血、彻底冲洗和清除异物、评估是否需要预防性使用抗菌药以及破伤风和狂犬病的预防。

(1) 伤口基础处理与探查：及时正确的伤口处理对预防感染和改善预后很重要。狗咬伤后就诊时间早晚和就诊时伤口的感染情况等，可直接影响预后，伤口处理延误 10~24 小时，感染风险将显著增加。

伤口基础处理包括直接压迫止血，清洁伤口（聚维酮碘、氯己定），冲洗和清创，仔细探查并清除伤口的坏死组织和异物。注意在探查、冲洗和清创前给予局部或全身适当麻醉，以保证伤口的充分探查和清洁。医务人员还应了解伤口远端区域的神经血管情况，探查是否累及神经、肌腱、血管、关节等深部组织。上述处理完成后，应再次检查伤口，了解是否清洗干净和能否关闭伤口。

哺乳动物咬伤伤口多为污染伤口，临床应予以高压冲洗，最常用的冲洗液为生理盐水，也可使用消毒剂（聚维酮碘、氯己定）、表面活性剂（肥皂水、苯扎氯铵）或自来水冲洗。因可能导致过敏及诱导耐药的发生，不推荐抗菌药物溶液冲洗；也不建议用消毒液浸泡伤口。世界卫生组织推荐的充分冲洗时间为 15 分钟。

因伤口中的异物和坏死组织可显著增加感染风险并影响伤口愈合，故清创非常重要，但要权衡利弊。其好处显而易见，但可能导致组织缺损面积增大，闭合创口时张力明显增高，形成较大的瘢痕。如果可以的话，面部和手部的清创最好由有经验的医生完成，并尽量保存组织。

(2) 伤口闭合：充分冲洗和清创后，应考虑能否一期闭合伤口。伤口闭合的前提是尽量不引起并发症，保证伤口解剖结构和功能最大程度地接近正常组织。关于动物咬伤的伤口是否一期闭合尚有争议,首先应评估伤口发生感染的风险,其次为美观和是否有利于愈合。感染伤口应在清创后保持伤口开放,除非有充分证据表明缝合是安全的;应尽量使其边缘对合,以便二期愈合。猫咬伤或人咬伤、手足部咬伤、受伤时间≥12小时(颜面部以外部位)或≥24小时(颜面部咬伤)、刺伤、挤压伤及受伤者免疫功能低下,不建议一期闭合,建议在充分冲洗和开放引流的基础上,待二期愈合;6小时内、临床无感染征象、非手足等部位伤口,或猫狗所致面部咬伤时,可一期闭合,后者主要出于美观的考虑。要强调的是,一期缝合必须建立在充分冲洗、彻底清创、仔细探查并清除异物的基础上,综合考虑受伤个体的免疫情况、伤口性质等。伤口一期闭合后24~48小时应评估是否存在感染。避免使用皮下缝线,因为作为异物可增加感染机会。

如为复杂的面部撕裂伤,伤口穿入肌腱、关节、骨或其他重要结构,或伴神经血管损伤时,应及早请专科医师会诊。

(3) 预防性抗菌药:除手部伤口,大部分狗咬伤无需预防性使用抗菌药,只有感染风险高的狗咬伤患者需应用预防性抗菌药。但以下情况即便并无感染征象,可能也需预防性使用抗菌药,如:一期闭合的撕裂伤或需手术修复的伤口,手部、面部、生殖器或骨关节等处伤口,伤者免疫功能低下,深部刺伤,撕裂伤,挤压伤,伤口周围静脉和/或淋巴受损等。

抗菌药应覆盖致伤动物的口腔菌群。狗咬伤时,应覆盖金黄色葡萄球菌和链球菌,一般用5天。预防狗咬二氧化碳嗜纤维菌时,可选择阿莫西林克拉维酸。猫咬伤时,应覆盖多杀巴斯德菌、金黄色葡萄球菌和链球菌,可选择阿莫西林克拉维酸、二代或三代头孢菌素;也可选喹诺酮类,但系儿童超说明书用药。手部猫咬伤的感染风险高,急诊最好静脉予抗菌药,以快速达到有效血药浓度。啮齿类动物咬伤的伤口感染风险较小,可不予预防,但猪、骆驼咬伤需预防。猴咬伤后还要注意覆盖厌氧菌。猴咬伤可传播B病毒,为了防止其感染,最好现场完成伤口彻底清洗,可用聚维酮碘、氯己定或肥皂水冲洗伤口至少15分钟;然后用阿昔洛韦或伐昔洛韦预防性治疗5天;高危人群应避免体液接触。人咬伤手部并累及全层皮肤时,应预防性使用二代头孢菌素或阿莫西林克拉维酸 5 天。

（4）感染伤口的处置:对感染明确的伤口,应予抗菌药,并评估并发症。如有脓肿形成,应积极引流;如有坏死组织或异物残留,应清创和清除异物,同时获取标本(分泌物/脓液、血液等)完成病原学检查。常选择可覆盖厌氧菌、金黄色葡萄球菌、链球菌等的广谱抗菌药,还要注意耐甲氧西林菌株感染。对已感染的狗咬伤,抗菌药应覆盖多杀巴斯德菌,如二代或三代头孢菌素或阿莫西林克拉维酸,青霉素过敏者可选克林霉素联合复方新诺明。如有明显全身中毒症状、深部感染、菌血症、口服抗菌药 48 小时后病情仍明显进展、免疫功能低下、伤口靠近人工植入物等情况时,应静脉给药,疗程 5~14 天。应每日评估伤口,直至痊愈。

（5）预防破伤风和狂犬病:动物咬伤可能引起破伤风感染和/或狂犬病传播,应做好预防。

对任何存在皮肤破损的咬伤,均应在正确处理伤口的基础上,根据患儿年龄、生理状态、免疫状况及既往接种破伤风疫苗等情况,予破伤风类毒素、破伤风免疫球蛋白、白喉破伤风非细胞性百日咳混合疫苗或破伤风白喉混合疫苗。

狂犬病病死率几近 100%。被疑似患狂犬病动物咬伤的患者中,15 岁以下儿童占 40%。除咬伤外,被患病动物抓伤、擦伤、舔伤或经破损的皮肤、黏膜都有可能被感染。及时正确地处理狂犬病暴露后伤口、规范接种疫苗、使用狂犬病免疫球蛋白或抗血清,可有效预防狂犬病。早期伤口冲洗和清创至关重要,一般先用 1%~20% 肥皂水(或 0.1% 苯扎氯铵)与自来水交替加压冲洗伤口,继之予生理盐水冲洗,最后用 1∶1 000 聚维酮碘消毒伤口。清洗时间至少 15 分钟,7 天内避免缝合,缝合前使用狂犬病免疫球蛋白或抗血清。狂犬病暴露后,疫苗免疫接种程序包括"2-1-1"程序和"五针法",符合应用被动免疫制剂的暴露应予被动免疫注射。

【预防】

动物咬伤对儿童的危害较大,应结合我国动物咬伤的流行病学情况,根据不同动物咬伤的高发地点、高发年龄以及致伤特点等,借鉴国外经验,制定不同层次和形式的干预体系,借助媒体和网络传播,实现动物咬伤预防以及咬伤后如何正确处理等知识的科学普及,保护儿童,减少伤害。

➤ 附1:动物咬伤的处置流程图

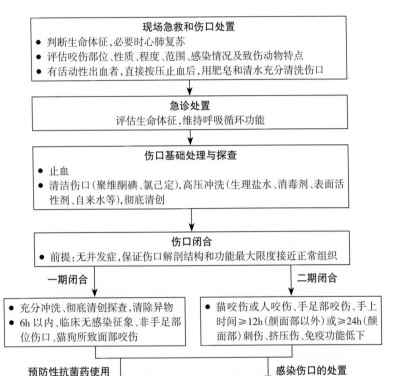

现场急救和伤口处置
- 判断生命体征,必要时心肺复苏
- 评估咬伤部位、性质、程度、范围、感染情况及致伤动物特点
- 有活动性出血者,直接按压止血后,用肥皂和清水充分清洗伤口

急诊处置
评估生命体征,维持呼吸循环功能

伤口基础处理与探查
- 止血
- 清洁伤口(聚维酮碘、氯己定),高压冲洗(生理盐水、消毒剂、表面活性剂、自来水等),彻底清创

伤口闭合
- 前提:无并发症,保证伤口解剖结构和功能最大限度接近正常组织

一期闭合
- 充分冲洗、彻底清创探查,清除异物
- 6h以内、临床无感染征象、非手足部位伤口、猫狗所致面部咬伤

二期闭合
- 猫咬伤或人咬伤、手足部咬伤、手上时间≥12h(颜面部以外)或≥24h(颜面部)刺伤、挤压伤、免疫功能低下

预防性抗菌药使用
- 手部、面部、生殖器或骨关节伤口,一期闭合的撕裂伤或撕裂伤,需手术修复的伤口,免疫功能低下者,深部刺伤,挤压伤,伤口周围静脉和/或淋巴受损
- 药物覆盖致伤动物的口腔菌群
  - 狗咬伤:覆盖金黄色葡萄球菌、链球菌、二氧化碳嗜纤维菌等
  - 猫咬伤:多杀巴斯德菌、金黄色葡萄球菌、链球菌
  - 其他:厌氧菌、病毒等

感染伤口的处置
- 病原学检查
- 抗菌药
  - 覆盖厌氧菌、金黄色葡萄球菌、链球菌、多杀巴斯德菌等的广谱抗菌药
- 伤口处置
  - 脓肿引流
  - 坏死组织及异物清除
- 每日评估伤口,直至痊愈

➢ 附 2：狗咬伤处置流程图

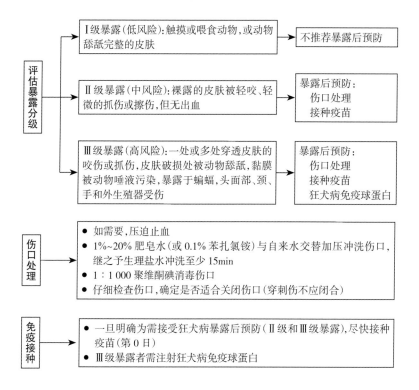

评估暴露分级

- Ⅰ级暴露(低风险)：触摸或喂食动物，或动物舔舐完整的皮肤 → 不推荐暴露后预防
- Ⅱ级暴露(中风险)：裸露的皮肤被轻咬、轻微的抓伤或擦伤，但无出血 → 暴露后预防：伤口处理 接种疫苗
- Ⅲ级暴露(高风险)：一处或多处穿透皮肤的咬伤或抓伤，皮肤破损处被动物舔舐，黏膜被动物唾液污染，暴露于蝙蝠，头面部、颈、手和外生殖器受伤 → 暴露后预防：伤口处理 接种疫苗 狂犬病免疫球蛋白

伤口处理

- 如需要，压迫止血
- 1%~20% 肥皂水(或 0.1% 苯扎氯铵)与自来水交替加压冲洗伤口，继之予生理盐水冲洗至少 15min
- 1∶1 000 聚维酮碘消毒伤口
- 仔细检查伤口，确定是否适合关闭伤口(穿刺伤不应闭合)

免疫接种

- 一旦明确为需接受狂犬病暴露后预防(Ⅱ级和Ⅲ级暴露)，尽快接种疫苗(第 0 日)
- Ⅲ级暴露者需注射狂犬病免疫球蛋白

（王　荃）

参考文献

1. 陆治名,邓晓,汪媛,等.中国 6 个省份 28 个县(区)儿童动物伤害流行特征及影响因素分析.中华流行病学杂志,2021,42(8):1401-1406.

2. BUTLER T. Capnocytophaga canimorsus：an emerging cause of sepsis，meningitis，and post-splenectomy infection after dog bites. Eur J Clin Microbiol Infect Dis,2015,34:1271-1280.

3. 孙玉佳,刘斯,王传林.动物致伤伤口冲洗的意义和方法.中国急救复苏与灾害医学杂志,2018,13(1):1138-1141.

4. STEVENS DL, BISNO AL, CHAMBERS HF, et al. Practice guidelines for the diagnosis and management of skin and soft tissue infections: 2014 update by the infectious diseases society of America. Clin Infect Dis, 2014, 59 (2): 147-159.

5. 中国医学救援协会动物伤害救治分会专家组. 动物致伤专家共识. 中国急救复苏与灾害医学杂志, 2018, 13 (11): 1056-1061.

第二节 儿 童 虐 待

【概述】

儿童虐待是重大的公共卫生挑战之一,世界范围内均有发生,可对儿童的身体、行为和心理方面造成短期和长期负面影响,甚至致死,并带来一定社会负担。研究发现,几乎所有儿童与青少年常见精神障碍都与虐待经历有关,学业问题、犯罪和社会关系困难等也可能与虐待相关。1962 年,Kempe 及同事首次将虐待定义为低龄儿童受到严重躯体虐待的临床状况,可导致永久性损伤甚至死亡。当前,儿童虐待(child abuse/maltreatment)的范畴已不仅限于躯体虐待,还包括性虐待、精神虐待及各种类型的儿童忽视。由于获取病史困难,接诊医生可能会漏诊部分没有明显外伤迹象的虐待,家庭成员也可能会因各种原因出现情绪激动、不能或拒绝配合诊疗或主观隐瞒儿童伤害等,导致儿童虐待的诊断存在难度。漏诊和误诊都可能对儿童本人及其家庭造成较严重后果。2021 年《中华人民共和国未成年人保护法》颁布,临床医务工作者需承担相应的法律责任和道德义务来保护被侵害权益的未成年人,并执行强制性报告制度。因此,临床医生应早期正确识别儿童虐待,并给予恰当的医疗处置。

【流行病学】

就全球而言,儿童虐待并不罕见,心理健康问题是儿童虐待和忽视最显著的后遗症之一。4 岁以下儿童虐待最常见,因虐待致死的儿童中,超过 40% 为 1 岁以内婴儿。因儿童虐待存在诸多复杂因素,其真实发生率不详,流行病学数据主要来自北美和欧洲,可分为自我报告和通过信息上报系统获取的整体报告。基于欧美儿童受虐的流行病学资料显示,自我报告(主要为回顾性评估童年时期的虐待)的虐待总体发生率为性虐待 127/1 000(男 76/1 000,女 180/1 000),身体虐待 226/1 000,情绪虐待 363/1 000,身体忽视 163/1 000,情绪忽视 184/1 000;而通过信息上报获取的整体发生率仅为性虐待 4/1 000,身体虐待和情感虐待约 3/1 000。信息上报获取的儿童虐待发生率远低于自我报告。

【评估、诊断与处置】

儿童虐待可分为躯体虐待、性虐待、精神虐待和忽视等,以下将对其评估、诊断和处置等进行阐述。

1. 躯体虐待 广义上,躯体虐待指看护人或监护人以非意外方式对儿童身体任意部位造成伤害,这种伤害不包括一些被民俗文化所认可的身体处置,如包皮环切等。常见的儿童躯体虐待包括虐待性颅脑外伤、皮肤软组织损伤、烧烫伤、骨折和内脏损伤等。

儿童遭受躯体虐待的高危因素包括:智体力发育落后,学习障碍,先天畸形,其他异常或残疾,慢性基础病,早产儿或低体重儿等。一些环境因素也会导致儿童躯体虐待的发生,如受虐儿童由家中无亲属关系的青少年或成年男性照顾,家庭暴力,生活贫困,家庭成员的社会交往少,离婚、失业等急慢性家庭压力等。儿童照护者本身也存在一些危险因素,包括:年轻父母或单亲父母,父母受教育程度低下,对儿童抱有不切实际的期望,缺乏对儿童发育规律的认知,照护者本人在儿童时期曾受虐待、忽视或存在精神疾病、酗酒或滥用药物等。但以上因素仅为高风险因素,并非评估和诊断儿童虐待的唯一因素。

(1)虐待性颅脑外伤(abusive head trauma,AHT):AHT 是儿童因躯体虐待致死和婴儿致命性颅脑损伤的重要原因,既往曾采用婴儿挥鞭摇晃综合征、摇晃/撞击综合征、婴儿摇晃综合征等术语。2009 年,美国儿科学会建议统一采用虐待性颅脑外伤(AHT)。AHT 的具体定义为 5 岁以下儿童因暴力摇晃、拍打等人为因素、伴或不伴与其他物体碰撞而发生的颅脑损伤。其发病机制为头颈部快速屈伸、旋转或碰撞后,脑组织在颅内来回移动而产生冲击——对冲伤,造成脑血管撕裂和脑实质损伤。AHT 存活者可遗有神经系统后遗症,如失明、耳聋和神经认知障碍等。

AHT 以 1 岁以内婴儿为主,欧美报道发病率>20/100 000,我国缺乏相关数据。随年龄增长,AHT 的发病率呈下降趋势。AHT 的认定存在难度,实际发病率可能被低估,漏诊和误诊均存在。研究发现,超过 30% 的病例在初诊时会被漏诊,64%~97% 的 AHT 病例可能无法获取相关的外伤病史。年龄越小,症状越不典型,诊断越难。漏诊可造成儿童反复被伤害,其危害程度远高于错判的影响,故一旦怀疑 AHT,不要轻易否定,应进一步查找证据。建议临床医生在接诊各种意识改变的低龄儿童时,无论有无外伤史或体征,均应除外 AHT。

AHT 患儿的症状和体征缺乏特异性,常见症状包括:意识改变、烦躁或激惹、抽搐、呕吐、拒奶、呼吸困难甚至呼吸暂停,严重者可致死。除了神经系统症状体征,多数 AHT 患儿可能存在其他创伤,故应对怀疑 AHT 的患儿全面查体。如患儿存在头面部肿胀,耳、躯干或颈部等处发现瘀斑或瘀点,尤其是 1 岁以内婴儿出现明显瘀青时应高度警惕 AHT。视网膜出血也是 AHT 患儿的常见表现,最好在损伤后 48 小时内完成眼底检查。AHT 所致的视网膜出血范围与颅脑损伤程度相关,常为双侧,可累及多层,并延伸至视网膜外围。当颅脑损伤和视网膜出血同时存在时,AHT 致伤的概率>90%。AHT 患儿还可有肋骨、长骨和骨骺骨折,腹腔脏器损伤,颈椎损伤可见于致死性损伤患儿。

因 AHT 的症状和体征无特异性,且病史获取困难,故诊断困难。如颅脑损伤患儿存在病史和体格检查结果不一致,并伴视网膜出血、骨折、皮肤多处瘀青、无明显诱因的抽搐、呼吸困难或呼吸暂停等情况,尤其是 1 岁以内婴儿出现皮肤软组织损伤时,必须除外 AHT。

血常规和凝血项检查可明确患儿是否存在创伤性凝血病;血生化和尿便常规则有助于判断有无其他脏器损害和内环境情况。研究发现,将血清基质金属蛋白酶 9、神经元特异性烯醇化酶、血管细胞黏附分子-1 和血红蛋白等生物标志物做成多变量模型后,有助于识别儿童 AHT 急性颅内出血,并可能降低 AHT 的发病率和致死率。影像检查对 AHT 的诊断至关重要,包括全身骨骼检查和神经影像学检查。建议对疑似 AHT 的婴幼儿行全身骨骼检查。一旦发现颅脑损伤婴幼儿同时存在肋骨、长骨或干骺端骨折时,高度警惕 AHT。部分骨折早期不易被发现,可能需 1~2 周后复查,观察有无骨痂形成以确认;如 X 线片见多处陈旧性骨折,也应考虑 AHT。神经影像学检查除了有助于确诊 AHT 外,还可评估脑损伤范围和程度。CT 和 MRI 是临床常用的检查手段。硬膜下出血及蛛网膜下腔出血是 AHT 的常见颅脑损伤征象,此外还可有脑挫伤、颅骨骨折、头皮血肿等,严重者可出现广泛脑水肿甚至脑疝。CT 对颅骨骨折、蛛网膜下腔出血、硬膜下或硬膜外血肿较敏感,三维重建有助于发现颅骨骨折。MRI 对脑水肿、脑缺血、弥漫性轴索损伤及硬膜下血肿的敏感性较高,弥散加权成像(diffusion-weighted image,DWI)可早期识别急性脑实质损伤。如怀疑 AHT,但 CT 未见明显异常,应完成 MRI(含 DWI)。建议初始 CT 检查异常的 AHT 患儿在损伤后 2~3 天内完成 MRI 检查。此外,应注意有无颈椎损伤。

AHT 需与一些病理状态鉴别,如健康儿童非虐待性创伤性瘀斑、出血性疾病及其他非故意伤害。应结合病史、体格检查和辅助检查结果得出结论。

AHT 的处置需多学科合作,应在全面监测、评估脑损伤的基础上,重点针对严重颅脑损伤和高颅压(详见相关章节),治疗目标为控制颅内压、优化脑灌注和氧供、减轻脑损伤、预防或逆转脑疝。临床常根据病情轻重、治疗风险及对治疗的反应,做分层处理。建议将颅内压控制于 20mmHg 以下并保持足够的灌注压(≥40mmHg)。对颅内出血并存在占位效应的患儿,应咨询神经外科医生是否手术治疗,并根据病情酌情行颅内压监测。应在诊疗过程中对严重颅脑损伤的 AHT 患儿实施脑功能监测,以指导治疗并判断预后。

(2) 其他损伤:除了 AHT 外,骨折、腹部损伤、烧烫伤、皮肤软组织损伤也是常见躯体虐待损伤。

特殊部位的骨折应警惕虐待的可能,如肋骨骨折、干骺端骨折及长骨骨折等。干骺端骨折常见于用力拖拽时,肋骨尤其是小婴儿的后肋骨折高度提示虐待。当发现患儿存在不同愈合阶段的多发骨折,或同时存在其他类型的损伤如皮肤软组织损伤、烧烫伤等,或 1 岁以下婴儿发生长骨骨折时,高度警惕虐待。X 线检查有助于判定骨折。建议对所有怀疑躯体虐待的 2 岁以下儿童、有可疑骨折的 5 岁以下儿童、年龄较大但无法提供相关病史或无法明确表达创伤或疼痛部位的智力障碍儿童,进行全身骨骼检查。如高度怀疑躯体虐待,但初始X线检查结果阴性,可1~2周后复查了解有无骨痂形成再确认。

一些特殊形状和形式的烧烫伤也应引起临床医生的关注,如烟蒂、熨斗、锅铲和其他形状规则的烧烫伤;烫伤平面整齐且分界清楚,双侧对称,下肢烫伤但双臀未受累,手套样烫伤等也应警惕虐待。一旦怀疑虐待,还应检查隐秘部位有无损伤,如腋下、肛门外生殖器等处。

有报道约10%的儿童腹部损伤系虐待所致,多为钝性损伤,如殴打、踢踹等,可致肝和/或脾破裂、肠道出血或穿孔、胰腺损伤等。如同时伴局部皮肤软组织损伤有助于诊断。4岁以下儿童出现空腔脏器损伤时,应警惕虐待。腹部超声、立位X线片及CT等有助于了解腹腔脏器损伤情况。

皮肤瘀点、瘀斑等是常见的虐待伤,仔细辨认可能会发现手掌印、皮带印或其他特殊形状的印迹。如发现躯干、耳和颈部的瘀青,或不会走路儿童的身体出现多处瘀青时,应警惕虐待。咬伤也不少见,可通过咬痕测量上下牙之间的距离来判定施暴者是儿童(<2.5cm)还是成人(≥3cm)。

2. 性虐待 性虐待是指让儿童参与自己无法同意、与其发育水平不一致、不能理解和/或违反法律或社会禁忌的性活动;儿童看护者或其他承担监护责任的成年人出于性满足或经济利益等目的,与儿童发生的任何性接触或试图性接触。让儿童接触淫秽书刊或利用儿童制作色情制品等也属于广义的性虐待范畴。由于性虐待参与者的年龄和发育水平不对等,故存在强迫性质。儿童性虐待主要发生在青春期前,女孩比男孩更容易遭受性虐待,施暴者以受害者认识的男性为主。性虐待的流行病学资料主要来自于回顾性个人报告,全球约25%的女孩和9%的男孩在儿童期遭受过某种形式的性虐待。由于害怕被社会歧视、不愿进行医学评估和隐私保护等因素,性虐待的实际发生率高于该数字。我国缺乏相关数据。

性虐待所致的急性损伤包括处女膜撕裂、阴道撕裂、直肠或生殖器出血甚至肛周撕裂,部分患儿还可罹患性传播疾病。就诊儿童可以不同形式的躯体不适等非特异性主诉就诊,常伴头痛、腹痛等应激相关症状,也可直接以怀疑被性虐待而就诊。鉴于性虐待的特殊性,对疑似性虐待患儿的评估除了需详细采集病史并仔细查体外,还应依法采集证据、完整记录并及时上报,最好由经验丰富的医务人员主导评估。病史是判定性虐待的重要环节,尤其是缺乏具有诊断意义的查体发现时。向受害儿童本人采集受虐史时,应确保其未在父母或其他人员的引导或提示下描述事情经过。病史采集应包括现病史、既往史、家族史和社交史等,注意询问患儿既往有无肛门外生殖器损伤、阴道分泌物和反复尿路感染病史,有无情绪、行为、睡眠或生活习惯改变等,尤其是出现上述变化的时间点非常重要。青春期女孩还应关注月经史和性生活史。

体格检查应全面,但需避免对儿童心理和生理的二次创伤。检查前应安抚患儿并维护其应有尊严,与监护人充分沟通获取配合;检查时动作轻柔,检查环境应安静,注意保护儿童隐私。如果患儿极度焦虑、恐惧或哭闹,可适当镇静。除了检查生殖器、会阴区、臀部、肛门和大腿内侧外,还应检查有无非生殖器相关的急性损伤,如抓痕、口腔或胸部损伤等。如病史和/或体格检查结果提示青春期前女孩可能遭受了性虐待,还应筛查性传播疾病。

儿童性虐待需与外伤(如骑跨伤)、感染、皮肤病及部分先天性发育异常相鉴别。仅根据体格检查和辅助检查很难诊断,必须结合病史、患儿的情绪行为改变等综合判定。

应对儿童性虐待受害者进行系统的精神卫生指导和服务,关注并尽量规避创伤后应激障碍、抑郁甚至自杀的发生。因性虐待造成的心理和生理伤害可能会持续很长时间,甚至延续至成人,故对于此类患儿的心理治疗应系统、连贯和延续。

3. 精神虐待和忽视　精神虐待又称情感虐待,包含情感和认知两方面,指看护者持续或严重阻碍孩子的基本情感需求,常见形式包括拒绝、孤立、恐吓、漠视、剥夺等。精神虐待是儿童虐待和忽视的核心问题,可对儿童造成长期负面影响。

儿童忽视指任何导致儿童严重身体和/或情感伤害或死亡,或使儿童面临此类伤害的行为或不作为,即看护者或承担监护责任的成年人在满足儿童身体和心理需求方面未尽到最低程度的照护。儿童忽视是最常见的儿童虐待形式,包括躯体忽视、情感忽视、安全忽视、教育忽视、医疗忽视和社会忽视等。

【小结】

儿童虐待并不少见,可对儿童身心造成严重负面影响,其转归取决于虐待的性质、程度和持续时间。多因素导致儿童虐待的诊断困难。虐待的准确评估和判断有赖于全面的病史采集、体格检查和相应的辅助化验检查。当儿童存在与病史不符的外伤时,应警惕虐待,尤其是存在特殊损伤时。儿童虐待的治疗应是全方位和多模式的,除了处理伤害造成的躯体损伤外,心理帮助十分重要,并应具有系统性和延续性。急诊医生常是受虐患儿的首诊医生,应充分了解相关法律法规,准确详实记录,及时上报,为受虐待儿童提供有效照护。

➤ 附:虐待性颅脑外伤(AHT)的诊断流程图

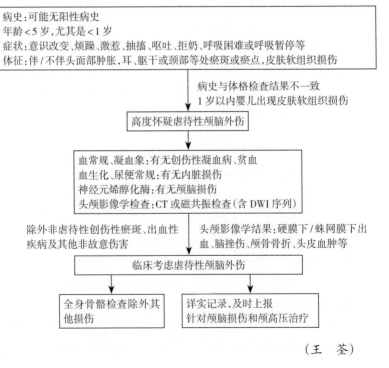

（王　荃）

参考文献

1. ZEANAH CH,HUMPHREYS KL. Child Abuse and Neglect. J Am Acad Child Adolesc Psychiatry,2018,57（9）:637-644.

2. STOLTENBORGH M,BAKERMANS-KRANENBURG MJ,ALINK LRA,et al. The prevalence of child maltreatment across the globe:Review of a series of meta-analyses. Child Abuse Review,2014,24:37-50.

3. Christian CW,Committee on Child Abuse and Neglect,American Academy of Pediatrics.The evaluation of suspected child physical abuse.Pediatrics,2015,135（5）:e1337-1354.

4. KUPPERMAN N,HOLMES JF,DAYAN PS,et al. Identification of children at very low risk for clinically important brain injuries after head trauma:a prospective cohort study. Lancet,2009,374（9696）:1160-1170.

5. BERGER RP,PAK BJ,KOLESNIKOVA MD,et al.Derivation and Validation of a Serum Biomarker Panel to Identify Infants With Acute Intracranial Hemorrhage. JAMA Pediatr,2017,171（6）:e170429.

第三节　车祸外伤

【概述】

车祸外伤是 1 岁以上小儿意外伤害死亡中的首位原因。也是儿童颅脑损伤最重要原因之一。重症患儿多为多发伤或者复合伤,包括颅脑损伤、骨折、内脏挫裂破裂出血、烧伤、刺伤等。公路交通事故伤的死亡率为 2.7%~22.1%,主要死亡原因是严重的颅脑损伤(占 50%~70%),其次为失血性休克(占 20% 以上)和内脏损伤(占 10%),救援之前和期间死亡人数占死亡人数的 2/3。危险人群为 5~9 岁儿童。安全座椅对减少儿童公路车祸伤中脑损伤和死亡风险十分必要。

【诊断】

1. **交通事故发生的病史**　详细询问事故发生的时间、地点、道路使用者、交通工具、道路环境。关键还要尽量获得受伤儿童受伤时的状态(交通工具内还是行人？静止还是运动中？一个人还是有目击者？)，患儿伤后短时间内的变化，特别是意识变化过程、诉说的疼痛位置、受伤多长时间被发现并且给予处理等。

2. 损伤类型

(1)撞击伤:是由于车辆或其他钝性物体与人体相撞导致的损伤,多为钝性损伤和闭合性损伤,如颅脑挫裂伤、肝脾肾或者肺脏等实质脏器挫裂等;也可表现为开放性损伤,如开放性颅脑损伤、皮肤软组织撕裂等。

(2)跌落伤:因交通事故导致人体从高处坠落造成的损伤。可造成多处骨折和脊柱损伤。

(3)碾压伤:由于车辆轮胎碾压、挤压人体造成的伤害,轻者仅有软组织伤,重者则可导致严重的组织撕脱、骨折、肢体离断等损伤。

(4)切割刺入伤:在交通事故中,由于锐利的物体对人体组织的切割或刺入造成的损伤。可能造成内脏、血管、神经的损伤。

(5)挤压伤:人体肌肉丰富的部位,在受到重物挤压一段时间后,筋膜间隙内肌肉缺血、变性、坏死,组织间隙出血、水肿,筋膜腔内压力升高,因此造成以肌肉坏死为主的软组织损伤。

(6)挥鞭伤:是指车内人员在撞车或者紧急刹车时,因颈部过度后伸或过度前屈产生的损伤。易造成脊椎的脱位,尤其是颈椎和脊髓的损伤。

(7)烧伤:在交通事故中,由于热、电、化学等因素对人体造成的损伤。车辆燃烧产生的有毒烟雾还可造成中毒。

(8)爆炸伤:因车辆起火爆炸引发的对人体的损伤,主要是冲击波和继发投射物造成的损伤。

(9)溺水:是指车辆翻车坠至河水里、池塘、湖里,人员落水造成的溺水。

3. 严重损伤诊断和评分　全身状况、系统和重要脏器评估后建议做儿童创伤评分(pediatric trauma score,PTS)和损伤严重程度评分(injury severity score,ISS)(表 19-1)。

表 19-1　ISS 评分方法举例

损伤部位	创伤	AIS 最高值	AIS 值平方	ISS
头颈部	脑干损伤 颈椎椎体重度压缩>20%	5	25	59
面部	眼眶开放性骨折 下颌骨闭合性骨折 鼻出血	3	9	
胸部	胸壁擦伤	1		
腹部和盆腔内脏器	肝脏 QIS-V 伤	5	25	
四肢和骨盆带	趾离断	2		
体表伤	手部擦伤<25cm	1		

（1）包括头皮撕裂伤、颅骨骨折、颅内出血、脑震荡、脑实质挫裂伤等：轻度颅脑损伤也称为小儿脑震荡综合征，创伤后神经功能紊乱，继而完全康复；中度损伤的典型表现有早期意识障碍，继而逐渐恢复；随后，不同病例会有不同程度的意识障碍；重者也可表现为去大脑强直，通常无明确局灶性神经系统体征，头部 CT 多为正常或伴有蛛网膜下腔出血；重症损伤，即刻意识丧失，也能一过性好转，数分钟到数小时，状况恶化，发生去大脑强直、脑神经受累、高颅压、脑干功能异常，需要高级生命支持等。CT 多表现为弥漫性脑水肿，脑室变小，蛛网膜下腔明显受压或者闭塞。颅内出血、继发的脑供血减少、脑水肿、颅高压等进一步恶化脑功能，易导致脑死亡或者遗留严重功能障碍。评估意识状态，可采用 GCS 评分，同时判断是否有严重非骨折性的肢体功能障碍；头部 CT 扫描对早期和严重病例非常必要，病情变化较快的需要动态（每 2~4 小时）评估头部 CT，以便评估颅内出血的量和速度，及时外科引流等干预。头部 MRI 对评估脑实质损伤以及损伤后脑积水等有帮助。

（2）主要有肺挫裂伤和气胸，其他的胸腔脏器损伤还包括：血胸、心脏压塞、连枷胸、心肌挫伤、胸部贯通伤、食管破裂、膈肌损伤伴发疝以及大血管破裂。肺挫裂伤可致肺水肿、动静脉分流和缺氧,有时还有肺泡内弥漫性出血,表现隐匿,多在创伤后数小时出现症状:呼吸急促、发绀、呼吸困难,听诊呼吸音减弱、啰音、捻发音,叩诊多数为浊音。影像学表现为肺部片状浸润或者实变。气胸的患儿多数有胸痛,呼吸困难、发绀,听诊呼吸音减弱,叩诊鼓音或者过清音,小量气胸可无表现;胸部影像学特别是 CT 有利于诊断。

(3) 腹部损伤:主要有脾损伤、肝损伤、肠管穿孔,其他还有胰腺、泌尿系统、胃、胆道损伤以及腹膜后血肿。意识清醒的患儿表述疼痛;详细的腹部望触叩听检查腹部 6 个区域。望诊看有无腹胀、挫伤、撕裂伤、贯通伤及手术瘢痕,怀疑脊柱损伤时检查背部要小心,如果患者故意减少腹式呼吸可能是因为腹部损伤疼痛所致。触诊注意有无肌紧张、压痛、包块或者脏器肿大,怀疑肝脾损伤触诊要轻柔。肌紧张提示腹膜炎,血性的或者渗出性的。叩诊有助于鉴别腹胀是气源性(鼓音)的还是液体的(浊音)。听诊肠鸣音,以及判断胃管放置的位置。辅助检查包括血常规、血红蛋白动态变化、血淀粉酶脂肪酶,肝功能肾功能酶学检查;腹部超声、腹部正立侧卧位 X 线片和腹腔增强 CT 对诊断意义显著。

(4) 失血性休克:判断出血的部位、量和速度,评估休克体征,参考第九章休克。

(5) 骨折:骨盆粉碎性骨折容易严重出血,肋骨骨折可引起心肺继发损伤,颅骨骨折可导致脑脊液漏甚至继发感染等。

(6) 肌间隔综合征:肌间隔内压力升高可致缺血坏死和功能丧失。典型的是胫骨骨折发生小腿的肌间隔综合征,而错位的髁上骨折发生前臂肌间隔综合征。神经血管功能评价是临床诊断的关键。患者肢端极度疼痛,查体发现肢体温度下降、CRT 延长、脉搏减弱、肢体苍白以及指/趾活动障碍。一旦疑诊,立即外科处理。

(7) 其他:注意脊髓损伤或者椎骨骨折可能引起脊髓损伤;大量肌肉损伤导致的横纹肌溶解综合征继而发生的肾衰竭等。

(8) PTS:PTS 包括呼吸/惊醒、收缩压、估计的体重、软组织和骨折的表现和严重度,每个评分-1~2 分,总分为-6~12 分。多数人接受

PTS 评分<0 死亡率很高,>8 预后较好。PTS 优点在于简单易于计算,能快速准确地识别事故现场已经受伤的严重程度,且该评分为生理评分,无需特殊的实验数据,不仅适用于医院内的评估,也适用于院外的评估。但是 PTS 评分对于腹部损伤特别是肝脾损伤的评估作用不足。

(9) ISS:ISS 属于解剖学评分,把人体划分 6 个区域,分别是头颈部、面部、胸部、腹部和盆腔内脏器、四肢和骨盆带、体表,取 3 个最严重损伤区域最高 AIS 值的平方和。该评分最高 75 分。传统上认为儿童跟成人一样,目前比较公认的分级方法为:ISS<16 分定为轻伤,≥16 分定为重伤,>25 分定为严重伤(表 19-2)。

表 19-2 儿童创伤评分表

评分项目	+2 分	+1 分	−1 分
体重(kg)	≥20	10~20	<10
气道	正常	能维持	不能维持
收缩期血压(mmHg)	>90	50~90	<50
中枢神经系统	清醒	迟钝或失去知觉	昏迷
开放性伤口	无	小	大或穿透
骨骼	无	闭合性骨折	开放或多发骨折

【鉴别诊断】

1. **复合损伤** 车祸损伤最常见的类型是撞击伤,除此之外还伴发其他性质的损伤者,称为复合损伤。

2. **二次损伤** 多种因素可能导致受伤的患儿再次被伤害,比如第一次被撞击后,后来车辆未能及时躲避或者停车、天气状况导致视野不清楚、车内儿童损伤后发生连环撞击等,会导致二次甚至多次损伤。

3. **初步评估和处置** 医务人员在对受伤者伤情进行初步判定后,要根据具体情况采取止血、包扎、固定和搬运等措施。

对伤者进行评估伤情前,要先了解受伤经过,明确在车中或现场的位置；是否系有安全带；车辆是否发生翻转、燃烧、爆炸，伤者是否被抛出车外，有无二次撞击等；车外伤者着地部位，撞击速度等。

4. 检查气道、呼吸、循环、意识　判断伤者气道通畅与否，气道内有无血液、痰液等阻塞物。观察呼吸情况，检查有无开放性气胸和反常呼吸；检查有无体表或肢体的活动性大出血；观察伤者的意识、瞳孔大小、对光反射情况、肢体有无瘫痪、有无高位截瘫；重点检查头部、胸部、腹部外伤，判断有无颅脑损伤、有无脊柱损伤、颈椎损伤、内出血等。

【治疗】

1. 现场心肺复苏（cardiopulmonary resuscitation，CPR）。

2. 止血、包扎、固定。

3. 颈椎、胸腰椎的骨折、错位，可导致脊髓损伤。

正确地移动伤员：①从碰撞变形的汽车内将被卡在方向盘上和座椅上的伤员营救出来的原则是：托住伤员的头部、颈部，并保持头颈部与身体在一条平行轴线上，轻慢地移出车厢。怀疑伤者颈椎受伤，在移动前应放好颈托或颈托的代用品。②昏迷伤者的转运，最为重要的是保持伤者的呼吸道通畅，伤者应侧卧，要随时观察伤者，一旦出现呕吐，应及时清除呕吐物，防止误吸。③对于有脊柱伤或怀疑有脊柱伤者，搬动必须平稳，防止出现脊柱弯曲，严禁背、抱或两人抬。④对于颈椎受伤者，必须固定其头部。⑤对于使用止血带的伤者，应及时松开止血带，再重新固定。

4. **中重度头部损伤**　确保脑灌注和氧合；Glasgow 动态评估患儿意识；镇痛镇静和止抽；药物（主要是甘露醇或者是 3% 的氯化钠）或者开颅降颅压；机械通气保持 $PaCO_2$ 和氧供正常；血流动力学稳定的患儿可限制入液量为 50% 的维持量，但是需 4~6 小时监测血气离子。

5. **胸部创伤和创伤后 ARDS**（pediatric trauma-associated ARDS，PT-ARDS）　肺挫裂伤的主要依赖于支持治疗，一旦需要有创机械通气，可适当给予 PEEP，避免液体过多，特别是减少晶体液的使用，多数 2~3 天后缓解。闭合式气胸分为张力性和非张力性,张力性气胸和开放式气胸需要外科及时处理,当张力性气胸迅速发展,危及生命的低血压、心率减慢、严重低氧发生时可床旁针刺引流或者使用一次性引流袋引流。PT-ARDS 在儿童车祸外伤患者中发生率不确定,一项大型研究报道 0.5%(2 660/488 381),病死率为 18.6%(494/2 660)。患儿创伤一周内、伴有淹溺、头部或者胸部损伤、早期合并肺炎、脓毒症、开胸腹手术后、大量输血等和 PT-ARDS 发生有关。一旦发生需要按照 ARDS 治疗原则进行,但是呼吸机参数特别是压力参数调整还需要兼顾肺部、胸廓、肋骨等创伤情况个体化。

6. 腹部创伤 腹腔损伤隐匿,常可在数小时或者数天后变化(此处指肝脾肾挫裂或者破裂出血、胃肠管壁损伤再破裂等)。腹部创伤伴有胃肠破裂损伤或者伤情不明时,需要警惕腹部源性感染,感染一旦发生,迅速进展为腹膜炎、脓毒症甚至休克。因此必须频繁评估出血、感染等重要情况。证实腹腔内出血即使轻微或者平稳也建议收入 PICU。大多数严重腹部创伤源于肝脾损伤;有血腹征象的小儿疑诊肝损伤,病情不稳定需紧急开腹探查;积极寻找隐匿的腹部损伤;严密监护下,病情稳定的肝脾损伤可保守治疗。下列情况需紧急手术:腹部贯通伤;腹腔内出血、输液和输血后仍不稳定;内脏穿孔导致的气腹;横膈破裂;直肠穿孔;肾血管损伤、膀胱或者尿路破裂;胆道破裂;病情不稳定怀疑有致命性的损伤如十二指肠破裂等。腹部创伤条件允许情况下也建议尽早经胃肠道喂养,但是需要注意胃肠道结构和功能变化,关注一般状态、腹围、腹腔内压、肠道蠕动和喂养耐受情况,特别注意不典型隐匿的肠道损伤在喂养后的迅速恶化。

7. 骨折和肌间隔综合征请骨科医生评估 严重者或者紧急时给予外科手术治疗。

8. 其他 生命支持治疗、脑保护、液体营养支持和镇痛镇静实施。

> 附:车祸外伤诊治流程图

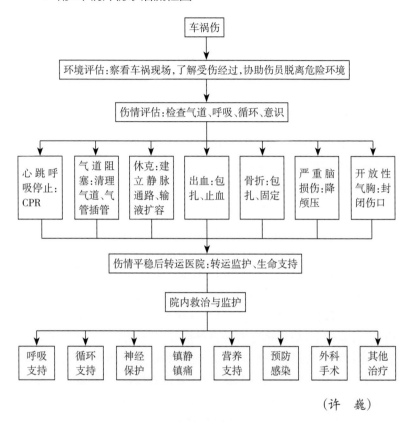

（许　巍）

参考文献

1. PARK GJ, RO YS, SHIN SD, et al. Preventive effects of car safety seat use on clinical outcomes in infants and young children with road traffic injuries: A 7-year observational study. Injury, 2018, 49(6): 1097-1103.

2. SAUBER-SCHATZ EK, THOMAS AM, COOK LJ, et al. Motor Vehicle Crashes, Medical Outcomes, and Hospital Charges Among Children Aged 1-12 Years-Crash Outcome Data Evaluation System, 11 States, 2005-2008. MMWR Surveill Summ, 2015, 64(8): 1-32.

3. SRINIVASAN S, CHANG T. Diagnosis and management of motor vehicle trauma in children：an evidence-based review. Pediatr Emerg Med Pract, 2013, 10 (8): 1-26；quiz 26-7.

4. 明美秀, 陆国平. 小儿创伤评分. 中国小儿急救医学, 2019, 26 (2): 86-89.

5. LECUYER M. Calculated Decisions：Pediatric Trauma Score (PTS). Pediatr Emerg Med Pract, 2019, 16 (5): CD3-4.

6. DE ROULET A, BURKE RV, LIM J, et al. Pediatric trauma-associated acute respiratory distress syndrome：Incidence, risk factors, and outcomes. J Pediatr Surg, 2019, 54 (7): 1405-1410.

第四节　坠　落　伤

【概述】

儿童坠落伤是指儿童从高处坠落、跌落或者跳落后的损伤。每年大约 300 万儿童报道坠落伤，多为意外伤害，青少年也可是蓄意自杀。城区儿童多发。坠落为 15 岁以下儿童创伤死亡的主要原因之一。儿童坠落伤多发生于学龄前 5 岁以下占 50% 或者更多。婴幼儿多数从床、学步车、沙发或者窗台坠落，而儿童多见于窗台、阳台、楼梯、房顶甚至树上等；住院患儿坠落损伤也不容忽视。

【诊断】

1. 有高处坠落病史　详细询问坠落时间、坠落高度以及着地部位。分析坠落的可能原因：意外、生理预期的，生理非意外，发育相关的以及自杀性的。

2. 相关信息　家庭内坠落儿童需要询问监护情况、孩子本身的发育和运动能力、体重和身高；户外坠落者需要询问患儿坠落时的运动状态和保护措施；青少年不明原因高处坠落需要了解患儿生活、学习和社交信息，评估患儿心理状态。

3. 损伤部位　2 楼 (3m) 以下坠落多以骨折和皮肤软组织损伤为主；3 楼或以上坠落头部以及内脏损伤的可能性增加。分析高度和伤情时充分考虑空中是否有障碍物遮挡，一方面可能减轻损伤，另一方面可能增加副损伤。着地部位与损伤类型相关,因着地部位直接受力,通常最易发生损伤。在受力较大时,力的向上传导可造成身体其他部位的连锁性损伤,儿童身体缓冲较好,由传导引起的连锁性损伤较成人少见;但儿童特别是婴幼儿即便坠落高度在 1m 左右都可以引起较严重的颅脑损伤。其他损伤如肺挫裂伤、腹腔器官损伤等较车祸伤少见。

4. 和车祸外伤不同,坠落伤更多发生在婴幼儿,损伤部位头颅、胸部较多,而年长儿坠落高度更多,损伤部位以脊柱、四肢、骨盆等为主。

5. 以足部着地的坠落,严密观察损伤部位血液循环,外科介入需求更多。

脊柱损伤有时隐匿,需要经常评估生命体征、排尿排便情况并且详细查体和认真阅读影像学检查。

6. 辅助检查　参考车祸外伤。

【鉴别诊断】

无坠落外伤病史的患儿需要警惕:虐待、摇晃婴儿综合征、颅内血管畸形、婴儿期迟发性维生素 K 缺乏症、血友病等。

【治疗】

1. 生命体征评估,处理危及生命的呼吸心搏骤停、重症颅高压、脑干功能异常相关的呼吸循环衰竭、失血性(神经源性)等不同种类休克。

2. 即刻处理张力性气(血气)胸、心脏压塞、肝脾破裂、颅脑开放损伤和进行性出血。

3. 评估和稳定内环境,特别关注低体温、凝血异常和代谢性酸中毒。

4. 注意检查隐匿性骨折及继发感染。其余处理同车祸外伤。

5. 重视心理疏导,特别是青少年蓄意自杀者。

6. 预防婴儿家庭中坠落伤、学龄前和学龄期儿童户外玩耍坠落伤和住院儿童坠落伤。

➤ 附:坠落伤诊治流程图

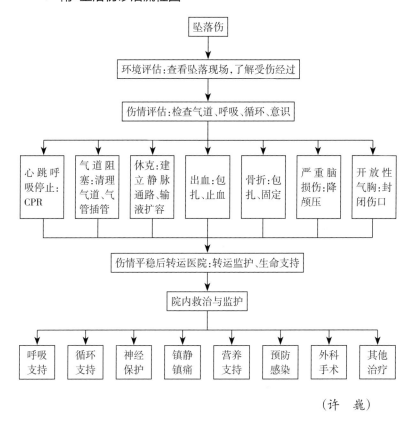

（许　巍）

参考文献

1. MORA MC, VERAS L, BURKE RV, et al. Pediatric trauma triage: A Pediatric Trauma Society Research Committee systematic review. J Trauma Acute Care Surg. 2020 Oct; 89 (4):623-630.

2. DIGEROLAMO K, DAVIS KF. An Integrative Review of Pediatric Fall Risk Assessment Tools. J Pediatr Nurs, 2017, 34:23-28.

3. MORA MC, VERAS L, BURKE RV, et al. Pediatric trauma triage: A Pediatric Trauma Society Research Committee systematic review. J Trauma Acute Care

Surg,2020,89(4):623-630.

4. DAY LM, HUANG R, OKADA PJ. Management of Pain After Pediatric Trauma. Pediatr Emerg Care,2020,36(2):e33-e37.

第五节　呼吸道异物

【概述】

呼吸道异物包括声门以上气道内异物,如鼻腔内和咽部异物,体积大、黏性强的咽部异物可导致迅速窒息和呼吸心搏骤停;也包括声门以下的呼吸道内异物即气管、支气管异物,是儿童呼吸道异物最常见类型,属于急重症,是儿童意外死亡的常见原因之一。80% 病例发生在 3 岁以下,高峰年龄 1~3 岁,幼儿喉头保护性反射功能不良,臼齿未萌出,咀嚼功能差,小儿进食时爱哭笑打闹,喜将一些玩具含于口中,当其哭笑、惊恐而深吸气时极易将异物吸入气管。常见异物类型为有机类:坚果仁(瓜子和花生米为最多见)、食物颗粒、水果果肉或者核,大约 1/4~1/3 为无机物:玩具零部件、纽扣、笔帽等。近年来误吸果冻发病率呈上升趋势,果冻为胶状物,既软,又易碎,根本无法取出,给临床救治带来一定困难。除上述外生性异物外,还可有内生性异物,是指气管、支气管的干酪样坏死组织。神经肌肉疾病的重症或昏迷患儿由于吞咽反射减弱或消失,可将呕吐物、食物等物吸入气管内。气管、支气管异物其严重性取决于异物的性质和造成气道阻塞的程度,轻者可致肺损害,重症为猝死原因之一。异物停留的部位与异物性质、性状及患儿个体气道解剖形态等有关,绝大多数的细小异物都能进入气管和支气管内,由于右侧支气管与气管纵轴间形成的角度较小,且管径粗短,故右侧支气管异物的发生率高于左侧支气管。致死性呼吸道异物多为急性发病,大多数报道病死率低于 1%。

【诊断】

1. 临床表现　多有误吸异物的病史,当异物刚进入气道时,患儿突发性剧烈呛咳,面红耳赤,有憋气及恶心、呕吐,严重时可致呼吸困难或青紫,此段病史极为重要。但由于吸入异物的性质、大小、部位的不同,临床表现也各异。异物较大时,多嵌入喉部或气管,出现严重的呼吸困难或窒息,较小、尖锐的异物嵌顿于喉头者,患儿可出现喉鸣、声嘶失音、阵发性剧咳、吸气性呼吸困难、青紫等。异物停留时间较长者,可有疼痛、咯血等症状。异物停留于气管内,多随呼吸移动而引起剧烈的阵发性咳嗽,睡眠可好转,西瓜子、葵花子等扁而轻的异物可出现气管拍节音。异物一旦进入一侧支气管或叶支气管后,症状可暂时减轻,但仍有阵发性刺激呛咳、轻度喘鸣,以后因阻塞发生肺不张或肺气肿,当发生炎症时,出现相应肺部炎症体征。异物不同,症状不同,植物性异物对黏膜刺激较大,炎性症状重,骨碎屑或金属异物刺激小,炎性症状轻而不明显,而且,由于异物嵌顿造成阻塞和程度不同,可出现阻塞性肺气肿或阻塞性肺不张。

2. 急诊检查　X 线检查(气管和支气管的三维 CT 重建)和支气管镜检。由于小儿气管异物中,植物性异物如花生、豆类等占了绝大多数,这些异物 X 线不显影,而且植物性异物多含有游离脂肪酸,对气管黏膜刺激性较大,易引起"植物性气管支气管炎",因此必须警惕。X 线检查特别强调胸部透视的重要性,必要时医生应亲自到放射科观察,强调反复观察纵隔、心脏和横膈等器官的运动情况,X 线透视对不透光异物能直接确定异物部位、大小和形态,而对透光异物,则仅能根据呼吸道梗阻情况加以判断,可见一侧肺透亮度增高或一侧肺叶的肺不张。纵隔摆动为支气管异物的主要征象,患儿呼气相时纵隔移向健侧,吸气相移向患侧,因气管被阻塞,吸气时胸腔负压增加,回心血量增加,因而心影呈吸气相增宽,呼气相缩小,即心影反常大小征。摄胸部 X 线片时,必须同时摄吸气及呼气时的照片。CT 检查也具有一定的诊断价值。随着多层螺旋 CT 的广泛应用,可以三维显示气管支气管树,能够直接而准确定位异物,为支气管异物提供一种更准确的术前诊断途径。喉镜和支气管镜检查对气道异物具有诊断、鉴别诊断及治疗作用,对高度疑诊的病例,应行喉镜和/或者支气管镜检,尽快确诊,并行异物取出术。

3. 诊断要点

(1) 根据异物吸入史、典型的症状和体征及胸部 X 线检查结果,诊断一般不难。

（2）怀疑异物梗阻在声门以上，开立颈部前后位和外侧软组织影像。

（3）怀疑声门以下异物梗阻，行胸部 X 线片检查，可显示单侧过度充气、纵隔移位、节段性或肺叶性肺不张。儿童患儿更常见肺气肿，而肺不张在成人中更常见。

（4）大多数异物（80%）在 X 线片上是透光的，所以阴性检查不能排除异物。进行部位特异性 CT 检查。

（5）首选的诊断方法是通过喉镜（声带水平以上）或支气管镜（声带水平以下）直接检查。

（6）少数家长事后遗忘，或未目睹，应反复询问，临床上可因询问不仔细或患儿家属隐瞒病史或症状不典型而导致误诊和漏诊。常有因患儿长期咳嗽，抗感染、抗结核治疗久治不愈，最后确诊为支气管异物的报道，值得吸取教训。因此在临床上如遇到异物吸入史不明显，肺内确有病变，但临床症状非典型的肺结核、支气管肺炎或其他肺部疾病患者，如抗感染疗效不佳，应警惕异物的可能，应作支气管镜检查以明确诊断。特别是要注意原有的呼吸道炎症的基础上同时又有支气管异物患儿的诊断。

【鉴别诊断】

本病应与急性喉炎、咽后壁脓肿、气管内膜结核或者肿物、塑形性支气管炎、肺炎等做鉴别。

【治疗】

气管、支气管异物的治疗一旦诊断明确，因异物自然咳出的机会只有 1%~4%，因此应立即抢救，将患儿头部放低，并叩击背部，少数异物可自行咳出，但不得将病儿倒置，对声门下异物更应列为禁忌。误吸入液体状异物时，应及时刺激咳嗽，或经鼻腔将导管放入气管吸引。

1. 无危及生命的异物吸入　对于未出现急性窒息或其他紧急情况的患者，建议在适度镇静下进行软性支气管镜检查，是诊断性和治疗较小的异物和远端楔状异物的首选方法，这些异物往往超出硬性支气管镜检查的范围。

2. 危及生命的异物吸入　提供氧合,并立即通过面罩装置或气管插管保护患者的气道。如果这些干预不成功,考虑紧急环甲状腺切开术或气管切开术。

气道安全后用喉镜检查口咽并取出声门上异物。对于声门下较大、较复杂的异物,建议使用硬性支气管镜;根据情况选择性使用柔性支气管镜。硬支气管镜检查需要全身麻醉。软性支气管镜有局限性,但推荐用于插管患者或有颈部或面部创伤和不稳定的患者。

一旦诊断,多数情况下建议尽快取出,否则随时可由于咳嗽、患儿哭闹等原因而引起移位至总气道或声门下,瞬间发生窒息,甚至死亡。若全身状况较差特别是呼吸循环不稳定,已经经历过心肺复苏的患儿,则应先积极内科治疗病情好转后,再施行气管支气管镜检查。液体状异物必要时也可做直接喉镜或支气管镜吸引。术前认真准备,术中密切配合,仔细检查勿漏掉异物,如全身情况允许,推荐使用全身麻醉。钳取异物特别是较大异物时,应注意异物变位导致窒息,作好抢救准备;对于较大易碎异物(如蚕豆、芸豆粒等),可以采用化整为零的方法,将异物钳碎取出。术后应根据需要加用肾上腺皮质激素防止喉头水肿,抗生素防止继发感染,并应及时处理并发症,如气管支气管镜术后的气胸、纵隔气肿,以及心力衰竭、脑水肿、酸中毒等合并症。有时手术可能失败,宜争取再次尝试,若仍不成功,可作剖胸钳取。喉梗阻严重者应行气管切开术。

对于误吸果冻致窒息,异物往往无法取出,有人主张采用气管插管行机械通气,气管插管时可将阻塞在气管内的果冻推向一侧支气管,为患儿赢得抢救生命的时间,体位引流、肺部叩拍后经气管插管反复吸引,可将误吸之果冻及呼吸道分泌物吸出,避免了肺部感染及肺不张。此外,早期及时机械通气纠正了低氧血症,可减少脑组织缺氧,对于患儿脑复苏有益。

(许　巍)

> 附：呼吸道异物诊治流程图

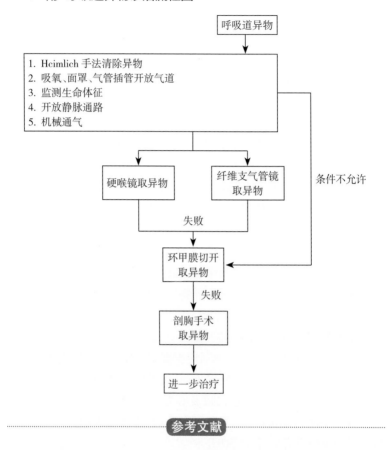

参考文献

1. CRAMER N，JABBOUR N，TAVAREZ MM，et al. Foreign Body Aspiration. Treasure Island（FL）：StatPearls Publishing，2021 Jan.

2. BRKIC F，UMIHANIC S，ALTUMBABIC H，et al. Death as a Consequence of Foreign Body Aspiration in Children. Med Arch，2018，72（3）：220-223.

3. NA'ARA S，VAINER I，AMIT M，et al. Foreign Body Aspiration in Infants and Older Children：A Comparative Study. Ear Nose Throat J，2020，99（1）：47-51.

4. CRANE MD. Foreign body aspiration. JAAPA，2019，32（7）：48-49.

5. BAJAJ D，SACHDEVA A，DEEPAK D. Foreign body aspiration. J Thorac Dis，

2021,13(8):5159-5175.

6. MONTANA A,SALERNO M,FEOLA A,et al. Risk Management and Recommendations for the Prevention of Fatal Foreign Body Aspiration:Four Cases Aged 1.5 to 3 Years and Mini-Review of the Literature. Int J Environ Res Public Health,2020,17(13):4700.

7. GEORGE TR. Foreign body aspiration in a child with cardiac arrest. JAAPA, 2020,33(2):29-31.

8. ONCEL M,SUNAM GS,CERAN S. Tracheobronchial aspiration of foreign bodies and rigid bronchoscopy in children. Pediatr Int,2012,54(4):532-535.

9. AYDOĞAN LB,TUNCER U,SOYLU L,et al. Rigid bronchoscopy for the suspicion of foreign body in the airway. Int J Pediatr Otorhinolaryngol,2006,70 (5):823-828.

10. GIBBONS AT,CASAR BERAZALUCE AM,HANKE RE,et al. Avoiding unnecessary bronchoscopy in children with suspected foreign body aspiration using computed tomography. J Pediatr Surg,2020,55(1):176-181.

第六节　溺　水

【概述】

溺水(near drowning)是指由于面部及上呼吸道被液体(最常见是水)淹没导致的原发性呼吸功能障碍的过程。一般将经抢救脱险后存活24小时以上者称为溺水,将被淹后当即死亡者称溺死(drowning)。据WHO统计,每年全球至少有500 000人死于溺水。在我国溺水是0~14岁年龄组的第一位死亡原因。儿童溺水死亡率约为8.77/10万。中国属于儿童意外溺水死亡较高的国家。非致命性淹溺事件的发生率可能为已报道淹溺死亡的数百倍。儿童和青少年溺水的主要原因为失足跌落于泳池、池塘、江、河、湖、海、水井等处或游泳发生意外(如先天性长QT综合征可因冷水浸泡和锻炼出现致命性心律失常而发生淹溺)。1岁左右婴幼儿溺水的常见原因为由于监护者监护缺失,小儿头部跌入水桶、浴缸等较深容器中。其他原因还有洪水、航船失事、人为伤害等。溺水的过程大多数情况为少量水误吸导致气道痉挛而窒息，少数情况为大量水或异物吸入导致气道梗阻而窒息，溺低温水可发生迷走反射导致心动过缓或心脏停搏。最终结局是严重缺氧、二氧化碳潴留和酸中毒。无论海水或淡水淹溺均可洗除肺表面活性物质。溺污水易并发细菌或真菌感染。

【诊断】

1. 诊断的要点　应迅速了解溺水的时间、水温、水的性质（淡水、海水、脏水），获救时意识状态，有无自主呼吸、心率、瞳孔大小及光发射、体温、血压、呼吸道分泌物的量及性质，有无外伤，溺水前有无基础疾病，复苏开始的时间及反应。

2. 临床表现

（1）溺水当时的症状：①溺水如即刻被救起，一般神志尚清楚，可血压升高，心率增快。②溺水 1~2 分钟水经呼吸道进入肺内可致剧烈呛咳，喉痉挛，窒息。水经食管进入胃内可引起呕吐，呕吐物误吸后又加重呼吸道梗阻和窒息，表现为神志模糊、面色苍白、呼吸表浅不规则、血压下降、心跳减慢、反射减弱。③溺水 3~4 分钟神志不清，青紫，颜面水肿，双眼充血，血性泡沫痰，四肢冰凉，血压下降。常有肺部湿啰音及心律失常。吞入水过多者腹部膨胀。

（2）继发性脑缺氧、脑水肿的症状：谵妄、抽搐、昏迷、视觉障碍、瞳孔、肢体肌张力改变。

（3）继发性心肌损害的症状：脉弱、低血压、心律失常、心动过速或过缓、奔马律、心室颤动、心搏停止。

（4）其他器官损害：心脑以外器官缺氧损伤相应表现，如可并发急性肾衰竭，急性呼吸窘迫综合征，肝、胃肠功能障碍，凝血功能异常、肺部感染、吸入性肺炎等。体温不升或高热。溺水后常出现低体温（核心体温低于 35℃），体温 32~35℃ 即可发生中枢神经抑制；低于 30℃ 可呼吸中枢，心血管功能抑制，出现致死性心律失常；低于 28℃ 可出现假死状态。同时合并外伤，如脊柱、头颅、内脏损伤，出现相应症状。

【治疗】

溺水过程极短，抢救必须争分夺秒，原则是立即解除呼吸道梗阻,恢复自主呼吸,恢复心跳,加强监护,防治感染等并发症。

1. 院前急救

(1) 水中救生:救助者首先要考虑自身的安全,其次是救助同伴的安全,最后才考虑被救者的人身安全。救助方法的选择顺序要由低风险至高风险进行,首先选择不下水救生方法,其次才选择下水救生,同时呼叫专业救援系统和 120 急救系统。深水淹溺时,营救者应从溺水者背面托起头或拉住胸,保持溺水者口鼻露出水面,游泳将其拖上岸,并应保护好自己,谨防被溺水者缠住。溺水者距岸边很近或坠入冰窟,可用绳索、木棍、衣物等让溺水者抓住拉出水面。冰上救生时,营救人员应趴在冰面上,并在冰洞旁铺上木板。下井救生时营救人员自己应先系好绳索。

(2) 现场急救:原则是迅速恢复呼吸、心跳,组织护送医院。若患儿已经严重呼吸障碍或心跳呼吸停止,应立即实施心肺复苏(CPR),而不是首先控水。溺水时心搏骤停为窒息所致,CPR 时人工呼吸和心脏按压同样重要。人工呼吸时应先清除口腔内泥沙、杂草、呕吐物等异物。若冷水淹溺或病情提示低体温发生在窒息之前,应延长 CPR 时间。在抢救过程中注意防止误吸、身体保温和复温。徒手 CPR 无效,有条件应现场行气管插管,给氧,开放静脉通道,使用肾上腺素。送往医院途中监测呼吸、心跳,需要时边转运边实施 CPR。同时注意脊柱外伤、颅脑外伤的保护和其他外伤的初步处理。

2. 医院内救治与监护 所有溺水患儿经现场抢救后均应送至医院内治疗,严密监护,无症状者可在急诊室观察至少 8 小时,有症状者收住监护病房。现场抢救后呼吸、心跳没有恢复,不管淹溺多长时间,到医院后仍应进行正规 CPR。初步复苏成功后的治疗包括以下几个方面:

(1) 呼吸支持:昏迷者气管插管保持呼吸道通畅,防止胃食管反流。呼吸不规则或无自主呼吸给予机械通气。肺水肿给予呼气末正压通气。无需气管插管者,应根据病情吸氧或无创通气维持 SpO_2 94% 以上。

(2) 循环支持:包括维持有效循环血量。低血压可用多巴胺,低心排可用肾上腺素。纠正心律失常,室颤可电击除颤或用胺碘酮等药物除颤。

(3)防治脑水肿:颈椎损伤排除后应将床头抬高30°(避免超过30°)。治疗措施包括减轻或消除继发的脑低灌注状态,提供充分氧合及能量供应,使用渗透性脱水剂减轻脑水肿,防治颅高压,积极镇静止惊,维持血糖、水电解质及酸碱平衡。复苏后循环功能稳定仍昏迷者可采用亚低温(34~36℃)疗法,或仅头部低温 CPR 后低温疗法的利弊存在争议,尚未证实低温能改善溺水 CPR 后神经预后,但至少应维持正常体温,避免发热。应用糖皮质激素的益处尚未得到证实。

(4)防治惊厥:持续脑电图监测,及时发现和治疗惊厥,尤其非惊厥持续状态。

(5)复温:核心体温低于32℃需要复温,可用体温调节毯,或将输入的氧气、液体加温至 37~40℃,或用温热液体灌洗胃,也可温热液体灌洗腹膜腔或胸膜腔,还可采用更快捷的血液透析、体外循环等方法复温。

(6)防治感染:监测痰培养和血培养,有细菌感染证据者给予有效抗生素治疗。特别注意吸入污水者有发生全身曲霉菌感染可能,河水或水库溺水者有螺旋体感染可能,及时给予相应抗生素治疗。

(7)高压氧治疗:患儿呼吸、循环功能恢复后即可进行,有利于改善脑缺氧,减轻脑水肿,降低颅内压,可能对改善预后有益。

(8)其他对症治疗:纠正水电解质、酸碱平衡紊乱,提供足够能量,保护肝肾功能等。

【小结】

1. 溺水是儿童意外死亡的重要原因。

2. 溺水的过程包括喉、气管痉挛、呼吸道机械性梗阻、呼吸心搏骤停、缺氧性器官损害,同时伴或不伴脊柱、头颅、内脏损伤。无论海水或淡水淹溺均可洗除肺表面活性物质,导致肺顺应性下降,肺泡萎陷。溺低温水易发生心血管及中枢抑制。溺污水易并发感染。

3. 溺水的现场抢救首先是迅速恢复呼吸与心跳,严重呼吸障碍或心跳停止者,应立即 CPR,而不是控水后 CPR。

4. 所有溺水患儿均应留院观察治疗。到达医院后心跳未恢复者仍应正规 CRP。复苏后的治疗主要为脑复苏、对症支持和器官保护。

➤ 附：溺水诊治流程图

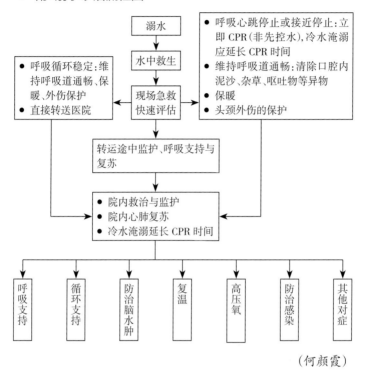

（何颜霞）

参考文献

1. FRANKLIN RC, PEDEN AE, HAMILTON EB, et al. The burden of unintentional drowning: global, regional and national estimates of mortality from the Global Burden of Disease 2017 Study. Inj Prev, 2020, 26: i83-i95.

2. WANG ZK, YU CH, XIANG H, et al. Age-Period-Cohort Analysis of Trends in Mortality from Drowning in China: Data from the Global Burden of Disease Study 2015. Sci Rep, 2018, 8: 5829.

3. TOPJIAN AA, BERG RA, BIERENS JJ, et al. Brain resuscitation in the

drowning victim. Neurocrit Care,2012,17(3):441-467.

4. PAAL P,GORDON L,STRAPAZZON G,et al. Accidental hypothermia-an update:The content of this review is endorsed by the International Commission for Mountain Emergency Medicine(ICAR MEDCOM).Scand J Trauma Resusc Emerg Med,2016,24(1):111.

5. 赵祥文,肖政辉. 儿科急诊医学. 5 版. 北京:人民卫生出版社,2022.

6. MOLER FW,HUTCHISON JS,NADKARNI VM,et al. Targeted Temperature Management After Pediatric Cardiac Arrest Due To Drowning:Outcomes and Complications.Pediatr Crit Care Med,2016,17(8):712-720.

第七节　电　击　伤

【概述】

电击伤(electrical injury)是指一定电流或电能量通过人体引起的机体损伤、功能障碍,甚至死亡,俗称触电,也包括雷击。

1. 常见病因

(1) 玩弄电器或电灯的插头、插座、电线等。小儿喜用手指或金属物掏挖室内电器插座。

(2) 误触断落的电线。

(3) 小儿攀登屋顶或树上捉鸟误触电线。

(4) 无防护牵拉已触电者。

(5) 家用电器漏电。

(6) 雷雨天气时衣服淋湿、在大树或屋檐下易遭雷击。

婴幼儿触电多发生在家中,儿童、青少年常发生在室外,高压触电多见。

2. 病理生理　电击伤对人体造成的损伤,主要是电流引起的神经肌肉兴奋性改变和电流转化为热能导致的热损伤,局部热损伤范围与组织器官损伤程度并不平行。损伤的程度和病理生理变化取决于电压、电流强度、接触时间及电流进入机体的路径。电压越高,电流越大,作用时间越长,损伤越大。此外,还取决于组织电阻大小,符合

欧姆定律。人体神经组织、黏膜、肌肉电阻最小,骨骼、脂肪、肌腱电阻最大,皮肤介于两者之间。若电流路径与身体长轴平行,则损伤包括神经系统、心脏、呼吸肌等重要器官。对心血管的损伤包括心肌坏死、诱发心律失常,严重者心搏骤停,大动脉由于血流速度快,散热快,不易发生急性坏死,但可发生血管壁损伤,继发动脉瘤形成和迟发血管破裂。小血管及血管床血流慢,散热慢,则易发生急性凝固坏死,导致组织缺血和腔室间隔综合征。电流通过电阻大的组织时则局部热损伤更严重。

【诊断】

1. 有明确触电史。

2. 临床表现

(1)全身反应:人体瞬间接触低电压小电流电源后,可出现局部发麻,短时头晕、心悸、惊恐、面色苍白、表情呆愣、轻度肌肉痉挛,一般无意识丧失,心脏听诊可闻及期前收缩。触电时间较长或触高压电、大电流,可引起肌肉强烈收缩,身体弹跳,甚至当即昏迷、室颤、呼吸心搏骤停。

(2)局部组织损伤:局部皮肤严重烧伤,形成一个电流入口和一个以上电流出口,多为椭圆形焦糊状,可深达皮下各层组织,包括骨骼、内脏。伤后1~2周内多为进行性组织坏死性改变,损害大血管可发生致命性大出血,可并发严重感染、气性坏疽。触电时衣服燃烧可发生大面积烧伤。

(3)并发症:强烈肌肉收缩可引起骨折、脱位,意识丧失可导致跌落伤,损伤颅脑或内脏。广泛肌肉破坏,产生大量肌红蛋白,引起肾衰竭。组织水肿,局部压力增高,引起筋膜腔综合征、肢体坏死等。

【鉴别诊断】

突然倒地,不能明确触电时,需要鉴别脑血管意外、癫痫、心脏疾病。

【治疗】

1. 现场急救 尽快使患儿脱离电源,关闭电源,用干木棍或竹竿挑开搭在患儿身上的电线,把患儿推离电源,施救者不能直接接触触电患儿。评估病情,呼吸心搏骤停者,确认环境安全,立即心肺复苏,因触电有"假死"现象,心肺复苏时间宜更长。

2. 入院后急救　根据病情继续心肺复苏,气管插管,机械通气。胸外按压无效时可开胸心脏按压。

3. 局部创面处理　尽快清除坏死组织,治疗筋膜腔综合征、肢体坏死等并发症。

4. 对症治疗。

【小结】

1. 触电是一种可预防意外伤害。

2. 触电电量不大时,自觉不适可自行恢复,触电电量大时常当即昏迷、心室颤动、心搏呼吸骤停,电流入口、出口烧伤。

3. 现场救治的要点是及时使触电者脱离电源,施救者必须具备绝缘条件才能施救,对心搏呼吸骤停者应在环境安全下进行心肺复苏。

4. 入院后的救治包括继续心肺复苏、对症支持和并发症的治疗。

➤ 附:电击伤诊治流程图

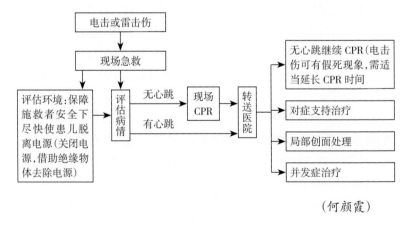

(何颜霞)

────────── 参考文献 ──────────

1. DRIES DJ, MARINI JJ. Management of Critical Burn Injuries: Recent

Developments.Korean J Crit Care Med,2017,32(1):9-21.

2. TOON MH,MAYBAUER DM,ARCENEAUX LL,et al. Children with burn injuries—assessment of trauma,neglect,violence and abuse. J Inj Violence Res,2011,3(2):98-110.

第八节 烧 烫 伤

【概述】

烧伤(burn)指由火焰、高温固体和强辐射热引起的损伤,也包括由高温液体(水或油)或气体(蒸汽)引起的损伤,习惯上常称之为烫伤,60%~80%的幼儿烧伤属于烫伤。年龄较大儿童更可能发生火焰烧伤,吸入损伤是在火灾中受伤儿童发生并发症和死亡的重要原因。烧伤是小儿,特别是婴幼儿常见的意外损伤。小儿烧伤的程度与热源温度和接触时间密切有关,也与小儿皮肤娇嫩及自己不能消除致伤原因有关,轻症仅皮肤损伤,重者可使深部组织如肌肉、神经、血管、骨骼和内脏损害,大面积严重烧伤可引起全身多系统器官损害,并发休克、脓毒症及多器官衰竭而危及生命,深度烧伤易遗留瘢痕挛缩而影响局部功能。同样的烧伤面积,小儿比成人更易发生休克和继发感染。

1. 常见病因

(1) 新生儿和婴儿热水袋使用不当所致。

(2) 5 岁以下儿童以热水、热油或热粥汤烫伤多见。

(3) 火灾、爆炸。

(4) 虐待。

2. 病理生理机制

(1) 局部损伤:损伤局部蛋白质变性并凝固,不可逆组织破坏,损伤周围组织灌注减少。

(2) 全身炎症反应:烧伤后组织立即释放血管活性物质,炎症因子,导致毛细血管通透性增加,血管内液体外渗,组织水肿。烧伤面积≥40% 者可出现心肌抑制。

(3) 分解代谢亢进:严重烧伤患儿复苏后会出现持久的代谢亢进

反应,儿茶酚胺、胰高血糖素、皮质醇水平升高,导致能量消耗和蛋白质分解代谢显著升高,而同化激素如生长激素、胰岛素样生长因子水平下降。

(4) 免疫功能受损。

【诊断】

根据病史和损伤特点容易确定诊断。诊断烧伤后首先要估计烧伤的面积和深度,并根据面积和深度确定烧伤的程度,以作为制订治疗方案的依据。

1. 计算烧伤面积

(1) 手掌估算法:患儿一侧手掌五指并拢约为体表面积的1%。

(2) 儿童常用伦德-布劳德(Lund-Browder)法计算烧伤面积占总体表面积(TBSA)百分率,见表19-3。注意不应包括红斑。

表 19-3　不同年龄各部位占 TBSA 百分率/%

部位	出生~1岁	1~4岁	5~9岁	10~14岁	15岁
头	19	17	13	11	9
颈	2	2	2	2	2
躯干前面	13	13	13	13	13
躯干后面	13	13	13	13	13
右臀部	2.5	2.5	2.5	2.5	2.5
左臀部	2.5	2.5	2.5	2.5	2.5
外阴部	1	1	1	1	1
右上臂	4	4	4	4	4
左上臂	4	4	4	4	4
右前臂	3	3	3	3	3
左前臂	3	3	2	3	3
右手	2.5	2.5	2.5	2.5	2.5
左手	2.5	2.5	2.5	2.5	2.5
右大腿	5.5	6.5	8	8.5	9

续表

部位	出生~1岁	1~4岁	5~9岁	10~14岁	15岁
左大腿	5.5	6.5	8	8.5	9
右小腿	5	5	5.5	6	6.5
左小腿	5	5	5.5	6	6.5
右足	3.5	3.5	3.5	3.5	3.5
左足	3.5	3.5	3.5	3.5	3.5

（3）九规则（rule of nines）法：除会阴部外，所有部位均为9或9的倍数，儿童双下肢总面积为9的3倍，见表19-4。该方法常用于快速评估，以确定患儿是否需要被转至专业的烧伤诊疗机构。

需要注意无论伦德-布劳德法还是九规则法都可能出现评估过度现象。

表 19-4　九规则法成人及儿童烧伤面积占 TBSA 百分率/%

部位	成人	儿童
头部（前面及后面）	9	18
背部	18	18
前胸	18	18
右上肢	9	9
左上肢	9	9
外阴部	1	1
右下肢	18	13.5
左下肢	18	13.5

2. 评估烧伤深度　烧伤深度按三度四分法判断,即一度（Ⅰ°）、浅二度（浅Ⅱ°）、深二度（深Ⅱ°）、三度（Ⅲ°）,损伤深度及临床特点见表19-5。

表 19-5 烧伤深度与临床特点

深度		组织损伤部位	临床特点	愈合过程
I° (红斑)		仅伤及表皮层,未累及生发层	轻度红肿热痛,感觉过敏,无水疱,表面干燥	2~3天症状消失,脱屑,不留瘢痕
II° (水疱)	浅	伤及真皮浅层,累及部分生发层	剧痛,感觉过敏,有水疱,疱皮剥脱后可见创面均匀发红、潮湿、水肿	无感染2周左右愈合,有色素沉着,不留瘢痕
	深	伤及真皮深层,皮肤附件残留	感觉较迟钝,有或无水疱,基底苍白,间有红色斑点,疱皮剥脱后可见网状栓塞血管	3~4周愈合,常形成瘢痕
III°(焦痂)		皮肤全层破坏,可包括皮下组织、肌肉、骨骼	痛觉消失,皮肤弹力消失,蜡白、焦黄或焦黑炭化,皮革样,干后可见皮下粗大树枝状栓塞血管	2~3周后焦痂脱落呈现肉芽创面,小创面可由周围上皮爬行愈合,大面积常需要植皮

3. 评估烧伤程度

(1) 轻度烧伤:烧伤面积占 TBSA<5%,且无III°烧伤。

(2) 中度烧伤:烧伤面积占 TBSA 5%~15%,或III°烧伤<5%,或头面部、手足、会阴部II°烧伤。

(3) 重度烧伤(大面积烧伤):烧伤占 TBSA 15%~25%,或III°烧伤面积 5%~10%,或总面积<20%,但全身情况较重,伴骨折、肾衰竭、休克或呼吸道、面部等特殊部位烧伤,或婴幼儿烧伤。

(4) 特重度烧伤:烧伤面积占 TBSA 50% 以上,或III°烧伤 10%以上。

【鉴别诊断】

烧伤是一种特定的损伤,不易与其他疾病混淆。但诊断烧伤后应评估与鉴别由其引起的脓毒症、肺部感染、消化道出血、急性肾衰竭等并发症。

【治疗】

1. 现场急救 迅速使患儿脱离热源,如脱去着火的衣服,或用大衣、棉被、毛毯等扑灭,用水浇灭,千万不能抱着患儿奔跑。四肢烧伤可将肢体进入冷水中或冲冷水 30 分钟。石灰烧伤不能浸水或用水清洗,以免加重烧伤。去除热源后注意保护创面。及时转送医院,需要转至烧伤专科的情况:①烧伤面积>5%TBSA;②烧伤累及面部、手、足、会阴、跨越关节任何部位者;③环绕周身的烧伤;④同时伴有其他损伤或吸入损伤者;⑤怀疑非意外伤害;⑥电击伤;⑦化学伤。

2. 入院后治疗

(1) 小面积烧伤:

1) 清创包扎:烧伤未满 24 小时的新鲜创面在无菌条件下进行创面处理,包括剃除创面周围毛发,剪短指/趾甲,用清水或肥皂水擦洗创面周围健康皮肤,然后碘伏棉球或纱布消毒创面,去除已脱落疱皮(浅Ⅱ°或完整疱皮不必去除),吸干创面水分,酌情包扎或暴露疗法。

2) 包扎疗法:适用于四肢和躯干部烧伤,按照烧伤专科方法包扎。

3) 暴露疗法:适用于头、面、颈、会阴部烧伤,计划行早期切痂的Ⅲ°烧伤创面或采用湿润烧伤膏治疗的Ⅱ°烧伤创面。清创后在创面上涂纳米银抗菌凝胶,或湿润烧伤膏,或 1% 磺胺嘧啶银冷霜,同时注意保护性隔离及保暖。

(2) 大面积烧伤:

1) 早期处理原则:

A. 迅速判断烧伤面积和深度,评估病情。

B. 监护生命体征,及时处理危及生命的症状和体征。

C. 镇痛镇静。

D. 建立静脉通道,有条件监护中心静脉压和有创动脉压。

E. 尽早获得实验室数据,如血常规、血气、电解质等,鉴定血型、交叉配血。

F. 低氧者给氧。

G. 留置导尿管,准确记录每小时尿量,尿常规检查,注意血红蛋白尿、血尿及尿比重。

H. 制订输液计划。

I. 注射破伤风抗毒素。

J. 病情需要时选用有效抗生素。

K. 病情平稳后清创处理。

2)液体复苏:

A. 烧伤面积 10% 以下,以口服补液为主,可给予盐开水、盐豆浆、肉汤等。

B. 烧伤面积>10% 静脉补液。①补液总量:第一个 24 小时液体丢失量按每 2ml/(kg·1%TBSA)计算,(Ⅱ°、Ⅲ°烧伤,不包括Ⅰ°烧伤),头面部烧伤适当增加液体量,严重烧伤可能需要 3~4ml/(kg·1%TBSA),输液总量为丢失量加生理需要量,儿童 70ml/(kg·d),婴儿 100ml/(kg·d)。第二个 24 小时液体丢失量可按第一个 24 小时的 1/2 计算。计算的液量只是预计补液量,可能不足或过多,应根据临床评估进行调整。②液体性质:液体丢失量晶体与胶体比例为 1∶0.5~1,晶体用林格液、平衡电解质液或生理盐水。胶体可用血浆、白蛋白、全血,补液过程中适时补充葡萄糖,尤其婴儿。酸中毒需要纠酸时给予碳酸氢钠。③补液速度:烧伤后第一天最初 8 小时输入量为 24 小时总液量的 1/2,后 16 小时输入余下的 1/2 。在充分液体复苏的过程中应防止过量补液。

C. 液体补足的临床判断:①精神状态:安静,神清合作;②尿量:<30kg 者 1ml/(kg·h),>30kg 者 0.5ml/(kg·h);或婴儿 10ml/h,儿童 20ml/h;③末梢循环:肢端暖、皮肤红润、足背动脉搏动有力、浅静脉及毛细血管充盈良好;④心率、血压正常。

3)创面处理:保护创面,及时清创,预防局部感染,减少瘢痕形成。

A. Ⅰ°烧伤创面无需特殊处理,注意保护创面,防治外伤,等待自愈。

B. 浅Ⅱ°烧伤创面处理:若无感染,在无休克情况下清创后包扎或暴露疗法(方法同小面积烧伤)。

C. 深Ⅱ°、Ⅲ°创面处理:无休克情况下行清创术,一般采用暴露疗法,保持创面干燥结痂,尽早去痂植皮封闭创面。

D. 感染创面的处理:及时清除感染焦痂和坏死组织,或使用湿润烧伤膏、纳米银抗菌凝胶外敷促进坏死组织脱落,达到充分引流,局部使用抗生素制剂外敷,创面周围蜂窝织炎时使用有效抗生素。

4)脓毒症防治及合理使用抗生素:并发感染的常见病原菌为金黄色葡萄球菌、铜绿假单胞菌、肠道革兰氏阴性菌,也可真菌或厌氧菌感染。脓毒症可发生于任何阶段,以烧伤早期(伤后 10 天)和溶痂期(伤后 2~4 周)多见,除及时合理处理保护创面外,应监测感染,合理使用抗生素。使用抗生素的原则为:①小面积浅度烧伤:可不用抗生素。②大面积烧伤:休克期使用一般抗生素。感染期使用广谱抗生素或根据药敏结果选用,两种以上联合用药,足量静脉给予,同时注意继发真菌和厌氧菌感染可能。目前的荟萃分析显示全身预防性使用抗生素对预防感染无效。

5)防治其他并发症:如电解质紊乱、肺部感染、消化道出血、急性肾衰竭、脑水肿等,根据病情给予相应处理。

6)合理镇静镇痛。

【小结】

1. 烧伤是小儿常见意外伤害,严重大面积烧伤危害性大,易遗留严重瘢痕和功能障碍,甚至危及生命。

2. 诊断烧伤时应评估烧伤面积和深度,以判断病情程度和确定治疗方案。

3. 小面积烧伤的治疗主要是局部创面的处理。

4. 大面积烧伤早期的治疗重点为处理保护创面、防治休克、电解质紊乱、严重感染、肾衰竭等并发症。急性期后的治疗重点为防治感染,及时有计划脱痂、切痂、植皮,促进伤口愈合,减少瘢痕和功能障碍。

5. 补液计算公式 第一个 24 小时液体丢失量(ml)=2×Ⅱ°、Ⅲ°面积(%)×体重(kg)+每日液体生理需要量。

6. 减少和避免烧伤以预防为主。

➢ 附:烧伤诊治流程图

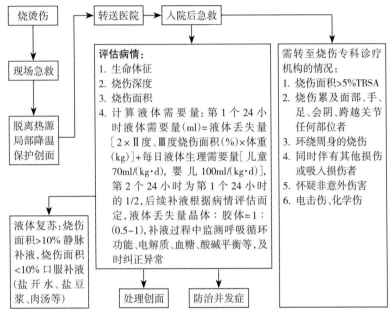

烧烫伤 → 转送医院 → 入院后急救

现场急救

脱离热源
局部降温
保护创面

评估病情:
1. 生命体征
2. 烧伤深度
3. 烧伤面积
4. 计算液体需要量:第1个24小时液体需要量(ml)=液体丢失量[2×Ⅱ度、Ⅲ度烧伤面积(%)×体重(kg)]+每日液体生理需要量[儿童70ml/(kg·d),婴儿100ml/(kg·d)],第2个24小时为第1个24小时的1/2,后续补液根据病情评估而定,液体丢失量晶体:胶体=1:(0.5~1),补液过程中监测呼吸循环功能、电解质、血糖、酸碱平衡等,及时纠正异常

需转至烧伤专科诊疗机构的情况:
1. 烧伤面积>5%TBSA
2. 烧伤累及面部、手、足、会阴、跨越关节任何部位者
3. 环绕周身的烧伤
4. 同时伴有其他损伤或吸入损伤者
5. 怀疑非意外伤害
6. 电击伤、化学伤

液体复苏:烧伤面积>10%静脉补液,烧伤面积<10%口服补液(盐开水、盐豆浆、肉汤等)

处理创面　　防治并发症

(何颜霞)

───────── 参考文献 ─────────

1. SUMAN A,J OWEN. Update on the management of burns in peadiatrics. BJA Education,2020,20(3):103-110.

2. HUGHES A,ALMELAND SK,LECTERC T,et al. Recommendations for burns care in mass casualty incidents:WHO Emergency Teams Technical Working Group on Burns(WHO TWGB)2017-2020. Burns,2021,47(2):349-370.

3. WANG SJ,LI DW,SHEN CA,et al. Epidemiology of burns in pediatric patients of Beijing City. BMC Pediatr,2016,16(1):166.

4. 中国老年医学学会烧创伤分会.烧伤休克防治全国专家共识(2020版).中

华烧伤杂志,2020,36(09):786-792.

5. ROMANOWSKI KS,PALMIERI TL. Pediatric burn resuscitation:past,present, and future. Burns & Trauma,2017,5:26.

6. CSENKEY A,JOZSA G,GADE N,et al. Systemic antibiotic prophylaxis does not affect infectious complications in pediatric burn injury:A meta-analysis. PLoS ONE,2019,14(9)e0223063.

第二十章 诊疗技术

第一节 氧气疗法

一、概述

氧是维持人体生命必需的物质,生物体内的代谢过程必须有氧的参与,但人体的氧储备极少。缺氧导致体内的代谢异常和生理功能紊乱,严重者致使重要脏器组织损害和功能障碍,甚至细胞死亡危及生命。氧气疗法是一种用以纠正缺氧的治疗方法。

二、适应证

凡低氧血症和有组织缺氧者,均为氧疗指征。在选择氧疗方法时应根据临床情况,特别是呼吸和循环系统功能状况,并结合血气分析结果全面考虑。

1. 低氧血症 根据血气分析诊断。急性缺氧诊断依据为 $PaO_2<60mmHg$;慢性缺氧则为 $PaO_2<50mmHg$。

2. 发绀 严重发绀患者 PaO_2 大多明显降低,是明确的给氧指征。但应注意,影响发绀的因素包括末梢循环状态、血红蛋白含量和皮肤颜色等。发绀与低氧血症程度并不完全一致,有时发绀并不能确切反映血氧下降情况。

3. 呼吸情况 呼吸困难、呼吸过快、过慢或频繁呼吸暂停均为给氧指征。

4. 心功能不全或贫血 心功能不全或贫血时,氧的运输能力下降,严重感染、高热,氧消耗量增加,给氧也宜偏早。

5. 氧气供给公式：DO_2（ml/min）＝$[PaO_2×0.003\ 1+（Hb\ g/dl×SaO_2×1.34ml/g）]×CO\ L/min×10$，可以看出影响氧气供给的主要因素是心输出量、血红蛋白含量和动脉血饱和度。PaO_2本身对氧输送的影响较小，但氧解离曲线告诉我们PaO_2与SaO_2存在一定的正性相关，因此PaO_2较低者SaO_2也较低，易存在氧供不足。当临床情况较为复杂时，可根据上述公式推算氧供不足的主要原因，以明确能否通过氧疗改善缺氧。

三、氧疗装置和方法

临床上有多种给氧装置和吸氧方法，应根据患者的临床情况并结合实际条件选择。氧疗的原则是以较低的吸入氧浓度、较简便、舒适的方法，在尽可能短的吸氧时间内改善氧代谢，使患者的临床情况好转。

1. 鼻导管吸氧　将一导管经鼻孔置于鼻前庭或鼻咽腔处，优点是简便实用，不影响进食、服药，患儿较易接受。缺点是吸入氧浓度不恒定，分泌物易阻塞导管，张口呼吸时效果受影响。目前常用改良鼻导管吸氧，即将导管置两孔与鼻孔等大相对，可减轻患儿的不适感。鼻导管吸氧一般只适宜低流量供氧。若流量过大（如5L/min 以上）则因流速和冲击力很大，患儿多很难耐受，并易致气道黏膜干燥和痰结痂。因此，该方法多用于轻度缺氧者。吸氧浓度与氧流量按照以下公式计算：吸氧浓度（FiO_2）＝$[21+氧流量（L/min）×4]÷100$。

2. 面罩吸氧　分为开放式和密闭面罩法。开放式是将面罩置于距患者口鼻 1~3cm 处，适宜小儿及不易合作的患者，可无任何不适感。密闭面罩法是将面罩紧密罩于患者口鼻部并用松紧带固定，适宜较严重缺氧者，FiO_2 可达 40%~50%，患者较舒适，无黏膜刺激及干吹感觉，吸氧浓度较高（图 20-1A）。但氧耗量较大，供氧流量常需8~10L/ min，进食和排痰不便为其缺点。文丘里（Veturi）面罩可调节吸入氧浓度（图 20-1B），对需控制吸氧浓度者尤宜。

3. 经鼻高流量吸氧　高流量吸氧设备可通过涡轮增压提供超过

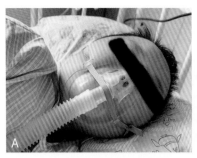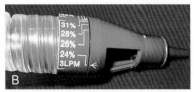

图 20-1　面罩及给氧

A. 密闭面罩法给氧；B. 文丘里面罩。

吸气峰流速的高速气体，并对其进行充分的加温加湿；通过调节氧气输入流速调节吸入氧浓度。因此，经鼻高流量吸氧设备可以为患者稳定吸入恒定氧浓度的气体提供条件；并且高速气体也可以通过对气道的"冲涮"产生一定的气道正压，提供压力支持，也减少上气道解剖无效腔。加温加湿的气体还可以改善气道廓清以及减少呼吸能耗。经鼻高流量吸氧已成为一种常用的无创通气支持技术广泛应用于临床。

4. 头罩或氧帐吸氧　将患儿头部或上半身置于透明罩内，不完全密闭，给氧流量 4~5L/min，氧浓度在 40%~60% 左右。优点是其罩内由于呼出气中水分的存积，湿度高，舒适、可靠，适用于痰液稠厚者或气管切开者。缺点是耗氧量大，温度、湿度调节困难，不便于护理与观察。若遇夏季其内闷热不宜使用。

5. 持续气道正压给氧　是对有自主呼吸患者采用持续气道正压装置进行无创辅助通气的方法。通过在整个呼吸周期中均保持气道内有一定正压，可使气道扩张，防止小气道塌陷，使塌陷的肺泡重新张开，增加功能残气量，改善通气，减轻通气/血流比例失衡。该方法可精确调节吸氧浓度，且气体温化湿化较好。适用于多种原因导致的呼吸功能不全或呼吸衰竭早期。

6. 机械通气给氧　用各种人工呼吸机进行机械通气时，在正压通气的同时，利用呼吸机上的供氧装置进行氧疗。可根据病情需要调节供氧浓度(21%~100%)。常用 FiO_2 为 40%~60%,严重缺氧者开始可用 100% 的吸氧浓度,之后再据病情渐降至 40% 以下,以免长时间高浓度吸氧引起氧中毒。

7. 高压氧疗 将患者放入特制的高压氧舱内,在 1.5~3 个大气压下供患者吸氧的疗法。可使患者血液内物理溶解氧量大大提高,从而较快缓解组织缺氧,提高组织器官细胞的代谢功能。主要用于急性一氧化碳中毒及其后遗症,急性氰化物中毒、减压病,心肺复苏后的脑复苏,脑血管病及后遗症,意外事故如溺水、窒息、自缢、电击等经初步心肺复苏后。

四、监测

1. 生命体征 包括呼吸频率、心率、血压变化情况。呼吸频率和心率不仅是反映病情严重程度和病情变化的指标,也是反映氧疗效果的指标。如吸氧后呼吸困难和发绀减轻或缓解,心率降至正常或接近正常,血压维持正常,则表明氧疗有效。否则应寻找原因,及时处理。

2. 动脉血气分析 氧疗后定期取动脉血作血气分析,观察各项氧合指标及其变化趋势,评价氧疗效果。

3. 经皮氧饱和度 属无创监测方法,能连续经皮测定氧饱和度。其原理是通过置于手指末端、耳垂等处的红外光传感器来测量氧合血红蛋白的含量,所测的经皮氧饱和度与动脉血氧饱和度的相关性很好。影响经皮氧饱和度测定值的主要因素有局部皮肤颜色、末梢灌注状态、皮肤角化层厚度。

4. 经皮氧分压 血中的氧经毛细血管到达皮下组织,再弥散到皮肤表面,通过测量电极和微处理器,直接显示经皮氧分压。为了增加测量局部血流量,使毛细血管动脉化,所用的经皮氧测量电极内含有加热装置,将皮肤加热到 44℃ 左右。在末梢循环良好的条件下,经皮氧分压反映动脉血氧分压动态变化。低温、休克可使局部血流减少,经皮氧分压测量值不准确。

五、注意事项

1. 注意氧气加温和湿化　呼吸道内保持 37℃温度和 95%~100% 湿度是黏液纤毛系统维持正常清除功能的必要条件,故吸入氧应通过湿化瓶和必要的加温装置,以防止吸入干冷的氧气刺激损伤气道黏膜,致痰干结和影响纤毛的"清道夫"功能。

2. 防止污染和导管堵塞　对吸氧导管、输氧导管应专人使用,湿化加温装置、呼吸机管道系统等应经常定时更换和清洗消毒,以防止交叉感染。

3. 防火和安全　氧是助燃剂,氧疗区应禁烟、禁火,以保证安全。

4. 重视全面综合治疗　氧疗只是纠正低氧血症和组织缺氧,对于导致缺氧的基础疾病必须针对病因,采取多种综合性治疗措施。氧疗的直接作用是提高肺泡内氧分压,继之使 PaO_2 升高,组织缺氧是否得到改善还取决于循环、血红蛋白等多种因素。

六、并发症

1. 氧中毒　氧中毒是由于组织中氧分子在还原过程中产生的氧自由基对细胞损害造成的。高氧可损伤人体任何组织,但由于肺接触的氧分压最高,损伤最严重。肺氧中毒可表现为肺纤维化,小婴儿可发生支气管肺发育不良。一般吸氧浓度<40% 是安全的,40%~60% 时可引起氧中毒,吸氧浓度>60% 的时间不宜超过 24 小时,吸纯氧时间不宜超过 6 小时。 新生儿吸氧浓度应尽量控制在40% 以下。

新生儿尤其是早产儿视网膜发育不成熟,对高氧极为敏感,可发生视网膜病变,严重者导致失明。早产儿氧疗时动脉血氧分压一般不宜超过 80mmHg,并对眼底变化进行监测。

2. 抑制通气　高浓度吸氧可抑制呼吸中枢,导致低通气,发生 CO_2 潴留。

3. 吸收性肺不张　呼吸时,肺内所含氮气起支架作用。高浓度吸氧时,肺泡内的氮气被氧气取代,低通气区域肺泡内氧气被吸收,可引起肺泡萎陷,发生局部吸收性肺不张。

4. 连接装置引起的并发症 如鼻导管损伤鼻黏膜,面罩吸氧引起鼻出血,经气管导管给氧时的分泌物干结等。

七、小结

1. 氧气疗法是一种用以纠正缺氧的治疗方法,凡低氧血症和有组织缺氧者,均为氧疗指征。

2. 临床上有多种给氧装置和吸氧方法,应根据患者的临床情况并结合实际条件选择。

3. 氧疗过程中应监测生命体征及机体氧合状态,及时调整给氧方法。

4. 注意氧气的加温和湿化,管道系统定期更换消毒,防止交叉感染。

➤ 附:氧气疗法流程图

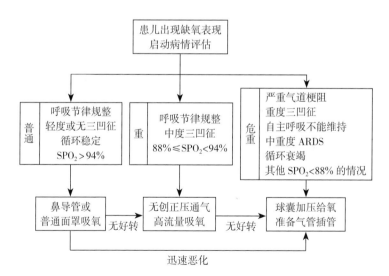

（钱素云 方伯梁）

―――――――――――――――― 参考文献 ――――――――――――――――

1. 赵祥文,肖政辉. 儿科急诊医学. 5 版. 北京:人民卫生出版社,2022.

2. FERREYRO BL, ANGRIMAN F, MUNSHI L, et al. Association of Noninvasive
   Oxygenation Strategies With All-Cause Mortality in Adults With Acute
   Hypoxemic Respiratory Failure: A Systematic Review and Meta-analysis.
   JAMA, 2020, 324:57.

第二节　危重患儿营养支持治疗

营养支持治疗(nutritional support therapy)是危重患儿治疗的重要组成部分,方法包括肠内营养(enteral nutrition,EN)和肠外营养(parenteral nutrition,PN),两者各有其优点和局限性。适当的营养支持治疗可改善预后。

一、危重患儿代谢特点

1. 正常儿童的营养需求　儿童的能量需求包括基础代谢、生长所需、活动所需、食物特殊动力作用及排泄消耗五个方面。按单位体重计算,小儿对热量和液体的需求高于成人。不同年龄正常儿童所需热量、蛋白质见表 20-1,对液体需要量见表 20-2。

表 20-1　不同年龄儿童每日热量和蛋白质需要量

年龄/岁	能量需要量/(kcal·kg⁻¹)	蛋白质需要量/(g·kg⁻¹)
<1	90~120	2.0~3.5
1~7	75~90	2.0~2.5
>7~12	60~75	2.0
>12~18	30~60	1.5

表 20-2　不同体重儿童每日液体需要量

体重/kg	所需液量/ml
1~10	100×体重
>10~20	1 000+50×(体重−10)
>20	1 500+20×(体重−20)

2. 疾病和治疗措施对危重患儿代谢和能量需求的影响　急性期以高分解代谢为特征,大量分解代谢使内源性营养素过多,同时活动减少等导致能量需求降低,多出现在最初 3~7 天。稳定期分解代谢减轻,合成代谢增加,对外源性能量需求开始增加,多发生在入住 ICU 3~7 天后。恢复期合成代谢明显增强,对能量需求明显增加,多发生在入住 ICU 1 周后。

发热、大手术、严重脓毒症、烧伤等应激情况下能量需求可能明显增加;活动减少、卧床、镇静、控制性通气可使能量需求降低。机械通气、某些药物等可能影响消化系统功能,导致对 EN 耐受性降低。

二、营养支持的流程

1. 营养状况评估和营养风险筛查　营养状况评估和营养风险筛查应在入住 PICU 后 24 小时内完成。营养状况评估主要依据人体测量学指标,推荐以身高别体重或体重指数(BMI)的 Z 值作为判断危重症儿童营养状况的指标。营养风险筛查推荐使用儿科约克希尔营养不良评分(paediatric Yorkhill malnutrition score,PYMS)、营养状况和生长风险筛查工具(screening tool for risk of nutrition in growth kids,STRONGkids)或儿科营养不良评估筛查工具(screening tool for the assessment of malnutrition in pediatrics,STAMP)。

2. 确定目标供给量　确定危重症急性期能量需求的最佳方法是间接测热法(indirect calorimetry,IC)测定静息能量消耗(resting energy expenditure,REE),接受 ECMO 治疗的患儿除外。不能使用 IC 法测定时,推荐使用 Schofield 公式计算能量需求。也可按 1~8 岁儿童 50kcal/(kg·d) 或 5~12 岁儿童 880kcal/d 作为急性期预估能量消耗参考目标值。蛋白供给量比能量更值得重视,EN 时蛋白摄入量最低应达 1.5g/(kg·d)。PN 时所需能量一般为 EN 的 80%~90%。

3. 选择营养支持治疗方法　只要肠道有功能,就应优先选择 EN。无 EN 禁忌证、消化吸收功能良好选择全肠内营养,胃肠功能部分受损者首先给予 EN,不足者予补充性 PN(supplementary parenteral nutrition,SPN)。消化吸收功能全部丧失或有 EN 禁忌证者,选择全肠外营养(total parenteral nutrition,TPN)。

4. 建立适当的营养支持通路　确定营养支持的方式后,应综合考虑患者病情、营养支持时间长短、患者耐受性等因素,选择并建立适当的营养支持通路。

5. 营养支持治疗的监测和调整　对营养支持治疗的监测包括:实际每日供给的能量和营养素量、是否达到目标供给量、各种营养素比例是否适当、有无过度喂养或喂养不足、有无并发症及营养状况有无改善,并根据监测结果及时调整营养支持治疗方式和供给量,避免过度喂养和喂养不足。对使用 TPN 者,及时评估胃肠功能恢复情况,尽早开始 EN;如果患儿能耐受 EN,逐渐增加 EN 供给量,力争尽早停用 PN。

三、营养支持的实施

(一)肠内营养

1. 确定 EN 适应证、排除禁忌证　适应证包括:①机体能量和营养需要量明显增加而摄食不足;②无法经口摄入;③原发或继发的严重胃肠道功能障碍。绝对禁忌证包括:未治疗的急腹症、胃肠道缺血、高流量瘘、严重腹腔感染、经处理无改善的严重腹胀、腹间隔综合征、消化道大出血、休克的复苏阶段。相对禁忌证包括严重短肠综合征、严重肠道炎症的极期。

2. 确定 EN 开始的时机　只要没有禁忌证,应在入住 PICU 后 24~48 小时内开始 EN。

3. **建立 EN 通路**　置管完成后选择适当方法确认导管位置。

4. **选择肠内营养配方**　经幽门后或空肠喂养、胃肠道消化功能严重紊乱但吸收功能尚可、对牛奶或其他食物蛋白过敏者应选择深度水解配方和氨基酸配方;经胃喂养且消化功能相对较好的患者应选择整蛋白配方;需要限制液量或有较高能量需求者应选择高能量密度配方;乳糖不耐受者应选择无乳糖配方。危重症患者更常选择水解配方。配方的选择是一个动态过程,应根据患儿胃肠道功能的变化及时调整。

5. **选择输注方式和速度**　根据喂养方式、耐受情况等调节喂养速度。EN 配方的浓度、喂养量和速度须从低值逐渐增加,直到能为患者耐受又可满足需要,具体可参考表 20-3。

表 20-3　肠内营养输入方法、适应证和速度

方式	适应证	年龄	初始速度	增加速度	最终速度
持续输注	幽门后或空肠喂养;经胃喂养,胃肠动力和消化吸收功能较差	0~12 个月	1~2ml/(kg·h)	1~2ml/kg, q.2~8h.	6ml/(kg·h)
		1~6 岁	1ml/(kg·h)	1ml/(kg·h), q.2~8h.	4~6ml/(kg·h)
		>7 岁	25ml/h	2~4ml/kg, q.2~8h.	100~150ml/h
间歇输注	经胃喂养且胃肠动力和消化吸收功能较好	0~12 个月	5~10ml/kg, q.2~3h.	每次 1~2ml/kg	20~30ml/kg, q.4~5h.
		1~6 岁	8~10ml/kg, q.3~4h.	每次 30~45ml	15~20ml/kg, q.4~5h.
		>7 岁	90~120ml/h, q.4~5h.	每次 60~90ml	300~500ml, q.4~5h.

6. **EN 的监测**　监测的内容包括:有无呕吐、腹痛、腹胀、腹泻等消化道症状,必要时测定潴留量。注意尽量避免不合理 EN 中断;喂养开始的第 1 周监测血常规、血生化,稳定后可每 1~2 周或更长时间

监测 1 次;每周测量人体测量学指标及评估营养状况。

7. EN 并发症　主要包括与喂养管相关的机械性并发症,如喂养管位置不当、喂养管堵塞、消化道损伤、鼻窦炎、中耳炎、误吸和吸入性肺炎等;与 EN 液温度过低、输注速度过快、渗透压高等相关的物理性并发症,如腹痛、呕吐、腹泻等;与病情和营养供给不适当相关的代谢并发症,如高血糖症、低血糖、电解质紊乱和再进食综合征(refeeding syndrome,RFS)等。

(二)胃肠外营养

1. 确认适应证、排除禁忌证　适应证包括 EN 已达最大耐受量,仍不能满足患儿的能量和营养需;有 EN 绝对禁忌证。禁忌证包括尚未纠正严重血流动力学不稳定、严重酸碱平衡失调和电解质紊乱。

2. 确定开始 PN 的时机　基础营养状况正常、营养风险较低的患儿,PN 应延迟至入住 PICU 后 1 周;严重营养不良或营养恶化高风险者,若 EN 不耐受,可在 1 周内开始 SPN,但不推荐在入 PICU 后 24 小时内启动 SPN。

3. 确定 PN 目标供给量　危重症儿童不同阶段 TPN 的热量、蛋白和电解质的供给量见表 20-4~表 20-6。SPN 时需首先评估 EN 供给量与营养需求量的差距,不足的部分由 PN 补充。葡萄糖的供给量应根据患儿能耐受的葡萄糖输入速率(glucose infusion rate,GIR)计算得到,并考虑葡萄糖的供能比例。脂肪乳剂最大剂量 1~10 岁为 3g/(kg·d);10~18 岁为 2g/(kg·d)。同时应适当补充微量元素和维生素。

表 20-4　危重症儿童 TPN 时能量推荐供给量　　单位:kcal/(kg·d)

年龄	急性期	稳定期	恢复期
0~1 岁	45~50	60~65	75~85
1~7 岁	40~45	55~60	65~75
7~12 岁	30~40	40~55	55~65
12~18 岁	20~30	25~40	30~55

表 20-5 危重症儿童 TPN 时蛋白质推荐供给量 单位:g/(kg·d)

年龄	稳定期	急性期
1 个月~3 岁	1.0~2.5	1 周内不给予包括氨基酸在内的 PN,仅予葡
3~18 岁	1.0~2.0	萄糖和电解质、微量营养素

表 20-6 危重症儿童 TPN 时电解质和矿物质推荐供给量

单位:mmol/(kg·d)

年龄	Na	K	Cl	Ca	Mg	P
1~6 个月	2~3	1~3	2~4	0.8~1.5	0.1~0.2	0.7~1.3
7~12 个月	1~3	1~3	2~4	0.5	0.15	0.5
1~18 岁	1~3	1~3	2~4	0.25~0.4	0.1	0.2~0.7

4. 选择并建立肠外营养通路 预计 PN 时间在数日至 1 周、PN 液渗透压<900mOsm/L 者选择外周静脉通路,1~2 周的短期 PN 可选择经皮非隧道式中心静脉导管,可能需长达数月 PN 者选择周围静脉置入中心静脉置管(PICC)。

5. 确定每日液量、能量和营养素供给量 在患者总液量需求的基础上减去其他治疗及 EN 所必需的液量,即为当日可用于 PN 的总液量。氨基酸一般从 1~1.5g/(kg·d)开始,脂肪乳剂一般从 1g/(kg·d)开始,若耐受良好,可每日增加 0.5~1g/kg 直至达到营养需求量。必须注意的是要选择适合儿童的氨基酸制剂,不能以成人氨基酸制剂代替。危重症患者建议选择中、长链脂肪酸混合制剂或含橄榄油或鱼油的混合制剂。已存在肠外营养相关性肝病者,大豆油 LE 的剂量应降至≤1g/(kg·d)。每日根据 GIR 计算全天的葡萄糖供给量,并根据血糖水平调整,避免高血糖或低血糖。电解质、矿物质、微量元素和维生素按推荐剂量给予。SPN 时应以营养需求量减去 EN 供给量,不足部分由 PN 提供。

不论是 TPN 还是 SPN,危重症患者或短期 PN 者全部营养液应在 24 小时内匀速输入。

6. 肠外营养的监测 项目包括生命体征、人体测量学参数、每日总液体出入量、血常规、血糖、电解质、肝肾功、血脂等生化指标,监测频率在 PN 开始和调整阶段应每日 1 次,稳定后逐步延长监测间隔时间。

7. PN 的终止 接受 TPN 者 EN 禁忌证消失后应及早开始 EN。当 EN 喂养量>50ml/(kg·d) 或达到营养需求量的 60% 以上时,停用 PN。

8. PN 并发症 主要包括:导管相关性并发症,如穿刺置管相关损伤、血栓、导管相关感染等;代谢性并发症,如肠外营养相关性肝病、血糖异常、高氨血症、电解质及酸碱平衡紊乱、微量元素和维生素缺乏或过量等。

四、小结

1. 营养支持是危重患儿综合治疗中不可缺少的重要组成部分。

2. 所有入住 PICU 的重症患儿均应在 24 小时内进行营养状况和营养风险评估。

3. 急性期确定能量需求最可靠的方法是间接测热法,Schofeild 公式计算可作为替代方法。

4. 蛋白质的供给量比能量更重要。

5. 危重症患儿首选 EN,EN 应尽量在入住 PICU 后 24~48 小时内开始。

6. 仅在患儿存在 EN 禁忌证,或 EN 不能满足患儿的能量和营养需求时考虑使用 PN。对营养状况良好、发生营养不良风险较低的儿童,不建议在入住 PICU 后 1 周内加用 PN。

7. 不论 EN 还是 PN,均需进行监测,以评估营养供给量是否达标和营养支持治疗效果。

➤ 附 1：营养支持流程图

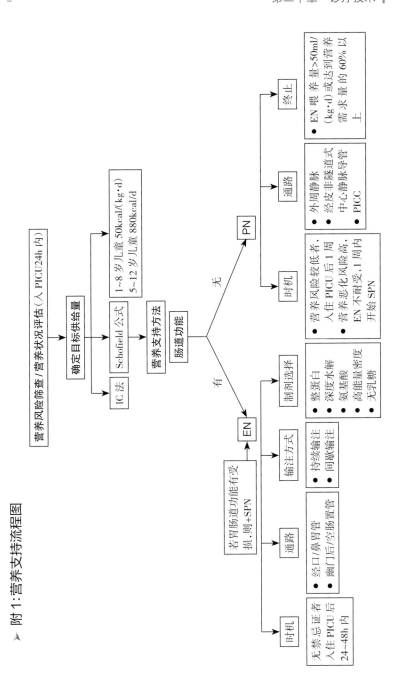

➤ 附2:肠内营养通路选择流程图

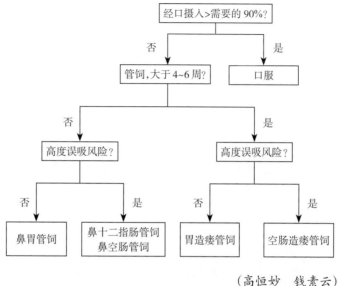

（高恒妙 钱素云）

参考文献

1. 危重症儿童营养评估及支持治疗指南(2018,中国)工作组. 危重症儿童营养评估及支持治疗指南(2018,中国,标准版). 中国循证儿科杂志,2018,13(1):1-29.

2. NILESH MM,HEATHER ES,SHARON YI,et al. Guidelines for the Provision and Assessment of Nutrition Support Therapy in the Pediatric Critically Ill Patient:Society of Critical Care Medicine and American Society for Parenteral and Enteral Nutrition. JPEN J Parenter Enteral Nutr,2017,41(5):706-742.

3. LYVONNE NT,FREDERIC VV,KOEN J,et al. Nutritional Support for Children During Critical Illness:European Society of Pediatric and Neonatal Intensive Care(ESPNIC)Metabolism,Endocrine and Nutrition Section Position Statement and Clinical Recommendations. Intensive Care Med,2020,46(3):411-425.

第三节 机 械 通 气

一、概述

机械通气是儿科重症监护病房(PICU)最基本和最重要的器官支持技术,除应用于严重肺部疾病引起的呼吸衰竭外,也用于外科疾病手术期间、神经肌肉疾病、中毒、休克以及心肺脑复苏的抢救治疗等。决定进行机械通气治疗时,应充分考虑基础疾病、治疗效果及预后,例如某些遗传代谢性疾病、晚期肿瘤等终末期机械通气辅助治疗预后差。在使用机械通气救治患者过程中,应掌握机械通气的作用、目的及使用方法。

二、机械通气的作用

机械通气的主要作用是纠正低氧血症、排出二氧化碳(CO_2)以维持呼吸功能。通过增加通气量以改善肺泡通气,改善氧合,提供吸气末压(平台压)和呼气末正压(positive end expiratory pressure,PEEP)以增加吸气末肺容积(end inspiratory lung volume,EILV)和呼气末肺容积(end expiratory lung volume,EELV)。对气道阻力较高和顺应性较低者机械通气,可降低呼吸功耗缓解呼吸肌疲劳。因此,机械通气可达到以下目的:

1. **纠正低氧血症** 通过改善肺泡通气、提高吸入氧浓度、增加肺容积和减少呼吸功耗等手段以纠正低氧血症,使危重患儿保持动脉血氧分压(PaO_2)>60mmHg 或动脉血氧饱和度(SaO_2)>93%。

2. **纠正呼吸性酸中毒** 促进二氧化碳(CO_2)的排出,改善肺泡通气使 $PaCO_2$ 和 pH 维持在正常水平。

3. **降低呼吸功耗缓解呼吸肌疲劳** 儿童哮喘、重度喉梗阻和神经肌肉疾病等情况下气道阻力增加、呼吸系统顺应性降低和内源性呼气末正压的出现使呼吸功耗显著增加,严重者出现呼吸肌疲劳,使用机械通气可以减少呼吸肌做功,缓解呼吸肌疲劳。

4. **维护正常通气** 对于需要抑制或完全消除自主呼吸的患者,

如接受手术或某些特殊操作者,呼吸机可为使用镇痛镇静和肌松剂等提供通气保障。

三、应用指征

1. 呼吸功能严重异常 如呼吸急促(儿童呼吸频率>60~80次/min)、呼吸浅慢(<5~10 次/min)或呼吸暂停(呼吸停止时间超过20秒)、自主呼吸微弱或消失。

2. 严重通气和/或氧合障碍 PaO_2<50mmHg,特别是经面罩高浓度吸氧时(氧浓度>40%)仍然 PaO_2<60mmHg,$PaCO_2$ 升高(>50mmHg)或进行性上升。

3. 危重病出现以下状况时应尽早机械通气

(1)严重呼吸系统疾病:各种呼吸系统疾病导致氧合不足或 CO_2 排出障碍,经常规吸氧(例如面罩吸氧和鼻导管吸氧)后仍表现呼吸功能不全时,是呼吸机使用的绝对指征。

(2)神经系统疾病:神经肌肉疾病或中枢性呼吸功能障碍导致的缺氧和 CO_2 潴留。

(3)循环功能障碍:循环功能障碍(例如脓毒性休克、心搏骤停等)时,会引起呼吸功能障碍甚至呼吸衰竭。

四、建立人工气道

1. 经口气管插管 操作较易,插管的管径相对较大,便于气道内分泌物的清除,是儿童呼吸机首选插管方法。但影响会厌的功能,患者耐受性也较差,不便于长期机械通气患儿的护理,对依从性较差的患儿容易造成脱管。禁忌证:①张口困难或口腔空间小无法经口插管;②无法后仰(如疑有颈椎骨折)。

2. 经鼻气管插管 舒适性优于经口气管插管,患者较易耐受,便于护理,但操作难度较经口气管插管大,人工气道管径较小,呼吸功增加,不利于气道及鼻窦分泌物的引流。操作不当时容易引起鼻腔及鼻道黏膜损伤,增加呼吸道感染机会。禁忌证:①严重鼻或颌面骨折;②鼻或鼻咽部梗阻如鼻中隔偏曲、息肉、囊肿、脓肿、水肿、异物或血肿等;③颅底骨折。

3. 气管切开 需要较长时间机械通气的患者可以选择气管切开方式。儿科气管切开及护理难度较成人大,气管切开时气道阻力及通气无效腔较小,有利于气道分泌物的清除,降低呼吸机相关性肺炎的发生率。对于气管切开的时机仍有争议。1989 年美国胸科协会曾经建议:若预期机械通气时间在 10 天以内者优先选择气管插管,而超过 21 天者则优先选择气管切开术,在 10~21 天之间者则应每天对患者进行评估。对于儿科患者合适的气管切开时间没有明确的建议,一般气管插管超过 2 周仍在短期内不能拔管作为气管切开的指征。

适应证:①预期或需要较长时间机械通气治疗;②上呼吸道梗阻所致呼吸困难,如双侧声带麻痹有颈部手术史及颈部放疗史;③反复误吸或下呼吸道分泌物较多,患者气道清除能力差;④减少通气无效腔,利于机械通气支持;⑤因喉部疾病致气道狭窄或阻塞无法气管插管;⑥头颈部大手术或严重创伤需行预防性气管切开以保证呼吸道通畅;⑦高位颈椎损伤。

相对禁忌证:①切开部位的感染或化脓;②切开部位出血,如 DIC 未纠正时严重凝血功能障碍等。

五、基本模式

1. 无创通气(non-invasive ventilation,NIV) 是未建立人工气道(气管插管)的辅助氧疗。NIV 可减少患儿气管插管或气管切开机会,降低并发症,并降低医疗费用。主要适应证是:①患儿意识状态清楚、心血管功能稳定、有咳痰能力、有自主呼吸能力的轻至中度呼吸衰竭;②有创(气管插管)机械通气撤离的序贯呼吸支持。合并休克或多器官功能损害的呼吸衰竭宜选择有创机械通气,重度 ARDS($SpO_2/FiO_2<100mmHg$ 或氧合指数 >16)也不宜选择 NIV。建立 NIV 后 1 小时内,应评估患儿心率、呼吸频率、SpO_2/FiO_2 比值、血气分析(主要评估 pH、PaO_2、$PaCO_2$ 等)、意识状态等。常用 NIV 有 3 种基本模式:

(1) 经鼻高流量氧疗(high-flow nasal cannula oxygen therapy, HFNC): 通过空氧混合装置提供氧浓度精确(21%~100%)、温度 37℃ 左右、相对湿度 100% 的高流量气体,输出流量可达 2L/(kg·min) 至最大 60L/min。这种高流量气体的输入,具有产生低水平呼气末正压、降低无效腔通气、增加患者舒适性和依从性等特点。HFNC 应用范围包括肺炎合并低氧性呼吸衰竭、轻-中度急性呼吸窘迫综合征(ARDS)、慢性阻塞性肺疾病,睡眠呼吸暂停,急性心力衰竭,拔管后或插管前序贯性氧疗等。主要用于毛细支气管炎(bronchiolitis)、哮喘、重症肺炎、有创通气拔管后或插管前序贯性氧疗以及危重儿童的转运等。在全球性新型冠状病毒流行期间,HFNC 应用于轻至中度 ARDS 显示了重要的呼吸支持作用,成为近年来呼吸支持措施的重大突破。HFNC 在新生儿呼吸衰竭中很少应用。

(2) 持续气道正压通气(continuous positive airway pressure, CPAP): 在自主呼吸条件下,整个呼吸周期内(吸气及呼气期间)气道均保持正压,适用于通气功能正常的低氧血症患者。CPAP 具有 PEEP 的各种优点和作用,如增加肺泡内压和功能残气量、增加氧合、防止气道和肺泡的萎陷、改善肺顺应性、降低呼吸功、对抗内源性 PEEP。可根据内源性 PEEP(PEEPi)和血流动力学的变化设定 CPAP。CPAP 适用于撤离呼吸机前的过渡性治疗。也可采用鼻塞式 CPAP 治疗轻至中度呼吸衰竭的患儿。目前有多种市售 CPAP 呼吸机,如用 CPAP 后出现反复呼吸暂停、痰液排出困难或 $PaCO_2$ 升高、PaO_2 下降等,应及时改用其他机械通气方式。

(3) 双相气道正压通气(biphasic positive airway pressure, BiPAP):指给予两种不同水平的气道正压,高压力水平(Phigh)和低压力水平(Plow)之间定时切换,且其高压时间、低压时间、高压水平及低压水平各自可调,从 Phigh 转换至 Plow 时增加呼出气量,改善肺泡通气。设计参数包括吸气压力(IPAP)、吸气时间(t)、通气频率(RR)和呼气末正压(EPAP)等。BiPAP 一般适合于 4~6 岁以上儿童,不需要长期使用呼吸机,患儿配合较好、痰液不多、咳嗽反射有力、有自主呼吸的呼吸衰竭患儿。也适用于神经肌肉疾病(如进行性肌营养不良、脊肌萎缩症)、阻塞性睡眠呼吸暂停所致呼吸功能不全等疾病。

2. 有创机械通气 指需要建立人工气道连接使用呼吸机的呼吸支持模式,常用模式如下:

(1) 控制通气(controlled mechanical ventilation,CMV):患儿每 1 次通气均是呼吸机给予的,以往也称间歇正压通气(intermittent positive pressure ventilation,IPPV)或辅助控制通气(assist-controlled ventilation,A/CV)。目前 CMV 又分压力控制型通气(P-ACV)和容量控制型通气(V-ACV),两种 CMV 都是目前最常用的模式,通过设定的呼吸频率及压力(或潮气量),提供通气支持使患者的呼吸肌得到休息,确保最低的分钟通气量,随病情好转逐步降低设置条件,允许患者自主呼吸,呼吸功由呼吸机和患者共同完成。

(2) 同步间歇指令通气(synchronous intermittent command ventilation,SIMV):是自主呼吸与控制通气相结合的呼吸模式。在触发窗内患者可触发和自主呼吸同步的指令正压通气,在两次指令通气之间触发窗外允许患者自主呼吸,指令呼吸是以预设容量(容量控制 SIMV)或预设压力(压力控制 SIMV)的形式送气。基本参数设置包括:压力、潮气量、流速、吸气时间、控制频率和触发敏感度等。SIMV 特点是通过设定频率和潮气量(或压力)确保最低分钟量 SIMV 能与患者的自主呼吸同步,减少患者与呼吸机的对抗,降低正压通气对血流动力学影响,通过调整预设的频率改变呼吸支持的水平,即从完全支持到部分支持。

(3) 压力支持通气(pressure support ventilation,PSV):由患者触发压力目标、流量切换的一种机械通气模式。即患者触发通气、呼吸频率、潮气量及吸呼比或当气道压力达预设的压力支持水平时,吸气流速降低至某一阈值水平以下时,由吸气切换到呼气。PSV 适用于有完整呼吸驱动能力的患者,当设定水平适当时,可减轻呼吸功。PSV 是自主呼吸模式,可减轻呼吸肌的失用性萎缩,对血流动力学影响较小。也可用于心脏外科手术后患者。研究认为 $5\sim8cmH_2O$ 的 PSV 可克服气管导管和呼吸机回路的阻力,故 PSV 可应用于呼吸机的撤离。对出现浅快呼吸的患者,应调整 PS 水平以改善人机不同步,当管路有大量气体泄漏时可引起持续吸气压力辅助,呼吸机就不能切换到呼气相。对呼吸中枢驱动功能障碍的患者也可导致分钟通气量的变化甚至呼吸暂停而窒息,因此中枢性呼吸衰竭不宜使用该模式。

(4) 高频通气(high frequency oscillatory ventilation,HFOV):HFOV 是目前所有高频通气中频率最高的一种,可达 15~17Hz,HFOV 通过直接调节气道平均压改善氧合,维持肺泡及气道的开放和稳定,由于频率高,每次潮气量接近或小于解剖无效腔,其主动的呼气原理(即呼气时系统呈负压,将气体抽吸出体外)保证了 CO_2 的排出,侧支气流供应使气体充分湿化,HFOV 通过提高肺容积、减少吸呼相的压差、降低肺泡压(仅为常规正压通气的 1/15~1/5)、避免高浓度吸氧等以改善氧合及减少肺损伤。

HFOV 在儿童呼吸衰竭的使用效果仍无结论。目前常用于常频通气效果不明显的限制性、小气道阻塞或已发生明显气漏的呼吸衰竭患儿。合并右心功能障碍的患儿使用 HFOV 时,应特别监测心功能变化。

(5) 其他模式:除以上基本模式外,基于呼吸力学监测和呼吸机的改进,新的机械模式也越来越多应用于儿童呼吸支持。主要包括:①压力调节容量控制通气(pressure regulated volume control ventilation,PRVC):按预设潮气量和呼吸频率,通过自主呼吸压力和呼吸机压力的优化调节,调节平均气道压,保障目标通气,比较好地解决人机之间的平衡;②气道压力释放通气(airway pressure releasing ventilation,APRV):在 BiPAP 的反比模式,允许自主呼吸,呼吸机提供高流量气体以保持一个恒定的 CPAP,获得有效呼吸支持;③神经电刺激辅助通气(neurally adjust ventilatory assist,NAVA):通过监测患者膈肌电活动信号强弱,来感知实际通气需求,提供合适的通气支持。适用于呼吸肌无力或过度疲劳、呼吸中枢损害或发育不完善的患儿呼吸支持。

六、参数设置

机械通气参数设置的目标是保障有效的气体交换,最大限度地减轻对机体器官功能的影响、减轻机械通气相关性肺损伤和氧中毒,通常情况下机械通气预设参数为:FiO_2 0.4~0.6(40%~60%),呼吸频率 25~35 次/min,潮气量 6~8ml/kg(容量控制模式)或吸气峰压(peak inspiratory pressure,PIP)15~20cmH_2O,吸气时间 0.5~0.7秒,PEEP 3~5cmH_2O,以上参数适用于大部分患儿的起始机械通气治疗。

1. 潮气量(Vt) 潮气量的选择应保证足够的气体交换及患者的舒适性,一般 5~12ml/kg,并结合肺顺应性、气道阻力进行调整,避免平台压(p-plat)超过 30~35cmH_2O。在压力控制通气模式时,潮气量主要由预设的压力、吸气时间、呼吸系统的阻力及顺应性决定,最终应根据动脉血气分析进行调整。在 ARDS 呼吸支持采用小潮气通气(4~8ml/kg)可以减轻呼吸机相关性肺损伤,改善预后。

2. 呼气末正压(PEEP) 作用是防止肺泡萎陷、增加平均气道压、改善氧合,同时影响回心血量及左室后负荷,克服 PEEPi 引起呼吸功的增加。PEEP 常应用于以 ARDS 为代表的 I 型呼吸衰竭,PEEP 的设置在参照目标 PaO_2 的基础上与 FiO_2 和潮气量综合评估,虽然 PEEP 设置的上限没有共识,但下限通常在 P-V 曲线的低拐点(LIP)或 LIP 之上 2cmH_2O,是严重呼吸衰竭的基本设置方法。

3. 吸气峰压(PIP) 压力控制模式需要设置 PIP,最佳 PIP 设置能使病变肺泡充分打开又能避免气压伤,可以参考潮气量(多数市售呼吸机压力控制模式下可以测算显示潮气量变化)、气道阻力、血气分析中 SaO_2、PaO_2 和 $PaCO_2$ 水平进行调节,一般中枢性呼吸衰竭 10~15cmH_2O,轻度肺部病变 15~20cmH_2O,中度 20~25cmH_2O,重度 25~30cmH_2O 或更高,PIP 超过 30cmH_2O 时应警惕发生肺气漏,特别是在有人机对抗时。

4. 呼吸频率 机械通气的呼吸频率选择根据分钟通气量及目标 $PaCO_2$ 水平,成人通常设定为 12~20 次/min,CMV 模式时儿童一一般为同年龄阶段正常呼吸频率,可以上调5次/min。SIMV模式一般以15~20次/min为宜。通气频率的调整可依据动脉血气分析的变化。

5. 吸/呼比或吸气时间(I/E或It)　I/E的选择是基于患者的自主呼吸水平、氧合状态及血流动力学,合适的设置能保持良好的人机同步性。成人机械通气通常It 0.8~1.2秒或I/E 1:1.5至1:2,儿童一般为It 0.5~0.8秒或I/E 1:1.5至1:2.6。

6. 吸入氧浓度(FiO₂)　机械通气初始阶段可给高FiO₂(100%)以迅速纠正严重缺氧,以后依据目标PaO₂、PEEP、平均气道压(MAP)水平和血流动力学状态逐步降低FiO₂至40%以下,并设法维持SaO₂ 94%~97%。若不能达上述目标可增加PEEP和平均气道压,应用镇静剂或肌松剂等。若适当PEEP和MAP可以使SaO₂升高至目标水平,原则上应保持最低的FiO₂。

7. 触发灵敏度　合适的触发灵敏度设置将使患者更舒适,促进人机协调。压力触发常设置为-1.5~-0.5cmH₂O。流速触发常为2~5L/min,流速触发较压力触发能明显减低患者呼吸功。若触发敏感度过高会引起与患者用力无关的误触发,若设置触发敏感度过低将显著增加患者的吸气负荷,消耗额外呼吸功。

8. 流速　理想的峰流速应能满足患者吸气峰流速的需要,成人常用的流速设置在40~60L/min之间,儿童通常可按2L/min设置。根据分钟通气量、呼吸系统的阻力和肺的顺应性调整,流速波形在临床常用减速波或方波,压力控制通气时流速由选择的压力水平、气道阻力及患者的吸气努力共同影响。

9. HFOV参数设置　参考常频通气情况下平均气道压(MAP)值进行初始设置,一般高于常频通气的MAP值2~4cmH₂O作为起始压力设置指标。之后根据氧合和血流动力学调节,最高不宜超过45cmH₂O。

七、呼吸机撤离

当导致呼吸衰竭的病因好转后应尽快开始撤机,延迟撤机将增加机械通气的并发症和医疗费用,过早撤离呼吸机又可导致撤机失败,增加再插管率和病死率。因此,应每天进行评估,及时发现具备撤离呼吸机的条件,争取早日撤机。

1. 撤离呼吸机基本条件

(1)患儿一般情况好转,导致机械通气的基础疾病好转,感染已有效控制。

(2)自主呼吸有力、咳嗽反射强、有自主排痰能力、气道分泌物减少。

(3)机械通气参数降低后自主代偿能力强,血流动力学稳定[多巴胺或多巴酚丁胺≤5μg/(kg·min)]。

(4)12小时内未使用肌松剂。

2. 撤离呼吸机的辅助参考指标

(1)机械通气参数:$FiO_2 < 40\%$,PEEP $3\sim4cmH_2O$,呼吸频率$<15\sim20$次/min,PIP$<10\sim15cmH_2O$时,$TcSO_2 > 92\%$。

(2)血气指标:$pH > 7.30$,$PaO_2 > 50mmHg$,$PaCO_2 < 50mmHg$。

(3)撤离呼吸机的方法:随着病情好转撤离呼吸机前$12\sim24$小时停用肌松剂和镇痛镇静剂。逐渐下调呼吸机参数至撤离水平,逐步降低PEEP至$3\sim4cmH_2O$(每次下调$1\sim2cmH_2O$),PIP每次下调$1\sim2cmH_2O$,FiO_2每次下调$5\%\sim10\%$。如果呼吸机参数下调而不出现缺氧表现,血气分析达到撤机要求可撤离呼吸机,拔出人工气道。对长期使用呼吸机、合并慢性肺部疾病、肺部炎症较重或神经肌肉疾病等的患儿可采用分阶段分次撤机方法,如将CMV模式逐渐过渡至SIMV、PSV、CPAP等模式,锻炼自主呼吸能力,或脱机后采用人工鼻观察$4\sim6$小时后再决定是否完全撤离呼吸机。近年发展的呼吸力学监测对指导呼吸机参数的设置与撤离有帮助。

八、并发症与处理

1. 呼吸机相关性肺损伤 指机械通气对正常肺组织的损伤或使已损伤的肺组织进一步加重,包括气压伤、容积伤、萎陷伤和生物伤。

（1）气压伤：是由于气道压力过高导致肺泡破裂，临床表现为肺间质气肿、皮下气肿、纵隔气肿、心包积气和气胸等。一旦发生张力性气胸可危及患者生命，必须立即处理，紧急情况下立即进行胸腔穿刺放气，也可行胸腔闭式引流。

（2）容积伤：是指过大的吸气末容积对肺泡上皮和血管内皮的损伤，临床表现为气压伤和高通透性肺水肿。

（3）萎陷伤：是指肺泡周期性开放和塌陷产生的剪切力引起的肺损伤。

（4）生物伤：即以上机械及生物因素使肺泡上皮和血管内皮损伤，激活炎症反应导致的肺损伤，对呼吸机相关肺损伤的发展和预后产生重要影响。

2. 呼吸机相关性肺炎　指机械通气 48 小时后发生的院内获得性肺炎，气管内插管或气管切开导致声门的关闭功能丧失、胃肠内容物反流误吸、痰液排出不畅或无菌操作执行不严是发生呼吸机相关肺炎的主要原因。一旦发生会明显延长住院时间、增加住院费用、增加病死率。机械通气患者没有体位改变的禁忌证，宜保持半卧位，避免镇静时间过长和程度过深避免误吸。一旦发生应及时调整抗生素或抗真菌药物。

3. 氧中毒　长时间吸入高浓度氧导致的肺损伤，FiO_2 越高，肺损伤越重。一般认为新生儿特别是早产儿 $FiO_2 > 40\%$ 为高氧，儿童 $FiO_2 > 60\%$ 为高氧，当患者病情严重必须吸高浓度氧时应避免长时间吸入，尽量不超过 60%。新生儿特别是早产儿氧中毒可引起晶体后纤维增生而失明，也可引起慢性肺部疾病（如支气管肺发育不良），因此，新生儿机械通气时经皮氧饱和度监测（$TcSO_2$）保持在 90%~93% 即可。

4. 呼吸机相关的膈肌功能不全　指在长时间机械通气过程中膈肌收缩能力下降，大约 1%~5% 的机械通气患者存在撤机困难。撤机困难原因很多，其中呼吸肌无力和疲劳是重要原因。其他因素包括休克、严重脓毒症、营养不良、电解质紊乱和神经肌肉疾病、某些药物等导致的膈肌功能不全等。机械通气患者尽可能保留自主呼吸,加强呼吸肌锻炼以增加肌肉的强度和耐力,同时加强营养支持,可以增强或改善呼吸肌功能。机械通气患者使用肌松剂和大剂量糖皮质激素可以导致肌病的发生,患者肌肉活检显示肌纤维萎缩、坏死和结构破坏以及肌纤维中空泡形成。因此,机械通气患者应尽量避免同时使用肌松剂和糖皮质激素,以免加重膈肌功能不全。

5. 其他 包括低血压与休克、心律失常、应激性溃疡、肾功能障碍等。机械通气使胸内压升高,导致静脉回流减少,心脏前负荷降低,使心排血量降低,血压降低,血管容量相对不足或对前负荷较依赖的患者尤为突出。机械通气参数较高如 PIP >25cmH$_2$O 或 PEEP>8cmH$_2$O 时应特别注意循环功能监测,及时补充血容量,必要时使用多巴胺等正性肌力药物。机械通气患者易出现腹胀、卧床、应用镇静剂和肌松剂等可引起肠道蠕动降低和便秘,咽喉部刺激和腹胀可引起呕吐,肠道缺血和应激等因素可导致消化道溃疡和出血,起始进行通气时可留置胃管排除胃内积气,发现胃液呈咖啡色或血性时可短期禁食并使用制酸剂等。

九、小结

1. 机械通气的主要作用是纠正呼吸衰竭,维持呼吸功能。

2. 建立人工气道的方法包括经口气管插管、经鼻气管插管和气管切开。

3. 无创正压通气主要用于意识状态较好的轻、中度呼吸衰竭患者或病情好转有创机械通气撤离后的序贯治疗。

4. 有创机械通气呼吸支持模式主要包括控制通气、同步间歇指令通气、压力支持通气和高频通气等。

5. 当导致呼吸衰竭的病因好转后,应尽快开始撤机。

> 附:呼吸衰竭患者机械通气治疗流程图

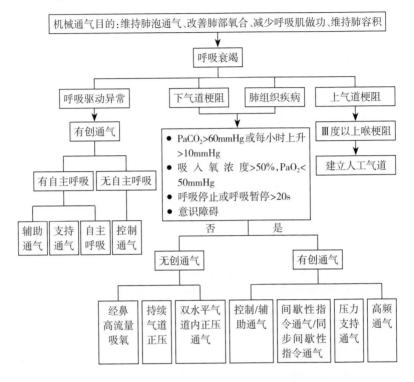

（张育才 史婧奕）

参考文献

1. KNEYBER MCJ, DE LUCA D, CALDERINI E, et al. Respiratory Failure of the European Society for Paediatric and Neonatal Intensive Care. Recommendations for mechanical ventilation of critically ill children from the Paediatric Mechanical Ventilation Consensus Conference (PEMVECC). Intensive Care Med, 2017, 43 (12): 1764-1780.

2. CONTI G, PIASTRA M. Mechanical ventilation for children. Curr Opin Crit Care, 2016, 22 (1): 60-66.

3. FRIEDMAN ML,BARBARO RP,BEMBEA MM,et al. Mechanical Ventilation in Children on Venovenous ECMO. Respir Care,2020,65(3):271-280.

4. GUPTA P,GREEN JW,TANG X,et al. Comparison of high-frequency oscillatory ventilation and conventional mechanical ventilation in pediatric respiratory failure. JAMA Pediatr,2014,168(3):243-249.

5. VAN GESTEL JP,ROBROCH AH,BOLLEN CW,et al. Mechanical ventilation for respiratory failure in children with severe neurological impairment:is it futile medical treatment? Dev Med Child Neurol,2010,52(5):483-488.

第四节　高 频 通 气

一、概述

高频通气(high frequency ventilation,HFV)定义为通气频率≥正常频率 4 倍以上的辅助通气。美国食品药品监督管理局将高频通气定义为频率>150 次/min 或至少 2.5Hz(1Hz=60 次/min)的通气方式。HFV 可分为高频喷射通气、高频阻断通气、高频正压通气和高频震荡通气,其中高频振荡通气(high frequency oscillation ventilation,HFOV)临床最为常用。

二、HFOV 气体交换原理

高频通气时潮气量小于解剖无效腔量,其气体交换通过多种机制完成。

1. 肺泡直接通气　HFOV 时虽然潮气量较小,亦有少量距离气道近的肺泡能够直接接受富含氧的气体,进行气体交换。

2. 不对称的气体流速分布　HFOV 时气体进入气道呈抛物线状,中间流速快而周边流速慢,最终中间气体流入气道而周边气体流出气道,有利于气体交换。

3. 增强弥散　高频率的振荡通气使得气体在气道内形成湍流,气体弥散加快,达到气体交换的目的。

4. 时间常数不同的肺泡间气体交换　由于肺泡间顺应性及阻力不同,相邻肺泡通气的时间常数不同,肺泡充盈和排空速率不同,引起肺泡间气体交换。

5. 心源性震动　心脏的泵作用可使气道远端内的分子弥散速度增加。

6. 分子弥散　在肺泡毛细血管膜,分子弥散是气体交换的主要机制。

三、HFOV 优点

1. 有效改善氧合　HFOV 以相对较高而稳定的平均气道压力(Paw)维持较高的肺容积,使肺内气体分布更均匀,有利于改善氧合。

2. 减轻肺损伤　HFOV 时尽管近端的 Paw 较常频通气时略高,但肺泡压力一般为近端平均气道压力的 1/10~1/5,加之 HFOV 时频率快、潮气量小,肺泡内压力低,压力变化幅度小,能够避免肺过度扩张,因此 HFOV 对肺损伤作用亦明显减少。

3. 改善通气　HFOV 下活塞推动隔膜往复运动,吸气及呼气均为主动运动,能更有效地改善气体交换,促进 CO_2 排出。

四、HFOV 参数设置

HFOV 主要参数有基础气流、Paw、振幅(ΔP)、频率(f)、吸氧浓度(FiO_2)、吸气时间比例(%IT),其中影响氧合的参数主要是 Paw 和 FiO_2,影响 PCO_2 的主要参数是频率、振幅和吸气时间比例。

1. Paw　如已使用常频通气,可将 Paw 调至较常频通气时的 MAP 高 $2\sim3cmH_2O$,然后以每次 $1\sim2cmH_2O$ 幅度逐渐增加 Paw,直至脉搏氧饱和度(SpO_2)达到 90% 以上或达到临床要求。应用 HFOV 1 小时后应正常规摄胸部 X 线片,胸部 X 线片显示隔面位于第 8~9 后肋水平时肺容量比较合适。

2. FiO_2　初调值设置可与常频通气相同或稍高,以后根据氧合情况进行调节。

3. 振荡频率(f)　一般根据患儿年龄选择,新生儿初调为 12~15Hz,

儿童稍低,可为 8~10Hz。频率高低与通气效果直接相关,与通气量成反比,因此在 PCO_2 升高时应降低频率,这与常频通气不同,频率降低使活塞有更多的时间移动,有助于气流的进出,增加通气。

4. 振幅(ΔP) 初调可采用 Paw 的 2 倍,初始设置可为 $40cmH_2O$,观察患儿的胸廓振动,以观察到胸壁震荡延续至患儿骨盆处为适宜。调节幅度一般每次 $5cmH_2O$。ΔP 增加,活塞移动的幅度增加,振荡容量增加,从而增加通气量,改善通气。

5. 吸气时间比例(%IT) 初调 33%,一般在治疗过程中无需调节,如 ΔP 已调节至较高程度且频率也已经下调时仍有 CO_2 潴留,可将 %IT 调为 50%。

6. 基础气流 20~30L/min。

五、适应证及禁忌证

1. 适应证 ①弥漫性肺泡病变伴有肺顺应性降低,低氧血症;②肺气压伤伴有肺漏气。

2. 相对禁忌证 ①气道阻力大;②颅内压升高;③血流动力学不稳定。

六、应用 HFOV 时的注意事项

1. 避免呼吸机管路脱开 HFOV 下通过一定的平均气道压维持肺泡张开,一旦管路脱开则压力突然下降,会导致肺萎陷,影响通气,即便再次连接管路,肺再次复张需要较长时间,影响通气效果,因此在需要吸痰操作时应采用密闭式气道吸引装置,保证在吸引过程中气道内存在持续气流。如需要脱开呼吸机进行气道内吸引,应尽量缩短呼吸机断开时间,吸引完毕连接呼吸机时可采用肺复张策略。

2. 尽量选择大号气管插管 因振荡压力幅度会随着插管长度而衰减,小号插管压力衰减更多。

3. 气道湿化 HFOV 时振荡气体流速高,流量大,易导致气道干燥,痰液难以排出,因此气道的加温、加湿非常重要。

4. Paw 增加不宜过快 若需高气道压($25\sim30cmH_2O$)持续扩张肺

泡时,一般不超过 10~20 秒,亦不能在短时间内忽然增加压力过快(至少用 10~20 分钟),否则会因胸腔压力突然改变而使血流动力学恶化。

5. 监测通气效果 HFOV 时应注意定期观察胸廓振动情况。胸壁振动消失或减弱应注意是否有气道阻塞;若仅有一侧胸壁振动应注意气管插管是否过深进入一侧主支气管或是否发生气胸。应常规摄胸部 X 线片了解肺容积,肺充分复张时膈面应位于第 8~9 肋水平。

6. 镇静 清醒患儿难以耐受 HFOV,且自主呼吸会影响通气效果,因此 HFOV 治疗过程中应适当镇静镇痛治疗。

7. 监测血气分析 开始 HFOV 治疗后 1 小时应检查血气,之后根据临床情况随时监测血气分析,每次变更机械通气参数之后 1 小时均应复查血气分析。为避免反复动脉穿刺,可应用经皮 CO_2 监测。在 HFOV 治疗过程中,轻度高碳酸血症是可以接受的,PCO_2 可维持在 45~55cmH_2O,如有并发症,允许更高的 PCO_2,但 pH 应>7.25。

七、HFOV 撤离

HFOV 治疗过程中若病情稳定,SpO_2 在 95% 以上,FiO_2 60% 以下,胸部 X 线片显示肺膨胀合适时,可以每 2~3 小时降低 Paw 1cmH_2O,逐渐减低振幅每次 5cmH_2O。当满足以下条件时,可从 HFOV 转为常频通气:

1. 气胸和/或肺间质气肿已经好转或妥善处理。

2. 呼吸机参数 Paw 婴幼儿在 10~15cmH_2O、年长儿 15~20cmH_2O;振幅婴幼儿降至 30cmH_2O 或年长儿在 50cmH_2O 以下,FiO_2 50% 以下仍能维持 SpO_2 在 95% 以上及较好的肺膨胀。

3. 血气分析结果大致正常。

4. 吸痰操作不会造成 SpO_2 较大的波动。

八、小结

1. 高频振荡通气(HFOV)的气体交换通过多种机制完成。

2. HFOV 的主要优点有:减轻肺损伤,改善通气,有效改善氧合。

3. HFOV 主要用于弥漫性肺泡病变伴有肺顺应性降低所致低氧

血症患者及肺气压伤伴有肺漏气者。

4. 应用 HFOV 时应尽量避免管道脱开,注意气体的温化湿化,监测通气效果和血气等。

➤ 附:治疗中高频呼吸机参数调节流程图

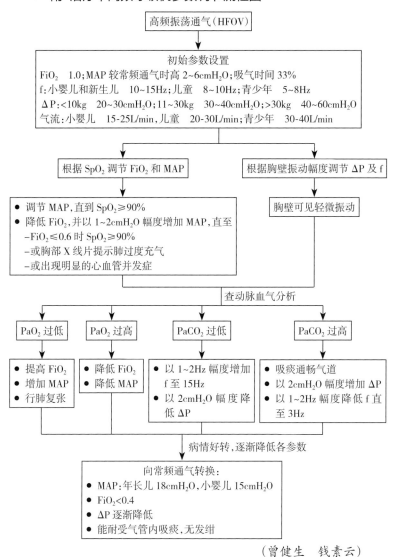

（曾健生　钱素云）

参考文献

1. 喻文亮,钱素云,陶建平. 小儿机械通气. 上海:上海科学技术出版社,2012.

2. METERS M,RODRIGUES N,ARI A. High-frequency oscillatory ventilation:A narrative review. Can J Respir Ther,2019,55:40-46.

3. STEWART CA,YEHYA N,FEI L,et al. High frequency oscillatory ventilation in a cohort of children with respiratory failure. Pediatr Pulmonol,2018,53(6):816-823.

第五节　儿童连续性血液净化

一、概述

连续性血液净化(continuous blood purification,CBP)是在连续性肾脏替代治疗(continuous renal replacement therapy,CRRT)基础上发展起来的一组体外生命支持技术,是所有连续、缓慢清除水分和溶质治疗方式的总称。其主要原理为弥散、对流及吸附。血液净化的其他模式如血浆置换、血液灌流及各种杂合模式也被认为是广义的 CBP 范畴。近年来,CBP 已经由单纯的肾脏替代,发展到非肾脏疾病的救治,成为各种危重病如脓毒症、中毒、严重自身免疫性疾病及遗传代谢性疾病重要救治手段之一。CBP 与非生物型人工肝技术、体外膜氧合技术组成危重症救治的多器官功能不全支持系统(multiple organ support system,MOST)。

儿童 CBP 模式主要沿用成人,近年随着血液净化技术的进步及适配于儿童耗材的开发,儿童使用的模式不再因设备及耗材的原因仅使用单一的 CBP 模式,杂合模式亦应用到临床。关于国内儿童、低体重婴幼儿的 CBP 治疗已经逐渐增多。

二、儿童血液净化主要技术方式

1. 缓慢连续超滤(slow continuous ultrafiltration,SCUF)　是

缓慢从血浆中清除水分，基本原理为对流方式。主要用于顽固性液体过负荷、心脏手术后伴液体过负荷、难治性心力衰竭，有或者没有肾功能障碍的患者，主要目的是安全有效地纠正液体过负荷。不补充置换液，也不用透析液，对溶质的清除不理想。目前临床较少应用。

2. 连续性静-静脉血液透析（continuous veno-venous hemodialysis，CVVHD） 是一种连续血液透析的形式，通过弥散原理清除物质。主要用于小分子溶质清除（分子量<500D）。

3. 连续性静-静脉血液滤过（continuous veno-venous hemofiltration，CVVH） 通过对流原理，用置换液部分或者全部补充超滤部分，达到溶质清除和容量管理的目标。主要清除体内中分子物质（分子量500~5 000D）。

4. 连续性静-静脉血液透析滤过（continuous veno-venous hemodiafiltration，CVVHDF） 是 CVVH 和 CVVHD 的有机结合，以对流联合弥散方式弥补小分子清除，并促进中分子清除，可有效清除小、中分子物质。

5. 血浆置换（plasma exchange，PE） 将患者的血液引出体外，经过膜式血浆分离方法将患者的血浆从全血中分离出来弃去，然后补充等量的新鲜冷冻血浆或人血白蛋白等置换液，清除患者体内的各种代谢毒素和致病因子，从而达到治疗目的。血浆置换不仅可清除体内中、小分子毒素，还可清除蛋白、免疫复合物等蛋白类溶质（分子量>66kD），同时又补充了体内缺乏的白蛋白、凝血因子等必需物质。适用于中毒、结缔组织病、脱髓鞘病变以及清除大分子炎症物质（分子量>5 000D）。

6. 血液/血浆灌流（hemoperfusion/plasma perfusion，HP/PP）利用吸附罐或吸附滤器与血液或血浆直接接触，通过与吸附装置的亲疏水反应、电荷吸引、氢键作用或范德华力等物理作用或分子筛原理清除溶质，临床主要用于清除中大分子毒物；利用抗原抗体反应进行免疫吸附，用于清除自身抗体或循环抗原抗体复合物。清除常规 CRRT 不能清除的致病溶质。主要用于中毒和免疫复合物清除。

7. 配对血浆滤过吸附（coupled plasma filtration adsorption，CPFA） 先应用血浆分离器连续分离血浆,分离的血浆通过吸附器进行吸附后与血液有形成分汇合后返回体内。CPFA 能选择性去除内毒素、炎症介质和活化补体,对大分子溶质清除率高。但是,目前循证医学还没有足够证据证明 CPFA 能降低脓毒症病死率。

8. 双重血浆滤过（double filtration plasmapheresis，DFPP） 对一级分离后(采用大孔径滤膜分离血液有形成分和血浆)的致病血浆进行二级分离(小孔径滤过器),然后将弃除致病因子后的血浆与血液有形成分一同输回体内的一种选择性血浆分离疗法。DFPP 是在膜式血浆分离技术上发展的新技术。适用于血液系统疾病、肾脏疾病和结缔组织病等。

9. 杂合血液净化（hybrid CBP） 经典 Hybrid 模式是介于间歇性血透（intermittent hemodialysis，IHD）和 CRRT 之间的持续低效透析模式的 SLEDD 模式（sustained low-efficiency daily diafiltration，SLEDD）;广义的杂合血液净化模式为 CRRT 模式叠加其他模式如 TPE、HP 等。国内外已经广泛用于治疗脓毒症、肝衰竭等。

三、儿童适应证及禁忌证

(一) 适应证

1. 肾脏疾病 ①急性肾损伤（acute kidney injury，AKI）达到 KDIGO（kidney disease:improving global outcomes）2 期及以上（表 20-7）。②危及生命或常规治疗无效的电解质紊乱包括高钠血症（钠>160mmol/L）、低钠血症（钠<115mmol/L）,高钾血症常规治疗后血钾>6.5mmol/L、难以纠正的酸中毒（pH<7.1 或 HCO_3^-<12mmol/L）。③液体过负荷［液体过负荷(%)=(液体入量−液体出量)/(入住 PICU 时体重)×100%］。液体过负荷>10% 可行 CBP 治疗,>20% 应进行 CBP。④利尿剂无效的肺水肿,尿毒症累及终末器官(脑病,心内膜炎)。出现以上表现时,可开展 CBP 治疗。

表 20-7　KDIGO-AKI 诊断标准分级

分期	血清肌酐(sCr)标准	尿量标准
1	为基线值的 1.5~1.9 倍,升高≥0.3mg/dl(26.5μmol/L)	<0.5ml/(kg·h),持续 6~12h 以上
2	为基线值的 2~2.9 倍	<0.5ml/(kg·h),持续 12h 以上
3	超过 3 倍,或升高≥4mg/dl(353.6μmol/L)或需要启动肾替代治疗,年龄<18 岁的患者 eGFR<35ml/(min·1.73m^2)	<0.3ml/(kg·h),持续 24h 以上或无尿 12h 以上

2. 非肾脏疾病

(1) 非肾脏疾病引起的液体过负荷、电解质紊乱及酸碱失衡(参照上述指征)。

(2) 严重全身炎症反应性疾病:包括脓毒症/脓毒性休克、重症胰腺炎、噬血细胞综合征等。目前指南建议以下脓毒症患者可开始行CBP 治疗:①脓毒症伴有急性肾功能损伤的患者;②血流动力学不稳定的脓毒症患者,需要液体平衡管理;③出现多器官功能衰竭倾向,存在一个以上器官功能不全。但指南对 CBP 清除炎症因子治疗的疗效无明确推荐意见。

(3) 中毒:血液净化可清除某些药物或毒物达到治疗目的,需要根据毒物相对分子质量、蛋白结合率等选用合适的 CBP 模式。水溶性、小分子毒物可应用血液透析、血液滤过等;脂溶性、蛋白结合率高、大分子物质需采用血液灌流、血浆置换等模式清除。对于治疗时机,有条件有适应证时应尽早进行。

(4) 肝衰竭:目前尚无儿童肝衰竭行 CBP 治疗的相关指南。根据现有文献和资料,可在以下适应证出现时开始行 CBP 治疗:各种原因引起的肝衰竭早、中期(PTA 介于 20%~40% 的患者为宜);晚期肝衰竭患者病情重、并发症多,应权衡利弊,慎重进行治疗,同时积极寻求肝移植机会;终末期肝病肝移植术前等待肝源、肝移植后排斥反应及移植肝无功能期的患者;严重胆汁淤积性肝病经内科药物治疗效果欠佳者、各种原因引起的严重高胆红素血症；肝性脑病 2 期合并多器官功能障碍或肝性脑病 3~4 期；合并血氨增高或肾功能不全（表20-8）。

表 20-8　儿童肝衰竭 CBP 模式推荐

模式	适应证
CVVHDF	高氨血症 AKI 2 期或以上 液体过负荷
TPE	难以纠正的凝血障碍 # 危及生命的出血
杂合模式	肝性脑病 3~4 期
MARS/CVVHDF+TPE	肝性脑病 2 期+MODS

注：CVVHDF，连续静-静脉血液透析滤过；TPE，血浆置换；MARS，分子吸附再循环系统；MODS，多器官功能障碍。

（5）遗传代谢性疾病：儿科的先天性代谢性疾病，如甲基丙二酸血症、丙酸血症、异戊酸血症等均可引起急性代谢性脑病及高氨血症、重症酸中毒、高乳酸血症等。CBP 可迅速清除毒性代谢产物，缓解急性代谢紊乱，可将其作为先天性代谢缺陷病急性并发症的治疗方法之一。代谢病危象时应适当提高血液净化剂量。

（6）难治性重症自身免疫性疾病：常规治疗无效的自身免疫性疾病，或急性、暴发性、合并器官功能衰竭危及生命的，如重症 SLE、吉兰-巴雷综合征（GBS）首选，多发性硬化、急性进展性肾小球肾炎（RPGN）、难治性类风湿关节炎、溶血尿毒症综合征（HUS）等，常用血浆置换及免疫吸附模式。

（二）禁忌证

CBP 无绝对禁忌证，但存在下列情况时应慎重使用：

1. 无法提供或建立合适的血管通路。

2. 无法获得适合于小婴儿的滤器。

3. 严重的凝血功能障碍及活动性出血，特别是颅内出血。

4. 药物不纠正的低血压。

5. 恶性肿瘤等疾病的终末期(脑死亡/脑功能衰竭)。

四、治疗前准备

1. 选择合适的治疗适应证和治疗时机,以保证 CBP 治疗的有效性和安全性。

2. 获得适合于不同年龄/体重儿童的血管通路和设备耗材。

3. 对肾功能、凝血功能、血红蛋白水平、心肺状况和血管条件进行评估。

4. ICU 医师或肾脏科医师开具血液净化处方。

五、血管通路

有效的血管通路是儿童血液净化的实施的决定性因素之一。功能良好的血管通路能够提供适当的吸引及回流的压力以避免相关并发症。导管选择应该根据患儿年龄、体重及血管条件进行,首选右侧颈内静脉,次选双侧股静脉,不推荐应用左侧颈内静脉及锁骨下静脉(表 20-9)。

表 20-9 儿童 CBP 导管选择

患儿	管路大小
新生儿	5.0~7.0Fr
3~6kg	7.0Fr
6~15kg	8.0Fr
>15kg	9.0Fr
>30kg	10.0~12.5Fr

CBP 导管尖端位置要求,推荐右侧颈内静脉置管导管尖端位于右心房内(软硅酮导管)或上腔静脉距右房 1~2cm 处(聚氨酯材质半刚性导管);而股静脉置管其尖端以到达下腔静脉为宜,以获得适当的血流量及减少再循环率。由于儿童年龄不同导致个体差异巨大,通常

需要在导管使用前通过 X 线影像学检查来确定导管尖端的位置。超声引导有利于导管的放置并减少插管相关并发症。

六、滤器选择

儿童 CBP 需要考虑体液总量、滤器和管路容量、血液流速等,因此应尽量选择儿童专用管路和滤器,使体外循环容量(滤器+管路)尽可能小于患儿血容量 10%。目前国内可以提供给儿童尤其婴幼儿使用的设备见表 20-10。

表 20-10　目前市售 CBP 滤器及管路容量一览表

类型	型号	膜材料	膜面积/m²	预冲体积 */ml 滤器	预冲体积 */ml 管路	推荐体重/kg#
CRRT 套包	Prismaflex ST60	AN69+聚乙烯亚胺	0.6	93		>11
	Prismaflex ST100	AN69+聚乙烯亚胺	1.0	152		>30
	HF20	聚芳基醚砜	0.2	60		>8
	HF1000	聚芳基醚砜	1.1	165		>30
	Oxiris	AN69+聚乙烯亚胺+预嫁接肝素	1.5	193		>30
CRRT 滤器	AV Ped	聚砜膜	0.2	18	54	<10
	AV 400s	聚砜膜	0.7	52	54	—
	AV 600s	聚砜膜	1.4	100	143	—
	AEF-03	聚砜膜	0.3	26	47	320
	AEF-07	聚砜膜	0.7	47	47	—
	AEF-10	聚砜膜	1.0	69	47	—
TPE 套包	TPE1000 Set	聚丙烯	0.15	71		>9
	TPE2000 Set	聚丙烯	0.35	125		成人
TPE 滤器	OP-02	聚乙烯	0.2	25	48	3~25

续表

类型	型号	膜材料	膜面积/m²	预冲体积*/ml		推荐体重/kg#
				滤器	管路	
血浆成分分离器	EC系列	乙烯-乙烯醇聚合物	2.0	150	48	—
灌流器	HA-230	树脂	—	—	—	—
	HA-280	树脂	—	—	—	—
	HA-330	树脂	—	—	—	—
	HA-330Ⅱ	树脂	—	—	—	—
	BS-330	离子交换树脂	—	—	—	—

注:* 为体外容积,套包表示CBP滤器及连接管路组合成套包的共同容积;非套包是滤器和管路两部分分开组装,容积由两部分合计。# 适用来自产品说明书。"—"表示说明书未推荐或未给出。

　　CBP滤器性能与半透膜材质、孔径、表面修饰、表面积大小、膜表面电荷、几何构造及其生物相容性等多种因素相关。目前临床应用滤器材料由开始的天然纤维素膜发展到高通量合成膜,其生物相容性及超滤性能得到很大提升,商品化CBP滤器最常用的材料为非对称性的聚砜膜及对称结构的AN69材料膜,其半透膜孔径分子量截点为20~30kDa,临床应用CBP滤器可实现透析及滤过模式,用于清除中小分子溶质。

　　吸附滤器由吸附剂和/或吸附罐构成的一种特殊滤器,吸附是其清除溶质的机制。临床应用吸附滤器可实现血液灌流、血浆吸附、免疫吸附等模式,通常用于清除毒物及大分子溶质。

　　因此,需要根据治疗方式选择合适的滤器。当CBP体外容积(管路+滤器)大于患儿10%血容量,应采用血制品或胶体进行管路预充以预防可能出现的低血压及血液稀释。

七、抗凝

(一)治疗前患者凝血状态评估和抗凝药物的选择

对于 CBP 前凝血状态的评估,对于抗凝剂的量和种类的选择,抗凝剂维持,抗凝后并发症的预防等都具有重要意义。

(二)抗凝方案

1. **普通肝素**　肝素使用前建议进行活化凝血时间(activated clotting time,ACT)、活化部分凝血酶原时间(activated partial thromboplastin time,APTT)以及抗凝血酶Ⅲ监测,确定肝素负荷剂量。对于凝血功能正常的患儿,首剂负荷剂量 10~50U/kg 静脉推注,维持剂量 5~20U/(kg·h)静脉微泵注射,监测出血低风险患儿 ACT 控制在 180~220 秒之间,出血高风险患儿 150~180 秒,APTT 维持在正常范围的 1.5~2.0 倍。根据患儿病情及 CBP 运行情况监测上述抗凝指标,当患儿抗凝指标稳定后,可适当延长检测间隔时长。

2. **枸橼酸**　枸橼酸抗凝不影响血小板与体内凝血机制,目前国内外广泛使用,尤适用于发生"肝素抵抗"、肝素诱导的血小板减少症和高出血风险的危重患儿。枸橼酸起始浓度为 3~5mmol/L,起始输注速度为:4% 枸橼酸盐(ml/h)=血流速度(ml/min)×(1.2~1.5); 钙泵初始速度:5% 氯化钙(ml/h)=4% 枸橼酸泵速(ml/h)×4%,10% 葡萄糖酸钙(ml/h)=4% 枸橼酸泵速(ml/h)×6%。治疗期间需密切监测患儿的酸碱平衡,调节补钙或枸橼酸速度,使全身血游离钙水平维持在 1.1~1.3mmol/L,滤器内游离钙维持在 0.25~0.4mmol/L。

3. **低分子量肝素**　首次负荷剂量:0.15mg/kg 静脉推注,维持剂量 0.05mg/(kg·h)静脉微泵注射。治疗过程中应监测抗凝血因子Ⅹa 维持在 0.25~0.35U/L。

4. **其他抗凝方式**　特异性凝血酶抑制剂包括阿加曲班、比伐卢定和来匹卢定等可直接抑制Ⅱa(凝血酶)发挥抗凝作用,临床主要应用于发生肝素诱导性血小板减少症的 CBP 抗凝,但儿童需要积累更多的经验。

5. **无抗凝剂**　CBP 过程中不使用抗凝剂,通过治疗前给予

50~100mg/L 肝素化生理盐水预充,保留灌注 15~20 分钟,后每 30~60 分钟予 30~100ml 等渗盐水冲洗管路和滤器,以避免滤器及管路形成血栓。

八、置换液和透析液

透析液和置换液的构成基本相同,原则上应接近人体细胞外液水平。但目前并无统一配方,可选择自行配置或选择市售。置换液中的碱性缓冲液以碳酸氢盐最常用(表 20-11)。目前临床常用为改良 Ports 方案:具体配方可参考:生理盐水 2 000ml;注射用水 500ml,5% 葡萄糖 125ml;5% 碳酸氢钠 167ml,25% 硫酸镁 2ml,5% 氯化钙 12ml,根据患儿血钾水平调整 10% 氯化钾用量;使用时可将碳酸氢钠或氯化钙(A 液)单独于回血端输注,Ports 配方其余液体(B 液)作为置换液机器输注。该配方其最终离子浓度为:钠 145mmol/L,钙 1.45mmol/ L,镁 0.72mmol/L,氯 117mmol/L,碳酸氢根 35mmol/L,血糖 11mmol/L,渗透压 314mmol/L。葡萄糖应根据患儿血糖水平配制液体的糖浓度,低糖配方为 1~10mmol/L,高糖配方为>10mmol/L;可使用注射用水或生理盐水代替 5% 葡萄糖以降低配方糖浓度,但需要注意降低葡萄糖后配方渗透压的变化。

表 20-11　碳酸氢盐置换液成分及浓度

成分	浓度/(mmol·L^{-1})
钠	135~144
钾	0~4
钙	1.25~1.75
镁	0.75~1.5
氯	98~112
碳酸氢根	22~35
葡萄糖	1~10(低糖配方) >10(高糖配方)
pH	7.25~7.35

注意:当采用局部枸橼酸抗凝时,应使用不含钙离子的透析液和置换液,并降低其中碳酸氢钠的含量;若透析液及置换液含钙,则应适当调整枸橼酸浓度。对于存在严重电解质紊乱者,适当调整透析液和置换液电解质浓度,目标是尽快纠正危及生命的严重电解质紊乱。应及时(每 6~12 小时 1 次)评估内环境,调整置换液和透析液中电解质和糖浓度。

九、治疗方式

1. 治疗模式选择 临床上应根据病情严重程度以及所需清除的致病溶质采取相应的 CBP 模式及设定参数。

2. 前稀释与后稀释模式 对于 CVVH 和 CVVHDF 两种模式,既可以采用前稀释法(置换液从血滤器前的动脉管路输入),也可采用后稀释法(置换液从血滤器后的静脉管路输入)。后稀释法清除效率高、置换液用量小,但容易凝血,故抗凝剂需要加量,超滤速度不能超过血流速度的 25%。前稀释法肝素用量小,不易凝血,滤器使用时间长,但清除效率低,适用于高凝状态或血细胞比容>35% 者。建议采用 1/3 前稀释、2/3 后稀释的方式,以达到滤器使用时长及清除溶质效率的平衡。

3. 超滤 是血浆水分在血液和透析/超滤单位之间的压力梯度下,通过半透膜移动。总超滤量是治疗中总超滤的液体量,净超滤量是从患者体内净脱出的液体[一般 0~2ml/(kg·h)]。总超滤量 = 净超滤量+置换量。

4. 血流速度 儿童血流速度 3~10ml/(kg·min),小婴儿可能需要达到 10~12ml/(kg·min)。对于体重小、血流动力学不稳定的儿童,建议起始血流量 3~5ml/(kg·min),在血流动力学稳定基础上逐渐上调至目标流量。

5. 肾脏替代 CBP 可作为肾脏替代治疗,用于清除肌酐及尿素氮,平衡液体,调节电解质。其剂量指透析液及超滤液的总和,为 20~25ml/(kg·h) 或 2 000ml/(1.73m^2·h)) 的治疗剂量。

6. 脓毒症治疗 CBP 在严重炎症反应性疾病中,除了可以用于肾脏替代,亦可用于炎症因子清除。用于炎症因子清除的剂量指超滤液剂量。2000 年 Ronco 等研究发现 ICU 内脓毒症合并 AKI 的病例中,剂量为 35 和 45ml/(kg·h)患者存活率优于 25ml/(kg·h)组,故提出大剂量治疗[>35ml/(kg·h)]的疗效可能更好,并因此提出高容量血液滤过(HVHF)的概念,但后期循证医学研究并不支持其对脓毒症患者生存有益处。因此目前尚未有合适的剂量推荐,但通常 CBP 对于严重全身炎症反应疾病的治疗剂量偏大。

十、儿童 CRRT 抗生素调整原则

重症患儿血液净化抗生素调整目前缺少统一方案,AKI 患者 CRRT 治疗模式下,抗菌药物的清除受药物相关因素(分布容积、分子量、亲疏水性、电荷等)、危重患者病理状态(残余肾功能、非肾脏清除率改变、低蛋白血症、血 pH 等)及 CRRT 相关因素(CRRT 模式、剂量、膜材特性、治疗时间等)影响。因此,抗菌药物需要根据药代/药效动力学(pharmacokinetic/pharmacodynamic,PK/PD)指标进行调整。

以 CRRT 治疗时抗菌药物调整为例说明。危重患者抗菌药物负荷剂量仅取决于药物分布容积(Vd)和目标血药浓度,CRRT 时不需调整;但 CRRT 增加了经肾脏代谢、蛋白结合率低的抗菌药物(如氨基糖苷类、大部分 β-内酰胺类、糖肽类、氟康唑等)的非肾体外清除率(extracorporeal clearance,CL_{EC}),当肾脏清除率(CLrenal)或 CL_{EC} 高于药物总清除率 25% 时需考虑肾功能不全或 CRRT 对药物清除的影响。其他影响 CL_{EC} 包括 CRRT 模式、治疗强度(透析率和超滤率的总和)、滤过膜特性及血流量等参数。而根据 CRRT 治疗参数及药物固有参数(如滤过分数 SC 等)可计算该药物在 CRRT 治疗下的 CL_{EC},依照不同类型药物 PK/PD 目标,如时间依赖性抗生素根据 %T>MIC 可计算出持续维持剂量,临床可调整为持续维持或者调整单次给药剂量而不改变给药间隔;而浓度依赖性抗生素根据 Cmax/MIC 计算出药物实际半衰期,临床通常不改变每次给药剂量而调整给药间隔。对于分布容积大(Vd>2L/kg)、蛋白结合率高(>80%)或主要经肝脏代谢的抗菌

药物,通常不受 CRRT 影响,常见药物有:利奈唑胺、两性霉素 B 及脂质体、伊曲康唑、头孢哌酮、大环内酯类等。

对于非 AKI 危重患者或应用特殊 CBP 模式治疗(如吸附、灌流等)的患者抗菌药物的调整,目前还缺乏 PK/PD 相关数据需要更多临床研究明确。

十一、并发症及处理

儿童 CBP 并发症与成人基本相同,包括技术并发症与临床并发症。技术并发症主要涉及血管通路(气胸、导管相关血流感染、血栓)及滤器(凝血)。CBP 期间最常见的并发症是管路凝血,其常见原因是管路功能障碍导致流量受限和压力报警中断血流,如果无法维持一定的血流量,需要更换导管;滤过分数过大亦会导致管路凝血,此时可以降低超滤量;如果非以上两种因素,可以考虑加强抗凝治疗。

临床并发症则涉及多个方面,包括血流动力学紊乱(低血压、心肌功能障碍)、代谢紊乱(酸碱失衡)、电解质紊乱(低钙血症、低磷血症等)、低体温、出血、营养物质及抗生素的丢失等。低血压在儿童 CBP 期间较为常见。在 CBP 初期,主要原因是体外容量过大导致血流动力学不稳定,可以通过胶体预充管路,减缓 CBP 起始血流速度来改善。在 CBP 运行期间,主要原因是超滤增加,可以通过输注胶体和调整超滤目标,必要时可以通过滴定血管活性药物维持血压。

在 CBP 期间应提高操作水平、严密监测血液净化过程中机器运转情况和患儿病情,可最大限度地降低并发症发生率。

CBP 的治疗流程需要规范化、标准化进行,可参照附图。

➤ 附：儿童连续性血液净化操作流程图

儿童连续性血液净化操作流程

适应证
1. AKI KDIGO 2 期及以上；
2. 存在威胁生命的内环境紊乱；液体过负荷；氮质血症累及器官功能（脑病，心内膜炎）；
3. 中毒，严重全身炎症反应性疾病，肝功能衰竭等

置管

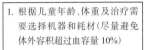

1. 根据儿童年龄、体重及治疗需要选择机器和耗材（尽量避免体外容积超过血容量10%）
2. 上机前检查生命体征；评估液体平衡状态及凝血功能
3. 避免导管内肝素进入患儿体内，将血透管与管路连接，避免产生气泡

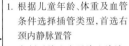

1. 根据儿童年龄、体重及血管条件选择插管类型，首选右颈内静脉置管
2. 穿刺后检查有无渗血渗液，并拍片定位

装机

1. 肝素盐水对体外管路冲洗或预充。
2. 可用晶体或胶体预充，若体外容积大于血容量的10%，应采用血制品或胶体预冲

预充

1. 设定合适的治疗模式
2. 血流速度：3~10mg/(kg·min)
   肾脏替代：20~25ml/(kg·h)（透析量+超滤量）
3. 设定并确认合适的治疗时长

参数

1. 普通肝素
   肝素剂量：首剂 10~50U/kg，维持"5~20U/(kg·h)"；
   抗凝目标：ACT：180~220
   　　　　　　　（低出血风险）
   　　　　　　　150~180
   　　　　　　　（高出血风险）
   　　　　　　　APTT：延长正常值
   　　　　　　　1.5~2 倍
2. 枸橼酸
   枸橼酸剂量：4% 枸橼酸盐(ml/h)= 血流速度(ml/min)×1.3-1.5
   钙泵初始速度：10% 氯化钙(ml/h)=4% 枸橼酸泵速(ml/h)×2%；10% 葡萄糖酸钙(ml/h)=4% 枸橼酸泵速(ml/h)×6.1%
   抗凝目标：全身 iCa^{2+}：1.1~1.3mmol/L
   滤器内 iCa^{2+}：0.25~0.4mmol/L

透析/置换液

1. 配方接近人体血浆水平，最终各成分浓度如下：
   　钠　　　　　135~144mmol/L
   　钾　　　　　0~4mmol/L
   　钙　　　　　1.25~1.75mmol/L
   　镁　　　　　0.75~1.5mmol/L
   　氯　　　　　98~112mmol/L
   　碳酸氢根　　22~35mmol/L
   　葡萄糖　　　1~10mmol/L
   　　　　　　　（低糖配方）；
   　　　　　　　>10mmol/L
   　　　　　　　（高糖配方）
   　pH　　　　　7.25~7.35
2. 应根据电解质及血糖调整

抗凝

监测

1. 持续评估患者生命体征
2. 根据患儿病情监测凝血功能等实验室检查
3. 实时监测血液净化机器压力的变化
4. 及时处理各项报警，防止血泵停转

下机

1. 结束治疗时，密闭式回血
2. 回血完成后，肝素封管
3. 结束后复查相关实验室指标

（陈伟明　陆国平）

参考文献

1. WEISS S L, PETERS M J, ALHAZZANI W, et al. Surviving sepsis campaign international guidelines for the management of septic shock and sepsis-associated organ dysfunction in children. Intensive Care Med, 2020, 46 (Suppl 1): 10-67.

2. 儿童危重症连续性血液净化应用共识工作组. 连续性血液净化在儿童危重症应用的专家共识. 中华儿科杂志, 2021, 59: 352-360.

3. NERI M, VILLA G, GARZOTTO F, et al. Nomenclature for renal replacement therapy in acute kidney injury: basic principles. Crit Care, 2016, 20 (1): 318.

4. JOHN JC, TAHA S, BUNCHMAN TE. Basics of continuous renal replacement therapy in pediatrics. Kidney Res Clin Pract, 2019, 38 (4): 455-461.

5. PISTOLESI V, MORABITO S, DI MARIO F, et al. A Guide to Understanding Antimicrobial Drug Dosing in Critically Ill Patients on Renal Replacement Therapy. Antimicrob Agents Chemother, 2019, 63 (8): e00583-19.

第六节　儿童体外膜氧合治疗

一、概述

体外膜氧合（extracorporeal membrane oxygenation, ECMO）属于体外循环生命支持（extracorporeal life support, ECLS）技术的一个分支，它通过一种以循环血流泵与体外氧交换器为核心组成的人工体外循环装置，进行以体外气体交换和心脏替代为目的，为那些病情严重但可逆的心肺功能障碍患者提供持续心肺支持。该治疗属于一种临时性支持治疗，大多数治疗周期为1~2周，少数患者可长达2~3个月。随着治疗时间的延长，并发症风险也会明显增加。

ECMO衍生于心外科的体外循环，20世纪50年代John Gibbon发明了一种装置，能通过膜式氧合器输送含氧的血液，延长心脏手术期间的体外循环。1972年，Hill医师首次通过应用ECMO技术成功救治了一名成人严重创伤合并急性呼吸窘迫综合征患者。1975 年，Bartlett 医师首次对一名严重呼吸窘迫的新生儿使用 ECMO 取得成功。此后，ECMO 在新生儿呼吸衰竭治疗中的应用稳步增长，被认为是新生儿严重呼吸窘迫的一种标准救治方法。而成人患者中的应用则存有争议，应用并不普遍。近年来，新生儿救治的三大技术，包括高频通气、一氧化氮吸入以及肺泡表面活性物质的应用，新生儿 ECMO 的使用明显减少。成人 ECMO 则持续快速增长，特别是 2009 年的全球流行性感冒的暴发，促进了该项技术在成人的应用。儿童 ECMO 的应用则保持着相对稳定，根据体外生命支持组织（Extracorporeal Life Support Organisation，ELSO）的年度报表，每年病例数保持在 1 500~2 000 例，在流感暴发的年份则会明显增加（表 20-12）。

表 20-12　ELSO 2020 全球 ECMO 病例治疗累计统计表

分类	总例数	存活例数		存活出院数	
新生儿					
呼吸系统疾病	32 634	28 627	87%	23 860	73%
心血管疾病	8 993	6 216	69%	3 899	43%
急诊复苏	2 080	1 463	70%	883	42%
儿童					
呼吸系统疾病	10 549	7 636	72%	6 347	60%
心血管疾病	12 836	9 271	72%	6 854	53%
急诊复苏	5 086	3 032	59%	2 159	42%
成人					
呼吸系统疾病	25 631	17 832	69%	15 471	60%
心血管疾病	27 004	16 117	59%	11 891	44%
急诊复苏	8 558	3 582	41%	2 549	29%
合计	133 371	93 776	70%	73 913	55%

注：Extracorporeal Life Support Organization（截至 2020 年 7 月）

ECMO 的命名近年来也有所变化，狭义的 ECMO 含义只限于经典的心肺支持技术模式,而广义的 ECMO 已被 ECLS 所包含。ECLS 涵盖了所有与膜交换有关的连续体外循环治疗,如体外 CO_2 清除(extracorporeal carbon dioxide removal,$ECCO_2R$)、心室辅助装置(ventricular assist device,VAD)、连续血液净化(continuous blood purification,CBP)、体外肝脏替代(molecular adsorbents recirculating system,MARS)等。体外循环和膜交换已成为危重患者不同体外脏器支持的重要治疗技术。表 20-13 列举了目前 ECMO 使用的一些命名及含义。

表 20-13 ECMO 使用的一些命名及含义

命名	全名	含义
ECMO	extracorporeal membrane oxygenation	体外膜氧合
ECLS	extracorporeal life support	体外生命支持
$ECCOR/ECCO_2R$	extracorporeal carbon dioxide removal	体外 CO_2 清除
$PECCO_2$	partial extracorporeal carbon dioxide removal	部分体外 CO_2 清除
AVCOR	arteriovenous carbon dioxide removal	动脉静脉体外 CO_2 清除
ECLA	extracorporeal lung assist	体外肺支持
IVOX	intravascular oxygenator	血管内氧合支持

注:引自 Sandeep Chauhan. Annals of Cardiac Anaesthesia,2011,14(3)

二、ECMO 治疗原理

经典的 ECMO 系统标准配置包括血流泵、氧合器、体外管路系统、动静脉插管、热交换器、供气系统、循环加热系统、抗凝系统及电子伺服控制系统等部分组成,其中核心部分为血泵和氧合器(图 20-2)。

ECMO 支持主要原理为通过将静脉血从人体内引出,经过管路和泵系统,将静脉血引入氧合器给予充分氧合成动脉血,并排出 CO_2。根据回血端的不同,ECMO 可分为两种基本模式,即回到

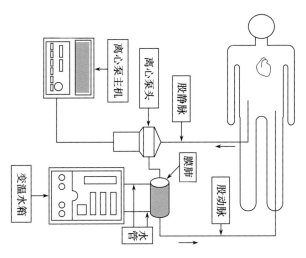

图 20-2 ECMO 的基础配置

动脉系统,能替代心肺功能的静脉动脉 ECMO(VA-ECMO)模式;另一种为氧合血回到静脉系统,仅替代肺功能的静脉静脉 ECMO(VV-ECMO)模式(图 20-3)。心和/或肺功能障碍的危重症患者往往面临氧输送(oxygen delivery,DO_2)/氧消耗(VO_2)障碍{DO_2(ml/min)=心输出量(L/min)×[1.36ml/g ×输出血氧饱和度(SO_2)×血红蛋白含量(Hb,g/dl)+PaO_2×0.003]×10dl/L}。ECMO 运行中,理论上血流量(相当于 ECMO 替代的心输出量)、血红蛋白、氧饱和度及氧分压可控,使得氧输送可控,从而为危重症患者提供适合的氧输送,以保证机体氧代谢需求。DO_2 与 VO_2 之间存在一定比例关系。生理状态下人体氧摄取在 4~5ml/(kg·min) 左右[新生儿 5~8ml/(kg·min),儿童 4~6ml/(kg·min);成人 3~5ml/(kg·min)],DO_2 通常为 VO_2 的 4~5 倍。病理情况下,当 DO_2 低于 VO_2 的 2.5 倍时会出现组织缺氧,通常表现为血乳酸值增高。

ECMO 治疗的 2 种基础模式,VA-ECMO 能够同时提供心肺支持和稳定的氧输送,适用于心肺同时衰竭或严重呼吸衰竭患者的支持,如患者出现严重乳酸性酸中毒,缺氧缺血及终末脏器衰竭,通常提示患儿存在循环功能衰竭,需要 VA-ECMO 模式支持,而不

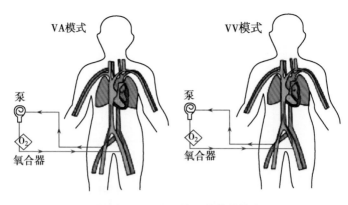

图 20-3　ECMO 的 2 种基础模式

是 VV-ECMO。VV-ECMO 的氧输送效率不如 VA-ECMO（存在体外氧合血重复循环），对大多数心功能不全者氧输送效果不佳（受到心输出量下降的影响）。部分患者因此需要转为 VA-ECMO 治疗。VV-ECMO 主要解决呼吸衰竭患者的氧合和 CO_2 清除。但 VA-ECMO 存在大动脉插管损伤、结扎后引起的远端血供障碍，同时可能出现动脉系统栓塞和脑损伤的风险。VV-ECMO 避免了 V-A ECMO 的相关风险，且置管要求较低，可以穿刺插管，近年来应用有增多趋势。同时 VV-ECMO 氧合血进入肺动脉可以降低肺动脉压力；左心输出血能均匀地分布于各脏器组织（包括冠状动脉）较为符合生理状态（两种模式特点比较见表 20-14）。特殊情况下也会采用动脉静脉分流，如 $ECCO_2R$ 模式（此模式可以为静脉动脉或者静脉静脉），其典型血流量一般要达到心输出量 10%~25%，以清除代谢产生 CO_2［为 3~6ml/(kg·min)］。该模式仅有呼吸支持功能，支持力度较低，会额外增加心脏负荷，一般用于一些病情相对较轻的呼吸衰竭。

三、ECMO 系统主要设备、耗材

临床已有品牌 ECMO 整体机以及配套的管路套包，但品种较少，且硬件设备及耗材规格尚未标准化，相互间很难直接替换，儿科应用

表 20-14　两种 ECMO 模式及插管位置的比较

ECMO 模式	VA-ECMO	VV-ECMO
插管位置选择	颈部:右颈内静脉至右心房;右颈总动脉至主动脉弓股部:股静脉(或大隐静脉)至右心房;股动脉至主动脉主动脉弓(心外科手术患者)	DLC:右颈内静脉双导管:颈内静脉,股静脉双侧股静脉(至下腔静脉及右心房)
氧合目标	PaO_2 80~150mmHg;SaO_2 95%~100%	PaO_2 45~80mmHg;SaO_2 80%~90%
对心脏作用	降低前负荷,增加后负荷分流量大时影响脉压冠脉血流主要由心室提供可降低肺血管阻力及肺动脉压	不影响 CVP 及脉压不影响心肺血流可能改善冠脉血氧提高右心室肺动脉血氧可降低肺主力
氧输送能力	很高	中等
循环支持作用	体外血流量起到部分或全部支持	无支持作用冠脉氧合改善及肺动脉阻力下降
肺循环右向左分流	主动脉血氧下降	主动脉血氧提高
肺循环左向右分流	可致肺血管充血,体循环低灌注	可致肺血管充血,体循环低灌注

时存在一定问题。现仍以在基本架构上根据用途(如针对儿童及新生儿)进行自行配置。

1. **体外循环管道**　根据管道外径口径大小有 3/16″、1/4″、3/8″、1/2″ 四种标准规格,选择时主要根据患者年龄和血流量来决定。管径过大,体外循环系统预冲容量大,对患者循环影响大,并且与血液接触面积大,增加凝血系统和炎症反应的激活。管径太小,最高血流达不到目标要求。肝素化涂层的管路可以降低体外血流的凝血激活速度,降低肝素使用要求,有利于降低血栓并发症,并可用于无肝素ECMO,应用时应首先考虑。

2. 血管导管　用于连接 ECMO 系统和患者。导管分静脉和动脉两种,按照不同外径大小有不同型号(Fr)。导管选择应满足 ECMO 血流量要求,婴幼儿静脉导管一般选择在 8~14Fr 之间,年长儿及青春期患者则在 16~23Fr 之间。动脉导管可较静脉导管选小一号口径。静脉导管顶段管壁有数个侧孔,便于引血。动脉导管一般无侧孔。导管选择时引血端静脉尽可能选用较大口径和较短的导管,以降低引血时的血流阻力。对于 5kg 以上儿童的 VV-ECMO 可以选用双腔静脉-静脉导管(dual lumen catheter,DLC)。该导管置管操作更加方便快速,降低感染和出血风险,并且提供足够的引流血量,且能有效减少 VV-ECMO 的再循环,被认为是较为理想的血管插管。但目前国内尚未开展应用。

3. 泵系统　主要分为滚轴泵和离心泵两种。滚轴泵目前已少用。离心泵通过离心作用持续将液体引入和排出泵系统,形成单向液体流动,起到人工心脏作用。离心泵因结构简单、重量轻、装配速度快、体外血流容积小、体外引血受重力影响小等优点,现已广泛用于 ECMO 治疗或转运。

4. 氧合器　氧合器是 ECMO 系统的"肺",主要成分是中空纤维。进入氧合器的血流和外源性 O_2 流在中空纤维膜两侧产生相反方向流动。在此基础上,膜两侧持续发生 O_2 和 CO_2 交换,最终血流氧合得到提升,CO_2 得到清除。氧合器选择与管道相似,也需根据年龄、体重进行选择,以满足患者的氧合要求。膜表面积等因素决定着氧合器的气体交换能力,可用额定血流来描述,即正常静脉血(血红蛋白为120g/L)单位时间内经过氧合器,氧饱和度由 75% 升至 95% 的最大血流量。为达到理想的治疗效果,患者 ECMO 治疗时的最大血流量需低于该氧合器的额定血流。中空纤维氧合器血流阻力较小,通常膜两端血流压力差(ΔP)不会超过 100mmHg,可以降低因高压引起的红细胞破坏。其主要缺点为容易出现渗漏,使用寿命较短。改良型中空纤维氧合器(聚甲基戊烯膜),其抗渗力有所增强,使用时间有所延长(一般 1~2 周),为目前主流品牌所使用。ECMO 系统组件的配置和选择见表 20-15。

表 20-15　ECMO 系统组件的配置和选择

血流管路(英寸)	3/16 或 1/4	1/4	3/8
氧合器选择	0.8LPM	2.2~2.5LPM	5~7LPM
静脉导管	10~14Fr		15~21Fr
动脉导管	8~14Fr		15~21Fr

注:1 英寸 =2.54cm。

5. 供气系统　空气、O_2 及 CO_2。供气中加入 CO_2 为防止 CO_2 弥散过快导致的 $PaCO_2$ 过低。

6. 加热系统　为满足大流量加温要求,一般采用水循环加热系统,使体外循环回流血达到所需温度。加热系统包括加热水箱及与中空纤维氧合器整合为一体的 ECMO 热交换器。

7. ECMO 安全控制系统　主要用于保证 ECMO 正常运转,及时检测故障及防止并发症。包括血流量、压力和气泡监测等。其他在线监测项目还包括连续动静脉氧饱和度、血细胞比容(HCT)等。

8. 抗凝系统及监测设备　一般采用体外快速活化凝血时间(ACT)测定仪行床旁 ACT 检测。

9. 其他设备　为保证系统持续正常运转和避免意外跳闸停电的影响,系统设有不间断电源 UPS(加热水箱除外)。ECMO 转运时需要配置大功率不间断电源电池,用于供应整机较长时间使用。ECMO 系统还设有应急工具,如手动机械驱动附件等。该附件用于电泵停转故障时,操作者用手工方法维持泵的运转。

四、ECMO 治疗适应证、使用时机和禁忌证

ECMO 仅为替代治疗,并非病因治疗,能保障危重症患者的氧输送及重要脏器的灌注,为原发病治疗赢得时间。通常疾病死亡风险>50% 的患者可考虑应用,死亡风险>80% 的患者有指征应用。但 ECMO 主要用于治疗急性、可逆性疾病。虽然其适应证日益扩大,但在某些基础疾病或情况下几乎无法从 ECMO 中获益(相当于绝对禁忌证),包括致命的染色体异常(如 13-三体或 18-三体等),严重的不可

逆脑损伤,极端低胎龄和低体重(<32 周妊娠期或<1.5kg),无法控制的出血和慢性、恶性疾病终末期。此外,免疫抑制状态、异基因骨髓移植、慢性多脏器功能衰竭、无法纠治的心脏畸形(主动脉离断,主动脉瓣严重反流)、心肺复苏(CPR)超过 60 分钟等使用 ECMO 效果也较差。

目前 ECMO 对于儿童主要应用于常规治疗无效的循环和/或呼吸衰竭。

(一)呼吸系统应用

1. 适应证 对于严重呼吸衰竭且病因可逆的儿童,在常规机械通气等综合性治疗后,仍存在氧合和/或通气障碍时可使用 ECMO 治疗,以减轻严重肺损伤。

2. 儿童氧合障碍的原因 通常是因为肺部炎症等导致肺泡与毛细血管间气体交换障碍,包括重症肺炎、哮喘持续状态、气道梗阻性疾病、肺出血、气道手术的术前支持、严重气漏、肺移植前的过渡、气道烧灼伤等,在适合情况下均可使用 ECMO 支持。时机参考 ELSO 发布的儿童呼吸衰竭使用 ECMO 的适应证,即:

(1)氧合指数(oxygen index,OI)和 P/F(PaO_2/FiO_2)比值来判定氧合衰竭情况,作为启动 ECMO 的指标。儿童的指标为:严重呼吸衰竭导致持续 P/F<60~80 或 OI>40。

(2)对常频机械通气和/或其他形式的挽救性治疗(如高频振荡通气、吸入一氧化氮、俯卧位通气等)无效。

(3)高呼吸机压力参数:常频通气时平均气道压力>20~25cmH_2O 或 HFOV 时>30cmH_2O 或有气压伤表现。

(4)通气衰竭:尽管给予适当的通气治疗和患者管理,仍存在严重、持续的呼吸性酸中毒(如 pH<7.1),如难治性哮喘等;或同时存在缺氧和通气困难患者,考虑早期给予 ECLS。

3. 进展 既往对于已经接受机械通气长达 2 周的患儿,为 ECMO 治疗的相对禁忌证。近年来由于肺保护性通气策略的推广使用,降低了呼吸机高参数导致的肺损伤,可以根据个体情况酌情对此类患儿考虑 ECMO 治疗。

VV 和 VA 模式均可用于儿童呼吸衰竭病例。但近年来的趋势以

VV 模式为主,特别是双腔导管在全球范围内的使用,更加促进了 VV 模式的使用。

(二) 循环系统应用

1. 适应证　循环系统的适应证可分为两部分:心脏手术相关和非心脏手术相关。与心脏手术相关的指征包括术前稳定、术后体外循环无法撤离、术后低心排综合征和心搏骤停。非心脏手术相关的指征是心搏骤停、心肌炎和心肌病、肺动脉高压、顽固性心律失常和其他形式的休克,如脓毒症或川崎病。

2. 时机　儿童循环系统疾病使用 ECMO 的时机并不完全明确,参考 ELSO 的儿童循环衰竭使用 ECMO 的推荐意见,即 VA-ECMO 用于儿童心脏的适应证是心源性休克,且对标准药物治疗无反应。持续性收缩压<50mmHg,尿量<1ml/(kg·h),乳酸性酸中毒,中心静脉血氧饱和度(SVO$_2$)<60% 或紫绀型先天性心脏病患者动静脉血氧饱和度差(AVO$_2$)>30%,低心排引起的意识状态改变等。

3. 进展　既往被认为因为严重并发症风险而导致 ECMO 应用受限的疾病,特别是单心室疾病,目前由于设备、耗材、管理等改进,ECMO 的应用已经取得一定的成功率。但是对于心脏结果异常患儿,应用 ECMO 治疗仍需要制订个体化方案。

(三) ECMO 下心肺复苏(ECPR)

1. 适应证　ECPR 对心肺复苏患儿能改善心肌供氧、减轻心肌负荷、减少升压药和正性肌力药物剂量、降低肺气压伤和胸内压、改善终末器官灌注和氧输送、逆转酸中毒和有针对性的体温控制。从而有可能救治心搏骤停的患儿。所以,国际复苏联络委员会提供的最新复苏指南支持在有 ECMO 专业人员的机构,对于有心脏病诊断的儿科患者在院内发生心搏骤停时使用 ECPR。

2. 时机　常规 CPR 10~20 分钟未恢复自主循环,可以行 ECMO 治疗。心搏骤停至 ECMO 开始时间≤60 分钟的患者预后相对较好。此外,有目击的心搏骤停、可除颤心律、无血流时间≤5 分钟、间断自主循环恢复、没有已知的主动脉瓣关闭不全或慢性脏器功能衰竭也提示相对良好预后。

(四) 其他疾病应用

对于严重感染的患者,ECMO 的使用一度被认为是禁忌证,原因是 ECMO 置管等操作可能会导致感染扩散。自 2012 年起每 4 年更新的拯救脓毒症运动国际指南提出对于常规治疗无效的难治性儿科脓毒性休克建议使用 ECMO 治疗。但目前对于 ECMO 治疗儿童难治性脓毒性休克的最佳时机有待进一步的研究。

对于原发/继发免疫缺陷以及肿瘤儿童是否接受 ECMO 治疗尚无定论。尽管严重免疫缺陷曾被认为是 ECMO 的禁忌证,但现在可以综合临床指标判断是否给予此类儿童行 ECMO 治疗(指标包括中性粒细胞减少持续时间、其他器官功能情况和有无合并癌症等问题决定)。目前有少量造血干细胞移植术后应用 ECMO 治疗存活的儿童病例报道。

同时,ECMO 也是对危重症儿童在生命体征不稳定但需要进行紧急有创操作或手术的保障。如对于恶性快速性心律失常或缓慢性心律失常患者保障射频消融或起搏器植入过程中使用。ECMO 也被认为是复杂气道手术和肺动脉吊带修复术中体外循环的安全替代方法。此外,ECMO 也可作为慢性心肺衰竭患者行器官移植前的桥梁以及为判定脑死亡或心死亡后器官捐献者提供暂时的心肺支持。

五、ECMO 治疗的操作及管理

(一) 血管置管手术

1. VA 模式的置管方案　循环系统衰竭或同时存在呼吸、循环功能障碍,或是体重太小、血管太细无法使用 VV-ECMO 的情况下,采用 VA 模式。中心插管通常用于心脏疾病术后体外循环的过渡或开胸手术后 10~14 天内的循环辅助,右心房通路用于静脉引流,主动脉插管用于动脉回流。更为常用的是外周血管通路插管。较小儿童(<5~6 岁或<30kg)通常采用右侧颈内静脉和颈总动脉的路径(图 20-4),能获得更大的 ECMO 流量。对于较大的儿童,外周血管插管可采用股静脉和股动脉入路。年幼儿童的颈部血管插管一般需要手术切开进行,或在直视下进行穿刺置管。而股血管插管还可采用 Seldinger 技

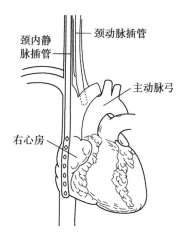

颈内静脉插管
颈动脉插管
主动脉弓
右心房

图 20-4 ECMO 动静脉置管示意图

术穿刺插管。当使用股动脉时,尽量使用保证所需流量的最小动脉插管,必要时在动脉插管的远端放置灌注插管,灌注管方向与股动脉插管相反,以避免肢体缺血。

2. VV 模式的置管方案 VV 模式是呼吸支持最基础的 ECMO 模式,单腔管两部位插管(股静脉引流和颈内静脉回流)最为常见。有条件可在右颈内静脉行 DLC 置管。

血管的粗细决定了插管的部位(表 20-16)。操作常规给予静脉麻醉、镇静或肌松,防止患儿躁动导致气体吸入静脉。置管结束开始 ECMO 转流时插管必须可靠地缝合固定于血管和皮肤。整个插管过程需要通过无菌手术完成。静脉引流是否充足是 ECMO 转流成功的关键环节。血容量充足和导管口径达标的情况下,将静脉导管顶端置于右心房或接近心脏的腔静脉处。

确认插管位置有两种方法:X 线或心脏彩超胸腹 X 线片上静脉导管顶端应该在右心房或腔静脉终端附近,动脉插管顶端在降主动脉(股动脉插管)或主动脉弓入口前(颈动脉插管)。心脏彩超可通过影像在手术时即时观察和指导确定插管位置。DLC 位置应在右心房内,其顶段多个侧孔在右心房内可以获得较多血量。回输端口直接朝向三尖瓣入口可以降低 VV-ECMO 的再循环比例。

(二) ECMO 预充

ECMO 环路首先予以晶体液预充,目的是排除管路内的气体,临床上多使用生理盐水进行预充。晶体液预充完成后继续使用白蛋白预充。白蛋白预充时可附着于管壁,降低管壁与管道内 ECMO 血流的相互作用。对于婴幼儿,通常还需要红细胞悬液(PRBCs)预充,使得管路内 HCT 维持在 30%~40%。每毫升 PRBCs 内加 1U 肝素,以维持抗凝。在 ECMO 开始运转前,根据预充血的血气报告,在预充血内补充钙剂,以预防心律失常以及库存血中与枸橼酸结合的钙;补充碳酸氢钠,纠正酸中毒,以使预充血内环境与患儿血液保持基本相同,从而防止 ECMO 接入后出现病情波动。此外,ECMO 系统加热器应将预充血加温至正常体温水平。

ECMO 预充还包括气体预充,包括纯氧或空氧混合预充。为防止血 PCO_2 过低,必要时加入 CO_2 作为预充气体的一部分。

(三) 初始设定

1. ECMO 流量设定

(1) VA-ECMO:支持期间的目标是保持 DO_2 尽可能接近正常值,即至少是 VO_2 的 3 倍(DO_2:VO_2>3:1)。调整血流量和血红蛋白以维持 SVO_2>66% 可以保证 DO_2:VO_2>3:1 的目标得到实现。所以,初始 ECMO 流量设定为:婴儿 100~150ml/(kg·min),较大的儿童为 70~100ml/(kg·min)。理想情况下,动脉脉压至少为 10mmHg,表明心室有射血,从而降低心室内血栓形成的风险。如果心室功能差,尽管有正性肌力药物支持,仍无法实现,应立即考虑左房减压或更换其他支持方式。

(2) VV-ECMO:初始流量较 VA 模式增加 20%~30%。之后根据患儿情况酌情调整,使动脉血氧分压维持在 80mmHg 以上,中心静脉血氧饱和度 65%~75%、血乳酸值逐渐下降。初始采用气血比 1:1~3:1,根据 $PaCO_2$ 调整气血比,使 $PaCO_2$ 维持在 40~45mmHg。

2. 呼吸机设定

采用肺休息策略,以减少气压伤、剪切伤和氧毒性。典型的肺休息设置包括低吸气峰压(PIP<25cmH_2O)和吸入氧浓度(FiO_2<30%~50%)。呼气末正压(PEEP)应在 5~15cm H_2O 之间(原

发病为循环衰竭时设定为 8~10cmH₂O），并滴定至肺复张和大气道扩张，以促进分泌物清除。可能需要低呼吸频率（10 次/min）或无呼吸频率以及延长的吸气时间。机械通气模式可以选择气道压力释放通气（APRV）给予持续正压通气和间断的压力释放或者气道持续正压通气（CPAP）模式允许自主呼吸等。如果患者出现严重的气漏或间质性肺气肿，呼吸机压力可以下调或停止机械通气几小时或几天，直到病情好转。但需要警惕可能引起严重的肺不张。如果患儿在足量 ECMO 运转下仍存在低氧灌注情况，可以适度提高呼吸机参数。如果此时患者 ECMO 为 VV 模式，则需要改为 VA 模式进行支持以提高氧输送。当病情好转，ECMO 流量开始调低后，应逐步提高呼吸机参数来协助患者撤离 ECMO。

（四）ECMO 管理

1. 抗凝处理

（1）全身抗凝药物选择与监测：血管插管前先给予普通肝素（UNFH）50~100U/kg 推注，3~5 分钟后测 ACT，超过 200 秒，方可置入插管。ECMO 运行后需要监测 ACT。当 ACT 低于 300 秒开始持续输注肝素。儿童肝素维持初始剂量 10~20U/(kg·h)。根据 ACT 和患者出血临床情况。调整肝素用量[20~50U/(kg·h)]，以维持 ACT 在 180~220 秒。在输注血小板、尿量增加或者行 CRRT 时，需要适当上调 UNFH 剂量。临床可考虑应用多种检测指标判断抗凝效果，常规监测以 ACT、活化部分凝血活酶时间（APTT）最多。还可以监测血栓弹力图（TEG）、AT Ⅲ、抗 Xa 因子水平等。APTT 和 UNFH 剂量相关性在婴幼儿患者较差，因此，APTT 在指导小年龄儿童 UNFH 治疗方面不太可靠。抗 Xa 因子水平被认为是金标准（目标水平为 0.3~0.7U/ml），与 ACT 和 APTT 相比，抗 Xa 试验常用于已有临床出血和血栓发生时。TEG 适合于多种因素参与抗凝异常的 ECMO 患者。尤其对出血患者可以区分早期血管内凝血（DIC）还是纤溶亢进导致的出血，从而确定需要增加 UNFH 剂量还是抗纤溶治疗。

直接凝血酶抑制剂（DTIs）是一类相对较新的短效抗凝药物，与 UNFH 相比，DTIs 直接与凝血酶活性部位结合，具有更可预测的药代动力学和可靠的凝血酶生成减少,尤其适用于儿童患者。DTIs 还可用于肝素诱导性血小板减少症(HIT)的患者。阿加曲班、比伐卢定临床较为常用。阿加曲班的输注剂量 0.5~1μg/(kg·min)。比伐卢定的初始剂量 0.05~0.5mg/kg,维持剂量 0.03~0.1mg/(kg·h),以保持 APTT 为基线值的 1.5~2.5 倍,有条件也可以监测抗 Ⅱa 水平。

(2)血制品输注管理:PRBCs 的输注以维持 HCT 至少在 35%~40%(VA-ECMO)或 45%(VV-ECMO)。如果国际标准化比值(INR)>1.5~2.0 和/或有明显出血,可根据需要给予新鲜冷冻血浆(FFP)。同时输注血浆或抗凝血酶(AT)浓缩物,维持血 AT Ⅲ>80%(婴幼儿)或>100%(新生儿)以保证抗凝效果。如果纤维蛋白原水平<100~150mg/dl,则可给予冷沉淀或纤维蛋白原制剂。维持血小板计数>100×10⁹/L,尤其是新生儿。对于大量危及生命的出血患者,宜采用大量输血方案,宜输注全血或等比例配制的血制品。抗纤维蛋白溶解药物,如氨基己酸是纤维蛋白溶解的抑制剂,主要用于治疗重要的手术部位出血。对于 ECLS 治疗期间尽管输注了血小板并纠正了所有其他凝血因子异常,仍存在的难治性出血,可考虑给予重组活化因子Ⅶ(rFⅦa),剂量范围为 40~90μg/kg。但需要警惕致命性血栓形成,可减小剂量使用(25~50μg/kg),必要时 2~4 小时给予重复使用。

2. 血流动力学

(1)VV-ECMO:在 VV 支持期间,患者的氧输送依赖于自身的心输出量。使用适当的药物和液体来维持心输出量、血压和外周血管阻力。

(2)VA-ECMO:在 VA 支持期间,血流动力学由血流(泵流量加患者自身心输出量)和外周血管阻力调控。由于脉压较低,全身平均动脉压(MAP)将略低于正常血压(新生儿为 40~50mmHg,儿童或成人为 50~70mmHg)。此外,在 ECLS 开始时,接受 ECLS 心脏支持的患者需要高剂量的升压药。不宜过快降低血管活性药物剂量,需要滴定减量。减量过程中外周血管阻力和全身 MAP 成比例下降,如果有全身灌注压不足(少尿,灌注不良),仍需要输注液体、低剂量的升压药或增加泵流量,使 ScVO₂>70%。

ECMO 支持期间出现心律失常会增加心肌的需氧,延迟心功能恢复。严重心律失常致心脏无法射血,可引起心室膨胀和心肌减压不足。应考虑使用抗心律失常药物、直流心脏复律或电生理消融术恢复窦性心律。

3. 镇静、镇痛　在插管和 ECMO 运行的最初 12~24 小时内,患者应彻底镇静至轻度麻醉。插管时可避免插管困难和插管过程中因患者自主呼吸可能导致的空气栓塞。ECMO 治疗过程中可降低患者代谢率。患者稳定后,应采用个体化的最小镇痛镇静药物剂量,预防发生患者拔出导管等的高风险事件。为对患者进行彻底的神经系统检查,必要时需要暂停镇静镇痛治疗。然后根据患者的焦虑和不适程度,酌情恢复镇静和镇痛。镇痛药物首选的是芬太尼,镇静药物则为咪唑安定,根据量效关系,调节药物剂量。

4. 清醒 ECMO　由于机械通气导致的肺损伤,以及相应镇静镇痛甚至肌松使得 ECMO 患儿神经系统评估困难。所以,现在也有不少研究聚焦于无机械通气支持下的 ECMO。无论是心血管疾病还是呼吸系统疾病,难以镇静,需要长期 ECMO 的患儿,ECMO 能给予患儿完全支持,可考虑拔出气管插管。一般来说,"完全支持"意味着 ECMO 能单独提供足够的氧合(VV 模式患儿 $SaO_2>75\%$, $SvO_2>55\%~60\%$;VA 模式患儿 $SaO_2>90\%$,$SvO_2>60\%~65\%$)。需要呼吸机支持以达到上述氧合目标的患儿不考虑拔管。

5. 液体管理　危重症患者心肺功能受损,毛细血管渗漏以及医源性输血、输液使得 ECMO 治疗期间经常出现液体过负荷。液体管理目标是在血流动力学稳定的情况下纠正患者液体过负荷,直至保持轻度液体负平衡。当患者血流动力学稳定(通常 12 小时)后,可使用利尿剂调节液体平衡。如果利尿反应不能实现,或者患者出现明显肾衰竭,在体外环路添加持续血液净化治疗,以维持液体和电解质平衡。但保障 ECMO 流量是前提。

6. 体温管理　通过热交换器调节水温的温度可以保持患者体温在任何水平。体温通常保持在接近 37℃。如果患者可能存在缺氧缺血性脑损伤,可以在 ECMO 治疗的最初 24~72 小时内保持轻度低温

(32~34℃),以减少脑损伤。体温过低需要镇静或麻醉以避免寒战,并可能加剧出血。发热需要控制,以避免过高代谢。

7. 营养和内环境 ECMO 患者的需要参照危重症患者营养指南制订方案。尽早肠道内喂养,保持正氮平衡,维持酸碱和电解质平衡。

六、ECMO 并发症

ECMO 治疗的风险在于其并发症,包括机械并发症、患者并发症以及因 ECMO 操作导致的并发症。保证 ECMO 系统工作的稳定性、临床规范的管理以及及早脱离 ECMO 治疗是降低这些并发症的关键。当 ECMO 治疗持续 2 周以上,并发症发生率会明显增加。具体见表 20-17。

七、ECMO 的撤离

在患儿病情好转后,应及时评估患儿自主心肺功能,包括临床表现、脏器灌注情况、胸部 X 线片、心脏彩超 LVEF>0.34~0.4 等。在较低的呼吸机参数和血管活性药物使用的前提下,逐步调低 ECMO 流量并观察患儿心肺功能代偿情况。减流过程中患者情况稳定,当体外支持低于总支持量的 30%,可考虑撤离 ECMO。

1. VV-ECMO 撤离 在减流量过程中,可能需要上调呼吸机参数, 但需要满足 $PIP<30cmH_2O$;$PEEP<12cmH_2O$;$FiO_2<60\%$。直接停氧,监测患者临床表现、血氧饱和度、呼气末 CO_2、血气分析结果($PaO_2>70mmHg$/ $PaO_2/FiO_2>200mmHg$;$pH>7.3$;$PCO_2<50mmHg$) 等。如果患者可以耐受 1 小时或数小时,可以考虑撤离。

2. VA-ECMO 撤离 每隔 24~48 小时即需要评估患者撤离 ECMO 的可能。在减流量过程中,可能需要使用或上调血管活性药物,但需要满足肾上腺素/去甲肾上腺素≤0.02~0.05μg/(kg·min)或多巴胺/多巴酚丁胺<5μg/(kg·min)。儿童患者如果血流量减至 10~20ml/(kg·min),或者耐较长脱机试验,患者临床表现稳定,LVEF>0.34~0.4;SvO_2≥70%,血气分析基本正常,可以考虑撤离。如果长期心肌功能障碍(ECMO 支持>7~10 天)的患者心功能仍未恢复时,可考虑其他形式的机械循环支持。

3. 被迫撤离　当患者没有健康生存的希望(如严重脑损伤、没有心肺恢复和器官移植的希望),经多学科团队决定,得到家属同意时,可停止 ECMO。

ECMO 停机时同时需拔去 ECMO 插管。患者拔出插管过程与插管过程类似,需要通过无菌手术完成,拔出插管后需结扎插管处的静脉和动脉(目前大多数 ECMO 中心不做血管修补)。

八、ECMO 转运

ECMO 治疗转运是 ECMO 治疗中的一项重要分支。主要形式为院际转运,将需要 ECMO 治疗的患者从一般医院接至 ECMO 中心,统一集中进行 ECMO 的治疗管理。ECMO 治疗患者总数不多,设备及费用昂贵,集中治疗有利于降低医疗成本和提高治疗质量。转运前 ECMO 医护人员先到转诊医院,在转诊医院为患者建立 ECMO 支持后连机带人一同带回 ECMO 中心。ECMO 转运在欧美医院 ECMO 中心已较普遍,转运工具主要为救护车(几十至几百千米)及航空器(几百至几千千米)。由于转运技术要求较高,ECMO 转运医护人员需要具备较高专业技术和丰富经验。工业技术的发展也促进了 ECMO 转运设备的小型化和可靠性,使医务人员在设备携带和操作上更为便捷。

九、儿童 ECMO 患者预后

由于 ECMO 患者的原发病因很多,不同疾病的治疗效果存在差别,不同年龄、不同疾病分类的存活率见表 20-16。

(一)呼吸衰竭预后

ELSO 的年度数据显示儿童因呼吸衰竭使用 ECMO 的总体救治成功率约 60%。24 小时内血乳酸、pH、呼吸机气道压和 FiO_2 未能至正常或下降,将导致生存率下降。

(二)循环衰竭预后

ELSO 的数据显示,1989—2016 年共计 14 290 例新生儿和儿童因循环问题行 ECMO 治疗的病例,撤离成功率为 65%,出院存活率

表 20-16 ECMO 常见并发症及处理

项目	内容	处理
机械并发症	氧合器故障、管路破裂、血泵故障、血栓、气栓、水箱故障等	1. 紧急机械故障 紧急停泵,近患者血管插管处夹闭管路。处理机械故障,必要时更换部件或系统。处理患者:包括心肺复苏,提高呼吸机参数支持,增大血管活性药物支持等 2. 血栓 对于不位于回血端入口、气体出口、不引起膜内压力快速变化的血栓可以继续观察。如果血栓影响 ECMO 运行,需要更换部件或系统
患者并发症		
血液系统	置管部位出血、消化道等系统出血、溶血、DIC 等	压迫止血或者外科止血 使用止血药物以及血制品输注 必要时终止 ECMO
神经系统	脑死亡、脑出血、脑梗死、惊厥、脑局部缺血等	1. ECMO 前维持循环灌注 2. ECMO 后脑保护,避免缺血再灌注损伤 3. 避免肌松剂,适度镇静,每日神经系统查体 4. 监测脑氧、脑电、TCD、颅脑 B 超等,每周监测头颅 CT
泌尿系统	少尿、肌酐升高等	1. 肾保护治疗(利尿剂等) 2. 血液净化治疗
循环系统	心肌顿抑、心律失常、低血压、心脏压塞等	1. 血流动力学监测、维持灌注和血容量 2. 使用液体和血管活性药物 3. 谨慎心包引流等有创操作
呼吸系统	肺出血、气胸等	1. 高 PEEP 以避免肺不张 2. 气管插管内吸引 q.4h.,必要时纤维支气管镜检查 3. 气胸 谨慎决定是否放置胸导管。对于血流动力学无损害的气胸(气胸量<20%),降低呼吸机参数。气胸导致血流动力学损害,可通过 Seldinger 技术,或外科胸腔穿刺放置胸导管
其他	血流感染等	监测 CRP、PCT,多次多部位血培养,抗感染治疗
ECMO 操作并发症	血管穿孔出血、动脉夹层、远端缺血、错误置管、穿刺血管致假性动脉瘤等	手术治疗

46%。心脏手术相关的 ECMO 支持,特别是术后支持,较多是单中心的报道,出院存活率可在 33%~60%。非心脏手术相关的 ECMO 支持,儿童多见的是暴发性心肌炎,ELSO 的数据显示救治成功率超过60%,被认为是救治成功率最高的疾病,个别单中心研究救治存活率可达 75%~80%。自 1992 年首例儿童 ECPR 报道以来,院内 ECPR 的全球总体存活率约 37%。停搏原因和复苏质量以及能否在复苏 20分钟内实施 ECMO 都会影响 ECPR 的存活率。

ECMO 远期预后也同样受到关注。婴儿中患者虽然存活,但有1/3 出现喂养问题,表现为吸吮、吞咽异常,但体格发育尚可。发育落后者多与原发基础疾病有关。存活患儿因病再次住院也明显多于一般人群。ECMO 后的婴儿出现神经感知异常发生率为 6%,生长发育落后为 9%。

研究发现 ECMO 患儿出院时有 25% 脑干听力诱发电位(BAER)异常,以后逐步恢复。1 年后听力异常发生率为 9%。新生儿 ECMO治疗期间有 20%~70% 出现惊厥或脑电图癫痫,但在 5 年后随访中仅为 2%。极少数患者有中枢性视盲、精神运动发育迟缓或瘫痪以及学习困难等。

十、结语

随着 ECMO 设备与耗材的不断完善,有助于简化 ECMO 操作,减少机械并发症,延长耗材使用寿命等,儿童 ECMO 的诊疗水平将会有明显的提高。

但对于 ECMO 医生来说,随着对儿童疾病的病理生理和ECMO 认识的深入,势必会不断打破现有条框,不断扩大儿童ECMO 的适应证,挑战禁忌证,并且会面对长时间甚至超长时间的ECMO 治疗时间。这将是未来 ECMO 诊疗的极大挑战。仔细选择患者群体,规范诊疗过程,优化管理方案,多学科团队方法以及与家庭坦诚讨论长期后遗症对成功结局至关重要。儿童 ECMO 操作流程见附图。

➤ 附:儿童 ECMO 流程图

呼吸指征:机械通气等综合治疗下难以纠正氧合和/或通气衰竭:
1. 持续 P/F<60~80 或 OI>40
2. 机械通气和/或挽救性治疗(HFO、iNO、俯卧位)无效
3. 呼吸机压力升高(常频通气 MAP>20~25cmH$_2$O 或 HFOVMAP>30cmH$_2$O 或 气压伤)
4. 通气衰竭:持续呼吸性酸中毒:pH<7.1

ECPR
CPR20 分钟未恢复自主循环(病因可逆),至 ECMO 启动时间<60 分钟

循环指征:最大化药物治疗无效循环衰竭:
1. 持续性收缩压<50mmHg
2. 尿量<1ml/(kg·h)
3. 乳酸性酸中毒
4. SVO$_2$<60%
5. 低心排引起意识改变

启动 ECMO

置管
1. 儿童选 1/4″ 或 3/8″ 管路
2. 插管:<20kg,动脉置管 8~14F;静脉管路 10~14F ≥20kg,动脉/静脉置管 15~21F
3. VA-ECMO:<5~6 岁或<30kg 右侧颈内 V 和颈总 A; 较大儿童,采用股静脉和股动脉入路
4. VV-ECMO:单腔管:股静脉引流和颈内静脉回流 有条件可在右颈内静脉行 DLC 置管
5. 置管前全身肝素化(50~100U/kg),过程充分镇痛、镇静

管路连接
1. 泵前连接血氧及压力(P1)探头
2. 将预冲 Y 管剪短,与预冲连接
3. 采样口装在静脉端,另一端接氧合器端及动脉出口端
4. 氧合器上连接好气源,排气孔打开
5. 准备 CRRT 接口(膜后)

预充
1. 先生理盐水预冲,再白蛋白冲洗
2. 最后 PRBCs 预充,管路内 Hct 维持在 30%~40%,肝素加入
3. 运转前,在预冲血内补充钙剂、碳酸氢盐
4. ECMO 预充还包括气体预充,为防止 PCO$_2$ 过低,可加入 CO$_2$
5. 开机转流,打开水箱加温环路内血液

上机
1. time out:确定水、电、气、血检无异常。
2. 停泵或自循环,准备连接患者
3. 静脉管路连引血端,动脉管路连回输端
4. 先开放静脉管钳,再开放动脉
5. 渐增加目标流量
6. 监测血压、心率;ECMO 流量、管路压力、ScVO$_2$/HCT 等

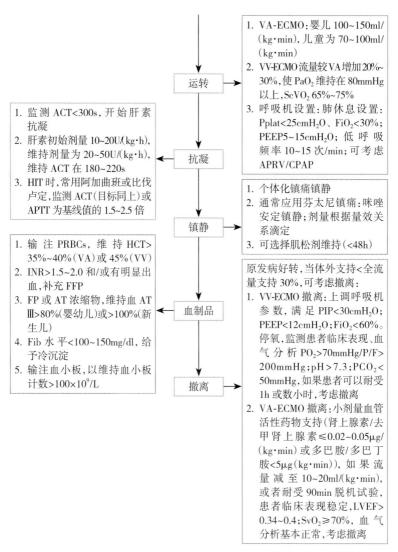

1. 监测 ACT<300s, 开始肝素抗凝
2. 肝素初始剂量 10~20U/(kg·h), 维持剂量为 20~50U/(kg·h), 维持 ACT 在 180~220s
3. HIT 时, 常用阿加曲班或比伐卢定, 监测 ACT(目标同上)或 APTT 为基线值的 1.5~2.5 倍

1. 输注 PRBCs, 维持 HCT>35%~40%(VA)或 45%(VV)
2. INR>1.5~2.0 和/或有明显出血, 补充 FFP
3. FP 或 AT 浓缩物, 维持血 AT Ⅲ>80%(婴幼儿)或>100%(新生儿)
4. Fib 水平<100~150mg/dl, 给予冷沉淀
5. 输注血小板, 以维持血小板计数>100×10⁹/L

运转
1. VA-ECMO:婴儿 100~150ml/(kg·min), 儿童为 70~100ml/(kg·min)
2. VV-ECMO流量较VA增加20%~30%, 使PaO₂维持在80mmHg以上,ScVO₂ 65%~75%
3. 呼吸机设置:肺休息设置: Pplat<25cmH₂O;FiO₂<30%; PEEP5~15cmH₂O;低呼吸频率 10~15 次/min;可考虑 APRV/CPAP

抗凝

镇静
1. 个体化镇痛镇静
2. 通常应用芬太尼镇痛;咪唑安定镇静;剂量根据量效关系滴定
3. 可选择肌松剂维持(<48h)

血制品

撤离
原发病好转, 当体外支持<全流量支持 30%,可考虑撤离:
1. VV-ECMO 撤离:上调呼吸机参数, 满足 PIP<30cmH₂O; PEEP<12cmH₂O;FiO₂<60%。停氧, 监测患者临床表现、血气分析 PO₂>70mmHg/P/F>200mmHg;pH>7.3;PCO₂<50mmHg,如果患者可以耐受 1h 或数小时, 考虑撤离
2. VA-ECMO 撤离:小剂量血管活性药物支持(肾上腺素/去甲肾上腺素≤0.02~0.05μg/(kg·min)或多巴胺/多巴丁胺<5μg(kg·min)),如果流量减至 10~20ml/(kg·min),或者耐受 90min 脱机试验,患者临床表现稳定, LVEF>0.34~0.4;SvO₂≥70%, 血气分析基本正常, 考虑撤离

(陈伟明 陆国平)

参考文献

1. BROWN G,MOYNIHAN KM,DEATRICK KB,et al. Extracorporeal Life

Support Organization(ELSO):Guidelines for Pediatric Cardiac Failure. ASAIO J, 2021,67(5):463-475.

2. 程晔,应佳云,刘彦婷,等.《2020拯救脓毒症运动国际指南:儿童脓毒性休克和脓毒症相关器官功能障碍管理》解读.中国小儿急救医学,2020,27(4): 241-248.

3. LIN JC. Extracorporeal Membrane Oxygenation for Severe Pediatric Respiratory Failure. Respir Care,2017,62(6):732-750.

4. VALENCIA E,NASR VG. Updates in Pediatric Extracorporeal Membrane Oxygenation. J Cardiothorac Vasc Anesth,2020,34(5):1309-1323.

5. BROGAN TV. ECMO Specialist Training Manual. 4th Edition. The United States of America:Extracorporeal Life Support Organization,2018:113-127.

第七节 一氧化氮吸入治疗

一、概述

一氧化氮(nitric oxide,NO)是结构简单的气体分子,具有脂溶性,快速经细胞膜弥散,是细胞内和细胞之间的信息传递分子。NO的生物学效应包括调节血管张力、抑制血小板聚集、舒张支气管、抑制白细胞趋化和激活、参与学习和记忆等生理和病理过程。1992年,Robert和Kinsella报道了吸入一氧化氮(inhaled nitric oxide,iNO)成功治疗新生儿持续肺动脉高压和低氧血症,经气道控制性给予适量iNO选择性舒张肺血管,降低肺动脉压,改善通气/灌流比例失调,提高氧合。

二、作用机制

1. 内源性NO的合成、代谢和作用 体内NO是由L-精氨酸与氧分子通过一氧化氮合成酶(nitric oxide synthase,NOS)催化合成的。体内有两种NOS:构成型(constitutive nitric oxide synthase,cNOS)和诱导型(inducible nitric oxide synthase,iNOS)。cNOS是钙依赖型,包括内皮型(endothelial nitric oxide synthase,eNOS)和神经元型(neuronal nitric oxide synthase,nNOS)。iNOS 为非钙依赖性,细胞被激活后产生大量 NO。NO 弥散进入血管壁后激活平滑肌内的可溶性鸟苷酸环化酶,产生环磷酸鸟苷(cyclic guanosine monophosphate,cGMP),后者再激活蛋白激酶 G,促进细胞膜 Ca^{2+}-ATP 酶的活性,使细胞内游离 Ca^{2+} 浓度下降,导致平滑肌舒张和血压下降。脓毒症时由 iNOS 合成的大量 NO 是脓毒性休克体循环血管阻力下降的主要因素之一。在生理情况下,内源性 NO 入血后将血红蛋白氧化为高铁血红蛋白(methemoglobin,MetHb),再在还原酶的作用下还原成血红蛋白,同时产生的无活性的亚硝酸和硝酸类代谢产物经肾脏排出体外。

2. 吸入 NO 在肺部的作用　NO 带有自由基,化学性质活泼且不稳定,半衰期短,仅 3~5 秒,iNO 进入肺血屏障后迅速与血红蛋白中的血红素结合,代谢成无活性的亚硝酸和硝酸类代谢产物而失活,不对体循环产生作用。因此,iNO 用作选择性肺血管扩张剂。iNO 只能改善有通气功能区域的肺血管平滑肌,当肺不张或肺水增多会影响 NO 吸收。因而,肺不张区域的肺血管收缩,肺血减少,使肺内分流减少。而静脉滴注硝普钠或前列环素等血管舒张剂,使肺血管阻力下降,无通气肺泡血流也增多,导致肺内右向左分流。

吸入 NO 的治疗作用主要为扩张肺血管,改善通气/血流比例,提高氧合。另一方面,NO 还能扩张支气管平滑肌,抑制炎症反应及纤维化等的发生发展。但是,iNO 与 O_2 接触后可生成具有毒性的二氧化氮(nitrogen dioxide,NO_2),当 NO_2 达一定浓度时,可引起急性肺水肿,故需监测 NO_2 浓度。

3. 一氧化氮抗炎和抗微生物作用　一氧化氮是一种抗微生物和抗炎分子。内源性 NO 是人类免疫系统天然防御机制的重要组成部分,在包括细菌、真菌、病毒等感染所致炎症时,iNOS 表达上调,引起单核巨噬细胞和多核白细胞的氧化应激,NO 和活性氧中间产物相互作用,通过具有细胞毒性的过氧亚硝酸盐等中间产物杀伤微生物。细胞内高浓度的 NO 抑菌、抑制病毒复制;另一方面,NO 降低血小板的聚集和黏附,抑制肥大细胞活性。

外源性 NO 作为抗氧化剂还减少活性氧簇的产生,抑制炎症。外源性 NO 在体内、外和动物模型中显示出广谱的抗微生物活性。体外实验中发现 NO 有抗流感病毒 A 和 B，冠状病毒、埃特罗米利亚病毒（鼠痘）和单纯疱疹病毒 1 型等。

三、适应证

1. 新生儿持续肺动脉高压（persistent pulmonary hypertension of newborn，PPHN）和新生儿低氧性呼吸衰竭，推荐足月儿和近足月儿使用，不推荐早产儿常规使用，可结合临床和病理生理学综合考虑后使用。

2. 儿童先天性心脏病围手术期肺动脉高压（pulmonary hypertension，PH）。

3. 预防和治疗新生儿支气管肺发育不良，疗效不明确，不推荐常规使用。

4. 儿童和成人急性肺损伤和急性呼吸窘迫综合征，作为纠正通气/灌流失调时辅助治疗，不推荐作为常规治疗。

四、禁忌证

1. 高铁血红蛋白还原酶缺乏，先天性高铁血红蛋白血症。
2. 伴有严重贫血。
3. 有出血性疾病或出血倾向，严重出血如颅内出血等。
4. 气胸、肺出血等导致的呼吸衰竭。
5. 严重左心衰竭，严重左心发育不良或动脉导管依赖的先天性心脏病。

五、操作方法

1. **准备器材**　①医用 NO 气体：容器一般为铝合金钢瓶配置不锈钢减压阀，NO 浓度为（1 000±50）ppm（0.1%），压力 5~10MPa。②NO 质量流量控制器：控制吸入 NO 气体流速。③NO、NO_2、O_2 浓度监测仪：检测吸入 NO、NO_2、O_2 浓度，每月标准气体校正，避免吸入 NO 浓度过高；监测接入 NO 后呼吸机吸气支端 FiO_2，NO 可稀释氧气，20ppm 大约使 FiO_2 下降 2.5%。④也有呼吸机具有 NO 气体混合器与浓度检测装置（Siemens 300A 型呼吸机）。

2. NO 输送装置　国外大多采用间歇同步供气（INOvent；INOmax；AeroNOx）。国内目前采用质量流量控制的连续供气装置,连接方法如下（图 20-5）:

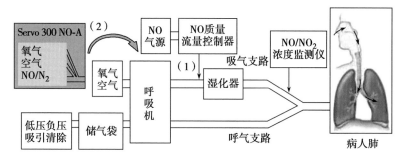

图 20-5　吸入 NO 通路与呼吸机连接方法

（1）呼吸机后接入:适用于各种型号呼吸机,在供气管道适合的接口处（距气管插管端 30cm 左右,使 NO 与潮气气流混合均匀,尽量减少 NO 与氧气接触时间）接入由质量流量控制器控制流速的 NO 气体;在供气管道末端（距离患者端接口<15cm）接入 NO 浓度检测仪监测吸入 NO 浓度,吸入 NO 浓度随气流变化而波动;同时监测 NO_2 浓度。NO 流量估算公式如下:NO 流量（ml/min）=吸入 NO 浓度（ppm）×分钟通气量（ml/min）/（气源 NO 浓度（ppm）-吸入 NO 浓度（ppm））。

（2）呼吸机前接入:呼吸机本身具有 NO 气体混合器与浓度检测装置（如:Siemens 300A 型呼吸机）,NO 气源可直接接入呼吸机,呼吸机内共置 3 路质量流量控制器,分别控制氧气、空气和 NO/N_2 混合气体,成比例稀释气体配制成不同浓度的混合气体释放到呼吸回路中患者吸入,吸入 NO 浓度恒定。

（3）鼻塞 CPAP 系统接入:使用持续气流 NO 吸入浓度滴定系统与鼻塞 CPAP 连接治疗婴儿的肺动脉高压,例如 INOmax 接入 CPAP 吸气支,基于 CPAP 流量和 INOmax 气缸浓度设定 NO 剂量,其安全性和有效性尚需进一步证实。吸入 NO 浓度受呼吸方式的影响,而吸入 NO 质量流量不受影响。

另有便携式 NO 治疗仪的输送系统不依赖于呼吸机,结构简单,体积小,易操作,适用于野外急救和转运。

3. NO 浓度设置和调整

(1) iNO 浓度设置:目前 iNO 的适宜浓度和剂量效应尚未有统一共识。临床及临床试验中常规剂量为 5~20ppm,没有依据显示高于 20ppm 剂量有更大益处。美国呼吸治疗协会(AARC)推荐 iNO 起始浓度为 20ppm。NINOS 对足月儿和近足月儿呼吸衰竭的临床研究中,NO 治疗组 112 例,起始 iNO 浓度 20ppm,17 例为部分有效,改 iNO 浓度为 80ppm 仅 1 例(6%)转为完全有效,因此依靠提高 NO 浓度改善疗效有限。吸入 NO 浓度 80ppm,易合并高铁血红蛋白血症。2019 年我国一氧化氮吸入治疗在新生儿重症监护病房的应用指南中指出对于足月儿和晚期早产儿建议 iNO 起始治疗浓度为 20ppm,并根据疗效进行调整,最大剂量不超过 20ppm。Morris 等研究先天性心脏病术后肺动脉高压,iNO 浓度 5ppm 和 40ppm 相比,疗效无差异,因此认为低剂量 NO 作为选择性肺血管舒张剂更加安全有效。临床 iNO 起始浓度 10~20ppm(1~4 小时),儿童先天性心脏病合并肺动脉高压的试探浓度可至 25~40ppm(<1 小时)。

(2) 疗效和剂量调整:iNO 降低肺动脉压的作用在吸入后数十秒至几分钟即开始起效,而改善氧合则于十几分钟至数小时内起效。通过监测经皮氧饱和度(SpO_2)、血气分析、心脏彩超等评判疗效,SpO_2、PaO_2 上升,吸入氧浓度(FiO_2)下降,呼吸机平均气道压(Paw)下降,氧合指数(oxygen index, OI)下降,心脏彩超提示肺内分流改善、动脉导管处右向左分流减轻或逆转、肺动脉压下降,可视为有效。目前尚无统一的 iNO 的方案。

一般情况下可以根据疗效调整剂量和疗程。疗效判断:①完全有效:吸入 20ppm NO 后 30~60 分钟,PaO_2 增加>20mmHg,或 SpO_2 增加 10%,或 FiO_2 降低至少 20%;②部分有效:吸入 NO 后 30~60 分钟,PaO_2 增加 10~20mmHg 或 SpO_2 增加 5%~10%,或 FiO_2 降低至少 10%~20%;③无反应:吸入 NO 后 30~60 分钟,PaO_2 等指标无变化,注意排除肺通气不足、酸碱平衡等因素。如起始浓度低于 20ppm,提高至 20ppm 吸入 1~3 小时再判断,如仍无反应,逐渐减量,于 12~24 小时停用。治疗无反应者可咨询并准备 ECMO 治疗或转运至 ECMO 中心。也有方案将 SpO_2、肺动脉压、氧合指数或 PaO_2/FiO_2 改善 10%,作为治疗有效,未达指标则无效。

治疗有效的患者 iNO 20ppm 4 小时,期间逐渐降低 FIO_2,维持 SpO_2 90%~95%,将 NO 浓度逐渐减量至 5ppm(20ppm→10ppm→5ppm),每 30~60 分钟评估一次(也有 PICU 方案为每 15 分钟评估)。如减量过程中 SpO_2 下降>10% 即为反跳性低氧,也有 NICU 方案反跳标准为 FiO_2 上调>20% 或 SpO_2 下降>5% 或动脉导管前后 SpO_2 差>10%,如出现反跳则将 iNO 浓度调回原浓度,即最低有效浓度维持 12 小时后再评估。根据疗效选用最低有效浓度维持,治疗时间不超过 96 小时,如需延长,需进一步检查排除其他引起肺动脉高压的因素,如肺泡毛细血管发育不良等。也有观点:维持浓度,5~10ppm,6 小时~7 天;长期维持,2~5ppm>7 天。

(3) iNO 的撤离:

1) 撤离指征:①低氧血症改善或肺内右向左分流缓解;②FiO_2 低于 40%,吸入 NO 浓度低于 5ppm、氧合指数(OI)<10~15 时,根据病情考虑撤离 NO 治疗;③吸入 NO 治疗 4~12 小时以上无反应者;有报道无反应者 30 分钟停用未出现低氧血症进一步恶化,因此推荐试验治疗 30~60 分钟,无反应者直接停用;④高铁血红蛋白血症(MetHb>5%)。

2) 撤离方法:当 iNO 降至 5ppm 以后,可每 1~4 小时减 1~2ppm,至 0.5~1ppm 渐停用;减量过程病情反跳,重复吸入前一次浓度 NO;NO 治疗停止时短时间提高 FiO_2 0.1~0.2,防止低氧血症。撤离成功标准:PaO_2 下降<20mmHg,PaO_2>60mmHg。如撤离失败,每 12 小时再进行评估和撤离程序,直至 NO 安全撤离。

(4) 治疗无反应的相关因素及处理:①肺泡萎陷、气道阻塞、肺不张等致 NO 弥散不足;处理:可用持续气道正压呼吸、高频通气或气道滴入肺表面活性物质,使肺泡复张;并加强气道护理。②肺血管和间质性病变:如早产儿慢性肺病时,用 NO 改善氧合无反应;处理:吸入低浓度 1~5ppm NO 持续 1~2 周,抑制炎症和促进肺泡增殖生长,可能有助于临床好转和撤机。其他如先天性肺泡毛细血管发育不良、肺静脉梗阻性疾病、肺高压引起肺血管平滑肌增生肥厚等影响 iNO 疗效和依赖。③酸中毒:低氧和酸中毒是继发 PPHN 重要因素,临床混合性酸中毒较常见,酸中毒使肺动脉对 NO 反应性下降;处理:改善通气、纠酸。④高铁血红蛋白血症:一般 MetHb>3% 有症状;处理:降低吸入 NO 浓度,予维生素 C、亚甲蓝或输血纠正。

(5) NO 依赖:iNO 治疗中不能将 NO 浓度降低,或停止 NO 后立即出现低氧血症。可能的原因:外源性 NO 抑制 NOS,内源性 NO 生成降低,cGMP 特异的磷酸二酯酶活性升高,内皮素-1 及环加氧酶增多,导致肺血管收缩因子超过舒张因子,引起肺血管压力增高。临床一般采用低浓度 NO 吸入(<5ppm),对内源性 NO 抑制很小,3~5 天内停用。如发生 NO 依赖,出现肺动脉高压反跳时处理:再予 iNO 或口服西地那非。

4. iNO 监测的指标　包括:①疗效方面:生命体征包括呼吸频率、血压、经皮氧饱和度(SpO_2)等,血气分析(PaO_2、pH 等),心脏彩超(肺动脉压力、动脉导管处的分流);通气支持(FiO_2、Paw);计算 OI = $[(Paw\times FiO_2)/PaO_2]\times100$。主要在 iNO 治疗开始及浓度改变后 30~60 分钟采样检查。②安全性方面:吸入气 NO、NO_2、血液中 MetHb、血浆和尿亚硝酸根,血小板计数和功能监测,出凝血时间等。

六、临床应用

1. 新生儿持续肺动脉高压和低氧性呼吸衰竭　PPHN 主要影响足月儿和近足月儿,最常见的疾病是胎粪吸入综合征(MAS),其次有原发性 PPHN、肺透明膜病(RDS)、肺炎或脓毒症、窒息、先天性膈疝等。在 20 世纪 90 年代末,多个多中心临床对照研究显示 iNO 治疗足月儿和近足月儿 PPHN 和低氧性呼吸衰竭有效,氧合改善,并减少对 ECMO 的依赖。其中,先天性膈疝(CDH)所致的低氧性呼吸衰竭吸入一氧化氮仅短暂改善氧合,但不能减少对 ECMO 的依赖和病死率。1999 年,美国食品药品监督管理局(FDA)批准 iNO 用于足月儿和近足月儿(>34 周)低氧性呼吸衰竭伴肺动脉高压。2010 年 AARC 指南建议新生儿(胎龄≥34 周,年龄<14 天)低氧性呼吸衰竭,当 FiO_2 1.0 时 PaO_2<100 和/或 OI>25,早期 iNO 可减少机械通气的时间、氧气的需求及 ICU 住院天数;但不建议 iNO 用于先天性膈疝的常规治疗。

有学者认为 iNO 可作为先天性膈疝患者行 ECMO 前的抢救手段,即予低流量长疗程治疗其合并的持续性肺动脉高压。

我国一氧化氮吸入治疗在 NICU 的应用指南中 iNO 应用指征包括:存在 PPHN 的低氧性呼吸衰竭新生儿,氧合指数(oxygenation index,OI)≥16;特发性 PPHN,继发于 MAS 的 PPHN,继发于出生窒息的 PPHN(强推荐,高质量);还有继发于 RDS、新生儿脓毒症的 PPHN(弱推荐,高质量),继发于先天性肺炎的 PPHN(强推荐,极低质量);继发于 CDH 的肺动脉高压(弱推荐,中等质量)。

2. 早产儿 iNO 应用 Barrington 等对 iNO 治疗早产儿呼吸衰竭进行了荟萃分析,根据入选标准分三类:早期拯救性治疗(生后 3 天以内,根据氧合指标开始治疗);早期常规治疗(出生 3 天内,因肺病气管插管);后期拯救性治疗(出生 3 天后,有 BPD 高危风险);结果未能证实 iNO 早期拯救性治疗早产儿呼吸衰竭的有效性,早期常规使用 NO 对严重脑损伤没有影响,但也不改善生存率和 BPD 的发生,后期 iNO 预防 BPD 可能有效。<34 周需呼吸支持的早产儿尚没有足够证据进行早期常规、早期拯救和后期拯救性 NO 吸入治疗。在 JHU EPC 的系统综述中对 3 个治疗剂量滴定亚组(5、10、20ppm)分析发现 iNO 滴定最大剂量至 10ppm 可减少 BPD 的发生,但对死亡或死亡与 BPD 发生作为联合结果没有影响。欧洲对早产儿 iNO 预防 BPD 的多中心研究中,iNO 5ppm 最短 7 天,最长 21 天,气管吸引物中的炎症和纤维化指标改善,但对无 BPD 存活率无改善。

BPD 的早产儿中约有 14%~18% 会发生 PH,多个实验模型表明,BPD 的 NO 信号受损,给 BPD 的啮齿动物 iNO 可预防 PH。但缺乏 iNO 治疗 BPD 婴儿 PH 有效性的随机对照试验(RCT)。这些婴儿可能存在潜在的左心室功能障碍,心内或心外分流,启动肺血管扩张剂可能有害。

尽管多项研究显示 iNO 对极低出生体重儿总体上没有明显益处,但对于由 PPHN 而不是肺实质疾病引起严重低氧血症的早产儿来说,iNO 可能有益,特别是与长时间胎膜破裂和羊水过少的早产儿,可考虑 iNO 治疗。早产儿的抗氧化防御系统不发达,iNO 起始浓度可降低至 5~10ppm。

3. 儿童先天性心脏病合并肺动脉高压 先天性心脏术后肺动

脉高压危象是导致术后死亡的重要因素。而肺动脉高压危象的发病机制还不明了。某些先天性心脏病导致长期肺循环血量增加及压力的增高使血管内皮受损,内皮来源的 NO 生成不足,导致术后易发生肺血管收缩及肺动脉高压。因此理论上补充外源性 NO 可以缓解先天性心脏病术后肺动脉高压。Day 等将术后肺动脉压高于 50% 体循环压定义为肺动脉高压,常规治疗肺动脉高压无效者再进入 iNO 组,结果发现 iNO 组与常规治疗组相比不能改善术后血流动力学改变,也不能预防肺动脉高压危象,但对于常规治疗失败的肺动脉高压是有效的抢救措施。Miller 等进行随机对照研究,124 例房室间隔缺损或非限制性室间隔缺损修补术后,iNO 组术后吸入 NO 10ppm 治疗直至撤机,与安慰剂组相比,iNO 使肺血管阻力下降,肺动脉高压危象发生下降 30%,但机械通气时间和病死率没有改善。因为相关临床研究为非随机研究和单中心随机研究,目前尚没有足够证据支持 iNO 常规治疗足月儿和近足月儿先天性心脏病术后低氧和肺动脉高压。需注意的是依赖右向左分流存活的先天性心脏病患者,充血性心力衰竭和致死性先天性疾病不推荐使用 iNO。

评估肺血管阻力(pulmonary vascular resistance,PVR)对于评价心脏矫正术或心脏移植术的可手术性和评估肺动脉高压患者预后是至关重要的。Atz 等通过右心导管和急性肺血管反应试验发现,iNO 80ppm 和 O_2 100% 较单独吸氧或 iNO 更易识别肺血管反应性,更多的患者 PVR 下降超过 20%。Balzer 等研究吸氧和 iNO 在评估心脏病和肺动脉高压患者中的作用,将肺血管阻力与体循环血管阻力之比(Rp∶Rs)<0.33 及较基线下降 20% 作为术前试验对可手术性的评断的两个标准,结果 Rp∶Rs<0.33 作为判断标准时,吸氧和 iNO 较单独吸氧有更高的敏感性和特异性。因此认为吸氧和 iNO 较单独吸氧更好地评估适合行心脏矫正手术或心脏移植术的人选。专家共识支持 iNO 和氧气用于拟行心脏纠治术或心脏移植术合并肺动脉高压患儿的肺血管反应性试验。

4. 儿童和成人急性呼吸窘迫综合征(ARDS) 多个系统综述分析了 iNO 治疗成人和儿童 ARDS 的 RCT 研究发现:iNO 对总体病死率无显著影响,在最初 24 小时可暂时改善氧合;部分有限数据提示 iNO 组通气时间、住院时间和 ICU 住院时间缩短。上述研究分析时未区分成人和儿童，近期 3 个儿童的 RCT 研究结论类似，iNO 改善氧合，不能改变结局。而 Bronicki 等一项 iNO 对急性呼吸衰竭儿科患者影响的 RCT 研究发现 iNO 减少机械通气时间和改善无 ECMO 存活率，对 28 天存活率有改善趋势，提示在儿童 ARDS 中使用 iNO 可能有益。2015 年儿科急性肺损伤共识会议（PALICC）不建议 PARDS 患儿常规吸入一氧化氮，当存在明确的肺动脉高压或严重右心功能不全时，考虑吸入一氧化氮。吸入一氧化氮可作为重度儿童 ARDS 挽救性措施或体外生命支持的过渡。但一项大型回顾性研究发现 iNO 在中/重度儿童 ARDS 组中没有益处。

NO 代谢产物可能引起肾损伤，在成人的试验中发现 iNO 可增加肾损害的风险。近期的荟萃分析提示 iNO 显著增加 ARDS 的急性肾损伤的危险性；降低接受心脏手术的住院患者的急性肾损伤的风险；对于器官移植受者的急性肾损伤的风险无影响。

有学者认为 iNO 可用于抢救重症甲流、非典型肺炎等合并持续低氧性呼吸衰竭的特殊呼吸治疗手段。据报道，iNO 对病毒性呼吸道感染患者是有效的。一项涉及病毒性毛细支气管炎婴儿的多中心试验中，吸入大剂量 NO 160ppm 治疗 30 分钟，每天 5 次，氧合改善，住院时间减少。就公共卫生的新冠病毒感染（COVID-19）的 iNO 研究主要是利用一氧化氮预防、限制和治疗新冠病毒所致的严重肺损伤。在小规模研究中对轻中度新冠肺炎自主呼吸患者吸入一氧化氮 160ppm，每天 2 次，每次 30 分钟，可迅速改善呼吸急促患者的呼吸频率，改善低氧血症，未观察到不良反应，受试者没有再入院，也没有长期的新冠病毒感染后遗症。NO 是美国 FDA 紧急扩大准入计划中包括的几种治疗新冠病毒感染的潜在方法之一。

七、不良反应

1. 高铁血红蛋白血症 当 iNO 浓度高或持续时间长，入血 NO 增多，与血红蛋白结合生成高铁血红蛋白，超过人体代谢平衡能力，导致体内高铁血红蛋白异常增高（MetHb>5%）。MetHb 影响血红蛋白的携氧功能，导致血液性缺氧。iNO 需监测 MetHb，AARC 建议在开始治疗后 8、24 小时,之后每天一次测定,并推荐 MetHb>5% 即停用 NO。也有研究推荐 MetHb>10%,停用 NO,如 5%~10%,降低 NO 浓度 50% 再评估,<2.5% 为安全范围。

2. 影响血小板功能　NO 影响血小板内的 cGMP 水平,抑制血小板激活、聚集和黏附等功能,严重时引起出血。大多数 RCT 研究显示吸入 NO 没有增加颅内出血或其他出血性疾病的发生。但有出血倾向患儿慎用 NO,注意监测出凝血时间,尤其早产儿需警惕颅内出血。研究发现<1 500g 早产儿 iNO 严重脑室内出血或脑室周围白质软化发生率没有增加,但在<1 000g 早产儿中发生率较高。iNO 需慎用于<1 000g 早产儿。

3. NO_2 的毒性　NO 代谢产物 NO_2 对肺组织可能产生潜在损伤。在动物实验中发现吸入 NO_2 浓度在 2ppm 时影响肺发育、肺表面活性物质的产生、终末支气管黏膜的纤毛丧失。人类研究中吸入 NO_2 浓度在 2ppm 时影响肺泡上皮通透性和气道反应性。因此 AARC 推荐 NO_2 监测的警戒线设定为 2ppm,避免肺毒性。NO_2 积聚与吸入高浓度氧和 NO 有关,需注意吸入气体的浓度,给予最低的有效浓度。实验研究发现在 iNO 最初 48 小时内,吸入 5ppm 和 20ppm,产生 NO_2 0.5ppm,而 80ppm 则对应 NO_2 2.6ppm。也有实验发现吸入 NO/NO_2 关系:80/5ppm;40/1.5ppm;20/0.8ppm。因此临床吸入 NO 治疗浓度一般 20ppm 以下,不超过 40ppm。我国 NICU 指南中指出在 FiO_2 为 60%,NO 为 40ppm 时,NO_2 不超过 1.0ppm。

八、注意事项

1. iNO 应由专门培训的医务人员指导下使用,注意防止高压管道漏气并作定期检查。高浓度 NO 在空气中与氧作用后会产生大量 NO_2 危害工作人员。

2. iNO 治疗的病房应作好室内通风,并用排气管直接将患者呼气管中的 NO、NO_2 气体排出至室外,以免因通风不够引起 NO 和 NO_2 积聚。有研究表明在密闭 $15m^3$ 的房间内,iNO 浓度 5~10ppm,如外漏 24 小时,室内测得的 NO 浓度约为 5ppm,因此这种吸入环境是安全的。尽管如此仍建议注意安全防护。

➢ 附:吸入 NO 治疗流程图

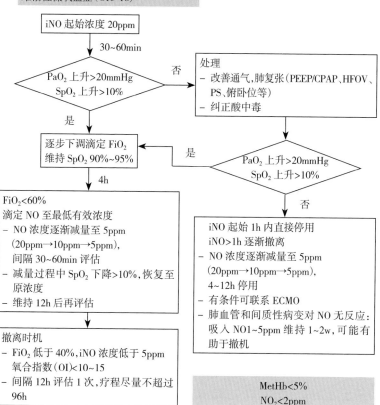

iNO 指征:
心脏超声示肺动脉高压或右心功能不全
难治性低氧血症(OI≥16)

iNO 起始浓度 20ppm

30~60min

PaO_2 上升>20mmHg
SpO_2 上升>10%

否

处理
– 改善通气,肺复张(PEEP/CPAP、HFOV、
  PS、俯卧位等)
– 纠正酸中毒

是

逐步下调滴定 FiO_2
维持 SpO_2 90%~95%

是

PaO_2 上升>20mmHg
SpO_2 上升>10%

4h

否

FiO_2<60%
滴定 NO 至最低有效浓度
– NO 浓度逐渐减量至 5ppm
  (20ppm→10ppm→5ppm),
  间隔 30~60min 评估
– 减量过程中 SpO_2 下降>10%,恢复至
  原浓度
– 维持 12h 后再评估

iNO 起始 1h 内直接停用
iNO>1h 逐渐撤离
– NO 浓度逐渐减量至 5ppm
  (20ppm→10ppm→5ppm),
  4~12h 停用
– 有条件可联系 ECMO
– 肺血管和间质性病变对 NO 无反应:
  吸入 NO1~5ppm 维持 1~2w,可能有
  助于撤机

撤离时机
– FiO_2 低于 40%,iNO 浓度低于 5ppm
  氧合指数(OI)<10~15
– 间隔 12h 评估 1 次,疗程尽量不超过
  96h

MetHb<5%
NO_2<2ppm

撤离方案
– iNO 浓度低于 5ppm 后, 每 1~4h 减
  1~2ppm,至 0.5~1ppm 停用
– 减量过程中 SpO_2 下降>10%,恢复至
  原浓度,维持 12h 后再评估
– iNO 停止后短时间 FiO_2 提高
  10%~20%(10min),防止低氧血症

(陈扬 陆国平)

参考文献

1. 中国医师协会新生儿科医师分会. 一氧化氮吸入治疗在新生儿重症监护病房的应用指南(2019 版). 发育医学电子杂志, 2019, 7(4): 241-248.

2. PILLAY K, CHEN JZ, FINLAY WH, et al. Inhaled Nitric Oxide: In Vitro Analysis of Continuous Flow Noninvasive Delivery via Nasal Cannula. Respir Care, 2021, 66(2): 228-239.

3. SHERLOCK LG, WRIGHT CJ, KINSELLA JP, et al. Inhaled nitric oxide use in neonates: Balancing what is evidence-based and what is physiologically sound. Nitric Oxide, 2020, 95: 12-16.

4. BHALLA AK, YEHYA N, MACK WJ, et al. The Association Between Inhaled Nitric Oxide Treatment and ICU Mortality and 28-Day Ventilator-Free Days in Pediatric Acute Respiratory Distress Syndrome. Crit Care Med, 2018, 46(11): 1803-1810.

5. WANG J, CONG X, MIAO M, et al. Inhaled nitric oxide and acute kidney injury risk: a meta-analysis of randomized controlled trials. Ren Fail, 2021, 43(1): 281-290.

6. ADUSUMILLI NC, ZHANG D, FRIEDMAN JM, et al. Harnessing nitric oxide for preventing, limiting and treating the severe pulmonary consequences of COVID-19. Nitric Oxide, 2020, 103: 4-8.

第八节　肺表面活性物质治疗

一、概述

肺表面活性物质(pulmonary surfactant, PS)是由肺泡Ⅱ型上皮细胞分泌,由磷脂、中性脂质和蛋白组成的复合物,分布于终末气道及肺泡气液界面,降低表面张力,增加肺顺应性,阻止呼气末肺萎陷。1959 年, Avery 和 Mead 证实 PS 缺乏是早产儿死于呼吸窘迫综合征(respiratory distress syndrome, RDS)的主要原因。1980 年 Fujiwara 首次用从牛肺提取的表面活性物质治疗 RDS 取得了成功。随后的 20 余年,通过大量的随机对照试验进一步证实 PS 治疗降低 RDS 死亡率,目前 PS 替代治疗已成为早产儿 RDS 的标准治疗手段,改变了早产儿存活的边界,是新生儿学的一大突破。

二、PS 的作用

(一) PS 的组成成分

PS 的主要成分是脂质和蛋白质复合物,以重量计约 90% 为脂质,10% 为蛋白质,脂质中 90% 为磷脂(phospholipid,PL),10% 为中性脂质。磷脂中以磷脂酰胆碱(phosphatidylcholine,PC),即卵磷脂(lecithin,L)为主,约占 80%,其中双饱和磷脂酰胆碱(disaturated phosphatidyl choline,DSPC),即二棕榈酰磷脂酰胆碱(dipalmitoyl phosphatidylcholine,DPPC)含量最高;其他磷脂包括磷脂酰甘油(phosphatidyl glycerol,PG)、磷脂酰肌醇(phosphatidylinositol,PI)、磷脂酰丝氨酸(phosphatidylserine)、磷脂酰乙醇胺(phosphatidylethanolamine,PE)及鞘磷脂(sphingomyelin,S)。其他中性脂质主要是胆固醇,还有少量的胆固醇酯、游离脂肪酸等。PS 中磷脂的组成并非一成不变,随发育或病理生理过程变化。在妊娠 34 周前,卵磷脂(L)和鞘磷脂(S)在羊水中浓度相似,妊娠 34 周后,L/S 上升,因此 L/S 可作为评价胎儿肺成熟度的标志,L/S<2 时,RDS 的风险增加。PG 是肺发育晚期最后形成的磷脂,也可用于判断胎儿肺是否发育成熟的指标。PS 蛋白质中 50% 为肺表面活性物质蛋白(surfactant protein,SP),另外 50% 为非特异性蛋白如白蛋白等。SP 分 SP-A、SP-B、SP-C、SP-D 四种,疏水性蛋白 SP-B 和 SP-C 促进磷脂在肺泡表面形成稳定的单分子层,亲水性蛋白 SP-A 和 SP-D 是介导肺局部天然免疫的重要因素。

(二) PS 的合成和代谢

PS 主要由肺泡 II 型上皮细胞(alveolar epithelial type II cells,AT II)合成,磷脂和肺表面活性蛋白质在内质网合成,经高尔基复合体运输贮存在板层小体中,经出胞方式进入肺泡腔。SP-A 与 Ca^{2+} 结合发生变构,协同 SP-B 促进板层小体在肺泡腔表面液体内形成网状双层结构的管状髓磷脂,称为大聚集体(large aggregate,LA),随后分解成单分子的磷脂膜紧密地吸附扩散在肺泡气液界面,降低肺泡表面张力。生理状态下,肺泡腔中的 PS 约 80%~90% 分布在大聚集体中,富含 SP-B,具有高度表面活性。随呼吸运动,部分磷脂离开表层形成没有表面活性功能的小囊泡即小聚集体(small aggregate,SA),大部分 SA 重新被 ATⅡ摄取再循环,小部分经气道或肺泡腔中由巨噬细胞清除。PS 的半衰期为 12~20 小时。

外源性 PS 对体内 PS 的合成和分泌没有抑制作用,可增加肺泡内 PS 再循环的底物。外源性 PS 不含 SP-A 和 SP-D,其在肺内作用不仅取决于含量,还取决于内源性 PS 尤其 SP-A 的辅助,方能维持比较持久。SP-A 在 PS 的代谢中有重要的调节作用。SP-A 通过 ATⅡ表面 SP-A 受体介导,促进 ATⅡ对磷脂的摄取,抑制其分泌,使肺泡内 PS 水平下降,保证肺泡 PS 含量适当,其自身也可通过内化作用进入再循环。SP-A 还通过负反馈作用调节 SP-A、SP-B 和 SP-C 基因的转录。SP-B 和 SP-C 在内质网中形成前体,在前板层小体中加工成熟,贮存于板层小体中完成与脂质成分的包装、分泌,促进板层小体和管状髓磷脂的形成,还能促进 ATⅡ摄取磷脂。SP-C 对板层小体生成成熟过程无明显作用。三磷酸腺苷结合盒转运蛋白 A3(ATP-binding cassette transporter A3,ABCA3)将合成的 PC 由内质网转运至板层小体,与 SP 组装成 PS 并释放,从而维持 PS 合成和稳态。

(三) PS 的功能

1. 降低肺泡表面张力　PS 对抗肺泡萎陷和过度扩张,在保持肺泡稳定过程中起重要作用,其中最重要的成分是 DPPC,在肺泡腔液体表面 DPPC 的非极性部分(饱和脂肪酸)受水分子排斥向外形成单分子层,减少原表面的液体分子,降低表面张力;DPPC 的亲水性胆碱深入液体层,与蛋白非共价结合,作为磷脂膜的贮存库。呼气时肺泡容积变小,DPPC 分子密度增加,肺表面张力降低,肺泡收缩力减低,避免肺泡萎陷。吸气时肺泡容积增大,DPPC 分子密度降低,降低表面张力作用变小,防止肺过度扩张。但在呼吸时,DPPC 自身不能迅速由液体层底层吸附到表层,也不能快速扩散成单分子层,SP-B 和

SP-C 促进磷脂吸附及扩散,在气液界面形成降低表面张力的薄膜,促进和维持 PS 三维结构的稳定。

2. 影响肺的液体平衡　肺内细胞外液分为血管内、间质和肺泡腔三部分。肺内液体平衡取决于跨肺毛细血管膜的液体平衡和跨肺泡上皮膜的液体平衡。吸气时肺泡表面液体由于表面张力作用产生负压,也是间质产生负压的基础;生理状态下肺泡膜两侧影响液体移动的压力是趋于平衡的。PS 减少时,肺泡表面张力增加,肺泡内将产生更大的负压,由于压力差打破原有的液体平衡,肺液跨上皮细胞进入肺泡,跨肺毛细血管膜进入肺间质引起肺水肿。

3. 保持气道通畅　与肺泡相连的终末气道(包括毛细支气管)也有 PS,主要是由肺泡气液界面的 PS 呼气时排入的,少量 PS 蛋白由小气道 Clara 细胞合成。PS 在气道也有降低气液界面的表面张力,对抗液体在气道内积聚,使跨壁压力降低,防止终末气道塌陷、阻塞。PS 还能维持气道黏膜的黏液-纤毛系统的正常功能,有助于气道分泌物排出。

4. 肺局部免疫防御功能　PS 在肺的免疫防御系统中发挥重要作用。PS 中 SP-A 和 SP-D 属于 C 型凝集素家族,是模式识别受体之一。SP-A 和 SP-D 通过碳水化合物识别域(carbohydrate recognition domain,CRD)识别结合细菌、真菌,促进病毒凝集,并通过胶原样区与巨噬细胞受体结合,促进病原体的清除。结合病原体的 SP-A、SP-D 可增强吞噬细胞受体的活性,如清道夫受体和甘露糖受体,促进吞噬功能。SP-A 和 SP-D 通过 CRD 识别结合抑制性受体信号调节蛋白 α(CD172a),维持肺泡巨噬细胞平衡状态,参与促进和抑制炎症因子的调控,维持肺部免疫稳态。有实验发现 PS 中的磷脂片段 PC 和 PG 抑制淋巴细胞增殖,但不抑制增殖以后的分化阶段。因此认为肺泡局部的淋巴细胞受 PS 抑制,对吸入病原的免疫反应小,可依靠肺泡外淋巴结内的淋巴细胞迁移至肺泡灭活病原体。总之,PS 脂质和蛋白对肺内外免疫防御促进和抑制的动态平衡起重要作用。

三、PS 制剂

PS 制剂种类:目前用于临床的 PS 制剂主要分为以下几类:①天

然提取的制剂,是从动物肺泡灌洗液或全肺组织匀浆提取的,含有SP-B 和 SP-C,如 Infasurf、Alveofact、Curosurf、珂立苏等。②添加合成磷脂组分的提取制剂,在天然 PS 中加入定量有效成分,增强疗效,减少剂量需求,如 Survanta、Surfacten。③人工合成制剂:一种是不含蛋白质:由磷脂、十六烷醇和四丁酚醛组成的 Exosurf,过敏少,但疗效差,成本昂贵;ALEC 是由 DPPC 和蛋黄来源的 PG 人工合成,现已停产。另一种是含有人工合成或重组蛋白质:如有合成的模拟 SP-B 多肽(KL$_4$)和 DPPC、PG 等磷脂成分构成的 Surfaxin;含有重组人 SP-C和磷脂的 Venticute(未上市)。SP-A、SP-D 在天然 PS 中含量少,在制剂的制备纯化过程中,很难获得足够数量的蛋白进行商业化生产,因此目前尚没有一种制剂含有亲水性的 SP-A 或 SP-D,但已有研究利用DNA 技术合成人类全部 SP,体外重组天然 PS(表 20-17)。

表 20-17 PS 制剂

通用名	商品名称	来源	推荐剂量	疏水性蛋白
Poractant alfa	Curosurf	全猪肺	100~200mg/(kg·dose)(80mg PL /ml)	1%~2%(SP-B 0.2~0.45mg/ml;SP-C 5.0~11.6mg/μM PL)
Calfactant	Infasurf	新生小牛肺灌洗液	105mg/(kg·dose)(35mg PL/ml)	0.7mg/ml(SP-B 0.26mg/ml;SP-C 8.1mg/μM PL)
Bovactant	Alveofact	牛肺灌洗液	50~100mg/(kg·dose)(45mg PL/ml)	1%
牛肺表面活性物质提取物	珂立苏(Kelisu)	新生小牛肺灌洗液	40~100mg/(kg·dose)(30mg PL/ml)	1%~2%
BLSE	bLSE	牛肺灌洗液	135mg/(kg·dose)(27mg PL/ml)	1%
Surfactant-TA	Surfacten	全牛肺+合成	100mg/(kg·dose)(30mg PL/ml)	1%

续表

通用名	商品名称	来源	推荐剂量	疏水性蛋白
Beractant	Survanta	全牛肺+合成	100mg/(kg·dose) （25mg PL/ml）	略<1%（SP-B 0.01mg/ml；SP-C 1.0~20.0mg/μM 磷脂）
Lucinactant	Surfaxin	合成磷脂+SP-B拟似物	175mg/(kg·dose) （30mg PL/ml）	KL₄
Colfoscer ilpalmitate	Exosurf	合成	80~100mg/ （kg·dose）	无

注:不同时期文献对同一制剂标示有一定差异。

实验数据提示使用天然提取 PS 制剂较人工合成 PS 制剂有更好的表面吸收,以及更好地降低肺泡表面张力。在 RDS 的随机对照临床试验中,天然 PS 制剂与 PS 人工制剂(不含蛋白质)相比气漏和病死率降低。天然提取的 PS 制剂重要组成部分是 SP-B。有证据显示 SP-B 降低表面张力的活性优于 SP-C。SP-B 基因缺陷可引起严重的呼吸衰竭和新生儿死亡,而 SP-C 缺乏症与肺间质性病变相关,与急性呼吸衰竭无显著关联。天然或含蛋白的合成制剂作用优于不含蛋白的制剂。老一代的合成 PS 制剂中不包含 SP-B 等肽链,而 Surfaxin 含有 SP-B 的模拟蛋白,即 KL₄。重组或合成的含各种 SP 的 PS 制剂也具有良好的生物物理功能。合成制剂的质量控制优于天然制剂;而天然制剂因涉及牛和/或猪肺,要警惕传播朊病毒的可能,还有一些文化和宗教的问题。2019 欧洲新生儿呼吸窘迫综合征防治共识指南(后文简称欧洲指南),2021 年中国新生儿 PS 临床应用专家共识(后文简称中国专家共识)均推荐使用天然型 PS 药物治疗新生儿 RDS。

四、适应证

（一）预防性用药

产后应用 PS 预防 RDS 尚无统一指征,2013 年美国呼吸治疗协会（AARC）PS 替代治疗实践指南：①因肺表面活性物质缺乏有发展为 RDS 风险的早产儿（如胎龄<32 周或低出生体重不足 1 300g）；②具有肺表面活性物质缺乏实验室证据：卵磷脂/鞘磷脂比值<2∶1，气泡稳定试验判断肺不成熟，或缺乏磷脂酰甘油。

2016、2019 年欧洲指南指出 2013 年以前建议极早早产儿预防性使用 PS，提高持续气道正压通气（continuous positive airway pressure，CPAP）前时代临床试验的存活率；2013 年之后已达成共识，由于产前激素应用，生后早期无创呼吸支持，并无指征进行预防性 PS 治疗。对于极早早产儿早期启动 CPAP 避免插管和机械通气的有害影响，给有 RDS 症状的早产儿 PS 替代治疗。推荐意见也指出 PS 用于产房需气管插管稳定的早产儿。

2017 年我国的早产儿呼吸窘迫综合征早期防治专家共识指出当早产儿存在以下征象之一，可考虑早期应用 PS：①出生胎龄<28 周；②出生后需要气管插管；③出生后存在 RDS 表现，且无创通气效果不佳。

（二）治疗性用药

RDS 及继发性 PS 缺乏或失活的疾病包括 MAS、重症肺炎、重度窒息、ARDS 等。一旦确诊为 RDS 应尽早应用 PS。AARC 指南治疗性用药于早产儿或足月儿疑有肺表面活性物质缺乏或失活性疾病，临床出现呼吸衰竭需要气管插管和机械通气；$FiO_2 \geqslant 0.40$，临床及影像学证据提示 RDS 或胎粪吸入综合征，而且平均气道压>7cmH_2O 才能维持足够的动脉血氧分压或动脉血氧饱和度。2019 年欧洲指南对于挽救性治疗建议 RDS 早期给予 PS，当 $FiO_2 > 0.30$ 且 CPAP 至少6cmH_2O 仍恶化。2021 年中国专家共识推荐早产儿 RDS 是 PS 主要适应证，使用时机与欧洲指南一致。而对病情进展快，需要机械通气的严重 RDS，应立即给予 PS 治疗。

其他 PS 缺乏所致 RDS 或严重低氧性呼吸衰竭也可以使用 PS 治疗。继发性 PS 缺乏，治疗效果因原发病因影响而不同。对剖宫产尤其是择期剖宫产出生新生儿和糖尿病母亲新生儿，生后密切观察呼吸变化，如呼吸困难进行性加重，需及时气管插管和机械通气，同时行胸部 X 线片和/或肺部超声检查,如提示 RDS,则给予 PS 治疗。对重症感染性肺炎、胎粪吸入综合征(meconium aspiration syndrome,MAS)和肺出血,如肺部影像检查显示两肺渗出明显,氧合指数≥8,建议使用 PS 治疗。

五、禁忌证

PS 给药没有绝对禁忌,相对禁忌证:①机械通气合并气胸,解决气胸后才能给药;②新生儿期不能存活的先天异常;③血流动力学不稳定;④先天性膈疝。先天性膈疝的大样本研究发现,使用 PS 较没用 PS 的患儿有更高的死亡风险;早期使用 PS(出生后 1 小时)与没有应用 PS 组相比并没有改变存活的比值比。

六、给药方法

(一) 给药剂量

正常新生儿肺内源性 PS 池约 100mg/kg,RDS 患儿 PS 池约 10mg/kg,因而达到正常新生儿 PS 池至少 90mg/kg。由于分布不均,以及被外源性物质如蛋白水肿液抑制可能需要更多的 PS。PS 治疗 RDS 的剂量至少 100mg 磷脂/kg,对确诊 RDS 可能需要 200mg 磷脂/kg。有荟萃分析显示确诊 RDS 后应用 200mg/kg Poractant alfa 治疗改善存活率优于 100mg/kg Beractant。因而推荐对于中重度 RDS,使用 200mg/kg Poractant alfa 要优于 Beractant 100mg/kg。不同制剂因有效成分 DPPC 含量不同,临床用药剂量也有差别。Poractant alfa(Curosurf)预防性用药 100mg/kg;治疗性用药 200mg/kg。2021 年我国专家共识推荐根据药物推荐剂量和病情严重程度选择 PS 剂量,对重症病例建议使用较大剂量。

肺泡内液 PS 磷脂含量达到 2~3mg/ml,才能改善由于肺泡液中抑制物如血浆蛋白所致的 PS 失活。因此,PS 替代治疗重症肺炎、ARDS 时可短期将肺泡内 PS 提高至 50~100mg/kg,尽管存在肺泡水肿液稀释,但肺泡内 PS 磷脂含量仍能达到 2~3mg/ml 或更高。治疗 ARDS 的最适 PS 剂量在临床上没有定论。临床试验中 PS 剂量在

50~100mg/(kg·次),2~4 次。新生儿中足月儿和近足月儿呼吸力较早产儿强,较高剂量 PS 给药时可使肺泡压增高易引起气漏。足月儿和近足月儿新生儿呼吸窘迫综合征患者应用猪肺磷脂制剂,50mg/kg 与 100mg/kg 疗效相似,且前者气胸概率低。

(二)给药次数

使用 PS 后根据临床表现、氧合情况和肺部影像检查对病情进行重新评估,如判断 RDS 仍比较严重或改善后又加重,可重复使用 PS,间隔时间一般 6~12 小时。2019 年欧洲指南则指出如有 RDS 持续证据,例如持续高氧需求,排除其他问题,PS 给予第二剂,偶尔需第三剂。需注意的是太大剂量的 PS 可能有害,大剂量 PS 使肺内吞噬磷脂的巨噬细胞增多,甚至形成肉芽肿。Poractant alfa(Curosurf)应用于 RDS,追加剂量 100mg/kg,最多 3~4 次,总量不超过 400mg/kg。在应用 Survanta 治疗 ARDS 临床研究,比较不同剂量 50mg/kg,8 次;100mg/kg,4 次;100mg/kg,8 次,结果中等剂量 100mg/kg 4 次治疗组效果最好;并发现药效峰值约在用药 4 次后,以后药效减弱,故四剂后不再追加。总之,应根据临床肺损伤程度、PS 制剂和给药方法,参考成本效益比等,共同决定用药剂量和用药次数。

(三)给药时机

RDS 预防性用药建议在生后 15 分钟。治疗性用药早产儿 RDS 强调 PS 早期治疗,从产房开始密切观察早产儿呼吸变化,如出现呻吟、呼吸困难,未吸氧时经皮血氧饱和度<0.90,可先使用经鼻 CPAP,当 CPAP 压力≥6cmH$_2$O,FiO$_2$>0.30 预示 CPAP 失败,建议给予 PS。

对于 PS 治疗 ARDS 的大多数临床试验是在诊断 ARDS 后 48~72 小时内进行。预防性用药可阻止肺损伤进一步发展,但临床上 ARDS 的诊断标准缺乏特异性,有些患儿确诊时已经存在严重肺损伤,机械通气数天,不太可能进行预防性治疗。

(四)给药途径

PS 替代治疗目标是将足量 PS 送入肺泡腔,使之均匀分布于肺泡表面,但不加重病情。给药方法包括气管内给药、微创给药、经纤维支气管镜叶段支气管给药、肺泡灌洗给药及雾化给药等。

1. 气管内给药 目前临床最常用的方法是气管插管内给药，Curosurf推荐方法如下：PS置手心37℃复温，轻轻摇匀，患儿取正中仰卧位，清理气道，给药导管比气管内导管短1cm，置入气管导管内，一次性快速稳定（bolus）注入全量PS，复苏囊加压给氧1分钟，6小时内避免气道内吸引。2021中国专家共识建议采用带侧孔的气管插管接口，将PS经气管插管侧孔注入肺内，仰卧位给药，不需要多个体位，不需要临时断开机械通气，可避免在呼气相PS液体反流。对于机械通气患者，可考虑适当使用镇静剂和肌松剂，避免咳嗽导致泡沫形成。

呼吸机相关性肺损伤可使内源性PS失活，从而消弱PS的治疗效果。PS治疗后如果患儿病情稳定，可立即（或尽早）拔管，改用无创通气支持如鼻塞CPAP或经鼻间歇正压通气（NIPPV）。早期应用PS替代疗法，通过"INSURE"技术（气管插管-PS给药-拔管行CPAP）与"选择性肺表面活性物质替代疗法-机械通气-在较低通气参数时拔管"相比，支气管肺发育不良（bronchopulmonary dysplasia，BPD）和气漏综合征发生率降低。

2. 微创给药技术 近年开展微创给药技术，包括微创表面活性物质注射（less invasive surfactant administration，LISA）或微创表面活性物质治疗（minimally invasive surfactant therapy，MIST）。LISA技术首次可行性研究在德国科隆进行，2007年Kribs报道新生儿持续经鼻CPAP支持，在直接喉镜下借助Magill钳将4-5FG胃管末端置入气管，经胃管注入PS并通过患儿自主呼吸完成PS分布，即科隆方法。2011年澳大利亚霍巴特医院Dargaville等报道MIST给药法：用质地较硬16G静脉导管代替胃管，无需Magill钳即可在直接喉镜下插入声门应用PS，分2~4次注射，持续时间15~30秒，操作时暂停CPAP支持，用药后拔除导管立即连接CPAP，又称霍巴特方法。临床研究显示通过微创给药技术，无需气管插管可达到预期临床效果，减少气管插管和机械通气相关损伤。微创给药技术需要经过严格培训，操作者熟练掌握给药技术。多个多中心随机对照研究和荟萃分析显示，LISA或MIST可减少机械通气、死亡或BPD复合结局。由于目前研究数量有限,样本量不多,研究对象胎龄不一,需要大样本多中心研究证实。在实际操作过程中,适宜人群、技术细节、技术安全性等均需考虑。2019年欧洲指南建议 LISA 作为使用 CPAP 自主呼吸早产儿首选的 PS 给药方式,但前提条件是临床医生有操作经验。2021 中国专家共识推荐对使用无创通气的早产儿 RDS,尤其是对出生胎龄 25~32 周者可采用微创给药技术(LISA 或 MIST)。

3. 经纤支镜叶段支气管给药 经纤维支气管镜气管内分次给药,理论上比一次性快速推入在药物分布上更均匀,但临床观察未发现这一优势,两种方法在改善气体交换方面作用相似,而前者耗时较长需 1~2 小时。

4. 肺泡表面活性物质灌洗 PS 肺泡灌洗术对治疗 MAS 很有希望,有动物实验和临床研究证实其是一种安全有效的治疗方法。

5. 其他 如雾化吸入、喉罩(LMA)下用药等无创方法无需插管,比较简单。近年来使用新型雾化吸入装置,吸入的 PS 能够进入肺泡。Survanta 的单中心 I 期临床试验表明与单独经鼻 CPAP 相比,使用 CPAP 联合雾化吸入 PS 可减少 RDS 气管插管和机械通气需求。但其使用限于研究。当肺内损伤非均匀时,气雾剂沉积在顺应性较好的肺泡,雾化吸入效果较差。早期雾化吸入 PS 治疗成人 ARDS 的临床试验未能证实 PS 降低死亡率,机械通气时间和 ICU 时间。雾化吸入 PS 的理想制剂、剂量和输注方式如何到达肺泡仍在研究中。

LMA 技术无需气管插管及术前用药,似乎无创和有效。Trevisanuto 等 2005 年报道通过喉罩置入建立有效通气后,直接向喉罩气道内注入 PS,但 PS 积聚于声门上方,需通过气囊通气将药物注入肺内,PS 剂量难以保证。

还有报道在产房中羊膜腔给药,第一次呼吸前经咽灌注(新生儿头出现在会阴或剖宫产手术切口,将 PS 通过导管灌输到咽后壁,娩出后刺激呼吸)等方法仅在动物实验和临床观察研究报道其安全有效性。

(五)用药过程监护

包括气管插管定位;给药导管定位;固定好患者体位;呼吸机参

数设定适当;注意观察患者的生命体征(尤其经皮血氧饱和度),胸廓运动,呼吸音和肺功能监测(尤其潮气量)。给药后(一般 6 小时内)需注意复查胸部 X 线片、血气分析,并注意呼吸参数调整,如肺顺应性改善,需及时下调或撤机,避免过度通气、高氧血症、气漏等并发症;血流动力学方面,肺血管阻力下降,动脉导管开放出现左向右分流、肺血流量增加,少数病例可能肺水肿、肺出血等。

(六) 疗效评估

氧合指数改善,通气改善(胸部 X 线片),肺功能好转(肺顺应性、气道阻力、功能残气量),呼吸机支持下调(FiO_2、吸气峰压、平均气道压、PEEP)。

七、临床应用

(一) 早产儿 RDS

RDS 是原发性 PS 缺乏所致疾病,多见于胎龄<35 周的早产儿,但晚期早产儿或足月儿也可发病。RDS 是早产儿死亡的主要原因之一,一般情况下,早产儿越不成熟,PS 的产量越少,RDS 发生可能性就越高。大规模多中心随机对照研究和荟萃分析显示 PS 治疗早产儿 RDS 可显著改善氧合,减少呼吸支持需求,降低病死率,改善预后。早产儿 RDS 是 PS 的主要适应证。

(二) 足月儿和近足月儿 RDS

常发生于选择性剖宫产,妊娠期糖尿病,ARDS(由于重度窒息、重症感染、MAS、肺出血等引起的继发性 PS 缺乏),*SP-B*、*SP-C*、*ABCA3*基因突变的患儿。足月儿和近足月儿 RDS 与早期早产儿相比,更易发生气胸和新生儿持续肺动脉高压,可能与其代偿能力较强,掩盖了呼吸窘迫的表现,发现较晚,因此对有高危因素的新生儿需提高警惕,尽早 PS 替代和呼吸机支持。如 PS 替代治疗和呼吸机治疗不能逆转的进行性致命性低氧性呼吸衰竭需要考虑到 PS 相关基因缺陷可能,仅有肺移植可行。

(三) MAS

胎粪对肺泡磷脂和蛋白的合成有抑制作用,胎粪中的磷脂酶 A2

抑制 PS 功能;胎粪吸入引起的气道梗死、肺组织的化学炎症均可导致 PS 失活。继发性 PS 缺乏是 MAS 的重要致病因素。PS 替代治疗能改善氧合,但不能解除气道机械梗阻,因而需建立在机械通气基础上。El Shahed 等对 PS 替代治疗 MAS 的荟萃分析提示 PS 替代对病死率无明显影响,但减少 ECMO 的使用。早期 PS 治疗 MAS 的临床研究以气管内 Bolus 用药为主,近几年提出用稀释的 PS 制剂支气管肺泡灌洗,便于去除胎粪、痰液,减轻气道阻塞,并提供具有活性的PS。多个临床试验验证了稀释 PS 制剂支气管肺泡灌洗有效安全,氧合改善更好,通气时间缩短。但 PS 稀释浓度、剂量、使用次数还没有定论。Natarajan 等系统综述 PS 肺灌洗或气管内"弹丸式"推注给药能减少机械通气和住院时间。

(四)急性呼吸窘迫综合征

急性呼吸窘迫综合征(acute respiratory distress syndrome,ARDS)是源于直接或间接的急性进行性肺泡毛细血管膜的炎症性损伤。重症肺炎、脓毒症、创伤、误吸等都可致肺内炎性细胞的聚集,直接或间接损伤肺泡Ⅱ型上皮细胞,使 PS 的合成、功能及代谢异常,引起 PS 含量、组分和功能的改变。机械通气是抢救 ARDS 的主要治疗手段,呼吸机相关肺损伤可导致 PS 组分和功能改变,也能损伤Ⅱ型肺泡上皮细胞的合成分泌功能。

理论上 PS 替代可改善 ARDS 肺顺应性,改善通气-血流比例,并提高肺部免疫防御力。多个临床试验证实 PS 替代治疗 ARDS 的安全性,但有效性报道不一。Willson 等在 21 家三级 PICU 进行了Calfactant 气道滴入治疗儿童 ARDS 随机对照试验,治疗组氧合和通气明显改善,病死率下降。后来 Cazaj 对该研究进行分层分析,纠正免疫状态后治疗组和对照组病死率无差异,仅在婴儿组病死率下降。Duffett 等对 PS 治疗儿童急性呼吸衰竭的荟萃分析显示 PS 替代治疗降低病死率和改善脱机天数,没有严重副作用。针对 2 岁以下婴儿气道滴注 PS 的合成制剂(Lucinactant)Ⅱ期试验的结果是氧合改善,但对包括死亡率、通气时间或住院时间等结果无影响。近期多中心 RCT研究发现 Calfactant 未能降低白血病/淋巴瘤儿童或造血细胞移植后儿童 ARDS 死亡率。意大利 14 个 PICU 共享肺表面活性剂管理方案：20mg/kg PS 稀释为 4mg/ml，5ml/kg 肺泡灌洗，2 分钟后再将 30mg/kg PS 1：2 稀释气管注入；两次给药均按左侧、右侧和仰卧位 3 个体位分 3 次给予，人工通气 20 秒，给一次肺复张，结果显示 Poractant alfa 改善了中重度儿童 ARDS 的 P/F、OI 和 pH。研究发现 PS 治疗由肺炎和误吸等直接肺损伤所致的严重 ARDS 有明显疗效，可能继发性 PS 缺乏是直接肺损伤的重要致病因素，而间接肺损伤主要累及肺血管和肺间质。

2015 年儿科急性肺损伤共识会议（PALICC）指出外源性 PS 不推荐作为儿童 ARDS 常规治疗，未来的研究可聚焦于可能受益的特殊人群和特殊剂量以及应用方法。有专家共识建议应将 PS 用于儿童 ARDS 和新生儿 ARDS 按 PALICC 和蒙特勒定义的综合征，根据直接或间接（原发或继发）性质、临床严重程度、感染性或非感染性来源、患者年龄等关键特征进行分层研究和解释性研究。

(五) 婴幼儿肺炎

肺部感染时，肺泡内炎症渗出使 PS 较易失活。PS 除了降低肺表面张力，改善肺顺应性，降低小气道表面张力，维持气道开放，并促进黏膜纤毛系统的清除作用，对呼吸系统有免疫调节作用。有多个病例报道 PS 治疗严重呼吸道合胞病毒（respiratory syncytial virus，RSV）感染所致的呼吸衰竭，可改善氧合和肺顺应性。一项多中心对照研究 Curosurf 治疗需机械通气的严重 RSV 肺部感染，治疗组气体交换和呼吸力学改善，有创机械通气时间和 ICU 住院时间缩短。对 PS 治疗严重婴幼儿毛细支气管炎的荟萃分析有类似结论，证据级别中等。

八、不良反应和用药并发症

PS 本身无明显毒副作用，但由于 PS 给药方法经气道的特殊性，给药过程中可发生不良反应，以及当使用 PS 起作用后发生的并发症。

(一) 给药过程的不良反应

PS 给药时可引起气道阻塞，甚至窒息，导致低氧血症。给药后反流入气管,引起阻塞,影响疗效。气管插管位置未确定好,如插管入右主气管,引起单肺 PS 给药;插入胃内,无效给药。

(二) PS 应用后的并发症

1. 呼吸暂停　呼吸暂停易发生于极不成熟早产儿,Exosurf 治疗早产儿 RDS 研究中发现反复呼吸暂停,考虑可能与 PS 应用氧合改善后过早撤机有关,也有认为与 Exosurf 的添加剂相关。

2. 肺出血　肺出血的发生机制不明,PS 用药后肺膨胀,肺血管阻力下降,肺血流增加,动脉导管开放,可导致肺水肿和肺出血。

3. 动脉导管未闭(PDA)　PS 用药后肺血流改变,还有报道 PS 诱发前列腺素释放,均可导致动脉导管重新开放。当临床表现血流动力学变化时应予治疗 PDA(药物和/或手术)。

4. 气漏　PS 替代促进肺顺应性改善,如果没有据此改变呼吸机参数,引起肺容量伤,导致肺间质和肺气肿、纵隔皮下积气及气胸等。

5. 颅内出血　PS 用药过程中引起通气不足,二氧化碳潴留,脑血流增多;使用 PS 后肺血流改变引起体循环改变以及未及时调整呼吸机引起的过度通气,脑供血不足;随血氧增高,脑血流再度增加。脑血流波动过大,促进颅内出血的发生,早产儿易并发脑室内出血。

九、注意事项

1. PS 用药的特殊过程可能会延迟患者的稳定,故需掌握好适应证。

2. PS 治疗性应用之前即可能存在肺不张和肺损伤而影响疗效。

3. PS 替代治疗应由经专门训练和有复苏经验的医务人员应用,做好用药过程和用药后监护,注意疗效判断,及时第二、三剂给药,及时调整呼吸支持,病情恶化及时复苏。

4. PS 应用后应避免气管内吸痰,大多数研究表明间隔间期 1~6 小时,但前提是机械通气能维持氧合。因此建议 PS 应用后根据临床判断是否气管内吸痰。

5. 推荐的 PS 给药的体位可能危及不稳定的婴儿,注意避免牵拉颈部以免刺激迷走神经兴奋导致心动过缓或心搏骤停。

➤ 附:PS 临床用药流程

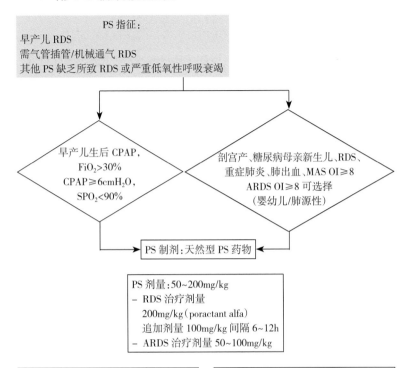

PS 指征:
早产儿 RDS
需气管插管/机械通气 RDS
其他 PS 缺乏所致 RDS 或严重低氧性呼吸衰竭

早产儿生后 CPAP,
FiO₂>30%
CPAP≥6cmH₂O,
SPO₂<90%

剖宫产、糖尿病母亲新生儿、RDS、
重症肺炎、肺出血、MAS OI≥8
ARDS OI≥8 可选择
(婴幼儿/肺源性)

PS 制剂:天然型 PS 药物

PS 剂量:50~200mg/kg
- RDS 治疗剂量
  200mg/kg(poractant alfa)
  追加剂量 100mg/kg 间隔 6~12h
- ARDS 治疗剂量 50~100mg/kg

PS 给药方法:
- 保存:避光,2~8℃
- 复温:37℃暖箱/手心数 min
- 摇匀:不剧烈,以避免产生泡沫
- 选取和确定导管长度
- 抽药:按 kg 计算 PS 剂量
- 体位:仰卧位,头置正中给药
- 气管内注入
- 正压通气 1min/自主呼吸(微创)

PS 给药途径:
- 气管内给药
  无创通气早产儿采用"INSURE"
- 微创给药技术(LISA 或 MIST)
  无创通气的早产儿 RDS 首选(尤其胎
  龄 25~32 周)
- 肺泡灌洗(MAS 等可选)
- 其他:纤维支气管镜、雾化、LMA 等

- 给药后(6h 内)复查胸片、血气分析,并调整呼吸参数调整
- 避免气管内吸痰(间隔 1~6h)

(陈　扬　陆国平)

参考文献

1. SWEET DG, CARNIELLI V, GREISEN G, et al. European Consensus Guidelines on the Management of Respiratory Distress Syndrome—2019 Update. Neonatology, 2019, 115(4): 432-450.

2. 中华医学会儿科学分会新生儿学组,《中华儿科杂志》编辑委员会. 中国新生儿肺表面活性物质临床应用专家共识(2021 版). 中华儿科杂志, 2021, 59(8): 627-632.

3. 中国医师协会新生儿科医师分会. 早产儿呼吸窘迫综合征早期防治专家共识. 中华实用儿科临床杂志, 2018, 33(6): 438-440.

4. TRIDENTE A, DE MARTINO L, DE LUCA D. Porcine vs bovine surfactant therapy for preterm neonates with RDS: systematic review with biological plausibility and pragmatic meta-analysis of respiratory outcomes. Respir Res, 2019, 20(1): 28.

5. DE LUCA D, COGO P, KNEYBER MC, et al. Surfactant therapies for pediatric and neonatal ARDS: ESPNIC expert consensus opinion for future research steps. Crit Care, 2021, 25(1): 75.

第九节　纤维支气管镜诊治

一、术前准备

(一)术者准备

1. 术前必须详细了解患者的病史、体格检查、实验室检查等各项辅助检查情况,以便评估病情,有目的地进行纤维支气管镜检查,防止镜检过程中发生意外,减少并发症,提高检查效果。

严格掌握适应证,全身状况极差或精神异常不能合作者,最好不进行检查,以免发生意外。

了解患者术前病情变化,对呼吸道急性炎症期、气道反应较高及严重高血压及严重心脏病患者,如果检查不能避免时,术前应予以必要的对症治疗。

了解患者上呼吸道情况,检查有无鼻息肉、鼻中隔弯曲及化脓性病灶,避免插入时损伤或感染下呼吸道。

机械通气中的患儿,应该评估患儿自主呼吸情况、离氧耐受情况、呼吸机压力参数突然变化是否会加重肺损伤或者产生严重低氧、镇静药物甚至肌松药是否代谢完全、气管插管的内径是否满足检查镜体的操作、患儿脑功能和循环状态。

了解患者血小板计数、出凝血时间等凝血机制情况,防止进行活检时引起大出血。对重症患儿及有慢性心、肺疾病的患者,应了解其血气分析、肺功能、心电图的检查结果。一般认为,进行纤维支气管镜检查时,患者的动脉血氧分压下降 10~20mmHg,并有可能发生心律失常。因此,上述患者在检查时应予较高浓度吸氧、心电监护,以保证安全。

术者必须阅读患者近期正侧位胸部 X 线片,必要时须有体层摄影或肺部 CT,以便明确病变位置,协助诊断。

2. 向患儿家属讲明检查的目的、意义、安全性及配合检查的有关事项,简要介绍检查方法,讲清操作要点,使患者消除顾虑,解除紧张情绪,主动配合检查。

3. 所需药品提前 1 天开出;交代病情并签同意书。药品准备:500ml 生理盐水 3~4 瓶,甲硝唑 1 瓶,2% 利多卡因 2 支,利多卡因胶浆 1 支,氨溴索(沐舒坦)5 支,布地奈德雾化溶液 3 支,肾上腺素 1 支,巴曲酶 1 支,芬太尼和异丙酚等麻醉药品及地西泮或咪达唑仑,阿托品 1 支,无菌纱布,吸引装置,灌洗液的回收容器。准备好心肺复苏必需品,并且组织备用急救团队。

4. 术者操作时应按照无菌操作要求进行。

(二) 患者准备

1. 术前常规检查血小板计数、出凝血时间、肝功能、乙型肝炎表面抗原、正侧位胸部 X 线片,必要时检查心电图、血气、肺功能。

2. 术前 4~6 小时禁食水。

3. 取下口腔义齿;机械通气中经口气管插管者保护气管插管防

止操作中患儿咬镜子。

4. 检查时患者头部用无菌巾包裹(或戴消毒帽),并用 75% 乙醇纱布擦拭鼻、唇周围皮肤。

5. 准备气管插管和呼吸机管道连接处三通装置,检查连接后的密闭性和保证镜体操作的通畅。

(三) 器械准备

1. 术前应仔细检查纤维支气管镜是否清晰,管道是否通畅,弯曲调节钮是否灵活,将自动吸引接头接在纤维支气管镜吸引管外套内,连接吸引器并检查吸引装置有无堵塞,检查冷光源亮度、曝光系数是否适宜,检查使用的电源必须接可靠地线,装置稳压器,连接光源。

2. 检查前纤维支气管镜的插入部分和活检钳、细胞刷、吸引管等应浸润在 1∶2 000 氯己定溶液中消毒 20 分钟。我们用氧氯灵溶液,器械浸泡 2~5 分钟即可使用。气管镜的操作部和目镜部用 75% 乙醇纱布擦拭。

3. 选择合适尺寸的纤维支气管镜。气管直径因年龄不同相差很大。新生儿总气管直径仅 5~6mm,而成年人则为 20~25mm。术前应根据患儿年龄选择合适尺寸的纤维支气管镜,年龄越小应选择越细的纤维支气管镜,一般认为 3.6mm 直径或更细的纤维支气管镜可用于新生儿至 5 岁的患儿,而 4.9mm 直径的纤维支气管镜多用于 5 岁及 5 岁以上的患儿。更细的结合型电子支气管镜其插入部分的外径为 2.8mm。经气管插管的支气管镜选择应根据患儿肺通气和氧合能力以及气管插管内径。

(四) 术前用药

1. 术前根据患者情况适宜给予镇静、平喘、抗胆碱能类药物,防治患者过度紧张,减轻支气管痉挛,减少支气管内分泌物。机械通气中患儿术前用药需要慎重,适当镇静减少应激。

2. 分泌物较多者,术前 0.5 小时皮下注射阿托品 0.5mg。沙丁胺醇为 β_2-肾上腺素受体选择性兴奋药,舒张支气管。对于气道反应较高的患者,术前适量吸入此药物,可减轻镜检刺激引起的气道痉挛。

3. 术前 15 分钟可以给予 2% 利多卡因 5ml 稀释后超声雾化吸

入麻醉。

4. 可以给予地西泮或氯硝西泮镇静并可以持续用药。效果不理想者可以应用芬太尼或者丙泊酚镇静,此类药物易有呼吸抑制,用药应该严格吸氧、血氧饱和度监测。

二、患儿体位

目前国内多采取卧位检查,患者舒适,全身肌肉放松。患者仰卧于检查床上,肩部略垫高,头正位略后仰。术者位于患者头端,经鼻或口插入纤维支气管镜。机械通气中的患儿更应该使患儿气道尽量在水平直线上,如果患儿必须俯卧位通气,操作难度增大,更加需要注意人工气道保护。坐位检查,患者通气较好,纤维支气管镜容易插入。呼吸困难或颈、胸部畸形等情况不能平卧者,可采用此体位,监护室内小婴幼儿可由医护人员怀抱操作。患者坐在靠背椅上,头略后仰(头部最好有支撑),术者位于患者对面或后背,位于患者对面时,镜检所见标志与仰卧位相反。

三、纤维支气管镜插入途径

一般采用经鼻或口腔插入,也可经气管套管或气管切开造口插入。插管途径根据患者病情以及检查目的、要求选用。

1. 经鼻腔插入 其操作方便,较容易插入,并避免了插入部被咬损,患者痛苦小,能自行咳出痰液,咽部敏感者用此法好,检查中还可全面了解鼻咽腔病变。但经鼻检查也有一些不利,不便于反复插入,不便于大咯血时抢救,标本经过鼻腔容易污染,经鼻腔弯曲较多,镜容易损坏。

2. 经口插入 由于各种原因不能从鼻腔插入者可以选用经口插入方法。此法便于纤维支气管镜反复插入,而且能插入较粗的支气管镜,进行有效的吸引或取活检,紧急情况下插入气管套管利于抢救。缺点是容易引起恶心反射及舌翻动,使纤维支气管镜不易固定,甚至容易插入困难,呼吸道分泌物不便于自行咳出,需置防咬口器,以免插入部被咬损。

3. 经气管套管及气管切开造口插入　主要用于已行气管插管和气管切开的危重患者。

四、纤维支气管镜的检查操作

(一) 操作步骤

开启冷光源,调节好光源亮度,用屈光调节环调整视野清晰度。

操作时术者左手握纤维支气管镜的操作部,拇指拨动角度调节钮(向下),使插入管末端略向上(向前)翘,以适应鼻腔的弧度,再用右手将镜末端徐徐送入鼻腔,窥清下鼻甲,沿下鼻道送至鼻咽腔;将角度调节钮拨回原位,沿咽后壁进入喉部,找到会厌,于会厌下向前插入,接近并观察声门活动情况;将镜对正声门,在声门张开时(可嘱患者深吸气),迅速将镜送入气管。在直视下一面向前推进,一面观察气管内腔直至隆突,观察隆突尖锐、活动度及黏膜情况。看清两侧主支气管再分别插入。进入支气管前可由助手协助,经活检孔注入利多卡因追加麻醉。检查顺序,一般先健侧后患侧;病灶不明时,先查右侧后查左侧。插入右主支气管时,将镜旋转 90°,拨动角度调节钮,使镜末端向右弯曲,沿支气管外侧壁插入,见有上叶开口,继续插入可见上叶前、后、尖段支气管开口;然后退回原位,沿中间支气管继续插入,使镜末端向上,进入中叶开口,见中叶内侧和外侧段开口,退出镜,使镜末端向下或向背侧曲,可见中叶对侧的下叶段开口;稍向前插入可见下叶基底段各支气管开口,内基底支开口于基底干内前壁,中叶开口下约 0.5cm,其余各基底支开口略低于内侧支。右侧支气管检查完毕,将镜退至隆突分叉处,再将镜向左旋转,拨动角度调节钮,使镜末端向左弯曲,插入左主支气管,在支气管外侧壁可见左上叶及舌叶开口,继续伸入可见下叶基底段、背段各支开口。检查完毕退镜。

纤维支气管镜末端直径小的,比较容易进入亚段支气管。目前超细型纤维支气管镜进行外周气道检查国内外均有报道,其镜末端外径<2mm,可视范围 2~20mm,能直接观察外周气道。

纤维支气管镜检查时,应始终保持视野位于支气管腔中央,避免碰撞管壁,以免刺激管壁引起支气管痉挛,或造成黏膜损伤。为此,术者开始掌握操作前,最好经过一段时间手与眼的训练(在模型上)。

(二)标本采取

在纤维支气管镜检查过程中,为了进一步明确诊断,应采取标本进行病理学、细菌学检查,常规有以下几种方法:

1. 活组织检查 活检必须调整好内径的深度、方向及末端弯曲度,使选定的活检部位恰当地呈现在视野中;助手插入活检钳控制钳舌关闭,术者在视野中看到钳末端伸出,再将钳送至靠近活检的部位,此时,请助手张开钳舌,继续推进,准确压住病变部位,嘱助手关闭钳舌,同时,术者迅速将活检钳向外拽出,不宜用力过猛。

标本采取后放在小片滤纸上,立即浸入盛有10%甲醛溶液(福尔马林)的小瓶内固定送检。

活检是获得确切诊断的重要手段,取材是否得当是镜检成败的关键。因此,采取标本前应吸除支气管内分泌物,窥清病变部位;若活检前病灶已有渗血,或者估计到钳夹后出血较多,可能造成视野模糊,应予活检局部先滴入1:10 000肾上腺素;尽量吸除病灶表面的坏死物,活检钳深入病灶中钳取;取不同部位的组织3~4块,除病灶处外,在病灶边缘与正常组织交界处取材,往往能显示组织学改变。

2. 细胞学、细菌学刷检 细胞学、细菌学检查常常在活检后进行。

(1)标准刷检法:刷检一般在直视下进行,必要时在X线透视下进行。将细胞刷缓缓插至病变部位,稍加压力旋转刷擦数次,然后将细胞刷退至末端部(不要插入末端钳孔内),与纤维支气管镜一起拔出,立即涂片送检(3~4张),送细胞学检查的涂片置入95%乙醇溶液中固定。

(2)保护性套管刷检法:肺部感染的确切病原学诊断比较困难,常被上呼吸道细菌污染,采用保护性毛刷减少了污染率。保护性套管刷检,包括单套管毛刷、双套管毛刷、加塞或不加塞等方法,双套管加塞或单套管加塞保护收效较好。

双套管毛刷有里外两层,外套管顶端有小塞封闭管口,毛刷在内套管中。刷检时,将内套管向前推送,外套管末端的小塞被顶掉,再将毛刷向前推送,伸出内套管刷检,取毕标本退入内套管中。纤维支气管镜与套管毛刷一起拔出,剪除外套管顶端有污染的部分,伸出毛刷浸入少许消毒盐水中做细菌培养。

(3)冲洗法:将生理盐水 5~10ml 注入病变部位进行冲洗,再用吸引器将标本收集入标本瓶中送检。

纤维支气管镜检查常规标本采取,在大多数情况下可获得确切诊断,对于直视下窥见的肺癌,阳性诊断率高达 94%~100%;对周围型肺癌诊断差异较大,总阳性率达 50%~80%。采取标本,一般对管腔增殖型为主且病灶明显的,以活检为主,对浸润型、周围型病灶必须刷检。

纤维支气管镜检查完,患者咳痰,应继续将痰液送检,可提高诊断阳性率。

标本采取除以上常规方法,支气管肺泡灌洗术,经支气管针吸与活检的开展进一步提高了临床诊断水平。

3. 摄像 纤维支气管镜备有特制的照相机,摄取必要的检查所见,便于收集资料存档及教学。

使用方法:①将装有胶卷的照相机装在目镜卡口,照相机与目镜接口黄色指标相对,插入照相机顺时针(向右)拧紧;②曝光系数一般放在 3 或者 4;③快门系数为 1/4S;④转动目镜调节环,使所照物显示清晰;⑤嘱患者屏住呼吸,按快门拍摄;⑥卸下照相机,重新调节视野清晰度。

4. 录像 近年来,采用微电子技术将内镜直视影像经主机处理后显示在监视器屏幕上,并通过录像机将所需图像等清楚地记录、储存在磁带上,成为教学、诊断治疗、科研、资料保存优越的条件。

五、纤维支气管镜检查顺序及记录

(一) 检查申请单

在得到患者同意后,写出纤维支气管镜检查申请单,应详细记录患者姓名、性别、年龄、门诊号、住院号、工作单位、家庭住址、主诉及病史摘要、体检情况,重点描述 X 线检查结果。病变大小及病变的部位(最好局限到肺叶或肺段)。患者的临床诊断及本次检查目的、要求均要写清楚。

(二) 检查预约单

纤维支气管镜室在接到申请单后,予注册登记。然后给患者进行预约,交代纤维支气管检查前后的注意事项。关于预约单基本格式见表 20-18。

表 20-18 纤维支气管镜检查预约单

姓名　　　　性别　　　　年龄
定于　　月　　日上(下)午　　时,来我院　　　　室行纤维支气管镜检查,请您认真阅读检查须知:
检查前应禁食、禁水、禁药 1 餐。
患者在检查前 30min 到达纤维支气管镜室,如年龄大体弱者,最好有亲属陪同,以便检查前后照顾
应携带门诊病历、住院病历、胸部 X 线片、CT 片等有关检查资料
患者若有义齿,应在检查前取下,交亲属或有关人员保存
检查后 2h 内禁止饮水及进食,以防水及饮食误入气道
检查后 1~2d 可能出现痰中带血,一般能自行停止,如出血不止或有大量出血请来我院就诊

(三) 检查报告单

检查报告单要有患者姓名、年龄、性别、职业、门诊号或住院号、纤维支气管镜检查号、工作单位及地址、邮编、电话、检查日期、麻醉方法、麻醉剂量、插管方法、纤维支气管镜型号等。

检查所见应从上到下,如从会厌,声带,主支气管,气管隆突到左、右支气管及肺。病变部分要重点进行描述,有条件者可附彩图。如对患者行纤维支气管镜治疗,要重点描述此方法、治疗部位、药物名称、剂量、患者对治疗的即刻反应等。

如对病变部位活检、刷洗、灌洗等也需描述部位、次数等。

应写出纤维支气管镜镜下诊断,等有病理结果后,将病理结果再填入报告单内。检查医师签字。

(许　巍)

参考文献

1. EBER E, ANTON-PACHECO JL, DE BLIC J, et al. ERS statement: interventional bronchoscopy in children. Eur Respir J, 2017, 14; 50(6): 1700901.

2. SHANTHIKUMAR S, STEINFORT DP, RANGANATHAN S. Interventional bronchoscopy in children: Planning the path ahead. Pediatr Pulmonol, 2020, 55 (2): 288-291.

3. TSCHIEDEL E, ECKERLAND M, FELDERHOFF-MUESER U, et al. Sedation for bronchoscopy in children: A prospective randomized double-blinded trial. Pediatr Pulmonol, 2021, 56(5): 1221-1229.

第十节　床旁超声应用

一、概述

近 20 多年来,随着床旁即时超声(point-of-care iltrasound)技术在急诊/重症患者中的应用,由于其实时、动态、无创及可视化的特点,能更好、更及时地获得患者解剖、生理及病理信息,并与其他监测手段共同获得重症患者相关的重要监测和评估数据,为诊断与治疗调整提供及时、准确的指导。床旁即时超声是由急诊或重症医师掌握与实施,并与急危重症医学的理论知识紧密结合,以问题为导向的多目标整合的动态评估过程,切实解决临床困惑并指导治疗方向的基本技术。2016 年发表了床旁超声在急危重症临床应用的专家共识和中国重症超声专家共识,标志了国内急诊、重症超声的迅速发展,儿科领域借鉴成人的模式,并结合儿童生理与疾病特点,以床旁心肺超声为核心,逐步发展为全身超声,定性与定量相结合,渗透到重症治疗的每一个角落,也是开展重症儿童患者个体化、精准化治疗的重要手段。

二、超声设备

急诊/重症床旁超声所选用的超声设备,是便于移动和携带的便携式超声机。超声设备的核心部件是超声探头,压电晶体为其主要构件。探头基本配备从高频到低频,分别为线阵探头、凸阵探头及相控阵探头,根据超声波成像的特点,频率越高图像分辨率越清晰,而穿透深度越浅,反之亦然。线阵探头将多个晶体片组成若干个阵元沿一直线排列,高频的线阵探头主要适用于浅表组织、脉管系统与神经的检查。凸阵探头晶体片是沿圆弧排列并按一定组合和顺序工作,凸阵扫描介于线阵和相控阵扫描之间,应用范围较广,如腹部、深部组织等。相控阵探头利用雷达天线的相控阵扫描原理,通过适当调整,控制各单元激励信号的时相,以实现声束偏转的换能器阵为主体的超声探头,其扫描声束呈扇形,接触面小,远区视野广阔,故适用于心脏的超声检查。探头设计成不同的形状主要是为了适应不同部位的检查需要,但实际应用需要结合临床具体情况。

三、床旁心肺超声基本切面与图像

(一)重点心脏超声

心脏超声采用低频相控探头,不同于传统心脏超声检查,国际重症超声组织推荐重点心脏超声(focus cardiac ultrasound,FoCUS)以3个部位包括5个标准切面(图20-6,视频20-1)为基础进行简单的、目标导向的定性或半定量评估,主要评估内容包括心房/心室大小、左右心室收缩及舒张功能,容量状态,心脏压塞或渗出,识别慢性心脏结构和瓣膜病变,识别大的心内团块等。基本切面显示的图像及临床意义如下:

视频20-1
重点心脏超声基本图像
A.胸骨旁长轴;B.胸骨旁短轴;C.心尖四腔心;D.剑下四腔心;E.剑突下下腔静脉长轴。

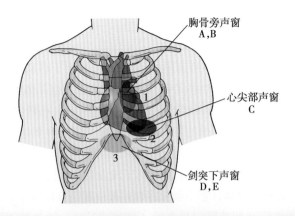

胸骨旁声窗
A,B

心尖部声窗
C

剑突下声窗
D,E

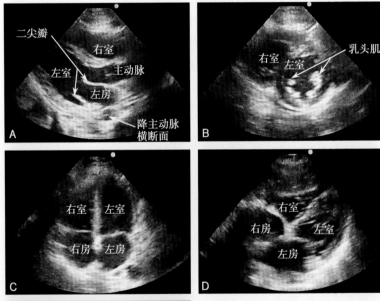

二尖瓣

右室

左室

主动脉

左房

降主动脉
横断面

A

右室
左室

乳头肌

B

右室　左室

右房　左房

C

右室

右房　左室

左房

D

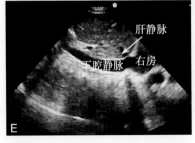

肝静脉

下腔静脉　右房

E

图 20-6　重点心脏超声基本图像

3 个部位:1 胸骨旁声窗(获取 A、B 切面);2 心尖部声窗(获取 C 切面);3 剑突下声窗(获取 D、E 切面)。5 个切面:胸骨旁长轴(A);胸骨旁短轴(B);心尖四腔心(C);剑下四腔心(D);剑突下下腔静脉长轴(E)。

1. 胸骨旁长轴切面　能清楚显示右心室流出道、左心室、主动脉瓣、主动脉根部、二尖瓣、左房及降主动脉短轴。临床意义：①观察及测量左、右室及左房大小及大体形态改变；②测量室间隔与左室后壁的厚度及运动情况；③观察有无心包积液，测量心包积液的深度及半定量积液量；④观察主动脉瓣、二尖瓣状况及运动，有无增厚、钙化、僵硬及狭窄或关闭不全征象；⑤有无左室流出道异常变化，如有无梗阻。

2. 胸骨旁短轴切面　正常右室呈 C 形，壁薄；正常左室呈正圆形，壁厚；乳头肌平面的前、后乳头肌分别位于 3、8 点钟位置，与室壁不分离。临床意义：①左室收缩功能定性评估及分级；②观察左室室壁节段运动障碍的最佳平面；③观察右室大小及室间隔运动，乳头肌平面是评估有无室间隔矛盾运动的最佳平面。

3. 心尖四腔心切面　室间隔居中，完全竖直；完整显示双心房、双心室；全心动周期二、三尖瓣显示清晰，与室间隔呈十字交叉。临床意义：①观察各腔室大小、比例；②观察室壁节段运动障碍，定性评估左室收缩功能；③观察二、三尖瓣的瓣膜形态结构及瓣口血流情况。该平面是经胸心脏超声测量最常用的平面，也是能定量评估心室收缩、舒张功能，获取信息最多的一个平面。

4. 剑突下四腔心切面　完全显示 4 个心腔；同时显示二、三尖瓣。临床意义：①检查及定位心包积液最常用的切面；②观察 4 个腔室及二、三尖瓣的结构与运动；③评估右室室壁厚度、房间隔缺损的最佳平面。

5. 剑突下下腔静脉长轴切面　清晰显示下腔静脉汇入右房，肝静脉汇入下腔静脉；显示下腔静脉全长，静脉前、后壁回声清晰、锐利。临床意义：通过测量下腔静脉宽度及呼吸变异度评估患者容量状态。

(二) 肺部超声

肺部超声（lung ultrasound，LUS）采用凸阵探头（成人常规使用）或线性探头（小年龄、胸壁薄儿童或对胸膜细节的评估）。快速评估肺部征象可采用改良 BLUE 方案，将双手或拟患者双手大小置于患者前胸壁,标识出上蓝点、下蓝点、膈肌点、后侧壁肺泡胸膜综合征(posterolateral alveolar pleural syndrome,PLAPS)点及后蓝点;在儿童患者,以上蓝点与膈肌点连线的中点——M 点代替下蓝点更有意义(图20-7)。也可采用八分区或十二分区方案,以患者的胸骨旁线、腋前线、脊柱旁线将胸廓分为前、侧、后胸壁共 6 个区,每个区再分为上下 2 个区,共 12 个区,八分区不包括后胸壁的 4 个区。与 BLUE 方案不同,不是对某个点进行检查,而是在每个区域内滑动扫查,可以对肺部超声图像进行半定量评分。八分区着重于肺泡间质综合征的评估,十二分区主要对肺部不同部位、不同病变综合评估。

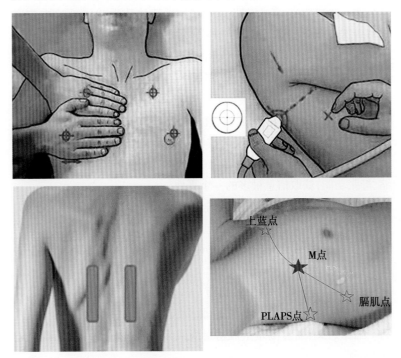

图 20-7 肺部超声查扫点(改良 BLUE 方案)

左上图:上蓝点-上方手的第三、四手指根部,下蓝点-下方手的手掌中心,膈肌线-下方手的小指下横线。右上图:PLAPS 点-下蓝点水平向后延续与腋后线的交点。左下图:后蓝点-肩胛与脊柱之间的区域。右下图:M 点-上蓝点与膈肌点连线的中点。

随着肺内气液比例变化,肺部病变在超声上依次表现为不同的征象。主要学会识别的基本图像包括:正常肺(蝙蝠征、A线、胸膜滑动征、沙滩征、肺搏动征、窗帘征)、肺泡-间质综合征(B线)、肺实变/不张(碎片征、组织样征、支气管充气征)、胸腔积液及气胸(图20-8,视频20-2)。

1. 正常肺 ①蝙蝠征:肺部超声检查的标准切面征象,由胸膜线(肋骨下高回声、光滑的水平线)、上下肋骨构成,形似蝙蝠;②A线:平行于胸膜的高回声线,间距相等,随距离衰减,提示受检区域胸膜下

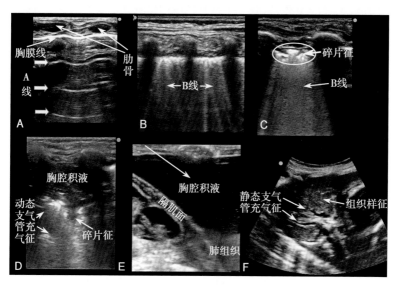

图 20-8 肺部超声基本图像

A.正常肺,肋骨、清晰的胸膜线与A线;B.肺泡-间质综合征,B线;C.肺部感染,碎片征、弥漫B线;D.肺部感染+胸腔积液,胸腔积液、碎片征、动态支气管充气征;E.胸腔积液,同时见漂浮的肺组织;F.肺不张,组织样征、静态支气管充气征。

视频 20-2
肺部超声基本图像

含气良好;③胸膜滑动征:脏、壁层胸膜紧贴且随呼吸相对滑动,因粘连或有气体分隔,可出现胸膜滑动减弱或消失;④沙滩征:M 模式下正常肺胸壁相对静止为平行线,胸膜相互滑动,胸膜线以下形成砂砾样表现;⑤肺搏动征:因心跳增强或肺不张时,心跳通过肺传至胸壁,M 模式下表现为随心脏搏动一致的运动;⑥窗帘征:膈肌点见含气肺组织随呼吸运动上下移动位置,遮挡了腹部脏器,用于膈肌定位。

2. 肺泡-间质综合征　①B 线:彗星尾样伪像,起自胸膜,垂直于胸膜线发出高回声激光样波束,随胸膜滑动而运动,不随距离衰减,可消除 A 线;②B 模式:在一个检查区域内出现 3 条及 3 条以上 B 线;③超声肺泡间质综合征:左右肺同时出现 2 个及 2 个以上区域 B 模式(以八分区为准)。

3. 肺实变/不张　①胸膜滑动减弱/消失。②碎片征:肺小叶累及的征象,浅表边界为胸膜线或胸腔积液的深部边界,深部边界表现为不规则的强回声线;在全肺叶被累及时,深部边界才会呈规则的回声线表现。③组织样征:肺实质被液体或组织所填充,或肺实质被压缩,呈现组织样变,类似肝脏、脾脏的超声表现。④支气管充气征:在不均匀的组织样变区域内,可见多个点状或支气管样的线状高回声征象,随呼吸呈"一明一暗"的表现,为动态支气管充气征,提示有气体进出,若随呼吸无变化,则为静态支气管充气征,提示支气管不通畅。⑤这些征象只是描述性的,而非诊断性的,肺实变/不张的诊断需要依赖更多的临床信息。

4. 胸腔积液　①壁层和脏层胸膜间的无回声或低回声区域。②根据积液回声特点,分为无回声积液、非均质非分隔回声积液、非均质分隔积液和均一性回声积液四类。③大量胸腔积液可见膨胀不全的肺叶漂浮其中。④四边形征:少量胸腔积液的静态征象,由壁层胸膜线、上下两根肋骨声影、脏层胸膜线围绕而成。⑤正弦波:少量胸腔积液的动态征象,M 模式下,呼吸过程中脏层与壁层胸膜间距在吸气相下降、呼气相增加的循环变化现象。⑥超声检查胸腔积液敏感性高,对分隔或非分隔积液甚至比 CT 更敏感,比胸部 X 线片更准确、安全地指导胸腔穿侧。

5. 气胸　①静态图像同正常肺表现;②动态图像胸膜滑动征消失、无肺搏动征、无 B 线、无肺实变/不张征象,M 模式下表现为平行的水平线,即平流层征;③肺点:超声诊断气胸的金标准,正常肺与胸腔游离气体的交界点。

四、床旁超声的临床应用

(一) 休克

根据休克的血流动力学改变,可将休克的病因分为四大类型:低血容量性休克、心源性休克、梗阻性休克和分布性休克。儿科医师面对血流动力学不稳定的患儿,除了快速甄别休克的病因,更应明确即刻治疗的靶点,且临床往往有多种混杂因素、不同休克类型合并存在,需要思考的问题包括:①患者有无可逆的梗阻因素? ②患者的容量状态如何,是否与心功能匹配,有无液体反应性,能否从液体复苏中获益? ③心脏功能如何,从右心到左心,从收缩到舒张,瓣膜是否受累,有无基础结构问题,是否需要正性肌力药物? ④外周血管张力/阻力如何,是否需要血管活性药物? ⑤组织器官灌注如何,压力、血流如何精细化调整,达到大循环与微循环的一致化。

重症超声以血流为主线,从腔静脉、右心、肺循环、左心到器官血流,以目标为导向,从定性到定量,以获得全方位的血流动力学信息,并指导临床治疗。一个高动力表现的心脏,细小的下腔静脉并且吸气塌陷率>50%,肺部以 A 线表现为主,膀胱空虚,那么考虑存在低血容量的因素,应给予积极液体复苏;反之,表现为心脏收缩功能下降,下腔静脉宽大固定,肺部以 B 线为主,就要考虑存在心功能不全,需要反向液体复苏(脱水)和正性肌力药物的应用。下腔静脉增宽时,还要检查是否存在梗阻的因素,包括气胸、心脏压塞、胸腔积液、肺栓塞等。儿童下腔静脉宽度的正常值,随年龄变化,通过与自身腹主动脉横径的比对进行判断更为合理。预测液体反应性在儿童重症患者中极具挑战性,传统的静态评估指标缺乏预测能力,而基于心肺交互的多种动态指标在成人患者中证实有良好的预测价值,但由于生理和解剖等多种因素影响,在儿童患者中缺乏相关性或有一定的局限性。最新研究表明,主动脉/左室流出道峰流速呼吸变异率(ΔVpeak)及血流速度时间积分呼吸变异率(ΔVTI),颈动脉峰流速呼吸变异率(ΔVpeak_CA),在机械通气患儿的液体反应性评估中具有预测价值,对小年龄、囟门未闭合的患儿,可经囟门评测;同时也应关注心功能状态,心功能障碍会导致假阴性或假阳性的结果。在大循环相对稳定的基础上,对脑、肾、胃肠等血流的评估,以寻找最适平均动脉压以优化器官血流和灌注,避免脏器功能障碍的发生和加剧。对超声动态图谱信息的解读并与其他血流动力学指标相结合,才能更好地解释休克的病理生理状态,有的放矢地实施治疗。

(二)呼吸困难

急性呼吸困难是儿科急诊常见的危重状态之一,需要快速识别与及时处理。通过肺部超声可及时识别气胸、胸腔积液、肺部实变、肺充血及正常的肺组织,敏感性及特异性达 90% 以上,并可减少放射性检查,包括胸部 X 线片和 CT。对于诊断急性呼吸困难的步骤和流程,2008 年 Lichtenstein 等率先制定了急诊床旁肺超声检查(bedside lung ultrasound in emergency,BLUE)方案,儿童可以借鉴成人的流程,并结合儿科的疾病谱实施诊断和治疗。

急性呼吸窘迫综合征(ARDS)是原发肺部或继发于全身性损害因素引起的急性炎症性肺损伤。2015 年儿童急性呼吸窘迫综合征(pARDS)诊治共识中强调了肺部影像学的重要意义,肺部超声以肺内不同病变组织的气液比例不同而组成连续征象谱,从胸膜到胸膜下肺实质成像的准确度几近 CT,从静态到连续动态评估又以四维的理念在某种程度上超越 CT。2012 年国际肺超推荐意见中,描述了 ARDS 肺超的半定量评估,其非均质性及重力依赖性的特点得以清晰呈现,并可区别于心源性肺水肿、急慢性肺间质病变。对合并慢性心肺疾病患儿,在 pARDS 共识中指出,符合诊断标准的急性氧合恶化,不能用原发青紫型先天性心脏病来解释,也应考虑 pARDS。心肺超声的联合评估,对合并基础心脏疾病和液体超负荷,可以有明确的定位,心脏结构和功能的异常是否与肺部表现相一致,对明确诊断有极大的帮助。

机械通气是治疗呼吸衰竭和 ARDS 的重要手段之一,肺保护和循环保护的通气策略已形成共识。肺部超声除了能快速筛查呼吸困难或低氧血症的病因外,通过半定量的再气化评分,一定程度上协助呼气末正压的滴定。同时结合心脏超声,基于心肺交互的理论,对下腔静脉的宽度、右心的大小与运动、室间隔的变化、肺动脉压力的监测,及时发现右心受累问题并有可能引发的恶性循环,从循环保护的角度为患者量身定制个体化通气策略。在呼吸机撤离环节,重症超声通过对气道、肺、心脏舒张功能和膈肌的综合评价,以获得最佳的撤机时机和提高撤机成功率。

(三) 器官血流和灌注

个体是由多个器官组成,而器官与器官之间又相互关联、相互影响。重症治疗是以改善某个器官功能为目的,以导致器官功能改变的原因为目标的针对性治疗。急性肾损伤的发生是血流灌注不足或再分布,也与右心受累或中心静脉压的增高密切相关,重症超声对肾血流速度的半定量评分、阻力指数的测定,一定程度上评价肾脏的灌注,肾脏超声造影技术又可相对定量地评估肾微血管灌注与损伤,引导平均动脉压设定的优化以及肾脏替代治疗的干预时机,同时超声对右心、肺动脉和下腔静脉的监测,指导容量管理,以实现中心静脉压越低越好的目标。脓毒症相关性脑病、谵妄的发生与脑灌注和脑微血管障碍密切相关,重症超声对脑血流速度和搏动指数的监测,是颅内压、血管阻力、小血管病变及内环境改变的评估窗口,联合脑血流自调节功能的测定,寻找落在自调节范畴的最佳脑灌注压。腹腔间隔室综合征对心、肺、肾及腹腔脏器功能均可造成致命性打击,又呈自我恶化和持续进展趋势,简单的腹腔压力监测可能低估患者病情的动态演变,重症超声对心、肺、肾、腹腔内容物等的全面评估,能动态监测器官功能变化,寻找病因,指导减压处理的方案和时机。因此重症超声是以心肺为核心,同时涵盖颅脑、肾脏及内脏器官等形态、功能和血流评估的全身超声,但不仅仅停留在诊断层面,是把重症治疗推向器官化发展的重要平台。

五、常见误区与应对

超声因其自身的局限性,仍存在其先天无法判断甚至导致误判的情况,同时重症超声的评估结果可能受到多个环节的影响。为了能够更加准确地应用重症超声,常见误区与应对如下:

1. 并非所有重症患者均适合超声评估,当患者存在无法实施经胸超声时,如患者需要检查区域存在皮肤严重病变、严重的肥胖或消瘦等,此时可能需要经食管超声完成评估,或需要其他的监测手段协助评估。

2. 肺部超声评估的范围主要为胸膜及胸膜下,而深部及接近肺门部位病变不易被发现。因此当患者存在临床异常,肺部超声并没有发现时,切不可妄下结论,应用更多检查手段,例如胸部 X 线或者 CT 等。

3. 床旁超声重在重症化解读,而不只是使用超声进行精细结构评估,当发现异常结构问题,切忌妄下结论,应该多切面相互印证,要结合临床病情,同时请教高级别重症超声专家或者超声科专家进行协助诊断。

4. 单次超声检查仅能反映检查当时的病理生理改变,因此对于重症患者,需多次、反复、持续监测,方可管理好患者,而非单次评估,妄下结论。

5. 只有获取标准的图像,才能做好图像判读和指标测量,因此规范程序化的培训是必不可少的。

6. 重症超声检查结果的解读依赖于读者对重症病理生理及重症疾病的理解,因此为了能够更加精准地判读结果、指导临床治疗,则必须进行规范化重症病理生理和临床的培训。

六、小结

1. 床旁超声是儿童急症、重症诊断与治疗必不可少的基本技术。

2. 掌握床旁心肺超声基本切面与图像,是对重症患者可视化病理生理解读的开端。

3. 重症超声指导休克、呼吸困难患者的早期诊断与精细化管理。

4. 全身超声以心肺超声为核心,涵盖脑、肾及胃肠等器官血流和灌注评估,指导重症器官化治疗。

5. 了解超声自身的局限性、规范操作者的技术以及加强对重症病理生理的解读,是规避床旁超声应用误区的方法。

(任　宏)

参考文献

1. 床旁超声在急危重症临床应用专家共识组.床旁超声在急危重症临床应用的专家共识.中华急诊医学杂志,2016,25(1):10-21.

2. 王小亭,刘大为,于凯江,等.中国重症超声专家共识.中华内科杂志,2016,55(11):900-912.

3. SINGH Y,TISSOT C,FRAGA MV,et al. International evidence-based guidelines on Point of Care Ultrasound(POCUS)for critically ill neonates and children issued by the POCUS Working Group of the European Society of Paediatric and Neonatal Intensive Care(ESPNIC). Crit Care,2020,24(1):65.

4. 任宏,王莹.重症超声指导儿童重症的精准治疗.中国小儿急救医学,2021,28(4):249-252.

5. VIA G,HUSSAIN A,WELLS M,et al. International evidence-based recommendations for focused cardiac ultrasound. J Am Soc Echocardiogr,2014,27(7):683.

6. 尹万红,王小亭,刘大为,等.重症超声临床应用技术规范.中华内科杂志,2018,57(6):397-417.

7. 张丽娜,张宏民,王小亭,等.精准休克治疗:要重视重症超声导向的六步法休克评估流程.中华医学杂志,2016,96(29):2289-2291.

8. WANG X,JIANG L,LIU S,et al. Value of respiratory variation of aortic peak velocity in predicting children receiving mechanical ventilation:a systematic review and meta-analysis. Crit Care,2019,23(1):372-384.

9. JALIL BA,CAVALLAZZI R. Predicting fluid responsiveness:A review of

literature and a guide for the clinician. Am J Emerg Med,2018,36(11):
2093-2102.

10. KIM EH,LEE JH,SONG IK,et al. Respiratory Variation of Internal Carotid Artery Blood Flow Peak Velocity Measured by Transfontanelle Ultrasound to Predict Fluid Responsiveness in Infants:A Prospective Observational Study. Anesthesiology,2019,130(5):719-727.

11. PEREDA MA,CHAVEZ MA,HOOER-MIELE CC,et al.Lung ultrasound for the diagnosis of pneumonia in children,a meta-analysis. Pediatrics,2015,135 (4):714-722.

12. LICHTENSTEIN DA,MEZIÈRE GA.Relevance of lung ultrasound in the diagnosis of acute respiratory failure:the BLUE protocol.Chest,2008,134(1): 117-125.

13. VOLPICELLI G,ELBARBARY M,BLAIVAS M,et al. International evidence-based recommendations for point-of-care lung ultrasound. Intensive Care Med,2012,38(4):577-591.

14. DENAULT A,CANTY D,AZZAM M,et al. Whole body ultrasound in the operating room and intensive care unit. Korean J Anesthesiol,2019,72(5): 413-428.

79